NEW WCDP
新文京開發出版股份有限公司
新世紀·新視野·新文京－精選教科書·考試用書·專業參考書

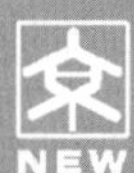

New Wun Ching Developmental Publishing Co., Ltd.
New Age · New Choice · The Best Selected Educational Publications—NEW WCDP

;

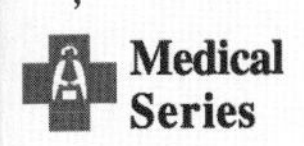

全方位護理
應考e寶典

書中QR碼
下載試題

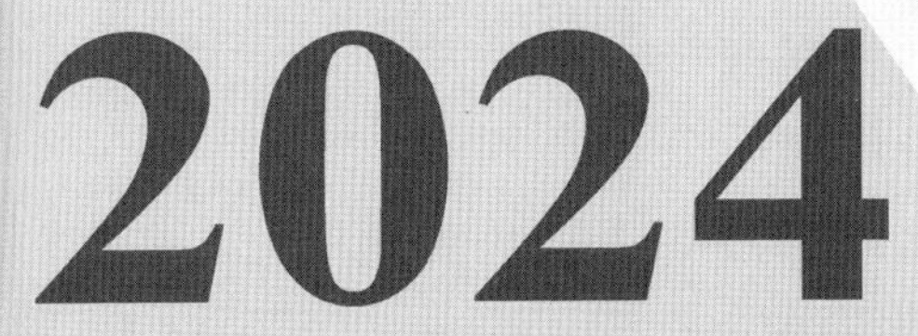

2024
必勝秘笈 考前衝刺

內外科護理學

廖素絨 郭樓晴 林靜佩◎編著

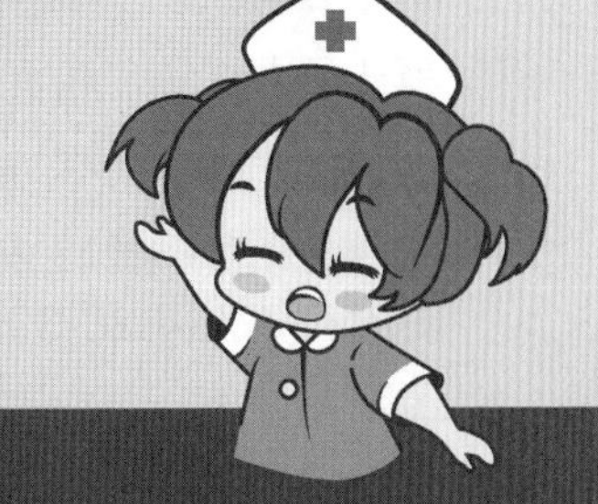

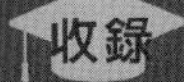

護理師國考試題｜助產師國考試題

★ 護理、助產相關科系升學及執照考試專用

國家圖書館出版品預行編目資料

全方位護理應考e寶典:內外科護理學／廖素絨, 郭樓晴, 林靜佩編著. -- 第十五版. -- 新北市：新文京開發出版股份有限公司, 2024.08
面； 公分
ISBN 978-626-392-052-1（平裝）

1.CST: 內外科護理

419.82　　113012140

全方位護理應考e寶典－內外科護理學　（書號：B263e15）

編著者　廖素絨　郭樓晴　林靜佩
出版者　新文京開發出版股份有限公司
地址　新北市中和區中山路二段362號9樓
電話　(02) 2244-8188（代表號）
F A X　(02) 2244-8189
郵撥　1958730-2
第十版　西元2019年03月01日
第十一版　西元2020年03月13日
第十二版　西元2021年03月10日
第十三版　西元2022年09月15日
第十四版　西元2023年09月15日
第十五版　西元2024年09月01日

　建議售價：490元

法律顧問：蕭雄淋律師
ISBN　978-626-392-052-1

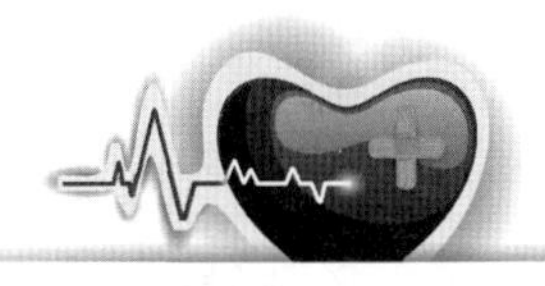

完勝國考三步驟

按照下面三個步驟練習，《全方位護理應考e寶典》就能幫你在考前完整複習，戰勝國考！挑戰國考最高分！

✔ **Step 1　了解重點**

詳讀「重點彙整」**黑體字國考重點**，學會重要概念。♥標示點出命題比例，考前先知得分區。

✔ **Step 2　訓練答題技巧**

讓專家為你解析考題，藉由「題庫練習」歷屆考題，複習考試重點，找到自己的弱點。

✔ **Step 3　模擬試題**

考前的實戰練習，讓你應考更得心應手。

覺得練習不足嗎？《全方位護理應考e寶典》還**收錄歷屆考題QR code**，不管是「升學、考照、期中期末考」，《全方位護理應考e寶典》永遠能幫你在最短時間內，做好最佳的準備！

考選部於2022年啟動國家考試數位轉型發展及推動計畫，將國家考試擴大為電腦化測驗，以順應數位化趨勢。有關國家考試測驗式試題採行電腦化測驗及各項應考注意事項請至考選部應考人專區查詢。

應考人專區 QR code 

❤ 新文京編輯部祝你金榜題名 ❤

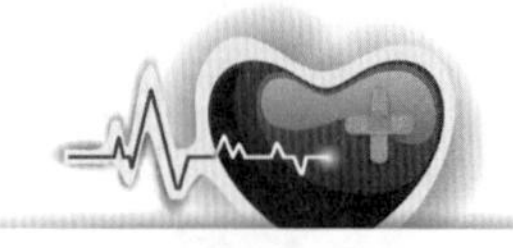

編·者·簡·介

| 廖素絨 |

學歷　國立臺北護理健康大學護理系博士

現職　慈濟大學護理系助理教授

| 郭樓晴 |

學歷　臺北醫學大學護理系博士

現職　慈濟大學護理系助理教授

| 林靜佩 |

學歷　高雄醫學大學護理研究所碩士

經歷　高雄醫學大學附設醫院護理師
輔英科技大學護理科臨床實習指導教師
樹人醫護管理專科學校護理科講師
高美醫護管理專科學校護理科講師
美和科技大學護理系兼任講師

現職　立功補習班護理師證照考試輔考講師

CONTENTS 目錄

CHAPTER 01 ♥♡♡
知覺剝削與知覺繁增 1
1-1 知覺過程 2
1-2 知覺剝削 2
1-3 知覺繁增 4
* 題庫練習 5

CHAPTER 02 ♥♥♡
急症病人的護理 7
2-1 急症處理之原則 8
2-2 心肺腦復甦術(CPCR) 12
2-3 呼吸道異物梗塞 18
2-4 常見急症的處理 20
* 題庫練習 32

CHAPTER 03 ♥♡♡
疼痛病人的護理 49
3-1 疼痛的概念 50
3-2 疼痛類型 51
3-3 疼痛的評估 52
3-4 疼痛的醫護處置 52
* 題庫練習 56

CHAPTER 04 ♥♥♡
贅生性疾病的護理 57
4-1 贅生性疾病的概念 58
4-2 贅生性疾病治療方式及其注意事項 64
4-3 贅生性疾病常見問題的處理 72
* 題庫練習 79

CHAPTER 05
♥♡♡
體液電解質與酸鹼不平衡的護理............95
5-1 體液與電解質的生理概念..................96
5-2 體液不平衡的概述............................98
5-3 電解質不平衡的概述........................100
5-4 酸鹼平衡的生理概念........................107
5-5 酸鹼不平衡的概述............................108
* 題庫練習...111

CHAPTER 06
♥♥♡
皮膚疾病病人的護理..........................117
6-1 解剖生理概念.......................................118
6-2 傷口癒合的概念...................................119
6-3 護理評估..121
6-4 常見疾病治療與護理處置....................123
6-5 乳癌之照護...134
6-6 燒傷之照護...138
* 題庫練習...154

CHAPTER 07
♥♥♡
骨骼、肌肉及關節疾病病人的護理......171
7-1 解剖生理概念.......................................172
7-2 護理評估..172
7-3 常見醫療及護理處置...........................175
7-4 常見疾病治療及護理處置....................185
* 題庫練習...201

CHAPTER 08
♥♥♡
眼、耳、鼻及喉部病人的護理............219
8-1 眼 部...220
8-2 耳 部...225

8-3 鼻 部 231
8-4 喉 部 235
＊ 題庫練習 238

CHAPTER 09 ♥♥♡
神經系統病人的護理 253
9-1 解剖生理概念 254
9-2 診斷性檢查 255
9-3 神經系統手術的護理 263
9-4 常見問題 266
9-5 常見疾病治療與護理處置 271
＊ 題庫練習 299

CHAPTER 10 ♥♥♥
呼吸系統病人的護理 325
10-1 解剖生理概念 326
10-2 診斷性檢查與治療措施 327
10-3 常見疾病治療與護理處置 342
＊ 題庫練習 371

CHAPTER 11 ♥♥♥
消化系統病人的護理 391
11-1 解剖生理概念 392
11-2 診斷性檢查 394
11-3 常見疾病治療與護理處置 404
＊ 題庫練習 454

CHAPTER 12 ♥♥♥
心臟血管病人的護理 477
12-1 解剖生理概念 478
12-2 診斷性檢查與治療措施 479
12-3 常見疾病治療與護理處置 484
＊ 題庫練習 525

CHAPTER 13 ♥♥♡
血液系統病人的護理........................ 549
13-1 造血系統的生理功能.............................. 550
13-2 診斷性檢查.. 552
13-3 常見疾病治療與護理處置.............................. 554
13-4 輸 血.. 570
＊ 題庫練習.. 575

CHAPTER 14 ♥♥♥
泌尿系統病人的護理........................ 591
14-1 解剖生理概念...................................... 592
14-2 診斷性檢查.. 593
14-3 常見治療與護理處置.............................. 598
14-4 常見疾病治療與護理處置.............................. 604
＊ 題庫練習.. 625

CHAPTER 15 ♥♡♡
生殖系統病人的護理........................ 641
15-1 解剖生理概念...................................... 642
15-2 診斷性檢查.. 644
15-3 常見疾病治療與護理處置.............................. 645
＊ 題庫練習.. 663

CHAPTER 16 ♥♥♥
內分泌系統病人的護理...................... 667
16-1 解剖生理概念...................................... 668
16-2 診斷性檢查.. 672
16-3 常見疾病治療及護理處置.............................. 675
＊ 題庫練習.. 705

CHAPTER 17
♥♥♡
免疫系統病人的護理 723
17-1 解剖生理概念 724
17-2 常見疾病治療與護理處置 725
17-3 器官捐贈與移植之護理 740
* 題庫練習 742

CHAPTER 18
♥♥♡
傳染病病人的護理 757
18-1 傳染病的概念 758
18-2 院內感染 761
18-3 常見疾病治療與護理處置 764
* 題庫練習 777

CHAPTER 19
♥♡♡
老年人與瀕死病人的護理 783
19-1 老年人的定義 784
19-2 老年人的生理變化及其護理 784
19-3 老年人的心理變化及其護理 786
19-4 老年人常見的健康問題及其護理 786
19-5 死亡定義與衝擊 788
19-6 瀕死之定義及護理 788
19-7 安寧緩和療護 789
* 題庫練習 790

113年第二次專技高考 792

掃描QR code
或至https://reurl.cc/ey95yk下載題庫

知覺剝削與知覺繁增

出題率：♥♡♡

知覺過程

知覺剝削

知覺繁增

Medical-Surgical Nursing

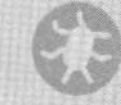

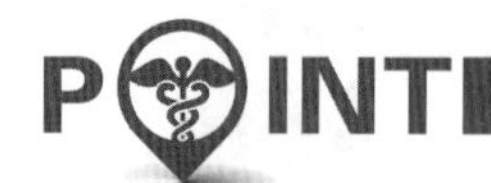

重|點|彙|整

1-1 知覺過程

1. 定義：知覺過程是指當人體接受到一個刺激之後，身體所產生的一連串反應過程，如接受與感受的歷程，人體即藉由這種反應來與外界接觸，而產生一系列的感覺，如冷、熱、痛、溫、觸、壓、視、聽、嗅、味覺等。
2. 警覺機轉：
   (1) 人體的警覺系統是由網狀活化系統(RAS)所負責。
   (2) 網狀活化系統可以幫助人體適應外界環境的改變，及感覺的平衡。
   (3) 網狀活化系統可以接受各種感覺接受器的刺激，及大腦皮質傳遞的訊息。同時對於訊息會有選擇性的接收。

1-2 知覺剝削

1. 定義：知覺剝削是指當人體對於感覺刺激的強度、量減弱時的狀態。
2. 種類：
   (1) 完全性剝削：指人體缺乏外界環境的所有刺激原。
   (2) 感覺性剝削：指人體感覺器官障礙造成部分或完全的感覺缺失。
   (3) 感受性剝削：指人體無法對傳入的刺激產生認知與理解。
   (4) 科技性剝削：指當醫護人員為了執行某些檢查與技術時，忽略了病人本身的感受。

(5) 隔離性剝削：指當病人與身邊重要關係人分開時所造成的知覺感受。
(6) 制動性剝削：指當病人因為身體的活動受到約束與限制，造成身體各項功能的減退，而影響知覺感受。

3. 症狀與徵象：
(1) 認知改變：如定向感、記憶力改變，無法專心，思想怪異，對於簡單的數字計算能力喪失。
(2) 情感改變：如情緒不安、激動、焦慮、憂鬱、易怒、恐懼等異常情緒反應。
(3) 知覺改變：對於外在環境產生異常的判斷，例如物體的扭曲、幻覺、錯覺等身體知覺的混亂。
(4) 身體行為改變：如肢體協調性改變、愛睡覺等。

4. 醫療及護理處置：
(1) 增加病人的定向感：可藉由外在環境的改變來增加刺激性，例如擺放家人的照片、全家福，提供病人時鐘、日曆以增加時間感，鼓勵病人聽音樂刺激聽覺，提供多樣化的食物來刺激味覺與嗅覺，鼓勵病人多活動，增加肢體活動度與身體刺激。
(2) 盡量安排同一位護理人員持續性的照顧病人，讓病人處於熟悉的環境中，並增加治療性人際關係的發展。
(3) 鼓勵家屬及親友時常探視，並一起從事休閒活動，以增加感官刺激。
(4) 適當的睡眠與休息是必需的。必要時可以限制訪客以減少對病人不必要的刺激。

1-3 知覺繁增

1. 定義：知覺繁增是指當人體接受到過多的刺激之後，對其所傳入的刺激無法正確判斷，造成環境適應與行為異常的問題。
2. 刺激的種類：
   (1) 環境因素：如病人受到儀器、工作人員、其他病人所發出的噪音干擾，醫護人員重複性的檢查與治療，例如加護病房。
   (2) 疾病因素：因病人本身的疾病造成身體對於各種視覺、聽覺等刺激過於敏感，如腦膜炎病人對於光線刺激敏感度增加。
   (3) 藥物因素：因使用中樞神經興奮劑而使身體對於刺激變得敏感。
3. 臨床症狀：嗜睡、心悸、口乾、麻木、不安、妄想、攻擊性增加、幻覺、情緒不穩、注意力減退、思想怪異、愛哭泣等。
4. 醫療及護理處置：
   (1) 減少不必要的刺激：減少噪音的刺激，如減低交談音量、電話鈴聲調小、適當的聽覺護具使用；減少視覺刺激，可使用眼罩，或調暗燈光等；護理人員採集中護理，減少對病人的干擾。
   (2) **盡量避免時常更換照顧者**，減少病人時常接觸與適應陌生人。**做任何護理之前均需給病人具體的解釋**。
   (3) 對於病人的生活作息，可**安排一套固定的常規活動**。
   (4) **維持病患清潔舒適，減少不適感**。必要時可依醫囑提供止痛劑，以增加身體舒適性。

QUESTION 題庫練習

1. 照顧知覺感覺負荷過量的病患，下列措施何者不適宜？(A)維持病患清潔舒適，減少不適感 (B)盡可能由不同護理人員照顧病患以減輕照顧負擔 (C)做任何護理之前均需給病患具體的解釋 (D)建立每日的生活常規。 (93士檢一)

解答： 1.B

MEMO

急症病人的護理

出題率：♥♥♡

急症處理之原則

心肺腦復甦術(CPCR)
- 定義
- CPCR 執行步驟
- 實施心肺復甦術應注意的事項
- 有效急救的依據
- 可考慮停止操作 CPCR 時的條件

呼吸道異物梗塞
- 呼吸道異物梗塞的徵候
- 呼吸道異物梗塞的急救

常見急症的處理
- 出血
- 休克
- 中毒
- 冷、熱傷害
- 溺水
- 敗血症

Medical-Surgical Nursing

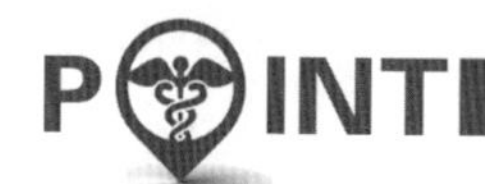

重點彙整

2-1 急症處理之原則

1. 急救順序：呼吸困難或停止、心搏停止、嚴重出血。
2. 初步的身體評估：快速的檢視傷者，首要評估傷者的意識狀態，並檢查呼吸道是否通暢，呼吸頻率為何？之後再評估是否有脈搏跳動，並了解傷者的全身傷勢嚴重程度。
3. 次級評估：主要對象是針對沒有立即生命危險的傷者。評估內容包括：病史詢問、檢查生命徵象、檢查全身各部位。
4. 各種傷者急救處理原則：
   (1) 頭部外傷、呼吸困難、心臟病意識清醒者，可協助採半坐臥。
   (2) 路倒者可搖動其肩膀，呼叫傷者，評估其是否有意識。
   (3) 意識不清者採復甦姿勢。
   (4) 腹部受傷者，傷口若為橫向，則採曲膝仰臥；傷口若為直向，採仰臥平躺。
   (5) 當懷疑傷者有骨折時，盡量不要隨意移動傷者，並做適當的固定、包紮。
   (6) 適當保暖；視傷者情況，必要時補充水分。
5. 急救藥物：
   (1) Amiodarone：主要用於治療病人持續出現心室纖維顫動或無脈搏心室心搏過速。
   (2) Atropine：多用於心搏過緩或心臟收縮不全。
   (3) Dopamine：多用於治療低血壓。
   (4) Sodium bicarbonate ($NaHCO_3$)：多用於治療代謝性酸中毒。

表 2-1 成人檢傷分類量表一生命徵象

分級 判定依據	第一級	第二級	第三級	第四級	第五級
	復甦急救	危急	緊急	次緊急	非緊急
一、呼吸	· **重度呼吸窘迫** · 單一字或無法言語 · 上呼吸道阻塞 · 呼吸次數<10 次／分 · 氧氣飽和度<90%	· 中度呼吸窘迫 · 片語／不成句 · 明顯或惡化的喘鳴呼吸聲，但呼吸道仍暢通 · 氧氣飽和度<92%	· 輕度呼吸窘迫 · 可使用句子 · 呼吸道暢通 · 氧氣飽和度 92~94%		
二、血行動力	· 休克 · 收縮壓＜70 mmHg · 收縮壓＜90 mmHg 伴隨典型休克徵象 · 心跳速率＜50 次／分或＞140 次／分合併休克徵象與症狀或收縮壓＜70 mmHg	· 收縮壓＜90mmHg 但未有典型休克徵象與症狀 · 姿位性低血壓或曾昏厥過 · 心跳速率＜50 次／分或＞140 次／分無休克徵象與症狀	· 生命徵象接近正常範圍 · **收縮壓<200 mmHg 或舒張壓<110 mmHg 有症狀** · **收縮壓>200 mmHg 或舒張壓>110 mmHg 無症狀**	· 160mmHg<收縮壓<200 mmHg 或／和 90 mmHg<舒張壓<110 mmHg 無症狀	· 收縮壓<160 mmHg 或舒張壓<90 mmHg 無症狀

表 2-1 成人檢傷分類量表－生命徵象（續）

判定依據 ＼ 分級	第一級 復甦急救	第二級 危急	第三級 緊急	第四級 次緊急	第五級 非緊急
二、血行動力（續）		‧收縮壓>200 mmHg 或舒張壓>110 mmHg 有症狀			
三、意識	‧無意識 ‧GCS: 3~8 ‧**持續抽搐**	‧意識改變 ‧GCS: 9~13 ‧剛抽搐結束	‧清楚的意識狀態 ‧GCS: 14~15		
四、體溫	‧**體溫＞41℃、＜32℃**	‧體溫 32~35℃			

表 2-2 成人檢傷分類量表－疼痛程度

判斷依據 ＼ 分級	第一級 復甦急救	第二級 危急	第三級 緊急	第四級 次緊急	第五級 非緊急
重度(8~10)		中樞			
			周邊		
中度(4~7)			**中樞**		
				周邊	
輕度(<4)				中樞	
					周邊

6. 急診檢傷分類：

(1) 檢傷分類**依病人嚴重程度建立就診先後順序，共分五級，擔任檢傷分類的人員通常為護理人員**。依據台灣急診檢傷與急迫度分級量表(TTAS)，分類方式改由資料輸入電腦後，電腦自動分類，係使用呼吸窘迫度、血行動力、意識程度、體溫、疼痛嚴重度、受傷機轉六種調節變數，將病患就病情輕重分為復甦急救、危急、緊急、次緊急、非緊急五種等級，安全候診時間分別為立即急救、10 分鐘、30 分鐘、60 分鐘、120 分鐘（表 2-1、表 2-2）。

(2) **BT≥41℃或 BT≤32℃、呼吸窘迫、胸痛高度懷疑是心臟原因、抽搐不止者、內出血無法控制、外傷出血無法控制屬於第一級，如不立即處理將危及生命，應盡速處理。**

7. 大量傷患事故檢傷分類：處理大量傷患事故，最常用的檢傷分類法為 START (simple triage and rapid treatment)，**救難現場的救治順序依檢傷分類分為四級，且以顏色區分：**

(1) 評估循環，若無脈搏或橈動脈微弱、末梢血流回充＞2 秒者，繫上紅色牌子（第一優先處理）。

(2) **評估意識，若傷患無法聽指令者，繫上紅色牌子（第一優先處理）**，反之可聽從簡單指令者繫上黃色牌子（第二優先處理）。

(3) **若可自行行走者，則繫上綠色牌子（第三優先處理）**。

(4) 無呼吸而死亡者，繫上黑色牌子。

2-2 心肺腦復甦術(CPCR)

一、定 義

心肺腦復甦術是指當一個人因某種因素造成呼吸、心跳停止時，結合人工呼吸及體外心臟按壓的急救技術。2020 年美國心臟協會(AHA)將此一連串的急救過程稱為「生存之鏈」，其目的在維持血液的循環，使腦部、心臟及身體細胞有足夠的氧氣供應，以維持生命。「生存之鏈」到院前心跳停止(out-of-hospital cardiac arrest, OHCA)急救重點次序包括：緊急應變系統啟動、高品質 CPR、去顫、高級心肺復甦、心臟停止後照護及復原；**醫院內心臟停止**(in hospital cardiac arrest, IHCA)，其急救重點次序包括：**即早辨識和預防、緊急應變系統啟動、高品質 CPR、去顫、心臟停止後照護、復原**。

人體的腦細胞若缺氧 4~6 分鐘後會開始受損，如果超過 10 分鐘仍未進行任何急救措施，則會造成腦部無法復原的傷害。

二、CPCR 執行步驟

1. 輕拍傷者肩膀，大叫「你還好嗎？」以確定意識是否清楚。
2. 大聲呼叫「救命」或「失火」，以吸引旁人注意，並請他人或自己撥打 119。
3. 將傷者採仰臥姿勢，平躺在堅硬平坦的平面上，注意保持頭部平直及傷者身上是否有束縛物。
4. 如果遇到**溺水、創傷、藥物中毒或小於 8 歲的兒童**，且一旁無人時，則先急救 5 個循環（約 2 分鐘）後再求救。

(一) C (chest compressions)：胸部按壓，維持循環功能

1. **維持循環功能為 CPCR 最優先執行的步驟。**
2. 評估病患之反應及呼吸狀態，確定無反應及適當呼吸時，進行求援並將病患仰臥於安全的地方。檢查時間約 5~10 秒，不可超過 10 秒。
3. **以食指及中指評估頸動脈及循環現象，不可超過 10 秒鐘。若無則進行體外心臟按壓，若有，則檢查呼吸不超過 10 秒，如無呼吸則進行人工呼吸，每分鐘 10~12 次。**
4. 進行體外心臟按壓：
   (1) 心臟按壓位置：雙手放在胸部兩乳頭連線中央。
   (2) 2 隻手指放置正確位置後不動，將一手掌根置於手指位置，再將另一隻手手掌重疊交叉相扣，用掌根垂直下壓，手的其他部位不可碰到傷者胸部。
   (3) 保持手肘固定、手臂伸直、肩膀與胸骨垂直的姿勢，直接以身體重量垂直向下壓 30 次，**按壓速度大約每分鐘 100~120 次，下壓深度至少 5 公分**，不超過 6 公分，約胸壁厚度的 1/3，一面按壓，一面念數字：「1、2、3…30」。
   (4) **體外心臟按壓與人工呼吸速率比為 30：2**，即連續做體外心臟按壓 30 次後接著 2 次人工呼吸。
   (5) 確保每次按壓後完全的胸部回彈，醫護人員每 2 分鐘輪換施行者。避免中斷胸部按壓，中斷時間限制不超過 10 秒。
   (6) 進行 5 個循環後評估傷患的脈搏，若無脈動則續行 CPCR，若有脈動需再檢查有無呼吸，無呼吸則予人工呼吸 10~12 次／分；之後每 2 分鐘需評估一次循環。不可以停止中斷施行 CPCR 超過 7 秒鐘，上下樓梯等特殊情形也不可超過 30 秒。
   (7) 如果發現傷者有移動或自發性呼吸，即可將其擺復甦姿勢，並維持呼吸道通暢。

(二) A (airway)：維持呼吸道通暢

1. 壓額抬下巴法：以一手手掌將前額往下壓，另一手兩指將下腭向上抬起，以防止因下腭肌肉鬆弛，舌頭往後倒而阻塞呼吸道，注意不可壓到喉部。

2. 下巴上提法：將雙手置於傷患的下頜骨，抬高其下巴。**當懷疑傷者有頸椎受傷時使用**。

3. **氣管內插管**：分為經口插入氣管內管、經鼻插入氣管內管。依據病人的性別來選擇管子尺寸；氣管內管由口插入深度大約為 21~23 公分，經鼻插入氣管內管之量測方式為鼻尖至耳垂之距離；插管過程中，若血氧濃度下降至 80%，應立即停止插管並給病人 100%氧氣吸入 3~5 分鐘後，再嘗試插管；插管過程中可執行沙立克操作法(Sellick Maneauver)以防止發生食物逆流導致吸入性危險。

(三) B (breaths)：恢復呼吸功能

1. 若施救者未經訓練或經過訓練但尚不熟練時，**單純按壓**即可。

2. 若有呼吸，檢查傷者有無意識，若無則將傷者採復甦姿勢。若無呼吸，則使用壓額抬下巴法，將傷者鼻子捏著，抬起下腭，進行兩次口對口人工呼吸，每次吹氣時間約 1 秒鐘。醫護人員使用高級呼吸道裝置通氣每 6 秒鐘吹氣 1 次（每分鐘呼吸 10 次），與胸部按壓非同步進行，每次呼吸超過 1 秒，可見胸部起伏。

3. 施救者將傷者嘴部完全罩住並吹氣，同時注意傷者胸部有無起伏。**若無起伏需檢查是否有異物阻塞呼吸道，並進行哈姆立克法**。若胸部有起伏，則進行下一步驟，恢復循環。

4. 兩次吹氣時間，應將嘴巴移開，並放鬆捏鼻的手，讓傷者氣體可以排出。

三、實施心肺復甦術應注意的事項

1. 人工呼吸時吹氣不可太快、太用力，以免造成胃脹氣。如果傷者嘴巴不能打開，或口腔、下顎嚴重受傷者，可改用口對鼻人工呼吸。
2. 若施救者不會、不敢或不願意執行口對口人工呼吸時，可僅操作體外心臟按壓。
3. 院內進行人工呼吸時可使用甦醒球(ambu)來操作。**使用手壓式甦醒球面罩(ambu bag mask)時，面罩尖部位應對準病人鼻部，擠壓深度為甦醒球的 1/3~2/3，且氧氣流速應調整至 12~15 公升／分鐘**。
4. 體外心臟按壓時，盡量讓傷者躺在地板或硬板上，不可在柔軟處施行心臟按壓，必要時可以於傷者肩部墊硬板，且頭不可高於心臟。
5. 按壓的力道應平穩、規則，下壓與放鬆的時間各半，不要猛然加壓、彎曲，或呈搖擺式、彈跳式等不正確操作方式。
6. 施行胸外按壓時，手掌需重疊交叉，**不可壓於劍突處，以免肝臟破裂或內出血；手指不可壓在肋骨上，以免造成肋骨骨折；**避免對胃部施壓，以免造成嘔吐。
7. 未施壓時應保持雙手掌根放鬆，並緊貼於體外心臟按壓處，不要移開雙手，以免要重新找位置，耗費時間。
8. **給予病人注射 Epinephrine 可增加心肌收縮力**。
9. 若發現傷者突然倒下、無意識、無脈搏，且現場無法取得電擊器時，可於**胸骨中段上方 20~30 公分**處以拳頭重擊。
10. 自動體外心臟去顫器(AED)：專門為非醫療人員設計的可攜帶式醫療儀器，可自行分析病患心跳狀況，釋放適當電量，給予去顫電擊(defibrillation)，用來急救猝死病患。

表 2-3 心肺復甦術

步驟／動作		成人（≧8 歲）	小孩（1~8 歲）	嬰兒（<1 歲）
（叫）大聲呼救		確認有無反應、呼吸、心跳		
（叫）求救 取得 AED		打 119（手機打 112），立即 CPR	先 CPR 2 分鐘，再打 119 求救（手機打 112）	
CPR 步驟		C-A-B		
(C)胸部按壓	按壓位置	**胸部兩乳頭連線中央**		胸部兩乳頭連線中央之下方
	按壓姿勢	兩手壓：一手掌根壓胸，另一手環扣在上	兩手壓：一手掌根壓胸，另一手環扣在上；或一手掌根壓胸	兩指
	用力壓	**至少 5 公分，但不超過 6 公分**	**約 5 公分**（胸部前後徑之 1/3）	**約 4 公分**（胸部前後徑之 1/3）
	快快壓	**100~120 次／分**		
	胸回彈	確保每次按壓後完全回彈		
	莫中斷	盡量避免中斷，**中斷時間不超過 10 秒**		
若施救者不操作人工呼吸，則持續做胸部按壓				
(A)暢通呼吸道		壓額提下巴，若懷疑頸部損傷應採下巴前推法		
(B)呼吸		吹 2 口氣，**每 6 秒 1 次**（10 次／分），可見胸部起伏		
按壓與吹氣比率		30：2，5 個循環後換手	1 位施救者 30：2 2 位以上施救者 15：2	
(D)去顫		盡快取得 AED		
自動心臟電擊去顫器(AED)		使用成人電擊板 不可用小兒電擊板／小兒 AED 系統	使用小兒 AED 電擊板，假如沒有再用成人 AED 及電擊板	手動電擊，或使用小兒貼片電擊，若無則以標準 AED 電擊

(1) 適應症：使心室纖維性顫動(Vf)或無脈搏的心室心搏過速(pulseless VT)恢復正常心律。

(2) 操作：

A. 電擊片分別貼在病人的右鎖骨下方與左乳頭外側的胸壁上。胸毛會使電擊片無法緊密黏貼在病人皮膚上，而影響電擊效果，**若胸毛太多可先用拔除或剃除胸毛**，再貼電擊片。

B. 若病人體內裝有人工心臟節律器時，**AED 貼片放置位置避開人工心臟節律器即可**。

C. 貼電擊片之前須先將胸部拭乾。

D. 電擊時應暫停 CPCR。

E. 電擊時救護人員不可碰觸病患皮膚，否則同樣會受到電擊。

F. 電擊能量最大不超過 360 焦耳。

G. 電擊救護後須立即送醫。

四、有效急救的依據

1. 膚色變紅潤。
2. **瞳孔收縮、刺激眼瞼會眨眼**。
3. **能自動呼吸**。
4. 出現吞嚥反射。
5. **四肢活動度增加**。
6. 動脈脈動改善。

五、可考慮停止操作 CPCR 時的條件

1. 傷者已恢復自主性呼吸、心跳，肢體會動。
2. 施救者已精疲力盡，再也無法繼續施行 CPCR 了。
3. 另一個受過訓練的人員來接替繼續執行心肺復甦術。
4. 醫護人員來負責急救時。
5. 已抵達醫院或急救中心，並由醫療救護人員接手。
6. 由醫師宣布死亡時。

2-3 呼吸道異物梗塞

呼吸道異物梗塞是指因咀嚼食物時倉促吞嚥，或異物誤入氣道，造成呼吸道被異物全部或部分堵住。若 4~6 分鐘內不施予異物梗塞急救法，會造成呼吸停止而死亡。呼吸道異物梗塞的常見原因如下：

1. 咀嚼、吞嚥食物時講話或大笑，使食物誤入呼吸道。
2. 小孩將小物品誤入氣道。
3. 昏迷或酒醉的病人嘔吐物誤入氣道。
4. 臉部受傷後，假牙或血塊阻塞上氣道。

一、呼吸道異物梗塞的徵候

(一) 呼吸道部分梗塞

如果是**輕度呼吸道部分阻塞**，此時患者尚能呼吸，並**會出現劇烈咳嗽、呼吸喘的現象**。此時不可拍打其背部，**只要在一旁鼓勵他用力咳嗽**，設法自行將異物咳出，並**觀察是否會轉變為完全梗塞**。

(二) 呼吸道完全梗塞

梗塞者已完全不能呼吸、不能說話，無咳嗽聲音、臉漲紅、一手或兩手捏住脖子，此為呼吸道嚴重梗塞時常見之姿勢。

二、呼吸道異物梗塞的急救

(一) 意識清楚者

1. **哈姆立克法**（腹部壓擠法）：施救者站在患者背後，以雙臂環繞其腰部，一手握成拳頭，用拇指和食指側面貼在患者劍突與肚臍連線中點位置，另一手包覆拳頭，快速往後上方推擠，每一次推擠都是一個獨立的動作，重複操作直到梗塞物移出，而若施救過程中患者昏迷亦應立即停止。

2. **胸壓法**：施救者雙手的握拳方式和腹推法一樣，但拳頭放在胸骨的下半部（胸外按壓位置）往內做胸部擠壓，適用於**孕婦**、非常肥胖或有啤酒肚的患者。注意勿將拳頭放在肋骨上，更不可壓迫到劍突，以免造成內臟損傷。

3. 自救腹壓法：如果是自己發生異物梗塞，又無旁人相助時，可一手握拳放在肚臍與劍突之間，另一手包握拳頭，快速往後上方擠壓；或將肚臍與劍突之間的位置頂住平坦堅固的椅背、扶手、欄杆或水槽邊，身體猛然向前倒，用力下壓，也能把梗塞物吐出。

(二) 意識昏迷者

1. 讓患者安全躺在地上，並使其仰臥。

2. 立即求救。

3. 檢查患者口中有無異物，若「有」則以手指探掃法挖出；「無」則以壓額抬腭法施行人工呼吸。如果氣無法吹進，再確認壓額抬腭法是否確實，並吹第二口氣。

4. 若氣仍無法吹進，或吹氣時胸部沒有起伏，則施救者跪於患者側邊，**用一手掌置於患者上腹部中央，另一手覆蓋其上，雙臂打直用掌根力量快速向上向前推擠 5 次**。

5. 打開患者嘴巴，以手指探掃法挖出異物。

6. 重複 3.~5.的步驟，直到阻塞解除，可將氣吹入為止。

7. 視情況實行心肺復甦術。

2-4 常見急症的處理

一、出 血

1. 種類：
   (1) 動脈出血：當動脈血管破裂時，會流出鮮紅色的血液。
   (2) 靜脈出血：當靜脈血管破裂時，會流出暗紅色的血液。
   (3) 微血管出血：微血管含有動脈血與靜脈血，受傷時會慢慢的流出，一般的輕微外傷即屬此型，是最常見的出血種類。

2. 症狀：
   (1) 蒼白、皮膚濕冷。
   (2) 心跳加快。
   (3) 視覺模糊、缺氧、頭暈、意識不清。
   (4) 口渴、焦慮不安、多話。

3. 止血方法：
   (1) **直接加壓法**：傷口加壓 5~10 分鐘，是最有效的止血方法。
   (2) 抬高止血法：傷者平躺，將受傷部位抬高以減緩血流速度。
   (3) 止血點止血法：**動脈出血時，應壓迫傷口近心端止血點**，阻斷其血流供應，常用於控制四肢嚴重出血。
   (4) **止血帶止血法：適用於四肢大出血**。因**容易造成肢體壞死，導致截肢危險**，因此**當其他方法止血無效時，才能使用本法**。可以三角巾、手帕、領帶或長統襪等帶狀物當作止血帶，**先將患肢抬高過心臟 1~2 分鐘**，於傷口上方 5 公分處**墊上布類或隔著衣服打結綁緊，每隔 15~20 分鐘，鬆開 15 秒**。

二、休 克

1. 定義：當身體因某種因素造成循環不足，而使**組織的血液供應減少**，導致身體器官衰竭，病人可能會出現**心跳加快**、**血壓下降**、**呼吸快而淺**、**皮膚濕冷**、**臉色蒼白**、**不安**、**少尿**。

2. 休克的分期：早期平均動脈壓小於 10 mmHg，身體藉由血管收縮、增加心跳次數使心輸出量、平均動脈壓維持在正常範圍。休克依其嚴重程度可分為：

   (1) **代償期**：

   A. 當病人心輸出量不足，為恢復正常血流，身體會進行代償機轉，以改善組織灌流量。

   B. **刺激交感神經**，**促使腎上腺髓質分泌腎上腺素**，**造成血管收縮**、**呼吸加速及加深**；腦下垂體前葉分泌**促腎上腺皮促素**(ACTH)**促進糖質新生及促使腎上腺皮質分泌留鹽激素**，**使血液滲透壓增加**，進而增加**腦下垂體後葉分泌抗利尿激素**；**刺激內分泌系統分泌血管緊縮素**，**促進血管收縮使血壓上升**；心跳加快、**四肢皮膚冰冷**、**腎臟血流減少**造成尿量變少。

   (2) 進行期：當第一階段的代償作用無法維持身體足夠的循環時，病人的血壓會持續降低、**血中二氧化碳分壓($PaCO_2$)變高**、呼吸加速、體溫下降、明顯少尿、嚴重者意識開始不清。

   (3) **不可逆期**：當體內長時間的灌流不足，細胞開始受到破壞，**毒物及細菌同時從肝臟及小腸中釋放出來**，心臟、腎臟會出現缺氧或壞死狀況，**出現急性呼吸窘迫症候群**(ARDS)。**因血液凝結**，**最終會導致瀰漫性血管內凝血**(DIC)。

3. 休克的分類：依休克的原因可分為下列幾種型態：

   (1) **低血容積性休克**：**血液大量流失**，**循環嚴重不足**，其原因有嚴重脫水（如腹瀉、燒燙傷等）、出血等。造成呼吸、心跳加速，**皮膚冷潮濕**，又因組織灌流不足，產生**代謝性酸中毒**。當失血量超過 45%時會導致死亡。其分級如下：

A. 第一級：失血量達 750 mL，脈搏＜100 次／分，呼吸 14~20 次／分，血壓正常，稍不安。

B. 第二級：失血量達 750~1,500 mL，脈搏＞100 次／分，呼吸 20~30 次／分，血壓正常，輕度焦慮。

C. **第三級**：失血量達 1,500~2,000 mL，脈搏＞120 次／分，呼吸 30~40 次／分，血壓降低，**微血管充填時間大於 2 秒**，意識焦慮混亂。

D. 第四級：失血量＞2,000 mL，脈搏＞140 次／分，呼吸＞35 次／分，血壓降低，意識混亂嗜睡。

(2) **心因性休克**：當心臟疾病（**心臟幫浦功能障礙）致使心輸出量不足，而導致循環衰竭**、身體組織血液供應不足。病人會出現**血壓下降、心搏過速、下肢水腫、皮膚濕冷、中心靜脈壓上升、肺動脈楔壓上升、肺部聽診時有爆裂音、喘鳴聲**(wheezes)**或囉音**(rales)、**尿液排出量＜30 c.c.／小時**。其原因有：**心肌梗塞（最常見）、心律不整、心肌損傷、瓣膜損傷**、心衰竭、冠狀動脈疾病等。

(3) **敗血性休克**：

A. 當身體因細菌感染，**細菌釋放毒素**而導致敗血症時，**白血球數目與 C-反應蛋白會上升、血液細菌培養可以發現細菌**，病**人體溫亦會上升，屬於溫暖性休克**。

B. 體內的補體系統受到活化，因而**分泌血管擴張因子**，如緩激肽(bradykinine)、組織胺，**使血管擴張，因此血壓下降**。屬於血管性休克。

C. **可能會引發瀰漫性血管內凝血(DIC)**，DIC 的死亡率很高，死因多半是潛在疾病突然惡化所引起，而非 DIC 本身，**需應優先治療敗血症之導因**。

(4) **過敏性休克**：當身體接觸過敏物質後，出現抗原抗體過敏反應時，會**釋放血管擴張因子，使血管擴張、微血管通透性增加**。常見於藥物過敏，緊急時可使用 Epinephrine **治療。治療上應給予抗組織胺**。屬於血管性休克。

(5) **神經性休克**：當交感神經系統功能受損導致**全身血管阻力減少**、血管擴張，血液滯留在周邊組織，而使組織灌流不足，其原因有：**脊髓損傷**、麻醉、頭部外傷等。此類病人的皮膚會出現**溫暖潮紅、血壓下降、體溫下降、心跳與脈博變慢**現象。**治療上以維持血液灌流為主**。屬於血管性休克。

4. 醫療處置：

(1) 維持呼吸道通暢，給予氧氣使用。

(2) **補充體液**維持身體循環量，以**增加組織灌流量**。**放置靜脈導管時應優先使用大管徑的導管，且放置應優先考慮中心靜脈導管**。

(3) 藥物使用：參考表 2-4。

(4) 採**頭低腳高**的姿勢，促進下肢血液回流，並每 2 小時翻身。

(5) **密切監測生命徵象**，記錄輸入輸出量(I/O)。

(6) 維持體溫：若體溫過低，採取的回溫措施包括：**給予溫的靜脈輸液，以維持尿量；用人工呼吸器給予正壓及溫暖潮濕的氧氣；以重碳酸鈉改善代謝性酸中毒**，恢復有效循環血量。

表 2-4 休克造成的原因與醫療處置

休克種類	造成原因	醫療處置
低血容積性休克	大出血或大量體液流失（如燒傷）造成休克	優先給予水分或血品之輸注，以恢復循環血量。如止血、給予血管收縮劑、補充液體或輸血。需監測尿量每小時每公斤大於 0.5 c.c.，以防合併症發生

表 2-4 休克造成的原因與醫療處置（續）

休克種類	造成原因	醫療處置
心因性休克	急性心肌梗塞、心臟衰竭等原因，影響到有效心輸出量而造成休克	給予 Dopamine、Digoxin，以及主動脈氣球幫浦增加心臟收縮
敗血性休克	遭細菌感染，細菌釋放出毒素而引起的全身性反應	以補充體液及抗生素為主。若病人因高燒使用頭部冰枕後出現顫抖，應移除冰枕，以免因顫抖而增加身體的耗氧量
過敏性休克	因嚴重過敏反應而引發身體內免疫細胞釋放出的化學媒介物質，使全身血管擴張，導致血壓下降	給予抗組織胺。緊急時可使用 Epinephrine 治療
神經性休克	由於脊髓損傷導致神經性反射及血管阻力喪失，造成組織灌流不足，引起休克	以維持血液灌流為主。可使用血管收縮劑，維持血壓，以確保器官有足夠的血液供應

三、中 毒

(一) 食物中毒

當**誤食遭受微生物感染**、有毒化學物質或其他毒素汙染之食物或**誤食野生蕈所造成**，常見有葡萄球菌中毒、臘腸中毒，其**症狀嚴重度與食入量及內毒素含量有正相關**。

1. **葡萄球菌中毒**：金黃色葡萄球菌是食物中毒常見的菌種。誤食遭受葡萄球菌汙染的食物後，會出現噁心、嘔吐、腹瀉、頭痛、虛脫等症狀，症狀的嚴重程度與誤食的毒素含量成正比。醫療處置上可給予病人補充體液電解質、Bismuth 及止吐藥。

2. **臘腸中毒：當誤食受到肉毒桿菌（又稱臘腸毒桿菌）汙染的食物 12~36 小時後**，臘腸桿菌會**釋放神經毒素**，當毒素被人體吸收後，**會影響中樞神經系統**。初期會出現**複視**、**視力模糊**、**吞嚥困難**等腦部症狀；腸胃道症狀則有噁心、嘔吐、腹瀉、腹痛；最後可能侵犯全身肌肉，造成骨骼肌麻痺、無力，嚴重者會出現呼吸困難或心跳停止。醫療處置上**不需隔離治療**，要先預防病人呼吸衰竭，並使用**胃灌洗**、**催吐**、瀉藥促進毒素排出，同時需補充體液電解質預防虛脫。
3. 其他常見食物中毒：**河豚毒素以河豚的肝臟及卵巢毒性最高**，其次為皮膚及腸等，易因處理河豚不當而食入，河豚毒素可干擾神經肌肉傳導，導致肌肉癱瘓。**沙門氏桿菌**中毒主要為食物烹煮及儲存溫度不當所致，其症狀主要是**腹瀉**、**噁心**、**嘔吐及發燒**。
4. 食物中毒的預防：
   (1) 進食前確認食物已經過烹調，勿生食。
   (2) 夏天的食物需注意冷藏，避免腐敗。
   (3) 料理食物或進食前需洗手。
   (4) 食用罐頭食物前需注意保存期限。
   (5) 野外生活時，需學會辨識可食性植物，避免誤食有毒植物。
5. **催吐注意事項：**
   (1) 必須在吞食毒物後 30 分鐘內執行才有效。
   (2) 一般誘發嘔吐可促使毒物排出 30~50%。
   (3) 使用吐根糖漿時需配合足量水分以引發嘔吐。

(二) 藥物中毒

◆ 巴拉刈(paraquat)中毒

1. 巴拉刈具有腐蝕性，可經由皮膚接觸、吸入、注射、食用等方式中毒。巴拉刈進入體內後會刺激細胞中氧化還原反應而產生過氧離子(O_2^-)，過氧離子為有毒物質，**對細胞膜及結締組織產生嚴重破壞，含氧量最高的肺臟受到傷害最嚴重，食入後嘴唇、口腔黏膜及咽部會產生潰爛，腎臟與肝臟最先受到傷害，24 小時內會出現急性腎衰竭**。

2. 醫療處置：
   (1) **中毒時禁止給予病人氧氣使用**，以免加重組織毒性。
   (2) 補充體液。
   (3) **胃灌洗、催吐（確定無法進行胃灌洗時才可執行）**；使用生理食鹽水進行胃灌洗，每次約 250~500 c.c.，避免過量使毒物進入十二指腸。
   (4) **中毒 1 小時內灌入活性碳吸附劑**，吸附毒性物質。
   (5) 給予瀉劑使毒性物質快速離開腸道。
   (6) 使用利尿劑增加尿量以稀釋毒性物質濃度，減少腎臟負擔。

◆ 有機磷(organophosphate)中毒

1. 有機磷農藥種類很多，因容易取得且使用頻繁，所以容易經由皮膚、吸入、食用而中毒；亦會被拿來當自殺物品。有機磷中毒時，**常出現類似大蒜的味道**，中毒症狀包括：
   (1) **蕈毒鹼性作用**：
   A. 平滑肌收縮：**縮瞳**、氣喘、腹痛、腹瀉、頻尿、小便失禁。
   B. 腺體分泌作用加強：流口水、流淚、流汗、多痰、**支氣管分泌物增加**。
   C. 心搏變慢、血壓下降。
   (2) **菸鹼性作用**：即尼古丁效應，骨骼肌痙攣、抽搐、呼吸肌痙攣。

   若呼吸肌麻痺、支氣管分泌物增加，會使呼吸受阻致死，死亡率高。

2. 醫療處置：
   (1) **穩定生命徵象、建立通暢的呼吸道，必要時予以插管**。
   (2) **若病患清醒，可以催吐**。
   (3) **灌入吸附劑活性碳**。
   (4) 可給予拮抗劑 Pralidoxime (PAM)活化膽鹼素脂酶作用，緩解呼吸肌痙攣、強直；Atropine **減少支氣管分泌物**，使呼吸道通暢、**心跳加速**。
   (5) 減少皮膚完整性受損，**除去病患被汙染的衣物，並協助沐浴、洗髮，醫護人員需做好防護設施，包括戴口罩、手套、穿隔離衣以及適當通風**。

◆ 強酸強鹼中毒

1. 此類化學物質以家用清潔劑最常見。
2. 因食道為鹼性，故當**吞食強酸劑時對食道傷害性較低**。強酸劑會使細胞產生凝固性壞死；強鹼劑會使細胞產生液態性壞死，且會穿透組織，對組織的傷害性較大。吞食強酸強鹼劑之後會出現口腔潰爛、吞嚥困難、食道潰瘍、嘔吐、腹痛、吐血、呼吸困難等症狀。
3. 醫療處置：
   (1) **疑似腸胃潰瘍時，需禁食**。
   (2) **禁止催吐**，以防口腔、食道進一步的灼傷。
   (3) **禁止洗胃**，以免刺激已受傷的胃壁與食道，造成穿孔。
   (4) 吞食強酸或強鹼後，**不可喝牛奶**，以免傷害範圍更大，擴至空腸。

◆ 其 他

1. 一般藥物中毒者，意識清楚的病人馬上讓其喝下溫鹽水再進行催吐，意識不清者不可催吐，以免引起吸入性肺炎。

2. 服用過量鎮靜劑(Phenobarbital)時，可給予 Sodium bicarbonate 促使藥物排泄。

(三) 一氧化碳(carbon monoxide, CO)中毒

1. **一氧化碳無色、無味，與血紅素的親和力為氧氣的 200 倍**。當一氧化碳與血紅素結合後，形成碳氧血紅蛋白(COHb)，會**迅速造成組織缺氧**，而出現意識不清、肌肉無力、暈眩、頭痛、**噁心、嘔吐、視力模糊、皮膚黏膜出現粉紅色**等症狀。**當 COHb ＞10%時，會出現中毒症狀**，COHb＞60%時，**則會昏迷甚至死亡**。
2. **醫療處置：**
   (1) 給予 100%氧氣吸入。一氧化碳的半衰期在高壓氧治療中，會縮短至 30 分鐘。
   (2) 注意為病人保暖，並保持安靜休息。
   (3) 給與 100%氧氣至 COHb<5%。
   (4) 注意病人是否有痙攣性麻痺、視力障礙等永久性中樞神經損傷症狀。

(四) 咬 傷

1. 昆蟲咬傷之處理：
   (1) **給予 Epinephrine，避免過敏反應，並可改善呼吸困難。**
   (2) 將刺去除。並以氨水或蘇打水擦拭患處以中和毒性。
   (3) 冰敷患處以減少毒素的吸收。
2. 毒蛇咬傷之處理：
   (1) 毒蛇的特徵：毒牙很大（患處會有明顯牙痕）、橢圓的瞳孔、頭部呈三角形、眼睛與嘴巴之間有凹陷一熱感應器官。
   (2) 常見的出血性毒素有龜殼花、百步蛇、青竹絲；**神經性毒素有眼鏡蛇、雨傘節。**

(3) 毒蛇咬傷的症狀：

A. 局部疼痛、脈搏弱、呼吸困難、噁心、嘔吐、視力模糊、肌肉無力。

B. **大量凝血活酶釋入血液中，導致凝血因子全面活化，促使全身血管內凝血**。

(4) 處理方式：

A. **移除束縛物，如戒指**。

B. **在傷口附近做標記，並在給血清前，每 15 分鐘測量傷口腫脹情形**。

C. 患處不可用酒精擦拭，以免血管擴張，使毒素加速擴散。

D. **保持受傷肢體低於心臟**。傷口上方 5~10 公分處綁上止血帶。

E. **用生理食鹽水清洗傷口**，用力擠出傷口的血液。

F. **可給予廣效抗生素**，以免被蛇口腔之細菌感染。嚴重咬傷，則**依症狀判斷給予抗蛇毒血清**及**破傷風抗毒素。勿使用阿斯匹靈**(Aspirin)，以免造成凝血障礙。

G. 不可冰敷，以免造成患處凍瘡或壞死。

四、冷、熱傷害

1. 凍瘡(frostbite)：

(1) 常見發生於腳趾、手指、鼻子、耳朵。

(2) 症狀：初期皮膚呈紅色，並疼痛，漸漸的會變蒼白、冰冷，最後疼痛感消失、出現水泡。

(3) 凍瘡之處理：

A. **保暖**：將傷者移至室內溫暖處，或**泡溫水**(39~41℃)，勿使用烤燈，直到感覺恢復或膚色恢復正常。

B. 給予熱飲、酒等飲料。

C. 不可將水泡弄破，且勿塗抹任何藥膏。

D. 患處不可按摩，以免造成組織壞死。

E. **凍傷處出現黑乾痂時，需進行擴創術**。

2. 中暑(heatstroke)：當所處環境溫度過高，身體無法將過多體熱散失到外界高溫環境中，即會引起熱衰竭或中暑。熱衰竭多被歸類在中暑前兆，如果處理不當，或身體持續無法散發熱量，就會演變成中暑。

(1) 症狀：體溫大於 40℃、皮膚乾紅、嗜睡、昏迷、噁心、嘔吐、呼吸淺快、血壓下降、心跳加快、少汗、少尿。

(2) 橫紋肌溶解是導致中暑病人腎小管壞死合併症之主要原因。

(3) 中暑之處理：

A. **盡速降溫**，使用冰袋、冰枕、冰水、電風扇等方式降溫，**體溫不可降至低於 38.5℃**。並將傷者移至陰涼地方。

B. 意識清醒者，可喝冷飲，最好是冷鹽水。

C. 密切監測監測**生命徵象、尿量及體溫**。

D. **提供 100%氧氣**。

E. 給與**靜脈輸液補充**。

五、溺水(drowning)

溺水者救上岸後立即進行檢查以確認無其他身體之損傷，先清除氣道中異物，予以施行人工呼吸，**密切觀察血壓變化以及早發現低血壓，提供加熱毯、烤燈或其他保溫措施以維持體溫正常**，海水溺水者勿給予利尿劑以免發生低血量休克。

六、敗血症(septicemia)

敗血症是由病原菌及其代謝產物（包括內毒素、外毒素、抗原抗體複合物等）引起一系列炎性介質（如**腫瘤壞死因子**）的大量釋放，內皮血管受損、**微小血栓產生**、血管通透性增加，引起系統性炎症反應症候群(SIRS)，造成器官代謝功能受損。致死率高。

1. 症狀：全身代謝狀態升高造成細胞耗氧量增加，但組織血流灌注降低，導致**呼吸變快**、**尿量減少**、**代謝性酸中毒**。若出現**收縮壓＜90 mmHg**、**尿量＜0.5 mL/kg/hr**、**膽紅素＞4 mg/dL**、**血小板數＜80,000 cells/μL**，則可能為嚴重敗血症。因敗血症引起的低血壓休克反應，則稱敗血性休克。
2. **系統性炎症反應症候群(SIRS)診斷標準**：以下四個標準需符合二項以上：(1)體溫＞38℃或＜36℃；(2)心跳＞90 次/min；(3)呼吸速率＞20 次/min；(4)白血球數目＞12,000/mm^{3}或＜4,000/mm^3。
3. 治療原則：監測生命徵象，注意呼吸、心臟、腎臟等器官功能，另一方面經由靜脈給予抗生素治療。採集血液培養後，可先給予廣效性抗生素治療，待報告出來後，再依細菌培養結果選擇抗生素，**療程約 7~10 天**。
   (1) **若感染部位為輸液留置針**、輸尿管等，**應盡速將管路拔除**。
   (2) **給予輸液治療並維持中心靜脈壓≧8 mmHg**、收縮壓＞90 mmHg。
   (3) 維持呼吸功能，**血壓低時應給與升壓劑使用**。

QUESTION 題庫練習

1. 因膀胱出口阻塞易導致下列哪一種尿失禁？(A)功能性尿失禁 (B)滿溢性尿失禁 (C)壓力性尿失禁 (D)急迫性尿失禁。 (103專高一)

2. 依據重症加護醫學協會1992年提出有關系統性炎症反應症候群(SIRS)之診斷標準，下列何者錯誤？(A)體溫＞38℃ (B)心跳＞90 beats/min (C)WBC＞12,000/μL (D)Hb＜8 gm/dL。

   解析 SIRS四個標準需符合二項以上：(1)體溫＞38℃或＜36℃；(2)心跳＞90次/min；(3)呼吸速率＞20次/min；白血球數目＞12,000/mm³。 (103專高一)

3. 有關2010年實施之「台灣急診檢傷與急迫度分級標準(TTAS)」之敘述，下列何者錯誤？(A)到院前死亡屬於一級 (B)SBP>200 mmHg且有胸痛主訴者為二級 (C)GCS：14~15屬於三級 (D)中心體溫 ＞38°C且臉色潮紅、脈搏加快屬於四級。 (103專高一)

   解析 (D)體溫＞38°C、脈搏加快為2項SIRS的條件，且臉色潮紅（有病容），屬於三級。

4. 當護理師發現一位長者在進食時嗆到，滿臉通紅，並不斷地大力咳嗽，此時應該如何協助他？(A)立刻用手拍打其背部協助咳出 (B)不干擾其咳嗽，繼續觀察咳嗽聲音 (C)讓病人躺下，給予哈姆立克急救法 (D)盡速雙臂環抱其腰，進行哈姆立克急救法。

   解析 嗆到時仍能用力咳嗽為呼吸道部分梗塞，應設法自行將異物咳出，並觀察是否轉變為完全梗塞。 (103專高二)

5. 有關毒蛇咬傷護理措施之敘述，下列何者正確？(1)咬傷後速用冰敷，減輕紅腫 (2)去除影響血循的物品，如戒指 (3)保持咬傷肢體低於心臟 (4)傷口疼痛可以給予Aspirin類止痛劑 (5)以酒精消毒咬傷傷口：(A)(1)(2) (B)(1)(4) (C)(2)(3) (D)(3)(5)。 (103專高二)

   解析 (1)咬傷後不可冰敷，避免凍瘡或壞死；(4)避免給予Aspirin類止痛劑，以免影響凝血功能；(5)避免以酒精消毒，以免毒素擴散。

解答： 1.B 2.D 3.D 4.B 5.C

6. 有關休克代償期身體會出現之生理變化，下列何者錯誤？(A)血壓正常或上升 (B)尿量減少 (C)意識混亂 (D)呼吸性酸中毒。

解析 (D)呼吸速率會增加可能會出現呼吸性鹼中毒。 (103專高二)

7. 有關急救原則之敘述，下列何者錯誤？(A)迅速抵達災難地點，立即評估傷病嚴重度，勿破壞事故現場 (B)迅速正確檢查傷患，利用觀察、接觸、交談檢查傷患 (C)詳細觀察事故現場及導致身體傷害的物體 (D)迅速正確的檢查傷患，第一步先檢查瞳孔、血壓、體溫。 (103專高二)

解析 (D)迅速正確的檢查傷患，第一步先檢查呼吸道是否通暢、呼吸頻率。

8. 當病人出現過度換氣，血壓正常、呼吸速率加快、皮膚濕黏冰冷、尿量減少、呼吸性鹼中毒情形，是處於休克的哪一個階段？(A)開始期 (B)代償期 (C)進行期 (D)不可逆期。 (104專高一)

9. 有關休克治療已改善的臨床表徵，下列何者錯誤？(A)尿量每小時小於30 mL (B)無升壓劑使用下收縮壓大於90 mmHg (C)意識清楚 (D)呼吸困難改善。 (104專高一)

10. 當一人執行CPR時，應先執行2分鐘的急救後再求救，但下列何者除外？(A)心臟病發 (B)溺水 (C)藥物中毒 (D)創傷病人。

解析 若遇到溺水、創傷、藥物中毒或小於8歲兒童，且一旁無人時，應先執行2分鐘的急救後再求救。 (104專高二)

11. 有關提升心因性休克病人心輸出量之治療方法，下列何者正確？(A)主動脈氣球幫浦 (B)利尿劑 (C)心律調節器 (D)連續性透析治療。 (104專高二)

12. 有關一氧化碳中毒之敘述，下列何者錯誤？(A)一氧化碳與血紅素的親和力為氧與血紅素之間的200~300倍 (B)一氧化碳為無色且為惡臭的氣體 (C)會造成組織缺氧，臨床症狀為肌肉無力、眩暈、頭痛、皮膚可能呈現桃紅色 (D)當發現個案中毒時，應速將個案移至通風處。 (104專高二)

解析 一氧化碳為無色且無臭的氣體。

解答： 6.D 7.D 8.B 9.A 10.A 11.A 12.B

13. 有關喝來舒(Lysol)自殺之敘述，下列何者錯誤？(A)屬於酸性腐蝕劑中毒 (B)損傷處通常在胃中部和出口 (C)以催吐協助排空胃內物品 (D)必要時給予大量液體，以維持體液、電解質平衡。 (104專高二)

解析 不能催吐避免造成二次創傷。

14. 70歲王先生因呼吸喘由家人送至急診室，當時呼吸費力、有喘鳴呼吸聲、SaO_2＜92%、BT：38.5°C、SBP＜90 mmHg、GCS：E3V3M4，依據2010年實施之台灣急症檢傷急迫度分級量表(TTAS)，此病人之檢傷分類，應屬下列何者？(A)一級（復甦急救） (B)二級（危急） (C)三級（緊急） (D)四級（次緊急）。 (104專高二)

15. 張先生因發生車禍由救護車護送到急診，TPR：36℃、140次／分鐘、32次／分鐘，BP：80/40 mmHg，CVP：2 cmH_2O，全身性血管阻力上升、皮膚蒼白濕冷、口渴、肌肉無力、左大腿有一15×10 cm 傷口仍出血中，下列何者為其最可能之休克類型？(A)低血容積性 (B)心因性 (C)阻塞性 (D)分布性。 (105專高一)

16. 有關急救時維持呼吸道通暢及人工呼吸方法之敘述，下列何者錯誤？(A)懷疑頸椎有創傷者，應採壓額抬下巴法 (B)成人病人每分鐘需給予10~12次吹氣 (C)觀察有無呼吸外，尚需觀察有無適當的呼吸型態 (D)吹氣時感到有阻力，最可能的原因是舌頭堵住呼吸道。 (105專高一)

解析 (A)懷疑頸椎有創傷者，應採下顎上提法。

17. 有關一氧化碳中毒病人之診斷項目，下列何者正確？(A)血中尿素氮 (B)血紅素 (C)一氧化碳血色素 (D)血比容。 (105專高二)

18. 有關心因性休克的定義及臨床表徵之敘述，下列何者錯誤？(A)全身血管張力改變使血管腔室面積增加，造成血液循環不足血壓下降 (B)因為心肌功能不良，而使心輸出量下降 (C)病人出現血壓下降、中心靜脈壓上升 (D)病人出現尿量減少。 (105專高二)

解答： 13.C 14.B 15.A 16.A 17.C 18.A

解析 (A)全身血管張力改變使血管腔室面積增加，造成血液循環不足血壓下降為血管性休克。

19. 被下列何種毒蛇咬傷後，毒素會侵犯神經系統？(A)青竹絲 (B)龜殼花 (C)雨傘節 (D)百步蛇。 (105專高二)

20. 有關敗血症之敘述，下列何者錯誤？(A)微生物侵入人體後造成微血管通透性增加，全身循環血量增加 (B)全身代謝狀態提升造成細胞耗氧量增加，但因組織血流灌注降低，而產生代謝性酸中毒 (C)腎臟循環血量降低，病人出現尿量減少，情況若未改善會出現腎衰竭 (D)敗血症會影響病人凝血功能，最終可能會出現瀰漫性血管內凝血。 (105專高二)

21. 有關經口食入酸性物質中毒病人之處置，下列何者正確？(A)利用催吐劑促進病人嘔吐以排空腸胃道中之酸性物質 (B)喝檸檬汁以中和酸性物質 (C)插放鼻胃管反抽以排空腸胃道中之酸性物質 (D)經內視鏡確診無腸胃道穿孔之酸性物質中毒，可考慮使用水或制酸劑進行稀釋。 (105專高二)

22. 有關心因性休克造成之血流動力學變化，下列何者正確？(A)中心靜脈壓下降 (B)右心室壓力下降 (C)肺動脈楔壓上升 (D)心輸出量上升。 (106專高一)

23. 有關巴拉刈(Paraquat)中毒之敘述，下列何者錯誤？(A)食入後嘴唇、口腔黏膜及咽部會產生潰爛 (B) 24小時內會出現急性腎衰竭 (C)立即給予氧氣使用以預防缺氧 (D)儘速協助胃灌洗。 (106專高一)

24. 有關食物中毒後有腦部神經症狀，包括複視、眼瞼下垂、視力模糊、吞嚥困難是屬於下列哪一類食物中毒？(A)沙門氏桿菌 (B)葡萄球菌 (C)大腸桿菌 (D)肉毒桿菌。 (106專高一)

解答： 19.C 20.A 21.D 22.C 23.C 24.D

25. 有關大量傷患事故檢傷分類START (Simple Triage and Rapid Treatment)之敘述，下列何者錯誤？(A)救難現場的救治順序依檢傷分類分為四級，且以顏色區分 (B)若無脈搏或橈動脈微弱、末梢血流回充＞2秒者，則繫上紅色牌子為第一優先處理 (C)若可自行行走者，則繫上黃色牌子為第三優先處理 (D)評估意識時若傷患無法聽指令者，則繫上紅色牌子為第一優先處理。

解析 (C)若可自行行走者，則繫上綠色牌子為第三優先處理。

（106專高一）

26. 有關造成大量凝血活酶釋入血液中，導致凝血因子全面活化，促使全身血管內凝血之情況，下列何者錯誤？(A)敗血症 (B)羊水栓塞 (C)毒蛇咬傷 (D)慢性淋巴性白血病。（106專高二）

27. 有關一氧化碳中毒的臨床表徵，下列何者正確？(A)吐氣喘鳴聲及鼻翼煽動 (B)黏膜出現櫻桃紅 (C)痰液含有煤炭 (D)咳嗽。

解析 除皮膚黏膜會出現粉紅色，還會出現意識不清、肌肉無力、暈眩、頭痛、噁心、嘔吐、視力模糊。（106專高二）

28. 為路倒者執行心肺腦復甦術期間，當接上電擊器顯示為心搏停止，此時應執行之急救措施，下列何者正確？(A)立即開始給予360焦耳之電擊以去顫 (B)立即開始給予200焦耳之電擊以去顫 (C)先貼上膠狀之電擊貼片 (D)繼續執行心肺腦復甦術。（106專高二）

29. 有關診斷敗血症之檢驗項目，下列何者錯誤？(A)細菌培養 (B)白血球計數 (C) C－反應蛋白 (D)血糖。（106專高二）

30. 有關促進中毒物質排出之方法，不包括下列何者？(A)使用瀉藥 (B)酸化尿液 (C)使用人工呼吸器 (D)鹼化尿液。（106專高二）

31. 有關體溫過低病人採取回溫措施期間的支持性處置，下列何者錯誤？(A)給予溫的靜脈輸液，以維持尿量 (B)用人工呼吸器給予正壓及溫暖潮濕的氧氣 (C)以重碳酸鈉改善代謝性酸中毒 (D)體溫低於30℃之自發性心室顫動，予以電擊。（106專高二）

解答： 25.C 26.D 27.B 28.D 29.D 30.C 31.A/B/C/D

32. 高先生78歲，因反應變遲緩而送至急診，檢查發現體溫39℃、脈搏122次／分鐘、呼吸30次／分鐘、血壓 90/60 mmHg、血氧飽和度為93%、GCS評估結果為E2V3M5、白血球15,000/μL。依據目前之觀察與檢查數據，以台灣急診檢傷急迫度分級量表(TTAS)判斷病人級數，下列何者正確？(A)第一級　(B)第二級　(C)第三級　(D)第四級。 (106專高二補)
33. 承上題，依據目前之觀察與檢查數據判讀結果，下列處置何者錯誤？(A)應進行細菌培養以確認是否為敗血症　(B)確認健康問題為周邊組織灌流失效　(C)立即建立靜脈輸液管路，依據醫囑補充體液　(D)立即給予氣管內插管以維持呼吸道通暢。 (106專高二補)

解析 (D)為TTAS第一級之處置。

34. 承上題，入急診室後即給予留置導尿管，6小時後，尿液檢查結果顯示細菌感染，測量生命徵象：體溫38.5℃、心跳130次／分鐘、呼吸35次／分鐘、血壓為55/30 mmHg，無尿。下列何者為病人最可能之診斷？(A)全身性炎性反應症候群(SIRS)　(B)敗血症　(C)嚴重敗血症　(D)敗血性休克。 (106專高二補)
35. 有關一氧化碳中毒之敘述，下列何者錯誤？(A)一氧化碳與血紅素的親和力高過氧氣與血紅素的20倍　(B)當血中COHb＞10%時，病人會出現中毒症狀　(C)一氧化碳的半衰期在高壓氧治療中，會縮短至30分鐘　(D)當血中COHb＞60%時，病人會昏迷甚至死亡。 (106專高二補)

解析 (A)一氧化碳與血紅素的親和力高過氧氣與血紅素的200倍。

36. 有關巴拉刈中毒之敘述，下列何者錯誤？(A)對細胞膜及結締組織產生嚴重破壞　(B)腎臟與肝臟最先受到傷害　(C)含氧量最高的肺臟受到傷害最嚴重　(D)主要經由肝臟排泄。 (107專高一)

解答：　32.B　33.D　34.D　35.A　36.D

37. 在急救過程中需為成年病人放置氣管內插管之敘述，下列何者錯誤？(A)依據病人的性別來做選擇 (B)氣管內管由口插入深度大約為25~27公分 (C)插管過程中，若血氧濃度下降至0%，應立即停止插管並給病人100%氧氣吸入3~5分鐘後，再嘗試插管 (D)插管過程中可執行沙立克操作法(Sellick Maneauver)以防止發生食物逆流導致吸入性危險。 (107專高一)

38. 中毒病人最優先之處置原則，下列何者正確？(A)確定中毒物質 (B)清除中毒物質 (C)穩定生命徵象 (D)查詢中毒物質之訊息。 (107專高一)

39. 劉小弟13歲，海邊戲水不慎溺水，到急診時體溫：34℃、心跳：102次／分、呼吸：32次／分、血壓：80/60 mmHg，呼吸音出現瀰漫性水泡音，胸部X光呈現肺水腫。依據上述資料，以台灣急診檢傷急迫度分級量表(TTAS)判斷病人目前溺水之嚴重程度，下列何者正確？(A)2級 (B)3級 (C)4級 (D)5級。 (107專高一)

40. 承上題，有關劉小弟的照護措施，下列何者錯誤？(A)立即進行檢查以確認無其他身體之損傷 (B)給予利尿劑以促進肺部水分排出 (C)密切觀察血壓變化以及早發現低血壓 (D)提供加熱毯、烤燈或其他保溫措施以維持體溫正常。 (107專高一)

41. 有關有機磷中毒臨床處置之敘述，下列何者錯誤？(A)維持呼吸道通暢，必要時給與插管 (B)morphine是有機磷中毒的拮抗劑 (C)協助除去被汙染的衣物並協助沐浴及洗頭髮 (D)照護此類病人需做好防護設施，戴口罩、手套及穿隔離衣。 (107專高二)

解析 (B) pralidoxime (PAM)與atropine是有機磷中毒的拮抗劑。

42. 有關敗血症治療之敘述，下列何者錯誤？(A)應立即給與抗生素使用後再採集血液培養 (B)若感染部位為中心靜脈注射，應盡速將管路拔除 (C)予輸液治療並維持中心靜脈壓≥8 mmHg (D)血壓低時應給與升壓劑使用。 (107專高二)

解答： 37.B 38.C 39.A 40.B 41.B 42.A

解析 (A)採集血液培養後，可先給予廣效性抗生素治療，待報告出來後，再依細菌培養結果選擇抗生素。

43. 護理師為一位跌倒的老先生施行基本救命術時，應以下列何種方式打開其呼吸道？(A)推下顎法 (B)壓額抬下巴法 (C)壓舌板撐口法 (D)插入氣管內管。 (107專高二)

44. 有關血中荷爾蒙於休克代償機轉中之變化，下列何者錯誤？(A)醛固酮aldosterone上升 (B)促腎上腺皮質激素(ACTH)上升 (C)腎素renin下降 (D)抗利尿激素(ADH)上升。 (107專高二)

解析 (C)會刺激renin、epinephrine、norepinephrine的分泌增加。

情況題：吳先生27歲，因騎機車與卡車相撞造成左大腿骨折且有一長15公分、深3公分之撕裂傷，血流不止，送達急診時，病人體溫36℃、心跳130次／分、呼吸35次／分、血壓 90/60 mmHg，皮膚冰冷潮濕，微血管充填時間大於5秒。請依據上述資料回答下列3題。

45. 依據吳先生目前的生理狀態，下列何者正確？(A)血管性休克 (B)心因性休克 (C)低血容積性休克 (D)神經性休克。

解析 血流不止致體內血容積不足，回流心臟及心輸出量不足，造成血壓下降而產生低容積性休克。 (108專高一)

46. 依據吳先生的症狀與徵象估計其失血量，下列何者正確？(A)少於750 mL (B)大於或等於750~1,500 mL (C)大於1,500~2,000 mL (D)大於2,000 mL。 (108專高一)

解析 心跳大於120次／分血壓降低、呼吸30~40次／分，為休克第三級。第三級失血量1,500~2,000 mL。

47. 依據吳先生的症狀與徵象，所執行之立即處置，下列何者不適宜？(A)將左大腿抬高於心臟位置，以止血帶控制出血 (B)依醫囑給予補充液體 (C)依醫囑補充全血或血漿 (D)依醫囑進行腦部電腦斷層檢查。 (108專高一)

解答： 43.AB 44.C 45.C 46.C 47.D

48. 有關一氧化碳中毒病人之護理措施，下列何者正確？(A)給予高濃度氧氣 (B)協助病人活動以促進一氧化碳排出 (C)應立即協助中毒者催吐 (D)提供解毒劑。 (108專高一)

49. 病人發生休克時對肝臟系統之影響不包括下列何者？(A)早期出現血中葡萄糖增加 (B)漸進期出現代謝性鹼中毒 (C)漸進期出現乳酸轉換下降 (D)漸進期出現血中葡萄糖下降。 (108專高二)

50. 有關食物中毒之敘述，下列何者錯誤？(A)食物中毒多指食用遭細菌汙染之食物或誤食野生蕈造成 (B)葡萄球菌中毒是最常見之食物中毒 (C)食物中毒之症狀嚴重度與食入汙染物的量與內毒素含量有正相關 (D)處理食物中毒休克病人時，應最先了解是何種食物導致病人出現腹瀉與脫水。 (108專高二)

51. 有關自動體外心臟去顫器(AED)之敘述，下列何者錯誤？(A)政府立法於公共場所設置AED以即時搶救病人，同時讓施救者受到免責之保障 (B)使用時機為病人出現心室纖維顫動或是無脈搏心室心搏過速 (C)使用時有整流與去顫兩種功能 (D)具有語音提示正確操作機器步驟之功能。 (108專高二)

解析 AED有去顫電擊功能。

52. 有關執行胸外心臟按壓的敘述，下列何者正確？(A)成人胸部按壓與通氣的比率為15：1 (B)胸外心臟按壓可達正常心搏出量的60% (C)心臟按壓的速度需維持每分鐘60~80次 (D)心臟按壓施救者掌根應置於病人兩乳頭連線與胸骨中線交接。 (109專高一)

53. 孕婦發生呼吸道梗塞的情況時，下列何種處置最適當？(A)腹戳法 (B)胸戳法 (C)刺激喉頭法 (D)鼓勵孕婦多喝水。

(109專高一)

54. 有關監測敗血症病人液體療法之生理指標，下列何者最可能需調節輸液？(A)尿比重≦1.026 (B)收縮壓＜80 mmHg (C)血液pH值＞7.30 (D)中心靜脈壓9 cmH_2O。 (109專高一)

解答： 48.A 49.B 50.D 51.C 52.D 53.B 54.B

55. 有關肉毒桿菌中毒的敘述，下列何者錯誤？(A)主因食入被臘腸桿菌產生的外毒素所汙染的食物 (B)除腸胃道症狀外，會有高燒 (C)除腸胃道症狀外，會有視力模糊、複視等神經方面的症狀 (D)對中毒病人除須注射抗毒素外，尚須施以洗胃灌腸以中和毒素或排出腸道毒素。（109專高一）

解析 肉毒桿菌中毒不會發燒。

56. 造成心因性休克的主要原因，不包括下列何者？(A)心律不整 (B)心肌梗塞 (C)瓣膜性心臟病 (D)創傷致出血過多。

解析 (D)為低血容積性休克的原因。（109專高二）

57. 有關引起水瀉與血樣黏液糞便等特徵的腸道感染原，下列何者錯誤？(A)志賀氏桿菌(*Shigella*) (B)沙門氏桿菌(*Salmonella*) (C)輪狀病毒(Rotaviruses) (D)肉毒桿菌(*Clostrium botulinum*)。

解析 肉毒桿菌會影響中樞神經系統，嚴重者會出現呼吸困難或心跳停止。（109專高二）

58. 有關「臺灣急診檢傷與急迫度分級量表」(TTAS)的敘述，下列何者正確？(A)復甦急救等級：每10分鐘評估一次 (B)非緊急等級：每120分鐘評估一次 (C)緊急等級是屬於第二級 (D)緊急等級：每90分鐘評估一次。（109專高二）

解析 (A)復甦急救等級：立即急救；(C)緊急等級是屬於第三級；(D)緊急等級：每30分鐘評估一次。

59. 有關敗血症生理病理機轉之敘述，下列何者正確？(A)細菌感染引發腫瘤壞死因子活化產生微小血栓 (B)敗血症會造成循環血量大量流失 (C)敗血症休克時，可能引發尿量增加 (D)敗血症休克時，因心臟受刺激出現血壓上升。（109專高二）

解析 敗血症會引起循環血流灌注減少、血壓下降，腎臟因循環血量降低，出現尿量減少。

解答： 55.B 56.D 57.D 58.B 59.A

60. 有關有機磷農藥之敘述，下列何者錯誤？(A)進入病人體內的途徑包括吸入、攝食及皮膚吸收 (B)會與體內之乙醯膽鹼酶(AChE)結合，最終導致神經麻痺 (C)目前尚無拮抗劑可使用 (D)進入病人體內會造成呼吸抑制及呼吸道分泌物增加。 (109專高二)

解析 (C)有拮抗劑pralidoxime可使用。

61. 有關第一期心腦肺甦醒術(cardiopulmonary cerebral resuscitation; CPCR)的執行步驟，下列何者最優先？(A)靜脈輸液 (B)維持循環 (C)低溫治療 (D)氧氣治療。 (110專高一)

62. 依據「臺灣急診檢傷與急迫度分級量表」(TTAS)，病人出現中樞性疼痛程度為4~7分，級數應為下列何者？(A)一級 (B)二級 (C)三級 (D)四級。 (110專高一)

解析 出現重度（8~10分）中樞性疼痛為二級危急，中度（4~7分）中樞性疼痛為三級緊急，輕度（<4分）中樞性疼痛為四級次緊急。

63. 有關敗血性休克引發瀰漫性血管內凝血(DIC)之敘述，下列何者正確？(A)體內會產生凝血因子和血小板功能被抑制 (B) DIC產生之症狀包括皮膚出現水泡 (C)應優先治療敗血症之導因 (D) DIC治療包括優先提供全血輸注。 (110專高一)

64. 有關休克初期身體啟動之正常代償機轉，下列何者錯誤？(A)副交感神經釋放腎上腺素使心跳加快 (B)腎臟血流減少 (C)四肢溫度降低 (D)全身末梢血管收縮。 (110專高一)

65. 下列何種休克病人，根據其導因應優先考慮給與水分或血品之輸注？(A)心因性休克 (B)低血容積性休克 (C)過敏性休克 (D)敗血性休克。 (110專高二)

解析 低血容性休克屬於血液量不足之休克，需避免體液或血液繼續性流失，並補充已流失之體液或輸血。

解答： 60.C 61.B 62.C 63.C 64.A 65.B

66. 下列何者為病人在休克進行期或不可逆期出現的表徵？(A)心跳70~80次／分 (B)呼吸12~15次／分 (C)血中pH＞7.50 (D)血中$PaCO_2$＞40 mmHg。 (110專高二)

67. 有關急救藥物主要治療效果的敘述，下列何者錯誤？(A) Amiodarone 主要用於治療病人持續出現心室纖維顫動或是無脈搏心室心搏過速 (B) Atropine 多用於心搏過緩或心臟收縮不全 (C) Dopamine 多用於治療低血壓 (D) Sodium Bicarbonate ($NaHCO_3$)多用於治療鹼血症。 (110專高二)

解析 (D) Sodium Bicarbonate治療代謝性酸中毒，可使血漿內碳酸氫根濃度升高，中和氫離子，進而治療酸中毒。

68. 有關心因性休克之敘述，下列何者錯誤？(A)心臟幫浦功能障礙造成循環衰竭 (B)最常見之致病原因為心肌梗塞 (C)最常見之症狀為呼吸停止 (D)心輸出量不符身體組織所需。 (111專高一)

解析 (C)病人會出現嚴重低血壓、呼吸喘、四肢水腫、冰冷甚至發紺。

69. 下列何者不是休克時會發生之代償機轉？(A)刺激交感神經分泌腎上腺素，造成血管收縮 (B)刺激交感神經，使呼吸加速及加深 (C)刺激內分泌系統分泌血管緊縮素，促進血管收縮 (D)刺激消化道系統，促進腸胃蠕動。 (111專高一)

70. 下列何種情況最可能引發神經性休克？(A)蜜蜂螫傷引發休克 (B)張力性氣胸造成休克 (C)心肌梗塞造成休克 (D)車禍脊髓受損造成休克。 (111專高一)

71. 有關敗血症之敘述，下列何者錯誤？(A)血小板＞140,000 cells/μL (B)尿量＜0.5 mL/kg/hr (C)膽紅素＞4 mg/dL (D)收縮壓＜90 mmHg。 (111專高一)

解析 (A)血小板數＜80,000 cells/μL。

解答： 66.D 67.D 68.C 69.D 70.D 71.A

72. 有關服用有機磷中毒的護理措施，下列何者錯誤？(A)維持呼吸道通暢 (B)清醒者可進行催吐以減少有機磷之吸收 (C)照顧病人時要穿戴防護措施，包括口罩、手套、隔離衣以及適當通風 (D)使用Atropine靜脈注射時，維持病人心跳在60次／分鐘左右。 (111專高二)

解析 有機磷中毒會導致心跳過慢，故使用Atropine不須維持病人心跳在60次／分鐘。

73. 有關矯正休克病人低血壓的護理措施，下列何者錯誤？(A)應優先輸血以恢復全身循環血量 (B)放置靜脈導管時應優先使用大管徑的導管 (C)靜脈導管放置應優先考慮中心靜脈導管 (D)密切注意病人血壓的變化。 (111專高二)

解析 除大出血造成之低血容積性休克須優先考慮給予血品輸注外，其餘皆補充體液以維持身體循環量，增加組織灌流量。

74. 有關敗血症病人臨床徵象與症狀的敘述，下列何者正確？(A)高血氧 (B)呼吸變慢 (C)尿量增加 (D)代謝性酸中毒。 (111專高二)

解析 全身代謝狀態升高造成細胞耗氧量增加，但組織血流灌注降低，導致呼吸變快、尿量減少，最後嚴重代謝性酸中毒。

75. 有關急救使用手壓式甦醒球面罩(Ambu Bag mask)給予人工呼吸的敘述，下列何者正確？(A)當病人SPO_2 95%時應該使用 (B)面罩較尖的部位應對準病人下巴 (C)氧氣流速調整至12~15公升／分鐘 (D)一手使面罩密合病人口鼻，另一手應盡量完全壓扁球囊。 (112專高一)

解析 (A) SPO_2 95%非使用之適應情形；(B)面罩較尖部位應對準病人鼻部；(D)擠壓深度為甦醒球的1/3~2/3為宜。

76. 有關施行心肺復甦術(CPR)成功徵象的敘述，下列何者正確？(1)四肢有動作反應 (2)有自發性呼吸 (3)刺激眼瞼會眨眼 (4)瞳孔對光反射固定。 (A)(1)(2)(3) (B)(1)(2)(4) (C)(1)(3)(4) (D)(2)(3)(4)。 (112專高一)

解析 有效急救時瞳孔對光反射會收縮。

解答： 72.D 73.A 74.D 75.C 76.A

77. 下列何類休克有皮膚潮紅、溫暖的臨床徵象？(1)低血容性 (2)敗血性 (3)心因性 (4)神經性。(A)(1)(2) (B)(1)(3) (C)(2)(4) (D)(3)(4)。 (112專高一)

解析 (1)、(3)皆為皮膚濕冷。

78. 有關敗血症生理病理機轉之敘述，下列何者正確？(1)細菌感染引發腫瘤壞死因子活化產生微小血栓 (2)微生物侵入人體造成微血管通透性增加、全身循環血量增加 (3)全身代謝狀態升高造成細胞耗氧量增加，但組織血流灌注降低，產生代謝性酸中毒 (4)因心臟受刺激出現血壓上升，可能引發尿量增加。(A)(1)(2) (B)(1)(3) (C)(2)(4) (D)(3)(4)。 (112專高一)

解析 (3)微生物侵入人體造成微血管通透性增加、全身循環血量下降；(4)心肌受到抑制且血管通透性增加，供給到腎臟的血量減少。

79. 有關敗血症第一小時組合照護(hour-1 bundle)之敘述，下列何者正確？(1)應快給與抗生素使用，但須先做血液培養 (2)施打1 種或多種廣效抗生素療程約7~10 天 (3)病人低血壓或血清乳酸值大於2 mmol/L，應儘快輸液以40 mL/kg 量輸注 (4)病人低血壓在輸液後維持平均動脈壓至少大於或等於60 mmHg。(A)(1)(2) (B)(1)(3) (C)(2)(4) (D)(3)(4)。 (112專高二)

80. 黃女士的動脈血液氣體分析結果為完全代償性代謝性酸中毒，下列敘述何者正確？(A) pH 7.35、$PaCO_2$ 30 mmHg、HCO_3^- 20 mmHg、PaO_2 81 mmHg (B) pH 7.31、$PaCO_2$ 28 mmHg、HCO_3^- 19 mmHg、PaO_2 80 mmHg (C) pH 7.32、$PaCO_2$ 47 mmHg、HCO_3^- 23 mmHg、PaO_2 82 mmHg (D) pH 7.33、$PaCO_2$ 36 mmHg、HCO_3^- 18 mmHg、PaO_2 83 mmHg。 (112專高二)

81. 選擇鼻咽人工氣道適當尺寸之量測方式，下列何者正確？(A)嘴角至耳垂之距離 (B)嘴角至下顎角之距離 (C)鼻尖至耳垂之距離 (D)鼻孔至下顎角之距離。 (112專高二)

解答： 77.C 78.B 79.A 80.A 81.C

82. 有關自動體外心臟電擊去顫器(AED)的操作敘述，下列何者錯誤？(A)電擊貼片須貼在病人的右鎖骨下及左乳旁胸部 (B)若胸毛太多無法黏上電擊片，則以手按壓住電擊片電擊以增加導電 (C)聽到指示「按下電擊按鈕」應確認所有人無觸碰病人再按下電擊按鈕 (D)若病人身體濕，應先擦乾再貼貼片。 (112專高三)

解析 胸毛會使電擊片無法緊密黏貼在病人皮膚上，而影響電擊效果，故可先用拔除或剃除胸毛，再貼電擊片。

83. 病人體重77公斤，摔車導致右側大腿變形骨折，血流不止，119緊急救護員給予緊急處理後送到急診，病人體溫35.8℃、心跳136次／分、呼吸34次／分、血壓80/58 mmHg，皮膚冷潮濕，微血管充填時間大於2秒，呈現焦慮情緒。依據上述資料，病人呈現的休克種類，下列何者正確？(A)低血容積性休克 (B)血管性休克 (C)神經性休克 (D)心因性休克。 (112專高三)

解析 此個案屬於低血容積性休克第三級。

84. 根據2020年美國心臟醫學會(AHA)公告的「生存之鏈(chain of survival)」急救步驟，發生於醫院內心臟停止的照護(in hospital cardiac arrest, IHCA)，其急救重點次序，下列何者正確？①即早辨識和預防 ②緊急應變系統啟動 ③施行高品質CPR ④去顫 ⑤心臟停止後照護 ⑥復原。(A)①→②→③→④→⑤→⑥ (B)①→③→⑤→②→④→⑥ (C)①→②→④→③→⑤→⑥ (D)①→④→③→②→⑤→⑥。 (112專高三)

85. 有關休克病人體溫下降之護理措施，下列何者正確？(A)當身體顫抖產熱及代謝增加，應調低室溫以減少發燒程度 (B)靜脈注射的液體或血液，應加溫至接近正常體溫 (C)使用熱水袋或電毯包裹四肢 (D)給予熱水浴，以增加病人舒適感。 (113專高一)

解析 休克病人採取的回溫措施以給予溫的靜脈輸液，以維持尿量為主。

解答： 82.B 83.A 84.A 85.B

86. 有關食物中毒之敘述，下列何者正確？(A)河豚中毒主要是處理河豚過程被細菌汙染造成 (B)金黃色葡萄球菌中毒症狀主要是視力模糊、吞嚥困難 (C)沙門氏桿菌中毒症狀主要是腹瀉、噁心、嘔吐及發燒 (D)食物中毒之嚴重度與食入汙染物的量與內毒素含量呈負相關。 (113專高一)

解析 (A)河豚其毒素為河豚毒素，以肝臟及卵巢毒性最高，其次為皮膚及腸等；(B)中毒症狀主要是、腹瀉、頭痛、虛脱等；(D)食物中毒之嚴重度與食入汙染物的量與內毒素含量呈正相關。

87. 有關自動體外電擊去顫器(AED)操作，下列敘述何者錯誤？(A)可由非醫護人員操作使用 (B)若病人體內裝有人工心臟節律器就不能使用AED (C)操作步驟口訣：開、貼、插、按 (D)按電擊鈕前先清場，確認無人接觸病人。 (113專高一)

解析 若病人體內裝有人工心臟節律器時，AED貼片放置位置避開人工心臟節律器即可。

解答： 86.C 87.B

MEMO

疼痛病人的護理

出題率：♥♡♡

疼痛的概念
- 定 義
- 疼痛傳導物質

疼痛類型
- 依持續時間長短區分
- 依疼痛產生時間區分
- 依疼痛來源區分

疼痛的評估

疼痛的醫護處置
- 醫療處置
- 護理處置

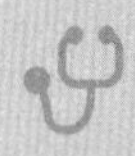

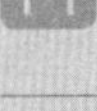
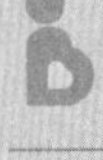
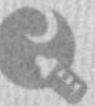

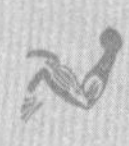
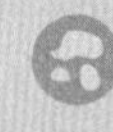
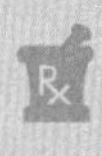

Medical-Surgical Nursing

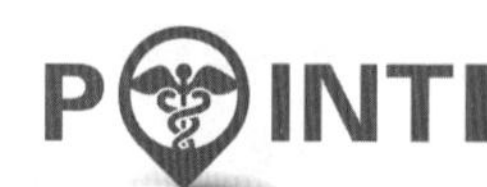

重點彙整

3-1 疼痛的概念

一、定 義

疼痛是一個主觀的不舒服感受經驗，**是一種身心有危險的警告**。疼痛可能是由於身體組織受損，而造成的舒適型態改變，可能是現存的生理問題所造成，也可能是潛在性的問題所引發。由於每個人對於同一種疼痛的感受程度不同，所以**當病人主訴疼痛時，則表示疼痛確實存在**，醫護人員即要相信及重視疼痛的問題。

二、疼痛傳導物質

1. 腦內啡(endorphin)：腦內啡存在中樞及周邊神經系統中，是一種內生性（腦下垂體分泌）的類嗎啡生物化學合成物，能抑制疼痛訊息的傳入。
2. 血清張力素(serotonin)：又稱血清素，為單胺型神經傳導物質，由色胺酸衍生而來，中樞神經元及消化道之腸嗜鉻細胞內都能製造，為下行性的疼痛抑制系統中之物質。
3. 物質 P (substance P)：是一種胜肽類的神經傳導物質，存在脊髓背角。
4. 其他：乙醯膽鹼、前列腺素 E (prostaglandin E)、組織胺(histamine)、緩激肽(bradykinin)、鉀離子等。

3-2 疼痛類型

疼痛類型可依持續時間長短、依疼痛產生時間、依疼痛來源來區分。

表 3-1 疼痛類型

疼痛類型		說明
依持續時間長短區分	急性疼痛	疼痛發作的速度很快，持續時間短（持續時間不超過 6 個月）、有明確的原因、會隨著組織的復原消失，如：手術傷口疼痛
	慢性疼痛	疼痛已持續存在一段時間，至少持續時間 1 個月以上，甚或是數月、數年；有時是持續性的，有時會陸陸續續出現
依疼痛產生時間區分	快速痛	疼痛刺激後的 0.1 秒內產生，由 A 型神經纖維傳導
	慢速痛	疼痛刺激後的 1 秒或數秒後才產生，由 C 型神經纖維傳導
依疼痛來源區分	皮膚表層疼痛	皮膚對於疼痛的敏感度相當高，更甚於骨骼、胃、大腦，通常是局部性、直接的疼痛
	深部痛	屬於較複雜性的疼痛，範圍廣，疼痛位置不明顯，持續時間較長，病人在描述疼痛性質時較不具體，例如心絞痛、腸絞痛、截肢痛，會伴隨出現噁心、嘔吐、出汗、血壓下降等
	轉移痛	病人的疼痛刺激原並不存在，但卻感到該部位疼痛，例如心肌梗塞病人的疼痛會從胸骨放射至左手臂及下頜

3-3 疼痛的評估

1. 症狀與徵象：
   (1) 生理反應：呼吸速率、心跳次數、血壓的增快、呻吟、皺眉、哭泣、瞳孔放大、盜汗，通常是發生在急性疼痛時（如外傷後、手術後等）。慢性癌痛的病人，常出現的行為反應則是沉默、不表達其疼痛、閉目靜臥在床。
   (2) 心理反應：焦慮、憂慮、緊張。
2. PQRST 疼痛評估：
   (1) P：provocative features—**刺激特性、增強或緩解因子**。
   (2) Q：quality of pain—**疼痛的性質、程度**。
   (3) R：region or location of pain—**疼痛的部位及輻射部位**。
   (4) S：severe of pain—**疼痛的嚴重度對生活影響程度**。
   (5) T：time or duration of pain—**疼痛持續的時間**。

3-4 疼痛的醫護處置

一、醫療處置

疼痛的醫療處置主要可分為藥物處置與非藥物處置，其內容詳述如下。

(一) 藥物處置

◆ **階梯療法**

藥物的選擇建議參考表 3-2 三階段的階梯療法(by the ladder)。

表 3-2 階梯療法

階段	適用對象	止痛藥
第一階段	輕微疼痛者	給予非鴉片類止痛藥，視情況加上輔助性止痛藥，如：Aspirin®, Acetaminophen, NSAIDs 等
第二階段	疼痛持續或有加劇者	給予弱效型鴉片類止痛藥、非鴉片類止痛藥加上輔助性止痛藥，視情況加上輔助性止痛藥，如：Codeine®等
第三階段	疼痛程度持續增加至中至重度者	給予強效型鴉片類止痛藥、非鴉片類止痛藥加上輔助性止痛藥，視情況加上輔助性止痛藥，如：Morphine®等

◆ 常見的止痛藥

常見的止痛藥如下：

1. 非鴉片類止痛藥：常用於輕微疼痛者。例如 Acetaminophen (Panadol®, Scanol®)可口服使用。非類固醇抗發炎藥(NSAIDs)中阿斯匹靈(Aspirin®)為抑制前列腺素(prostaglandin)的合成，而有解熱、鎮痛、消炎作用，可口服使用；Diclofenac (Voren®)可口服或肌肉注射使用。
2. 鴉片類止痛藥：主要是用在急性痛及癌症疼痛，臨床中列為一級管制藥。**止痛效果沒有「天花板效應(ceiling effect)」**，因此使用劑量越高，止痛效果越強。
   (1) Demerol®：可口服、肌肉注射、皮下注射及靜脈注射。
   (2) Codeine®：口服使用。

(3) Morphine®：可口服、肌肉注射、皮下注射及靜脈注射。可抑制降低呼吸中樞神經元對二氧化碳的敏感度，故有**呼吸抑制**的副作用。

(4) Fentanyl：**屬於強效麻醉性止痛劑**，止痛效果為嗎啡的 100 倍，可皮膚貼片、靜脈注射、舌下含片使用。**止痛貼片可貼在前胸、後背、上臂等皮膚平坦完整處，如更換新貼片，舊貼片可再多貼一天。**

(5) Tramadol：可口服、肌肉注射、皮下注射及靜脈注射。

(6) 病人自控式止痛(patient centrolled analgesia)：

A. 鴉片類藥物藉由儀器持續輸注，使得藥物濃度在血中可以維持穩定，同時可以設定每次需要使用時的劑量，而達止痛效果。

B. 當病人感到疼痛時，可自己使用控制器，藥物即會注射至體內。

(7) 副作用及合併症：

A. **鴉片製劑最常出現之副作用為嗜睡、暈眩、噁心、嘔吐、便祕、呼吸抑制**。當病人出現**呼吸抑制**時，可能是藥物急性過量反應，必須馬上以稀釋的 Naloxone **來解毒**。

B. 劇烈疼痛患者以口服嗎啡為優先使用，開始劑量每次 10~30 mg。

3. 輔助性止痛藥：非止痛藥，但能產生類似止痛作用的藥物，可以和其他止痛藥合併使用以達到止痛作用。常見藥物包括皮質類固醇(corticosteroids)、抗憂鬱劑(antidepressant)、抗痙攣藥物(anticonvulsants)、局部麻醉劑(local anesthetics)等。

(二) 非藥物處置

非藥物處置又分為生理和心理調節。例如：經皮電神經刺激法(TENS)、放鬆及想像療法、分散注意力、按摩、冷熱敷、認知重建、催眠、生物回饋法、運動、娛樂等。

二、護理處置

1. 使用同理心正確的評估病人疼痛情形，重視病人的主訴，並給予心理支持。
2. 使用疼痛評估工具辨認疼痛部位、強度及時間，以提供適當護理措施。常見的疼痛評估工具，例如 0~10 分數字疼痛強度量表、視覺類比量表、簡易描述性疼痛評估量表。
3. 護理人員評估病人的疼痛程度，並提供醫師作為給藥依據。使用止痛藥時需注意劑量是否合適，並監測藥物副作用。
4. 鼓勵病人多使用非藥物處置來減輕疼痛，例如：放鬆及想像療法、分散注意力、按摩、運動、娛樂等。
5. 協助病人多休息，補充睡眠。
6. 提供病人及家屬正確的使用止痛藥，澄清錯誤觀念。

QUESTION 題庫練習

1. 一肺癌病人目前使用嗎啡控制疼痛，下列何種症狀顯示已產生副作用？(A)呼吸抑制　(B)頻尿　(C)腹瀉　(D)皮膚搔癢。

   解析 因嗎啡可抑制降低呼吸中樞神經元對二氧化碳的敏感度，故有呼吸抑制的副作用。 (100專高一)

2. 麻醉性止痛劑常見的副作用，下列何者錯誤？(A)便祕　(B)噁心嘔吐　(C)嗜睡　(D)出血性腸胃刺激。 (103專高一)

3. 有關慢性疼痛的特徵，下列何者正確？(A)有明確的原因　(B)持續1個月以上　(C)隨時間消失　(D)以銳痛為主。 (106專高一)

4. 有關Fentanyl皮膚止痛貼片照護之敘述，下列何者錯誤？(A)屬於弱效麻醉性止痛劑，維持血中濃度48~72小時　(B)要注意觀察呼吸抑制、嗜睡、暈眩等副作用　(C)更換新貼片時，舊貼片可再多貼一天　(D)止痛貼片可貼在前胸、後背、上臂等皮膚平坦完整處。 (109專高二)

   解析 (A)屬於強效麻醉性止痛劑。

解答：　1.A　2.D　3.B　4.A

贅生性疾病的護理

出題率：♥♥♡

贅生性疾病的概念
- 正常細胞與癌細胞之間的差異
- 良性腫瘤與惡性腫瘤的特徵
- 癌症的分類
- 癌症的診斷、分期及分級
- 癌症的預防與篩檢

贅生性疾病治療方式及其注意事項
- 手術治療
- 放射線治療
- 化學治療
- 生物反應改變劑療法

贅生性疾病常見問題的處理
- 疼　痛
- 骨髓抑制
- 毛髮脫落
- 口腔黏膜改變
- 腸胃道障礙
- 腫瘤溶解症候群
- 生殖系統方面
- 心理社會方面

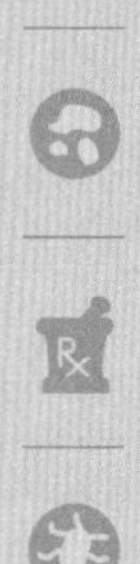

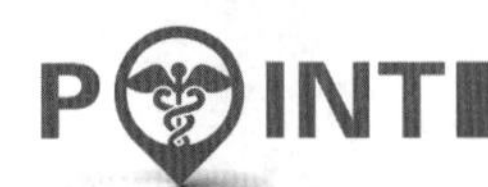

重點彙整

4-1 贅生性疾病的概念

一、正常細胞與癌細胞之間的差異

癌症發生的機轉可包括致癌基因被活化、基因突變、病毒誘導。正常細胞與癌細胞之間的差異為：

1. 生長與分裂不同：
   (1) **只要有足夠營養與可運用的生長因素，即能繁殖迅速**。
   (2) **癌細胞接觸抑制作用低**，生長和分裂並不會因和鄰近細胞的接觸而受抑制，仍繼續生長。
   (3) 癌細胞喪失生長週期的控制點。
   (4) 癌細胞分化能力低，是不正常的細胞分化，為退化型、不成熟的胚胎型細胞。
   (5) 癌細胞黏著性低。
   (6) **轉移是指癌細胞從原發部位擴散至身體其他組織器官**，癌細胞可侵襲與轉移。**肺臟、肝臟、腦部、骨骼是最常見的轉移部位**。
   (7) **具有獨特的破壞酵素（蛋白酶）**。
2. 結構不同：癌細胞外形與大小不一、細胞核多形樣、染色體異常。
3. 生化與代謝不同：**行無氧代謝。癌細胞能在成熟細胞中出現腫瘤相關抗原**，或是製造類似荷爾蒙物質。

二、良性腫瘤與惡性腫瘤的特徵（表 4-1）

表 4-1 良性腫瘤與惡性腫瘤的特徵

特徵	良性腫瘤	惡性腫瘤
生長型態	觸診時與周圍組織界限分明，**可動性高**，生長速度較慢。**若生長於密閉空間，增生擴大會阻塞管腔產生症狀**	觸診時與周圍組織界限不易分辨，可動性低，**生長速度快**
引起全身性消耗症狀	無	**有**
被膜包覆	**有**，**使腫瘤無法浸潤周圍組織**	**無，腫瘤會浸潤周圍組織，手術治療成效差**
分化與結構	**分化好**，結構似原發組織	**分化差**，不易辨認原發組織，**且會誘導血管新生（血管化）**
轉移性	無	有，**藉血液、淋巴或漿膜擴散轉移。例如惡性肉瘤(sarcoma)常以淋巴轉移方式轉移到其他部位**
生命威脅、復發性	生命威脅低，手術治療後不易復發	生命威脅高，治療後易因腫瘤擴散而**復發**
預後	好	若癌細胞分化差、有**轉移**情形則預後差

三、癌症的分類

1. 良性腫瘤：依腫瘤發源組織，如發源於腺細胞稱為腺瘤。
2. 惡性腫瘤：
   (1) 癌瘤：發源於上皮細胞，如原位癌、絨毛上皮癌。
   (2) 肉瘤：發源於肌肉、關節、骨骼與結締組織之間質細胞，如白血病、淋巴肉瘤。

四、癌症的診斷、分期及分級

1. 癌症的診斷：
   (1) 完整病史、家族史、社會與職業等各方面資料。
   (2) 詳細的身體評估。
   (3) 實驗室檢查，如血液、尿液、生化檢查、腫瘤標記。
   (4) 腫瘤標記（表 4-2）：腫瘤標記是惡性腫瘤分泌在血液中一系列與癌症相關、可測量之特殊化學物質，**對於較早期之癌症**

表 4-2 常見的腫瘤標記

腫瘤標記	檢驗值升高之意義
酸性磷酸酶(acid phosphatase)	前列腺癌、骨癌、癌轉移至骨骼
鹼性磷酸酶(alkaline phosphatase)	肝癌、骨髓癌
前列腺酸性磷酸酶(prostatic acid phosphatase, PAP)	前列腺癌
α-胎兒蛋白(alpha-fetoprotein, AFP)	**肝癌**、胃癌
致癌胚胎抗原(carcinoembryone antigen, CEA)	**直腸癌、乳癌**
癌抗原 15-3 (CA15-3 antigen)	**乳癌**
癌抗原 125 (CA125 antigen)	卵巢癌
致胰癌抗原(pancreatic oncofetal antigen)	胰臟癌
前列腺特異抗原(prostatic specific antigen, PSA)	**前列腺癌、追蹤前列腺癌治療反應**
人類絨毛膜性腺激素-β (human chorionic gonadotropin-β)	絨毛膜癌、睪丸癌
抑鈣素(calcitonin)	甲狀腺髓質癌
EB 病毒(Epstein-Barr virus, EBV)	**鼻咽癌**、Burkitt 氏淋巴瘤
B 型肝炎病毒(hepatitis B virus, HBV)	肝癌
人類乳頭狀瘤病毒(human papilloma virus, HPV)	子宮頸癌

敏感度很低，不建議用於篩檢、輔助診斷或預測預後。可用於癌症治療後，追蹤病情復發、轉移的情況。

(5) **活體組織切片：是確立癌症診斷的方法，故診斷惡性腫瘤最為準確可靠的方法是病理學檢查。**

(6) **內視鏡：是協助確定癌症診斷最有效的方法。**

2. 癌症的分級：是指癌細胞的外觀形態、功能上與正常細胞的相似程度，分化程度越佳的癌細胞越像正常細胞。
   (1) Grade I：癌細胞分化好，有輕度發育不良。
   (2) Grade II：癌細胞中度分化，有中度發育不良。
   (3) Grade III：癌細胞分化不良，有重度發育不良。
   (4) Grade IV：癌細胞未分化，有不成熟與退化細胞。

3. 癌症的分期：依據腫瘤大小、局部侵犯程度、淋巴結轉移程度與遠處轉移的有無，來評估預後與選擇治療方式的指標。常用的是 TNM 系統（表 4-3），在 TNM 系統中詳細又分為：
   (1) **cTNM** (clinical stage)：**治療前的臨床分期**。
   (2) **pTNM** (pathological stage)：**手術後切片病理組織做的分期**。
   (3) yTNM (neoadjuvant stage)：分為 **ycTNM** (pre-therapy)**為治療前之分期**；ypTNM (post-therapy)為治療後之分期。
   (4) aTNM (autopsy stage)：死後病理解剖之分期。
   (5) **rTNM** (retreatment stage)：**復發或再次治療之分期**。

表 4-3 TNM 系統

TNM 代表意義	分期及其說明
T：**腫瘤的發展程度** (Tumor developement)	T_x：無法找到原發性腫瘤、定義分期、**腫瘤大小無法評估**
	T_0：無原發性腫瘤的存在
	Tis：原位癌
	T_1~T_4：腫瘤大小及生長擴散情形

表 4-3 TNM 系統（續）

TNM 代表意義	分期及其說明
N：區域性淋巴結受侵犯的程度 (Lymph nodes affect)	N_X：無法確定淋巴結侵犯情形
	N_0：無局部淋巴結轉移的癌細胞
	N_1~N_3：淋巴結有轉移情形
M：遠處轉移程度 (Metastasis)	M_0：無遠處轉移發生
	M_1：有遠處轉移
	M_B

註：2011 年 AJCC 第 7 版不論是病理或是臨床均不會有 Mx，且允許編碼僅為 cM_0、cM_1、cM_B (B=blank)、pM_1 與 pM_B (B=blank)

五、癌症的預防與篩檢

1. 一級預防：危險因子的去除。
   (1) 內在個人因素：年齡、性別、家族史、肥胖。
   (2) **生活型態**：不健康飲食〔高脂肪（與乳癌、大腸癌有關）、**低纖維（與大腸癌有關）**、煙燻製品、缺乏維生素〕、**吃檳榔（與口腔癌有關）**、吸菸、酗酒。因此減少脂肪之攝取、多攝取含纖維質或維生素 A 與 C 之食物、選擇新鮮蔬果、均衡飲食、每週進行 3 次有氧運動、學習自我身體檢查、安全的性行為皆是癌症之初級預防。
   (3) 外在環境因素（表 4-4）。

表 4-4 癌症的外在環境因素

物理性	• **紫外線**：皮膚癌 • X 光、輻射線（鈾、鐳）：肺癌、白血病 • 慢性刺激：如潰瘍性結腸炎致結腸直腸癌

表 4-4 癌症的外在環境因素（續）

化學性	• **焦油、瀝青**：皮膚癌、肺癌 • **苯胺染料：膀胱癌（如油漆工人）** • 亞硝酸胺：肝癌、胃癌 • 黃麴毒素：肝癌 • **石綿：肺癌** • **甲醛：鼻咽癌** • 苯、汞：白血病 • 砷：肺癌、肝癌
病毒性	• EB 病毒(EBV)：鼻咽癌、淋巴癌 • HIV 病毒：淋巴癌 • 人類嗜 T 細胞淋巴性病毒第 1 型(human T cell lymphocytic virus-1, HTLV-1)：白血病、淋巴癌 • 單純疱疹病毒-2 (herpes simplex virus-2, HSV-2)、人類乳突病毒(human palliary virus, HPV)：子宮頸癌 • B 型肝炎病毒(hepatitis B virus, HBV)、C 型肝炎病毒：肝癌

2. 二級預防：早期診斷、早期治療。

(1) 癌症警訊：

A. 大小便習慣改變。

B. **傷口長久不癒合**。

C. **不正常的出血或分泌物**。

D. 乳房或任何部位有腫塊。

E. 消化不良或吞嚥困難。

F. **痣或疣有明顯改變。例如痣的顏色突然由紅變黑、不規則的邊緣增生、表面出血皆是痣惡性變化徵兆**。

G. **持續不停的咳嗽**或聲音嘶啞。

H. 特定部位疼痛持續。

I. 原因不明的體重下降。

J. 原因不明的持續發燒或疲倦。

(2) **癌症篩檢**（表 4-5）：

表 4-5 癌症篩檢項目與內容

部位	項目	內容
乳房	乳房自我檢查	・月經來潮後 4~7 天自我檢查 ・停經者每月固定 1 天自我檢查 ・20~40 歲者每 3 年由醫師檢查 1 次 ・40 歲以上者每年由醫師檢查 1 次
	乳房 X 光攝影檢查	45~69 歲婦女、40~44 歲二等血親內曾罹患乳癌之婦女，每 2 年 1 次
子宮頸	子宮頸抹片檢查	・30 歲以上婦女，建議每 3 年 1 次
結腸、直腸	肛診	40 歲以上者每年 1 次
	糞便潛血檢查	50 至未滿 75 歲民眾，每 2 年 1 次
	結腸鏡檢查	50 歲以上者每 2~3 年 1 次
前列腺	直腸指診	・一般人 50 歲以上者每年 1 次 ・有前列腺癌家族史者 40 歲開始每年 1 次
	血清腫瘤標記	為早期診斷工具
	經直腸超音波	直腸指診、血清腫瘤標記異常時進行
肺臟	胸部 X 光	每年 1 次
	胸部低劑量電腦斷層攝影(LDCT)	・50~74 歲男性或 45~74 歲女性二等血親內曾罹患肺癌者，每 2 年 1 次 ・具重度吸菸史
口腔	口腔黏膜檢查	30 歲以上有嚼檳榔（含已戒檳榔）或吸菸者、18 歲以上有嚼檳榔（含已戒檳榔）原住民，每 2 年 1 次

4-2 贅生性疾病治療方式及其注意事項

一、手術治療

1. 目的：治癒、控制、減輕症狀。

2. 種類：

(1) 預防性：切除癌前病灶。

(2) 診斷性：活體切片組織。

(3) 治癒性：完全切除**原發腫瘤或已轉移的固態實質腫瘤**，與周圍淋巴。

(4) 重建性：改善外觀與功能。

(5) **姑息性**：增進生活品質、減輕不適，例如**喉癌病人進行氣管造口術，以維持呼吸道通暢**。

二、放射線治療

1. 機轉：

(1) 運用高能量的離子射線，破壞細胞 DNA，消滅或控制癌細胞生長。

(2) 血液供應充足、含氧量高、分化不良、**分裂快速的細胞（如骨髓幹細胞、毛囊上皮細胞、消化道細胞），皆對放射線敏感度高，故淋巴瘤、平滑肌瘤對放射線治療的反應較佳。而含氧量低、分裂慢的細胞如神經、肌腱、肌肉等，則對放射線敏感度低，如橫紋肌肉瘤、軟骨肉瘤**。

(3) **治療總劑量分為數次與不同時間給予，可改善腫瘤周圍組織缺氧情形**。

2. 種類：

(1) 治癒性：單純之放射線治療。

(2) 控制性：手術前放射線治療縮小原發腫瘤，手術後放射線治療強化治療效果。**手術合併放射線治療可縮小癌細胞體積、以利手術切除，減低局部復發率，破壞殘存的癌細胞**。

(3) 姑息性：減輕不適。

3. 治療方式：常見放射性同位素及其半衰期見表 4-6：

(1) 體外放射線治療：利用 X 或鈷 60 (^{60}Co)、γ 放射線等放射性同位素照射而穿透皮膚，深入腫瘤部位。

(2) 體內放射線治療：又可分為封閉性、非封閉性，封閉性是將放射性同位素包入模型直接插入腫瘤內，或置入體腔內；非封閉性是以口服、靜脈注射放射性同位素入體內。

表 4-6 常見放射性同位素

物質	半衰期	發射射線	治療方式
鈷 60(^{60}Co)	5 年	β, γ	體外、體內封閉性
鐳(Ra)	1,620 年	α, β, γ	體內封閉性
碘(^{131}I)	**8 天**	β, γ	體內非封閉性
磷(^{32}P)	14 天	β	體內非封閉性
金(^{198}Au)	**2.7 天**	β, γ	體內非封閉性

4. 放射線治療的安全措施：為了減少暴露於放射線輻射，需掌握的要素有暴露時間、距離、屏障物；而體內放射線治療之安全措施為：
   (1) 病人使用單人房，房門掛放射線警告標誌，限制孕婦與幼童進入。
   (2) 進入病房需戴手套、穿鞋套、佩戴放射線監視器。
   (3) 保持距離：放射線暴露量與距離的平方成反比。訪客與病人保持 2 公尺以上距離，醫護人員盡量保持 150 公分以上之距離。
   (4) 使用屏障物：鉛製屏障物如**鉛衣**、鉛板，阻擋輻射線。
   (5) 縮短時間：**集中護理**。
   (6) 病房內需置有長鑷子與鉛製容器，當放射性同位素模型滑落病人體外時，迅速使用長鑷子夾起，置入鉛製容器。
   (7) 處理放射性物質後需洗手。**封閉性治療之病人體液、排泄物不具有放射性；非封閉性治療之病人體液、排泄物、床單則有放射性，需戴手套將其置入鉛製容器，待半衰期過後再倒掉。**
   (8) 若皮膚接觸到病人體液時，應以肥皂及大量清水清洗。

5. 放射線治療的副作用與護理處置：

(1) **頭頸部放射線治療：若照射部位發紅，避免熱敷，以減少皮膚的刺激；最大張口及咀嚼運動可預防牙關緊閉；唾液腺破壞會有口乾問題；進食前使用止痛劑可減輕疼痛**。

(2) 表 4-7 列出放射線治療常見的副作用與護理處置。

表 4-7 放射線治療的副作用與護理處置

副作用	護理處置
皮膚脫屑、發紅（易發生在治療後10~14天）	• **保持照射部位乾燥，使用電動刮鬍刀** • **不可洗掉皮膚記號，照射部位僅能用溫清水洗**、輕拍乾，**不可用肥皂**、用力擦乾 • 皮膚若出現**濕性脫屑**，可使用**氧化鋅**塗抹；**乾性脫屑**則使用**類固醇藥膏**塗抹 • **照射部位不可直接曝曬陽光、用冷或用熱、塗擦藥膏或乳液、使用化妝品** • 選擇柔軟衣服
毛髮脫落	• 見「4-3 贅生性疾病常見問題的處理」
骨髓抑制	• 見「4-3 贅生性疾病常見問題的處理」
口乾、潰瘍、吞嚥困難、**噁心**、嘔吐、腹瀉	• 見「4-3 贅生性疾病常見問題的處理」
放射性膀胱炎	• **鼓勵水分攝取、經常排空膀胱**
放射性肺炎	• 避免上呼吸道感染 • 鼓勵深呼吸、咳嗽

三、化學治療

1. **目的**：指使用化學方法合成的藥物，以終止癌細胞的生長或**直接破壞癌細胞，來縮小腫瘤**，並減少全身性擴散的危險，達到治癒、控制、緩解目的。有下列幾種方式：

(1) **維持性化學治療**：採低劑量單一或多種藥物，進行化學治療，以降低殘餘癌細胞生長的機會。
(2) **誘導性化學治療**：在術前併用多種藥物，以高劑量給予，使病情完全緩解，可減少手術切除範圍。
(3) 鞏固性化學治療：經治療緩解後，繼續進行誘導性化學治療，以鞏固緩解時間、增加治癒機率。
(4) **輔助性化學治療**：經手術或放射線治療後短期併用多種藥物，以高劑量給予，以破壞殘餘癌細胞。
(5) 姑息性化學治療：減輕生理不適、控制症狀。

2. 藥物種類：
(1) 細胞週期特定性藥物（表 4-8）。
(2) 細胞週期非特定性藥物（表 4-9）。

3. **禁忌症**：**感染**、嚴重骨髓抑制、**肝臟或腎臟功能不良**、**7 日內進行手術**、近日進行放射線治療、懷孕、**白血球小於 3,000/mm^3**。

表 4-8 細胞週期特定性藥物

類別及其作用	常見藥物及其副作用
抗代謝類：具有細胞週期特異性，作用於 S 期，阻斷 DNA 合成所需酵素	• Cytarabine(Ara-C)：缺乏葉酸性貧血、骨髓衰竭、貧血、**肺毒性** • Flurouracil(5-FU)：對光敏感、**口腔炎**、**骨髓抑制** • Methotrexate(MTX)：對光敏感、**腎毒性**、**神經毒性** • Mercaptopurine(6-MP)：食慾不振、**肝功能指數上升**、黃疸或色素沉澱
生物（植物）鹼：作用於 M 期，中止有絲分裂	• Vincristine(Oncovin)：**神經毒性，屬發疱性製劑，與皮膚接觸會造成組織壞死** • Vinblastine(Velban)：末梢神經病變 • Paclitaxel(Taxol)：**神經毒性**、**過敏反應**

表 4-9 細胞週期非特定性藥物

類別及其作用	常見藥物及其副作用
烴基化合物：干擾核酸複製、阻止有絲分裂	• Busulfan(Myleran)：噁心、嘔吐、腹瀉 • **Cisplatin**(Platinol, CPDD)：腎毒性、**耳毒性、周邊神經病變、嚴重嘔吐** • Cyclophosphamide(**Cytoxan, Endoxan**)：**出血性膀胱炎、骨髓抑制、心臟毒性**
抗腫瘤抗生素：破壞 DNA、RNA 合成	• **Bleomycin**(Blenoxane)：**肺部纖維化** • Daunorubicin(Daunomycin)：發燒、畏寒、靜脈炎或高尿酸血症 • **Doxorubicin(Adriamycin)：心臟毒性、與皮膚接觸會造成組織壞死、注射後尿液會變紅色** • Mitomycin：**掉髮(4%)、手腳水泡、腹股溝皮膚炎，與皮膚接觸會造成組織壞死**
亞硝酸尿素(nitrosureas)：抑制 DNA、RNA 合成，作用似烴基化合物，可通過血腦障壁	• Carmustine(BCNU)：噁心、嘔吐、紅血球與血小板減少 • **Lomustine(CCNU)：肝毒性**
荷爾蒙與抗荷爾蒙製劑：影響細胞膜通透性而改變細胞環境	• Estrogens：胃痛或痙攣、腫脹、腹瀉、食慾及體重改變、四肢或下肢水腫 • Testosterone：過敏、血栓、痤瘡 • Tamoxifen(Nolvadex)：熱潮紅、水腫、陰道分泌物增加
其他	• L-Asparaginase(Elspar)：過敏性休克、胰臟炎、高血糖

4. 治療方式：

(1) **藥物治療劑量是依照病人體表面積來計算**，水腫或肥胖者，則依理想體重計算。

(2) **治療藥物大多無法通過血腦屏障**。

(3) 給藥途徑有：口服、肌肉或皮下注射、靜脈注射、動脈內注射、體腔內注射、組織內注射、鞘內注射，其中**選擇靜脈注射之血管，以直徑大、有彈性的為原則**，靜脈注射又分為：

A. **周邊靜脈**：考量病人年紀、藥物種類、所需時間來選擇注射部位，**避開關節屈曲部位，由遠心端向近心端，依序為前臂（如貴要靜脈或頭靜脈）**、手背、手腕、肘前窩。

B. **中央靜脈**：Hickman、port-A。**植入 port-A 時採用局部麻醉，最常植入部位為鎖骨下靜脈。注射藥物時，採蝶型彎針輸液套來注射藥物；如注射起泡性藥物，應測試是否有回血。**

5. 備藥注意事項：

(1) 工作區貼警告標示，**限制他人靠近**。

(2) **備藥前後需洗手**。

(3) **穿著長袖隔離衣、戴護目鏡或面罩、口罩、聚氯乙烯**(PVC)**手套、帽子，並以無菌技術來操作**。

(4) 於設置有最好使用**垂直型層流操作櫃**(vertical laminal air flow hood)中操作，工作檯需鋪有防水底層且吸水之**防汙紙墊**。

(5) **抽取 vial 瓶裝藥物時，需維持瓶內負壓或等壓**；割開 ampule 時，則需以紗布包住瓶頸或用棉球墊著瓶頸。

(6) **抽取藥物時勿讓藥液量達針筒的 3/4 以上，以避免針筒因觸碰脫落造成汙染**；備好的化學藥物應貼上標籤。

(7) 注射器與套管接頭要套緊，注射完畢後整套一起置於防漏容器中，並保持緊密，空針與點滴瓶注射完畢後放置於塑膠袋中，袋上標示細胞毒性垃圾。

(8) 化學藥物接觸到皮膚、黏膜、眼睛時，需用大量清水、洗眼劑沖洗 5 分鐘以上，同時也需注意避免接觸到病人的體液與分泌液。

6. 給藥注意事項：
   (1) 注射化學藥物時，**隨時觀察病人注射部位有無疼痛感、刺麻感、皮膚發紅之藥物外滲現象**。
   (2) 給藥前、中、後給予病人補充大量水分，以防止大量細胞被破壞，引起腫瘤內的細胞物質快速釋出至血液中，發生**腫瘤溶解症候群，因而出現高尿酸血症**、高血鉀、低血鈣及高血磷，處理原則包括暫停給予化學藥物、**水分補充、預防性給予降尿酸藥物、密切監控尿量及尿液酸鹼值等**。
   (3) 若直接侵犯或**腫瘤轉移骨骼**，會使骨骼的鈣離子釋放出來，**導致高血鈣**。

7. 化學藥物外滲的處理：
   (1) 發現外滲時，**立即停止注射**，勿移動患部，並通知醫師。
   (2) **不可拔除針頭，由注射軟針或另接上空針，將殘餘藥物抽出**。
   (3) **注入解毒劑**。
   (4) 拔除針頭後，**不可加壓**，依醫囑局部注射 1：1 的類固醇及生理食鹽水，或使用類固醇藥膏後覆蓋無菌敷料。
   (5) **依藥物種類予以冰敷或熱敷（如植物鹼類藥物用熱敷），抬高患部** 48 小時，每 2~4 小時檢查一次。

8. 化學治療之副作用：
   (1) 常見副作用有骨髓抑制（**如紅血球、白血球減少**）、**掉髮、口腔黏膜破損、腹瀉**、噁心、嘔吐。
   (2) **骨髓在化學治療時是最易受到抗癌藥物的傷害**。
   (3) **化學治療具肝毒性，會發生低白蛋白血症，合併腹水徵象**。
   (4) 護理處置參考「4-3 贅生性疾病常見問題的處理」。

四、生物反應改變劑療法

生物反應改變劑療法是在手術、放射線或化學治療後，利用病人己身免疫系統能力來消滅剩下癌細胞的治療方法，包括免疫療法與生物療法。

1. 標靶治療。
2. **間質素-2 (IL-2)**：強化 T 細胞與自然殺手細胞功能，增加血管通透性，其**副作用有食慾不振**、噁心、嘔吐、低血壓、水腫、腎衰竭等。
3. 干擾素(IFNs)。
4. 血球生成因子(CSFs)。
5. 血管生成抑制劑。
6. 腫瘤壞死因子(TNF)。
7. 腫瘤疫苗：如子宮頸癌疫苗。
8. 單株抗體(MOABs)。

4-3 贅生性疾病常見問題的處理

一、疼 痛

1. 多數癌症病人都有疼痛問題，可能是腫瘤細胞侵犯到神經、淋巴、骨膜、血管、無彈性之結締組織，或上述組織受到腫瘤細胞壓迫（如**脊髓壓迫，以胸椎最常見**）所引起。
2. 了解病人以前的疼痛經驗與處理方式，提供病人有助於疼痛解除的各種方法，衛教病人多次嘗試一種疼痛控制技巧的重要性。
3. **相信病人所說的疼痛狀況，依醫囑給予止痛劑**，不使用安慰劑。

4. 止痛劑之使用依 WHO 的「3B 原則」：
   (1) 階梯療法(by the ladder)：非鴉片製劑（如 Acetaminophen）→弱鴉片製劑→強鴉片製劑（參考表 3-2）。
   (2) **口服優先**(by the mouth)：給藥途徑順序為「口服→皮下→肌肉→靜脈→脊椎→硬腦膜外腔注射」。
   (3) 規律給藥(by the clock)：**不論病人是否有疼痛，均應持續、規律的給予止痛劑**，可維持藥物血中濃度、**減少藥物劑量**，預防疼痛的效果，**達到最佳的疼痛控制**。

二、骨髓抑制

骨髓抑制常見的影響是感染（造成死亡的主要原因）、出血、貧血。

1. **白血球減少**（最先出現）：
   (1) 監測血球計數，**絕對嗜中性球計數**(ANC)＜1,000/mm^3，**表示病人有重度感染的危險**，ANC＜500/mm^3 **時，病人易受感染，需採保護隔離（反隔離）措施**，以免病人出現致命性敗血症之危險。ANC＝**白血球**(WBC)×〔**多形核狀白血球**(seg)%＋**帶狀白血球**(band)%〕。
   (2) **注射白血球生成素(G-CSF)：能刺激顆粒性白血球生成**。
   (3) **監測體溫，評估有無發燒（體溫＞38℃需立即報告），避免測量肛溫**。觀察瘀斑、出血情形，避免受傷或感染、不要接觸已知有感染的人、經常洗手、維持良好衛生習慣。
   (4) **不隨意服用** Aspirin 或 Acetaminophen 等會遮蔽發燒現象之藥物。
   (5) **避免留置導尿管**、量肛溫與使用肛門塞劑。

2. 血小板減少：

(1) **當血小板少於 20,000/mm^3，病人易有自發性出血**（如中樞神經系統之出血會導致死亡），**需注意意識狀態、輸注血小板**。

(2) 注意觀察病人有無出血現象、確保環境安全：

A. **禁止使用牙線**與電動刮鬍刀，減少侵入性治療，**如避免肌肉注射、給予塞劑（如 Bisacodyl supp）或量肛溫等**。

B. 壓迫傷口止血時間要延長、**避免挖鼻孔與用力排便、避免飲用酒精**。

C. **勿服用非類固醇抗發炎藥（如 Aspirin）等會干擾血小板功能之藥物，有出血傾向者要限制使用 Coumadin 和 Heparin**。

D. **消化道出血時，可使用冰鹽水灌洗**。

E. **天冷時鼻黏膜塗擦凡士林保濕**。

3. 紅血球減少：會導致貧血，**出現蒼白、心跳加速、血壓降低、易疲倦等症狀**，**應補充鐵質和含葉酸食物（如牛肉、綠色蔬菜）**、保持肢體溫暖、注意安全、**集中護理提供足夠休息時間**，嚴重貧血時需輸血。

三、毛髮脫落

1. 化學治療藥物可殺死分裂、生長、代謝速度快的癌細胞，頭髮毛囊細胞也屬分裂快的細胞，因此也會被破壞而於 **2~4 週內脫髮**，為可逆性。

2. 治療前向病人說明掉髮的發生，可能突然脫落或逐漸脫落，**衛教病人掉髮是暫時性**，治療後頭髮會再長出來。

3. **讓病人表達情緒與想法，建議可選購合適的假髮、帽子、頭巾**。

4. 建議長髮者剪短髮，男性病人可理平頭或光頭。

5. 不要燙髮，不要用洗髮精或使用中性洗髮精，減少梳頭次數。

四、口腔黏膜改變

1. **舌頭味蕾受破壞，治療後味覺可恢復。唾液腺受破壞使得唾液分泌減少**，應維持口腔衛生，予以口腔護理。吃完東西後與睡前**使用軟毛牙刷**或棉棒清潔口腔。
2. **口腔乾燥時多喝水(1,500~3,000 c.c./day)**、口含冰塊、使用人工唾液、**吃口香糖**，嘴唇乾裂時可使用油性唇膏或冷霜。
3. **維持良好的口腔清潔與衛生**，以減輕化學治療引起的口腔粘膜損傷之疼痛感。
4. 勿使用牙線、牙籤。口腔、牙齦出血時不要用舌頭舔出血處，可咬紗布加壓止血、以口腔棉棒清洗。
5. 注意飲食：
   (1) **避免攝食**甜食、油炸、**刺激性食物**、粗糙食物（如甘蔗、芭樂），**鼓勵進食剝皮之水果**。
   (2) 口腔潰瘍疼痛時，可攝取涼、軟而不酸的食物。
6. 藥物使用：
   (1) 口腔潰瘍疼痛時可用溫水、生理食鹽水漱口。
   (2) **使用含類固醇的口內膏，可緩解疼痛和發炎**。
   (3) **可於進食前 10~20 分鐘使用止痛劑(2% Xylocaine)或麻醉藥噴劑**，以減輕疼痛。
   (4) 血小板值過低時，**以 1：4 之雙氧水去除口中異味及舌苔**來進行口腔護理。
   (5) **口腔黴菌（念珠菌）感染、出現白點時，可舌下含 1~5 c.c. Mycostatin 5 分鐘後吞下**。

五、腸胃道障礙

1. 放射線治療與化學治療最常出現的副作用是噁心、嘔吐。
2. 味覺改變與口腔黏膜受損會導致食慾不佳（**如頭頸部放射線治療劑量過高時，會破壞味蕾而食慾不振**），癌細胞破壞免疫系統與癌細胞產物也會造成病人代謝異常而消瘦。
3. 當病人**腫瘤細胞競爭營養、葡萄糖代謝受損、脂質代謝改變**時，即發生癌症惡病質，出現厭食、體重下降、虛弱、蒼白、表情呆滯的情形。
4. 鼓勵病人少量多餐，給予溫和、高營養飲食。
5. **在進行放射線治療與化學治療前 2 小時減少飲食量。**
6. 依醫囑給予止吐劑。
7. 若有腹瀉情形，依醫囑給予止瀉劑，予以肛門護理。
8. 便祕時為避免不當使用甘油球，造成肛門出血、感染等狀況，應**鼓勵攝取高纖維食物**。

六、腫瘤溶解症候群(tumor lysis syndrome, TLS)

當病人於化學治療時因腫瘤細胞受到破壞、分解造成細胞內物質釋出，導致**高尿酸、高血磷、低血鈣和高血鉀**等現象，常發生在藥物治療後 2~24 小時之內。

1. 治療方法：
   (1) 化學治療前 2 天或後 2~3 天**給予大量水分**，以減少尿酸沉積在腎小管，但對於尿道阻塞、腎功能不全者不適用。
   (2) **使用 Allopurinol，以減少尿酸形成**。
   (3) **使用 Sodium bicarbonate 鹼化尿液**。
   (4) **使用 Kayexalate 降低血鉀**。

(5) 當病人持續出現高尿酸血症、高血鉀、低血鈣、高血磷及少尿（尿量低於 500 mL/day）時，則需使用血液透析治療。

2. 護理措施：
   (1) 補充足夠水分，記錄輸入輸出量。
   (2) 持續監測體內電解質、心電圖變化。
   (3) 評估是否有肌肉無力或痙攣現象。
   (4) 鼓勵攝取高纖維食物以防便祕。

七、生殖系統方面

男性病人在進行化學治療前若擔心治療會影響其生育功能，可教導病人必要時，可於治療前**先將精子保存起來**。

八、心理社會方面

1. 庫伯樂－羅司(Kübler-Ross)提出面對死亡衝擊有五個心理階段（表 4-11）。
2. 並非每一位瀕死病人都會經歷每一階段、都會達到最後一階段，而且每一階段反應並非只出現一次。

表 4-11 面對死亡的五個心理階段

分 期	特 徵	護 理
震驚或否認期 (shock or denial)	• No, it is not me. • 震驚 • 運用防衛機轉否認那是事實	• 非語言的陪伴 • 協助滿足生理需求，給予安全感 • 醫護人員態度保持一致
憤怒期 (anger)	• Why it is me? • 怨恨、挑剔、憤怒、無理取鬧	• 病人若有發洩行為，靜陪在旁，不要禁止其情緒的發洩 • 醫護人員態度應嚴肅且關心 • 耐心傾聽、不批評與責備

表 4-11 面對死亡的五個心理階段（續）

分 期	特 徵	護 理
協商期 (bargaining)	• Yes, it is me. But...... • 祈求奇蹟 • 討價還價 • 獻承諾、定期限	• 病人於此期有強烈求生慾望，**是給予護理指導的較佳時期**，向病人詳細解釋、分析治療過程、效果與副作用，可增強病人信心與對副作用的耐受性，有助於治療效果，減少急亂投醫行為
憂鬱期 (depression)	• Yes, it is me. • 畏縮、沉默、哭泣、**強烈無助感與絕望**	• 定期探望，小心預防自殺或意外發生 • 維持個人衛生、清潔與舒適 • 加強非語言溝通
接受期 (acceptance)	• 平靜 • 可重整生活腳步	• 協助滿足生理需求，減少疼痛 • 若病人不願被打擾，則協助限制訪客

QUESTION 題庫練習

1. 腫瘤病人出現高血鈣症，下列護理措施何者正確？(A)鼓勵攝取高蛋白、高熱量飲食 (B)建議臥床休息，攝取高熱量飲食 (C)鼓勵下床活動，增加水分攝取 (D)減少水分攝取，監測尿量。

   解析 多下床活動可促進血鈣進入骨骼中，避免高血鈣及預防骨質疏鬆。 (102專高二)

2. 有關化學治療的禁忌症，下列何者錯誤？(A)感染 (B)昨天接受腹部手術 (C)肝腎功能損傷 (D)白血球8,000/μL。 (103專高二)

   解析 (D)白血球小於3,000/mm^{3}禁止執行化學治療。

3. 下列何者對放射線治療的相對敏感度較低？(A)淋巴瘤 (B)軟骨肉瘤 (C)白血病 (D)皮膚癌。 (103專高二)

4. 口腔癌症併有腫瘤蕈狀傷口的病人，主訴一直有中度的疼痛，傷口換藥時會有重度疼痛，下列處置何者最適宜？(A)繼續觀察疼痛情形 (B)手術治療緩解疼痛 (C)使用強效麻醉性止痛劑加弱效麻醉性止痛劑 (D)使用短效鴉片類止痛藥。 (104專高一)

5. 化學藥物治療的病人，出現輕微的口腔炎時，下列護理措施何者最適宜？(A)保持口腔乾燥，以避免刺激 (B)依醫囑禁食，等口腔黏膜癒合後再進食 (C)鼓勵進食非刺激性食物，用餐後清潔口腔 (D)建議多攝取高纖維飲食，以促進口腔黏膜的癒合。

   解析 (A)應保持口腔濕潤；(B)應補充營養；(D)建議攝取柔軟的飲食，避免刺激口腔黏膜。 (104專高一)

6. 有關TNM分類系統之敘述，下列何者錯誤？(A)TIS代表原位癌 (B)N_X代表臨床上無法評估局部淋巴結 (C)M_1代表遠端轉移有固定部位 (D)G_4代表癌症細胞分化良好。 (104專高一)

   解析 G_4代表癌細胞未分化，有不成熟與退化細胞。

解答： 1.C 2.D 3.B 4.C 5.C 6.D

7. 病人在住院化學治療期間，同時自行服用科學中藥，家屬叮囑護理師不可告訴醫師，下列處置何者較為適當？(A)當場向病人解釋，既然接受西醫治療，不宜再服用中藥，應立即停止服用 (B)基於護理倫理之尊重病人的自主與隱私原則，幫病人保守祕密，不告知醫師 (C)基於護理倫理之誠實與誠信原則，不可以答應病人要守密，應立刻告知醫師 (D)先了解病人服用中藥的想法為何，並告知可以與醫師討論服用中藥的好處與壞處，再決定是否服用。 (104專高一)

8. 下列何種化學藥物外滲時，會使組織產生水疱、壞死的現象？(A) Ifosfamide (B) Methotrexate (C) Bleomycin (D) Vincristine。 (104專高二)

9. 癌症病人接受化學藥物Rituximab(Rituxan)連續滴注5分鐘後，病人主訴發冷、寒顫，下列護理處置何者最優先？(A)給予靜脈注射sodium bicarbonate一支 (B)給予病人添加衣服及被蓋 (C)立即停止滴注並給予生理食鹽水滴注 (D)準備急救藥物及急救設備。 (104專高二)

10. 有關良性腫瘤和惡性腫瘤的主要差異，下列何者正確？(A)腫瘤的體積 (B)腫瘤的部位 (C)細胞營養的補充 (D)侵犯組織的特性。 (104專高二)

11. 護理師在照護放射線治療部位的皮膚時，下列措施何者錯誤？(A)治療過程中不可自行洗去皮膚上標記 (B)照射部位皮膚以清水清洗 (C)出現皮膚脫屑時，可擦拭乳液 (D)皮膚出現滲液時，要保持皮膚乾燥。 (104專高二)

解析 若出現濕性脫屑，可使用氧化鋅塗抹，乾性脫屑則使用類固醇藥膏，不可擦拭乳液。

解答： 7.D 8.D 9.C 10.D 11.C

12. 一位正接受化學治療合併放射線治療的頭頸癌病人，檢驗結果：白血球1,900/μL、血紅素10.8 g/dL、血小板99,000/μL，下列哪些臨床表徵會對病人造成最嚴重之影響？(A)咳嗽、流鼻水、喉嚨痛 (B)疲憊、噁心、放射部位皮膚發紅 (C)體溫39℃、疲憊、呼吸喘 (D)放射部位皮膚發紅、頭痛、便祕。 (105專高一)

解析 白血球正常值為4,000~10,000/μL，白血球數值過低且有發燒、疲憊、呼吸喘可能為敗血症。

13. 接受化學治療後的病人出現白血球減少及貧血之原因，下列何者正確？(A)脾臟細胞破壞 (B)肝細胞損傷 (C)腎細胞損傷 (D)骨髓功能受抑制。 (105專高一)

14. 王小姐罹患乳癌5年，依醫師建議行化學治療，並定期於門診追蹤，此次因呼吸喘、腰痛入院求治，發現肺及腰椎多處轉移，當醫師告知病情時，王小姐：「為什麼是我？我都聽醫師的話接受治療，老天爺對我也太不公平了！」，王小姐處於Kübler-Ross心理反應的哪一階段？(A)震驚否認期 (B)憤怒期 (C)磋商期 (D)接受期。 (105專高一)

15. 有關病人使用cisplatin (platinol)的護理措施，下列何者錯誤？(A)建議少量多餐 (B)觀察小便性質及顏色 (C)評估病人的聽力 (D)避免投予鎂離子製劑。 (105專高一)

解析 cisplatin會引起之電解質不平衡，以低血鎂症最為常見，故需補充鎂離子製劑。

16. 有關癌症治療的敘述，下列何者正確？(A)採取單一治療方式效果最好 (B)疾病分期是治療方式的唯一考量 (C)姑息性治療以減輕症狀為考量 (D)控制癌症的治療目標是將腫瘤完全切除。 (105專高二)

17. 針對中樞神經系統腫瘤化學治療之給藥方式，下列何者正確？(1)靜脈 (2) Port-A (3)腰椎穿刺 (4) Ommaya 藥物儲存槽。(A) (1)(2) (B) (1)(3) (C) (2)(4) (D) (3)(4)。 (105專高二)

解答： 12.C 13.D 14.B 15.D 16.C 17.D

18. 下列何者不屬於分裂快速細胞，故在化學治療時的副作用較小？(A)骨髓 (B)頭髮毛囊 (C)神經細胞 (D)腸胃道黏膜。 (105專高二)

19. 病人之白血球數目2,500/μL，其中分類血球Band 30%，Seg 20%，則其絕對嗜中性白血球的數目為多少？(A) 500/μL (B) 750/μL (C) 1,000/μL (D) 1,250/μL。 (105專高二)

20. 有關原發性癌症最常轉移的部位，下列何者較少發生？(A)肝 (B)腎 (C)腦 (D)骨骼。 (105專高二)

21. 有關準備化學治療藥劑的注意事項，下列何者錯誤？(A)配藥區限制他人接近，最好用垂直型層流操作櫃來調配藥物，保護工作人員及藥品本身 (B)戴上聚氯乙烯(PVC)手套，穿長袖隔離衣，戴口罩、帽子、護目鏡，並以無菌技術來操作 (C)抽取vial內藥物時，須保持瓶內呈正壓，以避免藥液濺出 (D)抽取藥物時勿讓藥液量達針筒的3/4以上，以避免針筒因觸碰脫落造成汙染。

解析 (C)抽取vial內藥物時，須保持瓶內呈微負壓，以避免藥液隨針頭抽出時噴出。 (106專高一)

22. 有關化學治療的適應症，下列何者正確？(A)急性淋巴性白血病合併肺炎 (B)何杰金氏病合併肝功能不良 (C)多發性骨髓瘤合併腎功能不良 (D)惡性淋巴瘤第II、III期。 (106專高一)

解析 感染（如肺炎）、肝臟或腎臟功能不良皆不適合化學治療。

23. 有關惡性腫瘤特性之敘述，下列何者錯誤？(A)具包膜 (B)分化不良 (C)嚴重血管化 (D)具轉移性。 (106專高一)

解析 大部分惡性腫瘤沒有包膜，故容易侵犯周邊器官。

24. 有關化學治療靜脈給藥之敘述，下列何者正確？(A) Port-A最常植入的位置是上腔靜脈 (B)植入Port-A時，通常採用全身麻醉 (C)選擇注射部位時，建議先從近心端，再選擇遠心端 (D)靜脈注射之血管，選擇直徑大、有彈性的為原則。 (106專高二)

解答： 18.C 19.D 20.B 21.C 22.D 23.A 24.D

25. 章小姐在癌症治療過程中，向護理師反應「我快要死了，再也看不到我女兒了」，以庫伯勒－羅斯癌症病人的心理反應，是屬於下列哪個階段？(A)震驚與否認期 (B)磋商期 (C)憂鬱期 (D)接受期。 (106專高二)

26. 有關癌症病人臨床實驗室檢查結果之敘述，下列何者正確？(A)白血球數目一定是低於正常值 (B)骨骼轉移，常出現高血鈣情形 (C)化學治療破壞細胞，會使尿酸降低 (D)腫瘤指標可作為診斷的依據。 (106專高二)

27. 下列哪種檢查是協助確定癌症診斷最有效的方法？(A)超音波 (B)內視鏡 (C)電腦斷層 (D)核磁共振攝影。 (106專高二)

解析 內視鏡可直接檢視身體內部組織進行判讀，可有效的協助癌症確診。

28. 有關腫瘤溶解症候群的處置，下列何者錯誤？(A)預防性給與類固醇及抗組織胺劑 (B)水分補充 (C)預防性給與降尿酸藥物 (D)密切監控病人尿量及小便酸鹼值。 (106專高二)

29. 有關癌症與腫瘤標記間的關係，下列何者較具顯著性？(1)肝癌–CEA (2)前列腺癌–PSA (3)乳癌–AFB (4)鼻咽癌–EBV。(A) (1)(2) (B) (2)(3) (C) (2)(4) (D) (3)(4)。 (106專高二補)

30. 以高劑量合併多種藥物的化學治療方式，是指下列何種化學治療？(A)誘導性 (B)增強性 (C)輔助性 (D)救援性。 (106專高二補)

31. 有關惡性腫瘤特性之敘述，下列何者錯誤？(A)細胞分化差 (B)腫瘤有纖維膜包覆 (C)細胞生長速率呈對數生長 (D)對身體有全身性的影響。 (106專高二補)

解析 (B)沒有纖維膜包覆，因此會浸潤周圍組織。

解答： 25.C 26.B 27.B 28.A 29.C 30.A 31.B

32. 有關癌症診斷檢查之敘述，下列何者錯誤？(A)自組織中刮取而得，所做之細胞學檢查是確立癌症診斷最有效的方法 (B)血糖過高之糖尿病病人接受正子掃描檢查，易造成偽陽性結果 (C)裝有心臟節律器的病人不能接受核磁共振攝影檢查 (D)接受需注射顯影劑的胸部電腦斷層檢查者，在檢查前數小時需禁食。

解析 (A)活體組織切片是確立癌症診斷最有效的方法。（106專高二補）

33. 有關化學藥物發生滲漏之處置，下列何者正確？(A)迅速停止化學藥物注射，且拔除針頭 (B)由原針頭處回抽，以除去殘留藥液 (C)依醫囑以18號針頭注射解毒劑 (D) Vincristine滲漏時，應冰敷外滲部位。（107專高一）

34. 有關保護性隔離之敘述，下列何者正確？(A)病人宜安排住在負壓隔離病房中 (B)未確立致病原前，採廣效抗生素治療 (C)嗜中性白血球低於1,500/mm^{3}時，應執行保護隔離 (D)護理師進入隔離室，要穿戴口罩、帽子、護目鏡與隔離衣。（107專高一）

35. 有關癌症疼痛治療三階段給藥之敘述，下列何者正確？(1)定時給藥 (2)需要時給藥 (3)口服優先 (4)先考慮靜脈注射給藥 (5)優先考慮低效性麻醉劑 (6)先從非麻醉性製劑開始。(A) (1)(3)(6) (B) (1)(4)(5) (C) (2)(3)(5) (D)(2) (4)(6)。（107專高一）

36. 減少腫瘤溶解症候群發生之處置，下列何者錯誤？(A)治療前後減少輸液，以降低心臟負擔 (B)給與Allopurinol，以降低尿酸 (C) Kayexalate可降低血鉀 (D) Sodium Bicarbonate可鹼化尿液。

（107專高一）

37. 下列何種細胞的分裂速度最慢？(A)神經元細胞 (B)骨髓幹細胞 (C)毛囊上皮細胞 (D)生殖細胞。（107專高一）

38. 化學治療經常是利用癌細胞不易進入細胞週期中的哪一時期，以達到毒殺癌細胞的目的？(A) G_0休止期 (B) G_1準備／合成前期 (C) G_2合成後期 (D) S合成期。（107專高一）

解答： 32.A 33.B 34.B 35.A 36.A 37.A 38.A

39. 長春花鹼類(vinca alkaloids)藥物，如vincristine，主要作用於細胞週期的哪一期？(A) M期 (B) G_1期 (C) S期 (D) G_2期。 (107專高二)

40. 一位82歲的老太太，因為癌症末期接受安寧療護，下列何者為護理目標？(A)評估老太太對疾病的適應能力 (B)家人不願意照顧老太太時所提供的護理 (C)有時間去教導老太太及其家屬相關的疾病知識 (D)減輕或緩解老太太不舒服的症狀。 (107專高二)

41. 王小姐罹患乳癌第四期，醫生建議放射線合併化學治療，此種放射線治療是屬於何種治療方式？(A)根除性 (B)輔助性 (C)誘導性 (D)預防性。 (107專高二)

42. 有關腫瘤溶解症候群之敘述，下列何者正確？(1)高血鉀症 (2)高血鈣症 (3)要補充大量水分 (4)使用kayexalate可降低鈉離子 (5)allopurinol可降尿酸。(A) (1)(2)(3) (B) (1)(3)(5) (C) (2)(4)(5) (D) (3)(4)(5)。 (107專高二)

43. 放射線治療對下列何類細胞的治療效果較差？(A)骨髓 (B)毛囊 (C)神經細胞 (D)含氧量高的細胞。 (108專高一)

解析 放射線治療對分裂較慢的細胞敏感度較低，如神經細胞。

44. 有關封閉式體內放射線治療之敘述，下列何者錯誤？(A)需限制訪客接觸病人的時間與距離 (B)住單人房可減少對其他人的影響 (C)病人排泄物具有放射性 (D)植入物掉地時要用長柄鑷子夾起。 (108專高一)

解析 體液、排泄物皆不具輻射性。

45. 與乳癌有關的腫瘤標記，下列何者正確？(A) carcinoembryonic antigen (CEA) (B) prostatic specific antigen (PSA) (C) alpha fetoprotein (AFP) (D) alkaline phosphatase。 (108專高一)

解析 (B) PSA為前列腺癌的腫瘤標記；(C) AFP為肝癌的腫瘤標記；(D) alkaline phosphatase為肝癌、骨髓癌的腫瘤標記。

解答： 39.A 40.D 41.B 42.B 43.C 44.C 45.A

46. 有關癌細胞特性之敘述，下列何者錯誤？(A)細胞上的*P53*基因容易受損而抑制細胞修復 (B)生長所需的養分比正常細胞少 (C)在生長時，會有接觸抑制(contact inhibition)作用 (D)細胞的有絲分裂指數(mitotic index)高，增殖快。 (108專高一)

解析 癌細胞的生長和分裂並不會因和鄰近細胞的接觸而受抑制，仍持續進行，因此可以長成細胞團塊。

47. 有關良性腫瘤的特徵，下列何者錯誤？(A)無轉移性 (B)無纖維膜包覆 (C)細胞分化良好 (D)觸診時具可動性。 (108專高一)

48. 有關癌症常見的腫瘤標記之敘述，下列何者錯誤？(A) CA19-9為乳癌的腫瘤標記 (B) CA125為卵巢癌的腫瘤標記 (C) AFP為肝癌的腫瘤標記 (D) CEA為大腸直腸癌的腫瘤標記。 (108專高一)

解析 (A) CA19-9為胰臟癌、膽道癌、大腸直腸癌的腫瘤標記。

49. 有關癌症初級預防之敘述，下列何者錯誤？(A)避免隨便服藥、減少菸酒 (B)均衡飲食，多吃新鮮蔬菜、水果 (C)養成規律運動習慣 (D)定期接受身體檢查。 (108專高二)

解析 初級預防為健康促進，次級預防為早期診斷、早期治療，如接受身體檢查。

50. 下列何者屬於發疱劑(vesicant agent)的化學治療製劑？(A) ara-C (B) bleomycin (C) endoxan (D) oncovin。 (108專高二)

解析 oncovin屬於發疱性製劑，於發生藥品外滲時，會使組織產生水疱並造成壞死。

51. B型肝炎帶原者接受化學治療時之護理指導，下列何者錯誤？(A)可以採用親朋好友所提供的保肝偏方 (B)出入公共場所盡量戴口罩 (C)若白血球數目太低，可多吃剝皮的水果補充維生素 (D)若皮膚或眼白變黃、食慾變差，則趕快就醫。 (108專高二)

解析 接受化學治療時勿使用偏方，以免影響療效。

52. 有關病毒感染與罹患癌症相關性之敘述，下列何者錯誤？(A) A型肝炎病毒導致肝癌 (B) EB病毒導致鼻咽癌 (C)巨細胞病毒導致子宮頸癌 (D)幽門螺旋桿菌導致胃癌。 (108專高二)

解答： 46.C 47.B 48.A 49.D 50.D 51.A 52.A

解析 B、C、D型肝炎病毒會導致慢性肝炎、肝硬化，甚至肝癌。

53. 有關惡性腫瘤特徵的敘述，下列何者正確？(1)細胞通常分化不良 (2)腫瘤通常有被膜包覆 (3)生長速度通常很迅速 (4)易轉移易復發。(A) (1)(2)(3) (B) (1)(2)(4) (C) (1)(3)(4) (D) (2)(3)(4)。

解析 腫瘤無被膜包覆，腫瘤會浸潤周圍組織。 (109專高一)

54. 有關癌症手術治療特性之敘述，下列何者正確？(A)冷凍手術是一種診斷疾病分期的手術 (B)手術治療是切除原發癌或已轉移的固態實質腫瘤 (C)手術適用於細胞分化差、生長快速且局部的腫瘤 (D)雷射手術優點是切除腫瘤組織，但會增加手術出血的危險。 (109專高一)

55. 當癌症病人出現下列何種血液檢驗數據時，要考慮停止化學治療？(1)白血球1,500/ML (2)紅血球500萬／μL (3)血小板11萬／μL (4)絕對嗜中性球1,000/μL。(A) (1)(2) (B) (1)(4) (C) (2)(3) (D) (3)(4)。 (109專高一)

56. 有關靜脈導管Port-A之敘述，下列何者正確？(1)放置Port-A人工血管，須採全身麻醉方式 (2) Port-A導管可由腋靜脈放置到鎖骨下靜脈 (3)注射起泡性藥物時，應測試是否有回血 (4)注射藥物時，使用一般空針90度插入，以免發生外滲。(A) (1)(3) (B) (1)(4) (C) (2)(3) (D) (2)(4)。 (109專高一)

解析 放置Port-A人工血管，須採局部麻醉方式；採蝶型彎針輸液套來注射藥物。

57. 有關癌症病人血鈣之敘述，下列何者錯誤？(A)癌細胞轉移到骨頭，會出現低血鈣的現象 (B)白蛋白數值低下時需矯正鈣質數值，以免低估了高血鈣的狀況 (C)高血鈣的治療是補充大量水分 (D)利尿劑可促進腎臟對鈣的排泄。 (109專高一)

解析 骨轉移易造成溶骨性高血鈣。

解答： 53.C 54.B 55.B 56.C 57.A

58. 有關癌症病人發生口腔炎之護理指導，下列何者錯誤？(A)教導飯前使用0.1% xylocaine漱口，以減輕疼痛 (B)鼓勵飯後30分鐘內，以軟毛牙刷清潔口腔 (C)教導食用冷的流質食物，增加維生素攝取 (D)鼓勵自行購買漱口水清潔口腔。 (109專高一)

解析 依醫囑給予不含酒精的中性、溫和漱口水。

59. 乳癌病人手術後的病理報告：乳房惡性腫瘤為3公分，腋下有2顆淋巴結轉移。依癌症TNM分期，下列何者正確？(A) $cT_2\ N_1\ M_0$ (B) $cT_2\ N_1\ Mx$ (C) $pT_2\ N_1\ M_0$ (D) $pT_2\ N_1\ Mx$。 (109專高一)

60. 有關放射線治療癌症之敘述，下列何者正確？(A)放射線強度與距離的平方成反比，距離放射源越遠暴露量越少 (B)要採集中式護理，穿隔離衣以減少放射線的暴露量 (C)封閉式體內放射線治療病人的排泄物具大量放射性，倒入馬桶需多沖水 (D)非封閉式體內放射線治療在移除植入器後，病人身上就不具放射性。 (109專高二)

61. 有關癌症治療對口腔黏膜之影響與處置，下列敘述何者正確？(A)舌頭味蕾易被破壞，且治療後味覺不會恢復 (B)唾液腺會受破壞，使得唾液分泌減少 (C)進食後使用止痛噴劑，可改善病人進食的困擾 (D)使用Mycostatin (Nystatin)漱口液，漱口後吐掉。 (109專高二)

62. 有關化學藥物發生滲漏的敘述，下列何者正確？(A)化學藥物滲漏時，都會有疼痛和紅腫的現象 (B)發生化學藥物滲漏，須立即停止注射藥物，並拔除針頭 (C)植物鹼類化學藥物發生滲漏時，應溫熱敷外滲部位 (D)加壓滲漏部位，並抬高患肢以減輕腫脹。 (110專高一)

解答： 58.D 59.D 60.A 61.B 62.C

63. 有關癌症危險因子的敘述，下列何者錯誤？(A)吃檳榔會增加口腔癌的發生率 (B)荷爾蒙治療會增加子宮內膜癌的發生率 (C)長期接觸甲醛會增加大腸癌的發生率 (D)長期吸入石綿會增加肺癌的發生率。 (110專高二)

解析 (C)長期接觸甲醛會增加鼻咽癌的發生率。

64. 病人接受化學治療後血小板數值為10,000 cells/mm，下列何者為護理評估重點？(A)意識狀態 (B)體溫變化 (C)腸蠕動音 (D)皮膚飽和度。 (110專高二)

65. 有關化學治療特性的敘述，下列何者正確？(A)使用具細胞毒性藥物來縮小腫瘤或控制症狀 (B)化學治療藥物大多可以通過血腦屏障 (C)使用多種不同抗癌藥物來增加療效，但副作用也會增加 (D)目前治療方式多採高劑量、較無毒性，減少次數、增加休息時間方式進行。 (110專高二)

66. 有關頭頸部放射線治療的敘述，下列何者錯誤？(A)照射部位發紅可以熱敷促進舒適 (B)最大張口及咀嚼運動可預防牙關緊閉 (C)唾液腺破壞會有口乾問題 (D)進食前使用止痛劑可減輕疼痛。 (110專高二)

解析 (A)避免熱敷，以減少皮膚的刺激。

67. 有關癌症病人感染問題的敘述，下列何者錯誤？(A)感染是造成病人死亡的主要原因 (B)感染與癌症治療骨髓功能受抑制有關 (C)白血球比嗜中性球更能反映病人是否易受感染 (D) G-CSF皮下注射可增加白血球數目。 (110專高二)

68. 有關癌症病人貧血問題之敘述，下列何者錯誤？(A)全胃或脾臟切除手術會影響病人紅血球的生成 (B)貧血症狀包括蒼白、心跳變慢、血壓上升、易疲倦等 (C)鼓勵病人補充鐵質和含葉酸食物，如牛肉、綠色蔬菜 (D)集中護理可讓病人獲得充分的休息。 (111專高一)

解析 (B)貧血會心跳加速、血壓降低。

解答： 63.C 64.A 65.A 66.A 67.C 68.B

69. 有關化學治療藥物作用機轉與副作用之敘述，下列何者錯誤？(A) Cisplatin屬烴基化合物，常見副作用是噁心嘔吐、耳毒性和周邊神經病變等 (B) Fluorouracil (5-FU)屬抗代謝藥物，常見副作用是口腔炎、骨髓抑制等 (C) Doxorubicin屬類固醇藥物，可促進G_0期癌細胞進入分裂期 (D) Vincristine屬植物鹼類藥物，作用於M期，干擾有絲分裂。 （111專高一）

解析 Doxorubicin屬抗腫瘤抗生素，會破壞DNA、RNA合成。

70. 有關放射線治療病人照射處皮膚照護之敘述，下列何者錯誤？(A)要用中性肥皂搓洗避免感染 (B)不可塗抹含酒精的乳液 (C)可依醫囑塗抹氧化鋅 (D)只能使用電動刮鬍刀。 （111專高一）

解析 (A)照射部位不可使用肥皂，僅能用溫清水洗。

71. 有關癌症病人出血問題之敘述，下列何者錯誤？(A)血小板數目8萬/μL是正常的數據 (B)消化道出血時，可使用冰鹽水灌洗 (C)有出血傾向的病人要限制使用Coumadin和Heparine (D)要避免肌肉注射或量肛溫等侵入性處置。 （111專高一）

72. 有關癌症疼痛三階梯止痛療法的敘述，下列何者正確？(A)需要時給予止痛劑，比按時給予止痛劑的止痛效果好 (B)第一階段建議使用弱效麻醉性止痛劑，合併輔助性藥物 (C)麻醉性止痛劑有天花板效應，即使增加劑量，止痛效果也不會增加 (D)麻醉性止痛藥物的解毒劑是Naloxone。 （111專高二）

解析 (A)以按時給藥為原則；(B)予非鴉片類止痛劑，如Acetaminophen或Aspirin；(C)麻醉性止痛劑無天花板效應，但NSAIDs有。

73. 有關癌症病人口腔黏膜障礙照護的敘述，下列何者正確？(1)使用含類固醇的口內膏，可緩解疼痛和發炎 (2) Nystatin可預防白色念珠菌感染，漱口後要吐掉不可吞服 (3)病人對苦味的敏感度減少，故可以吃苦瓜和芥菜，補充纖維素 (4)使用口香糖可維持口腔濕潤。(A) (1)(2) (B) (1)(4) (C) (2)(3) (D) (3)(4)。 （111專高二）

解答： 69.C 70.A 71.A 72.D 73.B

解析 (2) Nystatin漱口水不會由腸胃道吸收，因此可以吞下；(3)依據病人口腔黏膜受損情形，選用溫和不刺激、軟質、流質、不含粗纖維的食物。

74. 有關癌症病人感染問題的照護與護理指導，下列何者正確？(A)嗜中性白血球低下病人都會出現典型發炎症狀，如發燒等 (B)多吃養樂多和優格等食品對病人是有益處的 (C)絕對嗜中性白血球低於500/mm^{3}要採取保護隔離 (D)家屬接種活性疫苗3週後即可探視病人。 (111專高二)

75. 長期攝取低纖維或精緻飲食，可能與下列何種癌症的發生最有關？(A)胃癌 (B)肝癌 (C)大腸癌 (D)乳癌。 (111專高二)

解析 (A)與常食用煙燻、碳烤及鹽漬物有關；(B)與黃麴毒素有關；(D)與高脂肪飲食有關。

76. 化學治療最常見的副作用，下列何者正確？(1)便秘 (2)白血球增加 (3)紅血球減少 (4)口腔黏膜破損 (5)掉頭髮。(A) (1)(2)(5) (B) (1)(3)(4) (C) (2)(4)(5) (D) (3)(4)(5)。 (111專高二)

解析 化學治療常見副作用包含骨髓抑制（如白血球減少）、噁心、嘔吐、腹瀉、口腔黏膜破損及掉髮等。

77. 接受同步化學放射治療(CCRT)的病人，其抽血報告顯示WBC 3000/μL、seg 20%、band 5%、monocyte 12%、Hb 10.5 g/dL、platelet 50000/μL，下列敘述何者錯誤？(A)發燒時避免使用NSAID退燒 (B)轉至負壓式單人病房保護隔離 (C)避免攝食未妥善處理之生鮮蔬果 (D)注射G-CSF以提升嗜中性白血球數。

解析 當ANC<500/mm^{3}時需採保護隔離措施，而此病人ANC=3,000×(20%+5%)=750，尚未達保護隔離標準。 (112專高一)

78. 有關癌症分期系統類型之敘述，下列何者錯誤？(A)治療前的臨床分期，可以cTNM表示 (B)手術後切除病理組織做的分期，可以sTNM表示 (C)復發或再次治療，可以rTNM表示 (D)治療後分期，可用ycTNM表示。 (112專高一)

解析 (B)可以pTNM表示。

解答： 74.C 75.C 76.D 77.B 78.B

79. 有關癌症病人血小板減少症之處置，下列何者正確？(A)可給予非類固醇抗發炎藥物緩解疼痛　(B)必要時輸注凝血因子避免自發性出血　(C)給予Bisacodyl supp避免便秘而閉氣用力　(D)天冷時鼻黏膜塗擦凡士林保濕。（112專高一）

解析 (A)不可使用非類固醇抗發炎藥物，避免干擾血小板功能；(B)應輸注血小板；(C)避免侵入性措施。

80. 有關良性腫瘤及惡性腫瘤之敘述，下列何者正確？(A)惡性腫瘤因沒有包膜，手術治療成效佳　(B)不管良性或惡性腫瘤，細胞排列皆不規則　(C)良性腫瘤以浸潤方式侵入周圍組織　(D)良性腫瘤若生長於密閉空間，會阻塞管腔產生各種症狀。（112專高一）

81. 下列何者可用來做為大腸癌手術後是否復發的參考指標？(A) α－胎兒蛋白(AFP)　(B)癌胚胎抗原(CEA)　(C) C－反應蛋白(CRP)　(D)腫瘤壞死因子(TNF)。（112專高二）

解析 CEA除可篩檢大腸癌，也是術後的預後指標，用以追蹤是否復發。

82. 張小姐，42歲，診斷為乳癌第二期，目前進行癌症治療，有關腫瘤標記之敘述，下列何者錯誤？(A)腫瘤標記為一系列與癌症相關、可測量之特殊化學物質　(B) CA-15-3為早期鑑別診斷乳癌發生的標記　(C)腫瘤標記不建議用於篩檢、輔助診斷或預測預後　(D)對於較早期之癌症敏感度很低。（112專高二）

83. 下列何項處置最能減緩因接受化學治療而發生口腔黏膜損傷所造成的疼痛？(A)暫時停止化學治療　(B)監測病人的全血球計數　(C)持續良好的口腔清潔　(D)定期檢查口腔黏膜炎症狀與徵象。

（112專高二）

84. 有關化學藥物cyclophosphamide (Cytoxan)的副作用或毒性，不包括下列何者？(A)出血性膀胱炎　(B)骨髓抑制　(C)心臟毒性　(D)畏光。（112專高二）

解答： 79.D　80.D　81.B　82.B　83.C　84.D

85. 有關癌症疼痛處置之敘述，下列何者正確？(A)脊椎硬膜外注入止痛藥物後，病人要平躺6~8小時　(B)病人自控式止痛法可減少藥量使用，延長用藥間隔時間　(C)冷熱療法會降低疼痛的閾值而減輕疼痛　(D)冷療法要持續使用不可間斷，以免降低效果。(112專高二)

86. 病人於化學治療後抽血報告顯示WBC 3,000/μL、Platelet 30,000/μL、Hb 12g/dL，下列照護措施何者最適宜？(A)給予非類固醇抗發炎藥物治療發燒、疼痛　(B)建議病人使用電動牙刷徹底清潔口腔　(C)給予甘油灌腸避免便秘而閉氣用力　(D)天冷時鼻黏膜塗擦凡士林保濕。(112專高三)

解析 (A)不隨意服用Aspirin或Acetaminophen等非類固醇抗發炎藥，會遮蔽發燒現象並干擾血小板功能。(B)使用軟毛牙刷或棉棒清潔口腔，以免造成出血。(C)便祕時為避免使用甘油球不當，造成肛門出血、感染等狀況，不建議病人自行使用。

87. 有關頭頸部放射治療對口腔造成的影響，下列處置何者正確？(A)採高纖飲食訓練口頰肌肉，以避免牙關緊閉　(B)整天持續配戴活動假牙，以避免齒齦萎縮後不合口　(C) nystatin (Mycostatin®)含漱後吞服治療細菌感染　(D)四級口腔黏膜炎可規律給予全身性止痛劑緩解。(112專高三)

解析 (A)避免牙關緊閉可用物理治療法，即練習張口運動及嘴巴張至最大的程度，避免進食粗糙食物，以免傷害口腔黏膜。(B)放射線治療後，口腔黏膜較脆弱，所以暫時不建議使用任何的活動假牙。(C) nystatin (Mycostatin®)治療黴菌感染。

88. 有關癌細胞轉移之敘述，下列何者錯誤？(A)轉移是指癌細胞從原發部位擴散至身體其他組織器官　(B)惡性肉瘤(sarcoma)常以淋巴轉移方式轉移到其他部位　(C)常見轉移方式為淋巴轉移、血流轉移及體腔內播種式生長　(D)肺、肝及骨骼為原發性癌症常見轉移部位。(113專高一)

解析 惡性肉瘤(sarcoma)常發生肺臟轉移。

解答：　85.B　86.D　87.D　88.B

89. 病人接受doxorubicin (Adriamycin®)注射時，發現點滴不順、針頭附近有微發紅及刺痛情形，下列處置何者不適當？(A)可能為熱反應，注射後給予0.9% N/S及dexamethasone (B)懷疑是藥物外滲時，停止注射以原針頭回抽藥物 (C)墊高注射部位且局部避免加壓 (D)評估為藥物外滲則可給予溫熱敷。 (113專高一)

解析 doxorubicin (Adriamycin®)藥物外滲應給予冰敷。

解答： 89.D

體液電解質與酸鹼不平衡的護理

CHAPTER 05

出題率：♥♡♡

- 體液與電解質的生理概念
  - 體　液
  - 體液的分布
  - 體液的調節
  - 體液中的電解質
  - 體液與電解質之運送
- 體液不平衡的概述
  - 體液容積過少
  - 體液容積過多
- 電解質不平衡的概述
  - 鉀離子不平衡
  - 鈉離子不平衡
  - 鈣離子不平衡
  - 鎂離子不平衡
- 酸鹼平衡的生理概念
  - 動脈血液氣體分析及其正常值
  - ABGs 之判斷步驟
  - ABGs 分析結果
- 酸鹼不平衡的概述
  - 呼吸性酸中毒
  - 呼吸性鹼中毒
  - 代謝性酸中毒
  - 代謝性鹼中毒

Medical-Surgical Nursing

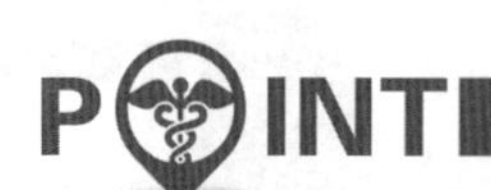

重點彙整

5-1 體液與電解質的生理概念

一、體 液

1. 人體內的水分（體液）大部分存於肌肉與皮膚，骨骼與脂肪組織的含量較低。
2. 人體內的水分占體重的 45~75%，其百分比隨年齡增加而減少。

二、體液的分布

1. 細胞內液(ICF)：占體液 2/3。
2. 細胞外液(BCF)：占體液 1/3，其中 2/3 為組織間液，1/3 為血漿（血管內水分）。

三、體液的調節

1. 輸入與輸出(I/O)的維持：
   (1) 輸入：經消化道攝入、代謝產生。
   (2) 輸出：經皮膚、肺臟、腎臟、消化道排出。
2. 神經系統的調節：
   (1) 下視丘：口渴中樞。
   (2) 主動脈與頸動脈之壓力接受器(baroreceptor)：血壓下降→刺激交感神經→血管收縮→腎臟腎絲球過濾率(GFR)下降→尿液排出量下降。

3. 腎臟與內分泌系統的調節：
   (1) 下視丘感受到血清 Na^+下降、K^+上升→腦下垂體前葉分泌促腎上腺皮質激素(ACTH)→腎上腺皮質分泌留鹽激素(aldosterone)→影響腎小管遠端與集尿管對 Na^+與水分再吸收、K^+排除。
   (2) 下視丘感受到體液滲透壓上升，製造抗利尿激素(ADH)→腦下垂體後葉分泌 ADH→影響腎小管遠端與集尿管對水分再吸收（尿液減少）。
   (3) 滲透壓(mOsm/Kg) = 2[Na^+(mEq/L)+K^+]+[BUN(mg/dL)/2.8]+[glucose(mg/dL)/18]。

四、體液中的電解質

正常體液中電解質的含量如表 5-1。

表 5-1 正常體液中電解質的含量

陽離子	細胞外液 (mEq/L)	細胞內液 (mEq/L)	陰離子	細胞外液 (mEq/L)	細胞內液 (mEq/L)
Na^+	142	10	Cl^-	104	4
K^+	5	156	HCO_3^-	24	12
Ca^{2+}	5	4	$Prot^-$	16	54
Mg^{2+}	2	26	HPO_4^-	2	40~95
其他	—	—	其他	8	31~86

五、體液與電解質之運送

1. 擴散：溶質粒子從高濃度區通過半透膜細孔流到低濃度區，直到兩區濃度平衡。
2. 濾過：水分與溶質粒子以液體靜力壓從高壓力區通過半透膜細孔流到低壓力區，直到兩區壓力平衡。

3. 滲透：溶質粒子無法通過半透膜細孔時，水分由低溶質濃度區流向高溶質濃度區，直到兩區濃度平衡，但其水分子與溶質粒子量不相等。
   (1) 高張溶液：如 10%葡萄糖溶液($D_{10}W$)、3% NaCl。
   (2) 等張溶液：如 0.9% N/S、5%葡萄糖溶液(D_5W)、**林格氏液**(Ringer's solution)。
   (3) 低張溶液：如 0.33% NaCl。
4. 主動運輸：離子運用能量與攜帶物質（離子幫浦）由低濃度區流向高濃度區。細胞內外之 Na^+、K^+的移動機轉即為主動運輸。

5-2 體液不平衡的概述

一、體液容積過少(hypovolemia)

1. 病因病理：
   (1) 水分攝取減少：吞嚥困難、腦傷致下視丘口渴中樞受損、生理限制無法取得足夠水分。
   (2) 水分流失過多：大量出汗、大量出血、嚴重噁心嘔吐、腹瀉、腎臟或內分泌疾病。
   (3) 醫療因素：高張的胃灌洗液、攝入過多蛋白質、靜脈注射高濃度葡萄糖液。
2. 臨床症狀：
   (1) **口渴**、**皮膚黏膜乾燥**、眼球軟、眼眶凹陷、體重下降、**意識混亂不安**。
   (2) 少尿或無尿。
   (3) 體溫上升、心輸出量減少、**脈搏消失或呈絲脈**、血壓下降、**心跳增快**、呼吸速率增加，進而導致休克。

3. 診斷性檢查：
   (1) **血比容積升高**、血清滲透壓＞295 mOsm/Kg、**血鈉＞145 mEq/L**、尿比重＞1.030。
   (2) 中心靜脈壓(CVP)值與肺微血管楔壓(PCWP)值下降。
   (3) **血液尿素氮**(BUN)**與肌酸酐**(creatinine)**增加**。
4. 醫療及護理處置：
   (1) 監測生命徵象。
   (2) 補充適當的體液。
   (3) 記錄 I/O 與體重：當尿量＜30 c.c.／小時，有腎衰竭的可能。
   (4) 定期翻身，提供口腔、皮膚的護理。

二、體液容積過多(hypervolemia)

1. 病因病理：
   (1) 水分攝入過多。
   (2) 無法排出過多水分：腎臟疾病、心臟疾病、肝硬化、內分泌疾病（如抗利尿激素分泌過多、Cushing's 症候群）。
   (3) 醫療因素：過多低張溶液胃灌洗或灌腸、攝入或靜脈注射大量鈉離子。
2. 臨床症狀：
   (1) 皮膚蒼白濕冷、**四肢（足背、脛前）與眼瞼水腫**、體重增加、定向感喪失、昏迷。
   (2) 腎功能良好者有多尿情形。
   (3) 心跳速率增加、血壓上升、頸靜脈怒張、呼吸困難、端坐呼吸、呼吸有囉音。
3. 診斷性檢查：
   (1) 血清滲透壓＜275 mOsm/Kg、血鈉＜125 mEq/L、尿比重＜1.010。
   (2) 中心靜脈壓(CVP)值與肺微血管楔壓(PCWP)值上升。

4. 醫療及護理處置：

(1) 3D 治療：適用於等張性細胞外液容積過量。

A. 利尿劑(diuretics)：促進水分與 Na^+排出，常用藥物如 Thiazide、Lasix。

B. 毛地黃(digitalis)：降低心跳速率、增加心肌收縮力。

C. 飲食(diet)控制：低鈉、限水、高蛋白飲食。

(2) 監測生命徵象、I/O、體重。

(3) 注意呼吸、皮膚、安全照護。

5-3 電解質不平衡的概述

一、鉀離子(K^+)不平衡

鉀離子主要存於細胞內，血清濃度為 3.5~5.5 mEq/L，主要**負責神經衝動的傳導**、骨骼肌與**心肌的收縮**。

(一) 低血鉀(hypokalemia)

1. 病因病理：指血清鉀離子濃度＜3.5 mEq/L。

(1) 鉀離子排出異常：嘔吐、腹瀉、長期腸胃道引流、代謝性鹼中毒、aldosterone **分泌增加**、使用類固醇或排鉀性利尿劑。

(2) 大量鉀離子移向細胞內：代謝性鹼中毒、TPN（**血中胰島素分泌過量**）。

(3) 鉀離子攝入不足。

2. 臨床症狀：**便祕**、**腹脹**、麻痺性腸阻塞、腸絞痛、噁心、嘔吐、尿量增加、**骨骼肌軟弱**、**肌腱反射降低**、心律不整、心電圖 **T 波反轉且出現 U 波**、淺而慢的呼吸、嗜睡、**冷漠**。

3. 醫療及護理處置：

(1) 補充鉀離子：

A. 飲食攝取：含鉀食物有香蕉、楊桃、菠菜、葡萄乾、綠色蔬菜、生菜、番茄、橘子、奇異果、甜瓜、棗子、洋芋、豆類與花生、瘦肉、蛋、可樂、咖啡。

B. 口服鉀製劑：對腸胃系統有刺激性，飯後服用。

C. 靜脈注射：氯化鉀(KCl)需稀釋於溶液中（濃度＜40 mEq/L），再經靜脈緩慢滴入人體（速度＜20 mEq/hr），給藥前需確認病人腎功能良好，給藥後需注意心律變化。

(2) 監測組織器官症狀，適當護理。

(3) 注意活動安全。

(4) **注意服用 Digoxin，易有中毒現象**。

(二) 高血鉀(hyperkalemia)

1. 病因病理：**血清鉀離子濃度＞5.5 mEq/L**。

(1) 鉀離子滯留：腎功能障礙、Addison's 病、使用留鉀性利尿劑、輸注儲存超過二週的全血。

(2) 大量鉀離子自細胞內釋出：燒傷（休克期）、**溶血**、**嚴重感染**或創傷、**代謝性酸中毒**。

(3) 鉀離子攝入過量：靜脈或口服。

2. 臨床症狀：腸絞痛、腹瀉、尿量減少甚至無尿;肌肉抽搐，最後致肌肉無力；心律不整、**心電圖 T 波上升（高而尖）**、ST 段下降、P 波幅度下降或消失、**P-R 間隔變長**、**QRS 波變寬**；四肢麻木或刺痛感。

3. 醫療及護理處置：

(1) **限制鉀離子攝取，如杏仁、核桃及生菜等**。

(2) 降低血清中的鉀離子：

A. 口服或直腸（保留灌腸）**給予** Kayexalate（離子交換樹脂），其可於大腸中形成鈉鉀離子交換，促進鉀離子由腸胃道排出。

B. 代謝性酸中毒時，靜脈滴注 5%葡萄糖水+胰島素，或靜脈注射鈣、重碳酸氫鈉($NaHCO_3$)，促進鉀離子進入細胞內。

C. **補充水分以加強利尿**，勿用保鉀性利尿劑。

D. 血液或腹膜透析。

(3) 監測生命徵象與腎臟功能。

二、鈉離子(Na^+)不平衡

鈉離子主要存於細胞外液，血清濃度為 135~145 mEq/L，是**維持神經傳導、肌肉收縮（如心肌）**、調節體液容積、維持體液（滲透性）平衡所必需的物質。

(一) 低血鈉(hyponatremia)

1. 病因病理：血清鈉離子濃度＜135 mEq/L。

   (1) 細胞外液容積增加：心肝腎衰竭、使用低張溶液灌洗體腔、ADH 分泌增加。

   (2) 鈉離子排出增加：大量出汗但只補充水分。

2. 臨床症狀：腹瀉、絞痛、噁心、嘔吐、肌肉無力、深部肌腱反射降低、心搏加速、舒張壓降低、呼吸速率改變、異常呼吸音、頭痛、注意力不集中、嗜睡、躁動不安。

3. 醫療及護理處置：

   (1) **限水**。

   (2) 給予高張溶液（補充鈉離子）。

   (3) 預防潛在危險性損傷。

(二) 高血鈉(hypernatremia)

1. 病因病理：指血清鈉離子濃度＞145 mEq/L。
   (1) 鈉離子增加：攝入過多、腎功能障礙、腎上腺皮質功能亢進。
   (2) 體液喪失過多：發燒、ADH 分泌減少。
2. 臨床症狀：
   (1) 初期細胞過度興奮，慢慢形成抑制現象，細胞外液滲透壓高，致細胞脫水。
   (2) 皮膚黏膜乾燥、口渴。
   (3) 食慾不振、噁心嘔吐。
   (4) 少尿、尿比重高。
   (5) 神經肌肉易受刺激、**肌肉痙攣**、過度反射，最後導致僵直型麻痺。
3. 醫療及護理處置：
   (1) 給予低張溶液。
   (2) 監測尿比重、I/O。
   (3) **低鈉飲食**：如禁食番茄汁、花生醬、蘇打餅乾、味素與小蘇打等；烹調方式多選擇清蒸、水煮取代滷製方式；選擇天然辛香料取代鹽、醬油、沙茶醬等調味；避免攝食罐頭或加工醃漬食物。

三、鈣離子(Ca^{2+})不平衡

鈣離子存於細胞內，血清濃度為 4.5~5.5 mEq/L。體內 99%的鈣離子存於骨骼與牙齒中，1%存於組織與血液中；血液中的鈣離子有一半與白蛋白結合，一半呈自由離子狀態。鈣離子的生理功能為**促使骨骼肌收縮**、促進凝血、**穩定神經細胞膜**。

(一) 低血鈣(hypocalcemia)

1. 病因病理：指血清鈣離子濃度＜4.5 mEq/L。
   (1) 腸胃吸收減少：攝入不足、維生素 D 缺乏、腸胃道疾病。
   (2) 骨骼釋出減少：因缺乏副甲狀腺素(PTH)所致。
   (3) 鈣離子結合增加：鹼中毒、檸檬酸鹽(citrate)。
   (4) 鈣離子排出增加：腹瀉、傷口引流、利尿劑。

2. 臨床症狀：
   (1) **Chvostek's 徵象**：於耳前 2 公分處敲擊，**同側臉部肌肉會抽搐**。
   (2) Trousseau's 徵象：上臂繫血壓壓脈帶，加壓超過病患的收縮壓 2 分鐘，病人手腕肌肉呈現強直痙攣性收縮(carpopedal spasm)。
   (3) 腸蠕動變快、指（趾）麻木感、**手足抽搐**、異位性鈣化、血壓下降、**出血及凝血時間延長**、心律不整、QT 延長、心跳停止。

3. 醫療及護理處置：
   (1) 補充鈣離子：
   A. 口服鈣片＋維生素 D：於飯前 30 分鐘服用有助吸收。
   B. 嚴重時，慢速靜脈注射氯化鈣($CaCl_2$)或葡萄糖鈣(Calcium gluconate)。靜脈注射含鈣溶液，不可與含重碳酸鹽或磷酸鹽溶液混合，以免形成沉澱。
   C. 服用毛地黃的病人在補充鈣離子時需特別留心，因鈣離子會增加毛地黃的作用，導致毛地黃中毒。
   (2) 使用油性面霜處理皮膚的乾燥及鱗屑。

(二) 高血鈣(hypercalcemia)

1. 病因病理：指血清鈣離子濃度＞5.5 mEq/L。
   (1) 鈣離子自骨骼中釋出增加：副甲狀腺素(PTH)增加、**腫瘤疾病**、長期臥床。
   (2) 攝入鈣離子過多。
   (3) 代謝性酸中毒。
2. 臨床症狀：噁心、厭食、易腸胃道出血、肌肉軟弱無力、骨質疏鬆、心律不整、毛地黃中毒、Sulkowitch test (＋)（收集 24 小時尿液，測尿中鈣含量）。
3. 醫療及護理處置：
   (1) 限制鈣離子的攝取：包括食物、藥物、維生素 D。
   (2) 促進鈣離子排出：增加水分攝取（如鼓勵多飲水、依醫囑注射生理食鹽水）、利尿劑。
   (3) 給予降鈣素(Calcitonin)：降低破骨細胞活性。
   (4) 給予皮質類固醇：可與維生素 D 競爭，減少腸胃道對鈣離子的吸收。
   (5) 協助溫和、安全的運動。

四、鎂離子(Mg^{2+})不平衡

鎂離子 99%存於細胞內，血清濃度為 1.5~2.5 mEq/L。體內 50~60%的鎂離子存於骨骼，其生理功能為調節神經肌肉活動性。

(一) 低血鎂(hypomagnesemia)

1. 病因病理：指血清鎂離子濃度＜1.5 mEq/L。
   (1) 腸胃吸收減少：攝入不足、腹瀉、瘻管、腸胃道疾病、小腸切除。

(2) 缺乏副甲狀腺素。

(3) 酗酒、酒精中毒；使用利尿劑、毛地黃。

2. 臨床症狀：**Chvostek's 徵象(+)**、**Trousseau's 徵象(+)**、易受刺激、抽搐、過度反射、血壓下降、心搏過速、幻覺、喪失定向感。

3. 醫療及護理處置：

(1) 監測生命徵象。

(2) 靜脈注射硫酸鎂溶液，需注意中毒徵兆。

(3) 注意病患安全。

(4) **注意服用 Digoxin，易有中毒現象**。

(二) 高血鎂(hypermagnesemia)

1. 病因病理：指血清鎂離子濃度＞2.5 mEq/L。

(1) 慢性腎病、副甲狀腺素(PTH)增加、腫瘤疾病、缺乏留鹽激素。

(2) 重度脫水、使用制酸劑或瀉藥。

2. 臨床症狀：體熱、冒汗、肌腱反射降低、遲緩性麻痺、血壓下降、心律不整、嗜睡、昏迷、呼吸功能衰竭。

3. 醫療及護理處置：

(1) 監測生命徵象。

(2) 增加體液攝取、給予葡萄糖鈣。

(3) 小心使用制酸劑或瀉藥。

5-4 酸鹼平衡的生理概念

一、動脈血液氣體分析(ABGs)及其正常值

1. pH：7.35~7.45，用於評估血液酸鹼度。
2. PaO_2：80~100 mmHg，**用於評估氧合狀態。若低於正常值**，表示血液攜帶的氧氣量不足（**缺氧**(hypoxia)）。
3. $PaCO_2$：35~45 mmHg（CO_2 在人體中呈酸性，由呼吸系統調控），用於評估換氣狀況。
4. HCO_3^-：22~26 mEq/L（HCO_3^-在人體中為一鹼基，由腎臟調節），用於評估代謝狀況。

二、ABGs 之判斷步驟

1. pH 數值判斷酸鹼血症。
2. 以 $PaCO_2$、HCO_3^-決定酸鹼血症的型態（$PaCO_2$ 為呼吸性、HCO_3^-為代謝性）。
3. 決定有無代償：
   (1) 有：$PaCO_2$、HCO_3^-均在不正常範圍；一呈酸，另一呈鹼。
   (2) 無：$PaCO_2$、HCO_3^-其一在正常範圍，另一在不正常範圍。
4. 代償程度：
   (1) 部分：pH 值仍不正常。
   (2) 完全：pH 值恢復正常。

三、ABGs 分析結果（表 5-2）

表 5-2 ABGs 之判斷

酸鹼平衡障礙		pH	$PaCO_2$	HCO_3^-
呼吸性酸中毒	**未代償**	**＜7.35**	**＞45 mmHg**	**正常**
	部分代償	＜7.35	＞45 mmHg	＞26 mEq/L
	完全代償	正常	＞45 mmHg	＞26 mEq/L
代謝性酸中毒	**未代償**	**＜7.35**	**正常**	**＜22 mEq/L**
	部分代償	**＜7.35**	**＜35 mmHg**	**＜22 mEq/L**
	完全代償	**正常**	**＜35 mmHg**	**＜22 mEq/L**
呼吸性鹼中毒	未代償	＞7.45	＜35 mmHg	正常
	部分代償	＞7.45	＜35 mmHg	＜22 mEq/L
	完全代償	**正常**	**＜35 mmHg**	**＜22 mEq/L**
代謝性鹼中毒	未代償	＞7.45	正常	＞26 mEq/L
	部分代償	＞7.45	＞45 mmHg	＞26 mEq/L
	完全代償	正常	＞45 mmHg	＞26 mEq/L

5-5 酸鹼不平衡的概述

一、呼吸性酸中毒(respiratory acidosis)

1. 病因病理：因肺部大量 CO_2 滯留所致，如**通氣速率減低或通氣量不足**。
   (1) 延腦呼吸中樞功能受損：麻醉藥、鎮定劑、頭部外傷。
   (2) 胸部創傷、呼吸肌無力、呼吸道阻塞、**慢性阻塞性肺部疾病**。
2. 臨床症狀：脈搏與**呼吸加速（以調節 HCO_3^-）**、血壓上升、視乳突水腫、頭痛（$PaCO_2$ 增加，腦血管擴張）、昏睡、血鉀過高。

3. 醫療及護理處置：

(1) 改善換氣功能，促進 CO_2 排出：

A. 支氣管擴張劑。

B. 胸腔物理治療：濕化、姿位引流、叩擊、有效性咳嗽（必要時抽吸）。

C. 適量水分。

(2) **靜脈注射碳酸氫鈉**($NaHCO_3$)。

二、呼吸性鹼中毒(respiratory alkalosis)

1. 病因病理：

(1) **換氣過度**：心理（如**歇斯底里症或過度焦慮者**）、環境、生理因素。

(2) 代謝過度：發燒、中樞神經疾病、甲狀腺機能亢進。

2. 臨床症狀：注意力不集中、四肢末梢麻木刺痛感、頭痛（神經肌肉的應激性增加及腦血流減少）、嚴重會有強直性痙攣及抽搐（低血鈣）、低血鉀。

3. 醫療及護理處置：矯正低鈣與低鉀血症。

三、代謝性酸中毒(metabolic acidosis)

1. 病因病理：

(1) **酸的積存：過度運動**、**血糖過高**、酮酸中毒、乳酸中毒、**飢餓**、甲狀腺機能亢進。

(2) 鹼(HCO_3^-)的流失：**腹瀉**、**急性腎衰竭**。

2. 臨床症狀：**乾熱**、**潮紅的皮膚**、**頭痛**、**失去定向感**、衰弱無力、**昏迷**、血鉀偏高。呼吸快而深，**出現庫斯莫耳氏呼吸**(Kussmaul's breathing)。

3. 醫療及護理處置：
   (1) 矯正電解質不平衡。
   (2) 靜脈輸入碳酸氫鈉($NaHCO_3$)。
   (3) 若為部分代償性代謝性酸中毒：
   A. **口服陽離子交換樹脂(Kalmate)。**
   B. **靜脈注射正規胰島素(RI)及高張性葡萄糖液($D_{50}W$)。**
   C. **緊急血液透析，並持續監測心電圖變化。**

四、代謝性鹼中毒(metabolic alkalosis)

1. 病因病理：
   (1) 低血鉀：最常見之原因（常見於排鉀性利尿劑與類固醇的使用、aldosterone 分泌增加）。
   (2) 酸(HCl)的流失：胃液經抽吸與**嘔吐**流失。
2. 臨床症狀：意識混亂、四肢末梢麻木刺痛感、過度反射、呼吸變淺而慢（代償性的換氣不足）、低血鈣、低血鉀、低血氯。
3. 醫療及護理處置：矯治導因，必要時給予 KCl、NH_4Cl。

QUESTION 題庫練習

1. 有關病人動脈血液氣體分析結果：pH 7.30、$PaCO_2$ 40 mmHg、HCO_3^- 18 mEq/L、PaO_2 70 mmHg、O_2 aturation 93%之判讀，下列何者正確？(A)未代償之呼吸性酸中毒 (B)過度代償之呼吸性鹼中毒 (C)未代償之代謝性酸中毒 (D)過度代償之代謝性鹼中毒。 (106專高一)
2. 低血容積與脫水病人會出現的臨床表徵，不包括何者？(A)心跳過速 (B)脈搏消失或呈絲脈 (C)黏膜潮濕 (D)心智狀況改變。
   解析 (C)黏膜乾燥。 (106專高二)
3. 有關低鈉飲食的護理指導，下列何者錯誤？(A)烹調方式多選擇清蒸、水煮取代滷製的方式 (B)選擇天然辛香料取代鹽、醬油、沙茶醬等調味 (C)避免攝食罐頭或加工醃漬食物 (D)味素與小蘇打不含鈉，不需限制攝取量。 (106專高二補)
   解析 (D)味素與小蘇打富含鈉，應限制攝取量。
4. 有關電解質失調之症狀評估結果，下列何者錯誤？(A)高血鈉症會致肌肉軟弱無力 (B)低血鈣症常有出血時間延長 (C)低血鉀症常有便祕腹脹現象 (D)低血鈣症易致手足抽搐。 (106專高二補)
   解析 (A)高血鈉症會致肌肉痙攣。
5. 有關造成高血鉀症發生之原因，下列何者錯誤？(A)胰島素分泌過多 (B)溶血 (C)組織嚴重感染 (D)代謝性酸中毒。
   解析 (A)胰島素分泌過多可能會導致低血鉀。 (106專高二補)
6. 有關因過度換氣造成呼吸性鹼中毒之處置，下列何者正確？(A)以紙袋包住口鼻重複呼吸數次 (B)給予呼吸器維持換氣 (C)注射$NaHCO_3$ (D)給予HCl。 (106專高二補)

解答： 1.C 2.C 3.D 4.A 5.A 6.A

7. 有關低血鈣臨床表徵之敘述，下列何者正確？(A)臉部肌肉出現痙攣稱之沃斯特克氏徵象(Chvostek's sign) (B)全身肌肉無力、骨頭痠痛，容易發生跌倒、骨折 (C)心電圖出現異常：ST間隔變短，T波變寬變平 (D)胃腸蠕動變緩慢、出現腹脹、便祕情形。 (107專高一)
8. 有關代謝性酸中毒造成之原因，下列何者錯誤？(A)過度運動 (B)過度飢餓 (C)嚴重腹瀉 (D)嚴重嘔吐。 (107專高一)
9. 有關呼吸性酸中毒之敘述，下列何者正確？(A)因換氣速率過快所造成 (B)易見於水楊酸中毒病人 (C)中樞神經系統受刺激，病人會有手腳麻刺感 (D)慢性阻塞性肺疾病病人吸入過多氧氣易導致。 (108專高一)
10. 有關病人血清鉀為7.0 mEq/L之處置，下列何者錯誤？(A)口服或灌腸給予Kayexalate (B)靜脈注射短效胰島素及50%葡萄糖溶液 (C)靜脈注射重碳酸鈉 (D)鼓勵多食用柳丁、香蕉。 (108專高一)

解析 正常血鉀值為3.5~5.5 mEq/L，高血鉀須避免食用柳丁、香蕉等高鉀食物。

11. 有關病人因焦慮而過度通氣造成之酸鹼不平衡，下列何者正確？(A)呼吸性鹼中毒 (B)呼吸性酸中毒 (C)代謝性酸中毒 (D)代謝性鹼中毒。 (108專高一)

解析 過度通氣致$PaCO_2$下降，導致呼吸性鹼中毒。

情況題：蔡先生因急性腎衰竭而住院，請回答下列4題：

12. 對於蔡先生在急診室測得的動脈血氧氣體分析結果：pH 7.25、$PaCO_2$ 31 mmHg、HCO_3^- 18 mEq/L之判讀，下列何者正確？(A)呼吸性酸中毒 (B)部分代償性呼吸性酸中毒 (C)代謝性酸中毒 (D)部分代償性代謝性酸中毒。 (108專高二)
13. 承上題，改善其酸鹼不平衡問題最有效的措施，下列何者正確？(A)給予紙袋罩住口鼻 (B)注射$NaHCO_3$ (C)補充NH_4Cl (D)使用人工呼吸器。 (108專高二)

解答： 7.A 8.D 9.D 10.D 11.A 12.D 13.B

14. 承上題，蔡先生目前正處於少尿期，其生化檢驗可能產生的變化，不包括下列何者？(A) serum creatinine上升 (B) BUN上升 (C)血鉀上升 (D)血磷下降。 （108專高二）

15. 承上題，蔡先生主訴噁心、食慾不振，昨日嘔吐量約150 c.c.／天，排尿量360 c.c.／天，血清鉀6.8 mEq/L，下列處置何者錯誤？(A)液體攝入量應限制在510 c.c.／天 (B)給予furosemide (lasix)引發利尿 (C)給予kayexalate降低血鉀濃度 (D)應採高熱量、低蛋白、低鹽飲食。 （108專高二）

16. 有關代謝性酸中毒的症狀，下列何者正確？(A)出汗、口乾 (B)頭痛、意識遲鈍 (C)呼吸速率變慢 (D)周邊血管收縮。

   解析 代謝性酸中毒的症狀包括皮膚乾熱、呼吸速率變快、周邊血管擴張。 （108專高二）

17. 王先生因急性腎衰竭而急診入院，目前檢驗測得arterial blood gas為pH：7.23，$PaCO_2$：32 mmHg，HCO_3^-：17.5 mEq/L，PaO_2：82 mmHg，SaO_2：98%，此結果屬：(A)呼吸性酸中毒 (B)部分代償性呼吸性酸中毒 (C)代謝性酸中毒 (D)部分代償性代謝性酸中毒。 （109專高一）

18. 承上題，下列何項處置可以最有效的改善王先生酸鹼不平衡之問題？(A)立即給予紙袋罩住口鼻 (B)注射$NaHCO_3$ (C)注射KCL (D)指導病人緩慢呼吸。 （109專高一）

   解析 給予大量碳酸氫鈉($NaHCO_3$)溶液時，碳酸氫離子會中和氫離子而使血中二氧化碳增加，可快速矯正代謝性酸中毒。

19. 體液容積不足時之臨床表徵，下列何者正確？(1)口渴 (2)體溫上升 (3)尿比重下降 (4)血比容積升高。(A) (1)(3) (B) (1)(4) (C) (2)(3) (D) (2)(4)。 （109專高一）

解答： 14.D 15.A 16.B 17.D 18.B 19.B

20. 病人的動脈血氧分析結果PaO_2 值為 50 mmHg，此病人PaO_2 的判讀及處置，下列何者正確？(A)此病人有嚴重的缺氧(hypoxia) (B)血氧氣值低但對病人不會造成威脅 (C)病人的PaO_2 在正常範圍 (D)可使用低流量的氧氣治療。（110專高一）

21. 長期接受血液透析的病人，突然意識改變、出現抽筋及肌肉無力情況，入急診求治，抽血檢查結果：尿素氮／肌酸酐120 mg/dL／10.6 mg/dL、鉀離子7.8 mg/dL、鈉離子135 mg/dL，動脈血液氣體分析結果：pH 7.28、PaO_2 70 mmHg、$PaCO_2$ 30 mmHg、HCO_3^- 20 mEq/L。下列判斷何者正確？(A)未代償性呼吸性酸中毒 (B)部分代償性代謝性酸中毒 (C)完全代償性呼吸性鹼中毒 (D)未代償性代謝性鹼中毒。（110專高一）

22. 承上題，下列處置何者錯誤？(A)口服陽離子交換樹脂(Kalmate) (B)靜脈注射正規胰島素(RI)及高張性葡萄糖液($D_{50}W$) (C)補充0.3%氯化鈉溶液 (D)緊急血液透析並持續監測心電圖變化。

（110專高一）

23. 有關人體酸鹼平衡的敘述，下列何者正確？(A)血液pH低於7.35時，人體會呼吸減慢且淺，保留CO_2 (B)血液pH低於7.35時，人體會增加呼吸速率以調節 HCO_3^- (C)血液pH高於7.45時，腎臟會排出H^+以保留HCO_3^- (D)血液pH高於7.45時，人體會增加呼吸的速率及深度。（110專高二）

24. 引起代謝性酸中毒的原因，下列何者正確？(1)延腦異常 (2)急性腎衰竭 (3)肺擴張不全 (4)血糖過高。(A)(1)(2) (B)(1)(3) (C)(2)(4) (D)(3)(4)。（110專高二）

25. 有關電解質失調之症狀評估結果，下列何者錯誤？(A)高血鈉症會致肌肉軟弱無力 (B)低血鈣症常有凝血時間延長 (C)低血鉀症常有便秘腹脹現象 (D)低血鈣症易導致手足抽搐。（111專高一）

解析 (A)高血鈉症會致神經肌肉易受刺激、肌肉痙攣、過度反射。

解答： 20.A 21.B 22.C 23.B 24.C 25.A

26. 有關酸鹼不平衡之敘述，下列何者錯誤？(A)慢性阻塞性肺疾病病人易致呼吸性酸中毒 (B)歇斯底里症者、過度焦慮者，易致呼吸性鹼中毒 (C)嚴重腹瀉者，易致代謝性鹼中毒 (D)嚴重嘔吐者，易致代謝性酸中毒。 (111專高一)

解析 (C)嚴重腹瀉者，易致代謝性酸中毒；(D)嚴重嘔吐者，易致代謝性鹼中毒。

27. 王先生的動脈血液氣體分析判讀結果為未代償性呼吸性酸中毒，下列敘述何者正確？(A) pH 7.27、$PaCO_2$ 50 mmHg、HCO_3^- 25 mmHg、PaO_2 80 mmHg (B) pH 7.30、$PaCO_2$ 52 mmHg、HCO_3^- 30 mmHg、PaO_2 81 mmHg (C) pH 7.39、$PaCO_2$ 48 mmHg、HCO_3^- 32 mmHg、PaO_2 89 mmHg (D) pH 7.37、$PaCO_2$ 47 mmHg、HCO_3^- 31 mmHg、PaO_2 81 mmHg。 (112專高一)

解析 未代償性呼吸性酸中毒pH＜7.35、$PaCO_2$＞45 mmHg、HCO_3^-則正常。

28. 當車禍造成嚴重創傷的病人送到急診出現：脈搏124次／分、呼吸32次／分胸部起伏明顯，血壓130/100 mmHg、皮膚溼且冰冷、尿量減少、呈現呼吸性鹼中毒情形，下列休克階段的分期，何者正確？(A)早期 (B)代償期 (C)進行期 (D)不可逆期。

(112專高二)

29. 乳腺癌病人出現意識混亂、嗜睡、虛弱、心律不整、嘔吐及便秘，下列何者為其最可能發生的癌症合併症？(A)腫瘤溶解症候群 (B)上腔靜脈症候群 (C)脊髓壓迫 (D)高血鈣症。

(112專高三)

解析 高血鈣症是癌症常見的併發症，為代謝急症，常見於乳癌、多發性骨髓瘤及淋巴瘤、白血病。

解答： 26.C/D 27.A 28.B 29.D

30. 韓小姐的動脈血液氣體分析結果為pH 7.44、$PaCO_2$ 30 mmHg、HCO_3^- 20 mmHg、PaO_2 82 mmHg，根據以上數值，判讀結果下列何者正確？(A)部分代償性呼吸性酸中毒 (B)未代償性代謝性酸中毒 (C)未代償性代謝性鹼中毒 (D)完全代償性呼吸性鹼中毒。 (113專高一)

解析 個案的$PaCO_2$過低顯示為呼吸性鹼中毒。$PaCO_2$、HCO_3^-均在不正常範圍；一呈鹼，另一呈酸，表示已出現代償。pH值恢復正常表示已經完全代償。所以此個案屬於完全代償性呼吸性鹼中毒。

31. 下列何者是持續換氣不足病人之動脈血液氣體分析最可能出現的結果？(A)呼吸性酸中毒 (B)呼吸性鹼中毒 (C)代謝性酸中毒 (D)代謝性鹼中毒。 (113專高一)

解析 持續換氣不足時體內CO_2積聚，血中H_2CO_3增高，故造成呼吸性酸中毒。

解答： 30.D 31.A

皮膚疾病病人的護理

出題率：♥♥♡

- 解剖生理概念
  - 皮膚的結構（由外而內）
  - 皮膚的附屬器官
  - 皮膚的生理功能
- 傷口癒合的概念
- 護理評估
- 常見疾病治療與護理處置
  - 皮脂腺異常
  - 感染性疾病
  - 非感染性疾病
  - 過敏性皮膚炎
  - 壓力性損傷
  - 皮膚癌
- 乳癌之照護
- 燒傷之照護
  - 燒傷概念
  - 治療及護理處置

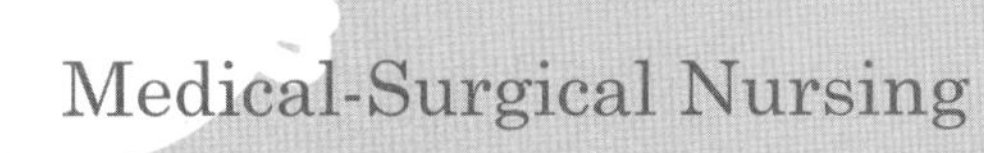

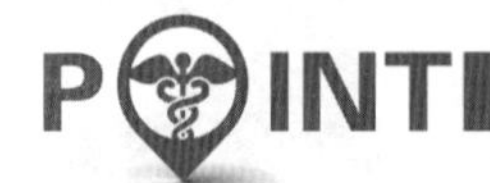

重點彙整

6-1 解剖生理概念

一、皮膚的結構(由外而內)

1. 表皮:由複層鱗狀上皮組織構成,由外而內可分為:
   (1) 角質層:由含有**角質蛋白**的死細胞組成,可構成完整的障壁,以抵抗光線、熱、細菌及多種化學物質的傷害,並能防水及防止體內水分散失。
   (2) 透明層:由含有角質蛋白的死細胞組成,可強化**手掌及腳底**表皮厚度。
   (3) **顆粒層**:含有**角質**,可轉變成角質蛋白。
   (4) **棘狀層**:在表皮中占最大比例。含有**黑色素顆粒**,具生殖分裂的能力。**與基底層合稱為表皮生發層**。
   (5) 基底層:具生殖分裂的能力。當細胞增殖時,老舊細胞會往表面推,並成為棘狀層的一部分,最後從表皮的頂層脫落。

2. 真皮:占整個皮膚的大部分,分為乳頭層及網狀層。手掌及腳底處較厚,眼瞼、陰莖、陰囊處較薄。
   (1) **乳頭層**:由細的**彈性纖維**之疏鬆結締組織構成,含有觸覺感受器-梅斯納氏小體(Meissner's corpuscle)及痛覺感受器-游離神經末梢。
   (2) **網狀層**:由緻密不規則排列的結締組織構成,內含**彈性纖維**與**膠原纖維**,其間隙充滿少量的脂肪組織、毛髮、神經、皮脂腺及汗腺導管。該層厚度是決定個體皮膚厚度的關鍵因素。

3. 皮下組織：位於真皮與肌肉或是骨骼之間，由脂肪組織（主要）與蜂窩組織構成。含有壓力感受器－巴齊尼氏小體 (Pacinian corpuscle)。內有血管分布，透過收縮與擴張來維持體溫恆定。

二、皮膚的附屬器官

1. 毛髮：**結構貫穿表皮、真皮及皮下組織**，幾乎遍布全身，但手掌、腳底、指尖、外生殖器除外。
2. 腺體：包括汗腺、皮脂腺（可分泌油脂以潤滑毛髮並協助保持皮膚水分）、耵聹腺。
3. 指（趾）甲：生長速度快，**每天約長** 0.1 mm，夏天的生長速度比冬天快。

三、皮膚的生理功能

包括：保護作用、免疫功能、維持體溫、接收外界刺激、防止水分喪失、排泄、合成激素及維生素 D。

6-2 傷口癒合的概念

1. 傷口癒合過程：
   (1) **炎症期**：包括凝血過程及發炎反應。組織受創之始，**微血管**開始**收縮**，之後開始**活化血小板凝集及凝血過程**。受創後 4~5 天，白血球進行**吞噬作用**以分解壞死組織及細菌。傷口組織會釋出化學物質，使**血管擴張**，血管通透性增加。
   (2) **增生期**：**纖維母細胞**與血管內皮細胞開始增生，**出現傷口上皮化，纖維母細胞可合成膠原蛋白，並產生肉芽組織，同時進行血管新生作用**。

(3) **成熟期（變異期）**：膠原蛋白重新排列，強化傷口癒合的強度，**形成瘢痕**。若瘢痕處纖維組織過度增生，可發展為「**蟹足腫**(keloid)」。

2. 傷口癒合類型：
 (1) **初級癒合**：在**最短的時間內將傷口縫合**，炎症反應**輕微**，癒合後形成疤痕小。如：手術切口。
 (2) **次級癒合**：**傷口未經縫合**，組織破壞多，炎症反應嚴重。藉由傷口處的**肉芽組織及上皮化作用**而癒合，形成疤痕大。如：潰瘍傷口。
 (3) 三級癒合（延遲初級癒合）：讓傷口開放著，在損傷數天後，局部無感染徵象時，再施行外科手術予以閉合。

3. 傷口癒合的影響因子：如表 6-1 所示。

表 6-1 傷口癒合的影響因子

影響因子	說明
年齡	傷口張力和恢復速度隨年齡下降
循環	循環不良時會影響白血球吞噬作用
營養狀態	營養不良會降低及延緩傷口張力的恢復；缺乏蛋白質會減少膠原細胞與白血球合成
維生素	**鋅**缺乏會抑制上皮細胞生成；**維生素** A、B_1、C 都會影響傷口的癒合
氧氣	氧氣濃度高可以促進纖維母細胞的活性，並合成膠原蛋白
吸菸	尼古丁致使血管收縮，降低血液灌流
藥物	**類固醇**會抑制肉芽組織生成及巨噬細胞的活動
糖尿病	使得紅血球變硬，不易變形以及血液黏稠度增加
身心壓力	影響傷口的癒合速度

4. 傷口敷料：
   (1) 親水性敷料：**可吸收傷口分泌物，不易使細菌滋生**。
   (2) 含銀敷料：能殺死多種微生物，**適用於感染性傷口**。
   (3) 藻膠敷料：具有吸收大量滲液的能力，**適用於滲液過多的傷口**。
   (4) 傳統敷料：最經濟的材料，具吸收性，但**易使傷口和周圍組織浸潤引發感染和壞死**。
5. **膠帶造成皮膚的損傷好發在嬰幼兒和水腫病人。移除時，膠帶應與皮膚呈 180 度，一手穩住皮膚，順毛方向緩慢移除膠帶。**

6-3 護理評估

1. 健康史收集：
   (1) 病人主訴：包括皮膚紅疹、鱗屑、水泡、搔癢等。
   (2) 基本資料：年齡、職業及休閒娛樂（是否喜愛室外活動，如：游泳、衝浪）。
   (3) 過去及現在病史：是否有皮膚疾病、有對食物或藥物過敏、慢性病（糖尿病、尿毒症患者易見皮膚抓痕痕跡）等健康問題。
   (4) 手術及外傷史。
2. 身體評估：
   (1) 觀察病灶的部位、顏色、形狀、大小、數量及分布範圍。
   (2) 觸診病灶的質地，如：軟硬度、壓痛程度等。
   (3) 判斷病灶為原發性皮膚病變或是繼發性皮膚病變：
   A. 原發性皮膚病變：**如膨疹(Wheal)**，為皮膚腫起有明顯界線但外觀呈不規則狀；結節，為皮膚隆起的堅實性病變，直徑大於 1 公分且深度大於 0.5 公分；丘疹，為皮膚表面隆起的實質病變；斑疹，為皮膚平坦或凹陷，形狀大小不一的局部皮膚顏色辨化，如麻疹、玫瑰疹；**紫斑，為皮膚組織內出血所致的紫紅色斑塊，壓下不會變色**。

B. 繼發性皮膚病變：**如潰瘍**(Ulcer)，為皮膚表面及較深組織缺失，會出血；**糜爛**(Erosion)，為表皮缺失之潮溼表面，但無出血現象。

3. 診斷性檢查：

(1) **伍氏燈檢查**：以伍氏燈（紫外線放射燈）照射病灶後，會顯現藍綠色或螢光紅色。可用於皮膚病變之診斷，如：細菌感染、色素性疾病（白化症）、綠膿桿菌等。

(2) 細菌培養檢查：以無菌培養皿盛裝病灶上的毛髮、鱗屑或分泌物送檢，確認引發皮膚病變的細菌種類。

(3) 贊克氏試驗(Tzanck’ test)：抽取病灶上水泡中的液體後，置於玻片上並染色，觀其變化以確認細胞種類。如：玻片中出現嗜酸性球，表示是由疱疹病毒引發的皮膚病變。

(4) 組織切片：檢查細胞變化以確立皮膚癌、血管炎，或是皮膚病變之診斷。

(5) **貼布試驗**(patch test)：**為找出過敏性接觸性皮膚炎的過敏原**，故以含有過敏原的貼布貼於背部或上臂的皮膚上，經過 48 小時後，皮膚部位若出現延遲性過敏反應（紅、腫、丘疹、水泡），則判讀為陽性反應。

(6) 搔抓試驗(scratch test)：刮破表皮後，將過敏原（花粉、食物、藥物等）塗抹於傷口或注入皮內，以確認引發蕁麻疹的過敏原。一次只能試一種過敏原。若於 30 分鐘內出現紅斑水腫則為陽性反應。

6-4 常見疾病治療與護理處置

一、皮脂腺異常

(一) 痤 瘡

1. 病因病理：為毛囊、皮脂腺發炎之疾病，好發於**青春期**，因此又稱青春痘。影響因子包括：**雄性素分泌過多**、**毛囊阻塞**、飲食不當（如：好食花生、巧克力、刺激性食物等）、睡眠不足、緊張、壓力過大等。

2. 臨床症狀：粉刺、丘疹、膿疱、結節、囊腫等，並引起疤痕。常見於臉、胸、背等處。

3. 治療及護理處置：
   (1) 以抗生素（抑制表皮正常菌叢生長，**四環黴素**）、荷爾蒙製劑（防止雄性素過度分泌）、維生素 A 製劑（促進黑頭粉刺擠出並抑制其生成）治療，需監測其藥效及副作用。症狀嚴重者需進行手術治療。
   (2) 告知**每日 2 次使用中性肥皂與清水清洗臉部**，並教導**勿擠壓粉刺**或膿疱。
   (3) 去除影響因子，如：飲食均衡並**避免**油膩及刺激性食物（如**油炸食物**、**巧克力**等）、睡眠充足、適時抒解壓力等，並**避免用手支撐臉部**、**穿著緊的衣領**等。
   (4) 給予心理支持。

(二) 脂漏性皮膚炎

1. 病因病理：為慢性濕疹性皮膚疾病，主要是皮膚上**皮屑芽孢菌的過度增生**所致，季節變換、經期、熬夜或壓力、刺激性食物、細菌或黴菌感染，會使症狀加劇。與體質及**遺傳**有關，會一再復發，常見於嬰兒及 30~60 歲的成人。

2. 臨床症狀：好發於**皮脂腺分布較多的部位**（如：頭皮、眉毛、鼻側、外耳道）或**皮膚皺摺處**，患部可見**紅色層狀鱗屑**。發作時**頭皮搔癢**，或是有黃褐色油膩的濕性頭皮屑等，嚴重時可能併有毛髮掉落。若發生於臉部，可見**脂漏**、**痤瘡及皮膚炎**。

3. 治療及護理處置：
   (1) 僅能用皮質類固醇、硫磺或水楊酸藥膏塗抹患部以減輕症狀。
   (2) 頭皮病情輕微時可用一般洗髮精或抗屑洗髮精洗頭，並以指腹輕輕按摩頭皮；嚴重時依醫囑每週使用 2% Ketoconazole 的洗髮精洗頭 2 次，持續使用 2~4 回；含有 Zinc pyrithione 者則是要每天洗髮及按摩頭皮，再以清水沖洗，效果最佳。
   (3) 維持患部清潔。勿使用酒精性化妝水，以免造成皮膚更乾燥，導致症狀惡化。可塗抹適當之保濕用品，以保護皮膚。
   (4) 生活作息規律、充分的休息與睡眠，去除壓力、焦慮不安的情緒，並且避免高脂、刺激性及含咖啡因的食物，以預防復發。

二、感染性疾病

(一) 膿痂疹

1. 病因病理：常見於夏季，為急性表淺性皮膚炎，由直接接觸傳染所致，如：共用毛巾或其他物品。好發於鼻子、嘴唇周圍皮膚及四肢。影響因子包括：不良的衛生習慣、缺乏營養、水痘、接觸性皮膚炎等。

2. 臨床症狀：主要分為水泡型（金黃色葡萄球菌感染）及非水泡型（A 群 β 溶血性鏈球菌感染，較常見）。典型的病灶為 1~2 公分大的結痂，痂皮上面常有黃色濃稠滲出液。常見的併發症為蜂窩性組織炎。

3. 治療及護理處置：
   (1) 口服青黴素製劑或外用 Neomycin®藥膏塗抹患部，並予以包紮（除臉部以外），以防止搔抓，造成病灶擴散。若有痂皮，可用醋酸鋁溶液(Burow's solution)浸泡 3~4 次，或用溫熱的生理食鹽水浸泡後去除。
   (2) 以抗菌性藥皂或沐浴乳洗澡，穿著吸汗衣物，保持全身乾燥與清潔。指甲剪短並清理乾淨，避免搔抓。
   (3) 室內維持通風涼爽、避免潮濕。
   (4) 維持個人良好的衛生習慣，避免與他人共浴或共用衛浴用品。毛巾與衣物應與家人分開洗，並用沸水消毒。

(二) 蜂窩性組織炎

1. 病因病理：因**鏈球菌**或**葡萄球菌**感染所致，是**真皮及皮下組織的化膿性炎症**。最常侵犯臉部、頸部及腳部等處，並可經淋巴系統侵犯到周邊結締組織。
2. 臨床症狀：患部**皮膚紅腫**，但**界線不清楚**，**有觸痛感**。易併發敗血症、淋巴管炎、壞疽。
3. 治療及護理處置：
   (1) **觀察及記錄患部皮膚紅腫範圍、溫度變化及疼痛情形**。
   (2) 在血液培養及敏感試驗後，選用合適的全身性**抗生素治療 7~10 天**，如：Penicillin 或 Oxacillin。若已形成膿瘍，就必須做切開引流及清創的處理。
   (3) **鼓勵病人臥床休息**，**患肢盡可能少活動**，此外，可**冷敷**患部以減輕水腫及炎症，**不可使用烤燈或熱敷**，以避免炎症擴大。
   (4) **抬高患肢，以促進靜脈回流減輕腫脹**。
   (5) 維持規律的生活作息，避免熬夜、酗酒，以免降低免疫力。

(三) 丹　毒

1. 病因病理：由 A 群 β 型溶血性鏈球菌經由傷口引起的真皮及皮下組織急性感染，好發於幼兒、年長者或免疫力不佳者。

2. 臨床症狀：患部多為臉部與四肢，呈水腫性紅斑，界線明顯，有灼痛感，嚴重時會發生**水泡**或血泡，甚至局部表皮壞疽。

3. 治療及護理處置：以全身性抗生素治療，若對青黴素過敏者可改用紅黴素。可**冷敷**患部以減輕水腫及炎症。患處會疼痛，患肢宜休息。

(四) 單純性疱疹

1. 病因病理：由**單純性疱疹病毒**(herpes simplex virus, HSV)所致，分為第一型(HSV-I)及第二型(HSV-II)二種。HSV-I 常見於 **1~5 歲嬰幼兒**，可能經由**唾液**或食具的接觸而傳染，**多半感染臍部以上部位**；HSV-II 經由**性行為**而傳染，**多半感染生殖系統**，與**子宮頸癌**有密切相關。誘發因子包括：外傷、月經週期、緊張、**壓力**、熬夜等。

2. 臨床症狀：HSV-I **易致顏面及口部疱疹**；HSV-II **易致生殖器疱疹**。發疹前常有局部刺痛或灼熱感。且可能合併淋巴水腫及倦怠感。

3. 治療及護理處置：**連續 5 天大量以 Acyclovir (Zovirax®)治療**。HSV-I 病人需**避免擠壓患處水泡，多攝取高蛋白質飲食，常保持身心愉快，並作息正常，避免陽光照射或使用防曬油**，以降低復發機率；HSV-II 病人於罹患期間應避免與人有親密性接觸。

(五) 帶狀疱疹

1. 病因病理：俗稱皮蛇，由**帶狀水痘疱疹病毒**所致，常侵犯**單側肢體感覺神經根區**，尤其是**三叉神經**。贊克氏試驗中可見嗜酸性球。免疫力低下或不全者、何杰金氏病病人、過度疲勞者、**剛完成放射線治療**及情緒緊張者皆為高危險群。

2. 臨床症狀：發疹前病人會**出現無疹性疼痛、灼熱感，神經痛沿著神經遊走至皮膚上**，接著，出現水泡、皮疹，**呈帶狀及非對稱性分布**，常見於**胸部**。在淺層的黏膜上會發展成硬痂的皮膚和潰瘍。

3. 治療及護理處置：
   (1) 藥物治療療程自一週至一個月不等。感染初期經由**口服大量的 Acyclovir (Zovirax®)，可防止病毒擴散、減輕急性疼痛及促進癒合。使用皮質類固醇類藥物可減輕疼痛。**
   (2) **預防接觸感染**，如：**採內科無菌概念進行照護以防交互感染**、避免接觸免疫力低或未患過水痘者。
   (3) **勿擠壓水泡**，患部予以**濕冷敷**，可減輕疼痛或避免合併症的發生。

(六) 疥 瘡

1. 病因病理：因皮膚受到**蟹狀疥蟲**(*Sarcoptes scabies*)的感染所致，**寄生在皮下並產卵**，主要經由人與人之間**皮膚直接接觸**，或者是**與病人共用衣物或被單**而傳染。**好發於軍營、安養院、監獄等場所。接觸後 4 週左右會出現症狀**。疥蟎在侵入角質層後寄生於皮膚表面，導致病人不斷抓癢，致使皮膚破損，進而造成細菌感染或濕疹。

2. 臨床症狀：出現丘疹及水泡，**具嚴重搔癢感（尤其頸部以下），且夜間加劇**。好發於**皮膚皺摺處**，如：**指（趾）縫、腋下、腹股溝（鼠蹊處）**等。

3. 治療及護理處置：

(1) 確實依醫囑使用滅疥藥物，**於每日洗澡後使用**，需從頸部以下全身塗擦。

A. Crotamiton 每日使用 1 次，連續使用 2 天。

B. Benzyl Benzoate(B.B.)塗抹後，待藥液乾後再塗一次，24 小時後沖掉，每晚或隔晚使用，共 3 次。

C. γ-benzene hexachloride 塗抹後 8~12 小時沖掉，一星期後可重複治療，不需每天使用。

(2) **與病人同住者或有密切接觸者，應同時接受治療**。

(3) **每天用清水及肥皂洗澡**，以**維持個人清潔衛生**，避免傳染給他人。

(4) **病人使用的衣物、被單和毛巾，需用 60℃以上熱水消毒 10 分鐘再清洗；不能水洗的衣物、被單和毛巾，則先以烘乾機烘烤至少 5 分鐘再清洗**。

(5) **勿與他人共用床單、毛巾與梳子等物品**，以預防感染疥瘡。

(6) **接觸病人時應採接觸隔離，戴手套及穿戴隔離衣，並使用專屬血壓計**。

(7) 因病人**使用過的物品在 2 週內具有傳染力，故家具、物品（如毛毯）洗清後，需密封靜置 2 星期**。

三、非感染性疾病

(一) 牛皮癬

1. 病因病理：又稱乾癬或銀屑病，為**慢性**、**復發性**、**炎症性**皮膚病變，因表皮新陳代謝快速所致，雖不具傳染性，但無法根治。誘發因子包括：焦慮、緊張、免疫力下降。

2. 臨床症狀：**對稱性出現邊緣明顯的癢性紅斑並覆有銀白色鱗屑**，好發於**肘部、膝部及背部**。長期磨擦處或創傷處會出現脫色情形，稱為**柯納氏現象**(Koebner's phenomenon)，為白斑的誘發因素。

3. 治療及護理處置：
   (1) 於患部塗抹類固醇藥膏或角質溶解劑，或者口服抗組織胺、維生素 A 酸製劑、抗生素等。若為全身性病灶者，可進行光療法。
   (2) 維持患部清潔，需少用肥皂、勿過度洗擦，以免刺激皮膚。
   (3) 切勿搔抓皮膚，以免皮膚損傷或受到感染。

(二) 異位性皮膚炎

1. 病因病理：為慢性發疹性皮膚炎，易復發，可能病因包括：遺傳性的過敏體質（如氣喘、過敏性鼻炎）、外在環境的刺激（處於過冷或過熱環境、接觸過敏原）。此外，身體疲勞及情緒緊張亦會誘發。病人常有異位性體質、遺傳傾向及家族史，大多於嬰幼兒時期發病。

2. 臨床症狀：癢性脫屑型的乾燥紅斑、丘疹，伴隨嚴重癢感，有時甚至有分泌物或膿疱，長期搔抓會造成皮膚慢性增厚而苔癬化。好發於臉部、頸部、肘前及四肢屈側處，易併發單純性疱疹感染。約有 80~90%患者血液中 IgE 會上升。

3. 治療及護理處置：
   (1) 塗抹類固醇藥膏、口服抗組織胺製劑以止癢。少數無法以藥物控制者，可能需接受光療法或化學療法。避免搔癢及抓傷皮膚。
   (2) 使用清水清潔皮膚即可，勿用肥皂和過熱的水洗澡。此外，注重保濕，可於洗完澡後，塗擦保濕乳液。

(3) 避免外在環境的刺激，如：避免溫度變化太大、減少環境中的過敏原、穿著棉質吸汗衣物、預防皮膚感染。

四、過敏性皮膚炎

(一) 濕 疹

1. 病因病理：因內在因素（過敏體質）或外來因素（天氣變化或接觸過敏原）致使皮膚發炎。易復發，病人常因夜間發癢而影響睡眠。

2. 臨床症狀：皮膚乾燥，可見丘疹、水泡、流膿、結痂、脫屑等現象，令人發癢。此外，血中 IgE 濃度會上升。

3. 治療及護理處置：
   (1) 首用類固醇藥膏塗抹。
   (2) 去除致敏原，避免復發。
   (3) 維持環境合宜的溫度(20~24℃)與濕度(45~55%)，以避免血管擴張、血流增加，使癢感加劇。
   (4) 發癢時可冰敷或以毛巾濕敷，並避免用熱水及肥皂洗澡，防止癢感加劇。
   (5) 使用無香料的潤膚品以維持皮膚濕潤度。

(二) 蕁麻疹

1. 病因病理：俗稱風疹塊，經常是急性發作，經由**昆蟲叮咬**、日光曝曬、感染、**食品添加物**、**藥物**（如 Aspirin）等而誘發。可分為過敏性蕁麻疹及非過敏性蕁麻疹。

2. 臨床症狀：皮膚**血管擴張**、**皮膚搔癢及紅腫**，可見不規則的**癢性紅疹**或塊狀膨疹(wheal)。部分病人併有黏膜水腫，較嚴重者可見喉頭水腫及休克。

3. 治療及護理處置：
 (1) 首用**抗組織胺類藥物**(Antihistamine)**治療**。
 (2) 去除環境的致敏原，並避免接觸（如：花粉、羽毛）。
 (3) 維持皮膚清潔、保持心情愉快。

(三) 接觸性皮膚炎

1. 病因病理：因外來物的直接接觸，使皮膚受到刺激或因體質過敏所致。可分為原發刺激性接觸性皮膚炎與過敏性接觸性皮膚炎兩種。前者最常因接觸化學物質而引發非過敏性的反應；後者則因接觸過敏原而引發**延遲過敏性的反應**（屬於**第四型，與 T 細胞有關**）。
2. 臨床症狀：皮膚可見**水泡、紅色小丘疹**、紅斑或潰瘍。
3. 治療及護理處置：
 (1) 使用局部外用之皮質類固醇藥膏。**若突然停藥，皮膚炎可能會復發**。
 (2) 護理措施方面，首重預防，先找出致敏原後，避免接觸之。
 (3) 勿用肥皂清潔患部，避免造成刺激。

五、壓力性損傷（壓傷，舊名壓瘡）

1. 病理病因：皮膚表面或皮下軟組織，長時持續（2 小時以上）受壓造成皮膚及深部組織受損。常見於骨突處（如**由側臥翻成平躺時，注意踝部是否壓傷**）或醫源性設備因素（如面罩鬆緊帶壓迫耳朵）所致，潮濕、不當剪力亦是成因。
2. 危險因子：長期臥床、意識不清者。
3. 壓傷分級：
 (1) 第一期：皮膚完整但出現下壓不會反白的發紅區。
 (2) 第二期：表淺開放的潰瘍，出現水泡，傷及真皮層。

(3) **第三期**：全層皮層缺損，**傷及皮下脂肪組織，且傷口出現黏液或滲出物**。

(4) 第四期：全層皮層及組織缺損，傷及筋膜或肌肉，甚至骨頭。

(5) 無法分級：全層皮膚缺損，傷口底部被腐肉或痂皮覆蓋，無法判定受傷程度。

4. Braden 評分量表（如表 6-2），依其分數結果提供照護為：

(1) ≧16 分（低危險）：每日皮膚評估一次。

表 6-2 Braden 評分量表

項目	1 分	2 分	3 分	4 分
感覺知覺程度 (sensory perception)	完全昏迷對疼痛沒有反應	昏迷但對疼痛有反應	清醒但部分感官受損	清醒正常
潮濕程度 (moisture)	皮膚保持潮濕	皮膚經常潮濕，更換中單／床單每天≦3 次	皮膚偶爾潮濕，更換中單／床單每天 1 次	乾燥、乾淨
活動力 (activity)	臥床無法活動	受限於輪椅	偶爾可下床走動	可經常下床走動
移動力 (mobility)	完全無法自行翻身	大部分需他人協助翻身	少部分需他人協助翻身	可自行翻身
營養狀態 (nutrition)	禁食或進食清流質 5 天以上	攝取熱量每天少於 1200 卡	維持管灌可滿足大部分需求	正常飲食滿足需求量
摩擦力／剪力 (friction/shear)	有此項問題	有潛在的問題	無明顯問題	
總分				23 分

(2) **12~15 分（中等危險），每 2 小時翻身拍背一次＋皮膚評估。**

(3) ≦11 分（高危險），每 2 小時翻身拍背一次＋皮膚評估＋氣墊床使用。

5. 護理處置：定時翻身與檢查皮膚，著合宜衣物，支托身體骨突處，傷口照護。

六、皮膚癌

1. 病因病理：皮膚惡性病變，多見於頭部、臉部、頸部及手臂。

   (1) **基底細胞癌**：最常見，發生率與皮膚的黑色素量成反比。

   (2) **鱗狀細胞癌**：又稱表皮樣癌，易藉由淋巴及血循轉移，死亡率相當高。

   (3) **惡性黑色素瘤**：最易轉移、致死率高。

2. 危險因子：**常曝曬於陽光（紫外線 UVB）下、淺色肌膚**（因為皮膚中的色素層保護較少）、長期接觸致癌物質、長期暴露於含砷的物質中或飲用水含砷、慢性皮膚炎或潰瘍、光敏性疾病（色素性乾皮病、**白化症**）、嚴重燒傷後的疤痕等。

3. 臨床症狀：潰瘍性小結節、浸潤性丘疹、鱗屑、不規則的色素沉澱、腫大的黑斑等。惡性黑色素有 ABCDE 五大特徵：

   A：不對稱(asymmetry)；B：邊緣不規則(borde)；C：顏色不一致(color)；D：直徑大於 0.6 公分(diameter)；E：持續變大和改變(enlargement)。

4. 治療及護理處置：

   (1) 以外科切除術、冷凍手術、電凝固法或刮除術、放射線療法、化學療法(Fluorouracil®, 5-FU)治療。

(2) 盡可能**減少陽光曝曬的時間**，尤其是**上午 10 點至下午 2 點**的時段。務必做好防曬措施（**陰天也需要防曬**），如：撐傘、戴帽、塗抹防曬乳液(SPF>15)。**長時間暴露於強烈陽光時，應重新再塗抹防曬乳液。曬傷時可用冷水浸泡消褪**。

(3) **教導每日檢查皮膚及觀察病灶，若出現潰瘍、滲液、痛癢、病灶變大或發生色素沉著時，則需就醫。病灶處避免加壓**。

6-5 乳癌之照護

1. 病因病理：因惡性腫瘤入侵，破壞乳房正常組織所致，會擴散到其他地方。高危險群包括：有家族史者（**約 5~10%乳癌與遺傳有關**）、**母親**或姐妹**罹患乳癌者**、**初經年齡較早者**、**停經年齡較晚者**、35 歲以後才生頭胎者、**偏好吃高脂肪食物者**、肥胖者、長期服用女性荷爾蒙者、曾頻繁患乳房良性腫瘤病及乳房纖維囊腫病史者等。

2. 臨床症狀：乳癌初期往往無症狀，而且觸摸不到。之後，乳房皮膚可見紅腫、潰瘍、**橘皮樣病變及硬塊（於外上方 1/4 處最常見**，初期時可移動）、**乳頭凹陷或缺乏彈性**、**擠壓乳頭時可見分泌物**、**兩邊乳頭高低不一**、**無痛硬塊**、**腋下腫塊**及腋下淋巴結腫大。

3. 診斷性檢查：乳房視診及觸診、**乳房 X 光攝影**（目前早期偵測最有效的工具）、乳房超音波檢查、電腦斷層掃描攝影(CT)、**切片檢查**、細針抽吸的細胞學檢查、實驗室檢查（癌胚胎抗原(CEA)＞3.0 ng/mL）、乳房自我檢查(BSE)、**骨骼掃描**。

(1) 乳房自我檢查(BSE)：20 歲以上女性可在經期過後 1 週內進行；停經婦女可於每個月固定一天進行。檢查時採雙手高舉過頭部的姿勢，用指腹以旋轉觸壓方式，仔細檢查乳房的每一個部位。需注意的是，BSE **無法檢測到所有的腫瘤**。若發現硬塊，即前往就醫，醫師建議做組織切片，此為診斷性手術。

(2) **骨骼掃描：檢查進行時維持平臥姿勢；有病變的骨頭會吸收較多的放射線同位素；**藉此證實乳癌是否轉移至脊椎。

4. 乳癌的分期：乳癌分期的主要目的在確立治療方式的選擇，評估預後及比較不同治療方式的結果。目前乳癌的分期是依據腫瘤大小(T)、腋下淋巴腺轉移與否(N)、遠處是否轉移(M)等 TNM 系統來分（表 6-3）。

表 6-3 乳癌的分期

分期		TNM			特徵
0 期		T_{is}	N_0	M_0	即原位癌，癌細胞仍在乳腺管基底層或乳小葉內
I 期	I A 期	T_1	N_0	M_0	腫瘤小於 2 公分以下的浸潤癌且腋下淋巴結無癌轉移
	I B 期	T_{0-1}	N_{1mi}	M_0	
II 期	II A 期	T_{0-1}	N_1	M_0	**腫瘤在 2~5 公分**之間的浸潤癌；或腫瘤小於 2 公分但有少於 3 顆的腋下淋巴結癌轉移
		T_2	N_0	M_0	
	II B 期	T_2	N_1	M_0	
		T_3	N_0	M_0	
III 期	III A 期	T_{0-3}	N_2	M_0	局部廣泛性乳癌：(1)腫瘤大於 5 公分且腋下淋巴結有癌轉移；(2)有胸壁或皮膚的浸潤乳癌；(3)**同側鎖骨下**、內乳**淋巴結**或鎖骨上淋巴結轉移；(4)腋下淋巴結 4 顆以上有轉移
		T_3	N_1	M_0	
	III B 期	T_4	N_{0-2}	M_0	
	III C 期	Any T	N_3	M_0	
IV 期		Any T	Any N	M_1	轉移性乳癌，已有遠處器官轉移（如肝、肺、骨）等。**胸椎是最常受到侵犯**，其次是腰椎，較少侵犯至頸椎

註：原位癌(T_{is})、淋巴結顯微轉移(N_{1mi})

5. 治療及護理處置：

(1) 手術治療：

A. 手術方式：分為單純性全乳房切除術、根除性乳房切除術、改良型乳房根除術(modified radical mastectomy, MRM)及乳房保留手術（表 6-4）。

表 6-4 乳癌外科手術治療的方式

手術名稱	手術內容
根除性乳房切除術	切除全部乳房（包括乳暈旁皮膚）、腋下淋巴結及左右兩側胸肌
改良型乳房根除術	切除患側**全部的乳房組織及腋下淋巴結，保留胸大肌、乳頭及皮膚（作為義乳手術之用），保留大部分肩關節運動功能。術後患側肢體發生淋巴水腫的機會低**，是目前最常使用
乳房保留手術	摘除腫塊及腋下淋巴結

B. 術前護理指導：

- 進行身體檢查與評估、皮膚準備並教導及練習術後的各種復健運動，如患側手臂運動（**手部爬牆運動**）。**需長期防護患肢淋巴水腫**。
- 為降低病人的術前焦慮，可與之溝通並**鼓勵表達即將失去乳房的失落感**。
- **討論義乳及胸罩的使用方法。**

C. 術後護理指導：

- 監測生命徵象，防止病人發生休克或出血之危險。病人清醒後，依醫囑給予止痛藥，鼓勵深呼吸及咳嗽，以促進肺擴張。
- 鼓勵並協助早期下床，患肢手臂需給予支托。

- **手術後 24 小時**，即可以開始作復健運動，如**手指屈曲、握拳運動和腕部伸展運動**。**第 2 天**可以開始使用患側手臂吃飯、梳頭、盥洗，**拔除引流管後**，需開始並持續進行患側手臂運動（**肩輪運動、拉繩運動、擺手運動、推牆運動、手部爬牆運動**）。建議最初**每日至少做 3 次，每次約 20 分鐘左右**，循序漸進增加次數，通常需持續至少一年。
- 術後傷口的引流管自腋下接至抽吸裝置，需密注意引流液的性狀。待傷口癒合後可以潤膚油按摩。
- 為預防術後引起之**淋巴引流受阻、手臂淋巴水腫**或是感染問題，因此患側需避免曬傷及抓傷，並且**勿在患側進行任何治療活動**，如**注射、抽血（以免淋巴引流受阻）、量血壓**；避免穿戴過緊之衣服與飾物或是以患肢拖拉物品、提重物，也不要在患側背掛手提袋；**臥床時，用枕頭將肩部與患臂墊高，使手腕比手肘高，手肘比肩膀高**。
- 教導義乳的購買原則及使用方法。

(2) 放射線治療：於外科手術後進行，作為輔助療法。需教導病人的皮膚照顧為**以溫水輕拍清潔，保持乾淨**。

(3) 藥物治療：

A. 荷爾蒙治療

- 目的在減少動情素的產生，阻止動情素對乳癌細胞的作用。
- Tamoxifen®：為目前最常用的口服雄性素藥物，結構與動情素類似，會相互競爭動情素接受器，**可以動情激素受體的含量來決定此項治療，動情激素受體陽性且其含量越高者，此項治療更具療效，如停經後婦女比停經前婦女的治療效果好。常見倦怠、皮膚癢、噁心嘔吐、臉部潮紅、陰道出血**及分泌物增加之副作用。**為轉移性乳癌的第一線用藥，療程為 2~5 年**。

B. trastuzumab (Herceptin®)：是一種利用基因工程技術所製備的單源抗體，其作用機轉可能是 Herceptin®與 *p185HER2* 結合，抑制腫瘤基因或者活化吞噬細胞而將癌細胞毒殺。此藥用於治療致癌基因(HER-2/neu oncogene)高表現型，且經一種（或以上）之化學療法治療失敗之轉移性乳癌患者。高表現型乳癌之外尚包括肺癌、大腸癌、卵巢癌等。Herceptin®無口服藥劑型，**只有注射劑型**。副作用包括**心肌病變**、輸注反應及肺毒性、輕微的噁心、嘔吐或骨頭疼痛。

(4) 腹直肌皮瓣組織移植術：為自體組織重建乳房的手術。術後護理措施包括：抬高床頭 30 度，並觀察是否有呼吸合併症；若有噁心、嘔吐不適時，可給予止吐劑；重建乳房若出現斑紋及溫度降低，應通知醫師；提醒病人約 2 週或拆線後再做手臂抬高過肩膀動作。

6-6 燒傷之照護

一、燒傷概念

1. 定義：身體因熱力而造成的傷害。**敗血症**與**吸入性損傷**為燒傷病人的常見死因。
2. 影響燒傷嚴重度的因素：
   (1) 燒傷的種類：分為**熱水燙傷**、**火焰燒傷**、電燒傷、化學性灼傷、接觸性灼傷、**吸入性灼傷**、摩擦性灼傷等。
   (2) 年齡：一般而言，病人為 2 歲以下或者是 60 歲以上者，其死亡率較高。
   (3) 燒傷的面積：以**總體表面積**(TBSA)之百分率來表示，若達20%以上，即可危及性命。常用**九分法則**(rule of nines)來計算：頭部、單側手臂各占 9%，前胸、背部、單側下肢各占 18%，會陰部占 1%。

(4) 燒傷的部位：上半身燒傷，或者是波及頭部、頸部及胸部燒傷的死亡率較高，且易造成吸入性損傷。

(5) 燒傷深度的分類（表 6-5）。

(6) 伴隨的傷害：燒傷的同時若併有其他的傷害，會加重其嚴重度。

(7) 過去病史：罹患呼吸系統、心血管系統、腎臟或慢性疾病，或代謝、神經系統功能不良，皆會加重嚴重度（表 6-6）。

3. 燒傷進程：低血容積期（休克期，始於燒傷發生的 48 小時內）→利尿期（始於燒傷發生的 48~72 小時）→恢復期（始於燒傷後 5 天）。

(1) 低血容積期（休克期）：

A. 由於巨細胞釋出血管活性物質(組織胺)，導致**血管擴張、微血管通透性增加**，造成血液濃縮與血液容積下降。而白蛋白經血管流失，鈉離子和水分因而移位到組織間隙（**組織間液增加**）。**病人心輸出量減少、中心靜脈壓降低、脈搏淺快、全身性水腫**。

B. 紅血球破壞導致溶血，鉀離子移位到細胞外（**高血鉀**），**應密切監測鉀離子，以避免高血鉀影響心臟功能及危及生命**。

C. **組織破壞釋出大量肌球蛋白，引起急性腎小管壞死**。損傷微血管中的血漿移向組織，腎血流因而減少，造成腎絲球過濾率(GFR)下降，廢物無法排除，**造成代謝性酸中毒**、血中尿素氮(BUN)增加、**少尿或無尿及尿比重增加**、急性腎衰竭。**必須補充水分來防止永久性的腎損傷**。

D. **呼吸道燒傷、低血容性休克→呼吸衰竭**。

表 6-5 燒傷深度的分類

燒傷分類	舉 例	皮膚受損程度	臨床表徵	傷口癒合過程
一度燒傷	曬傷、熱水燙傷	**表皮**	皮膚**發紅**、**有觸痛感，受壓後會變蒼白**，不會產生水泡	1 週內脫皮，**可自行癒合**
淺二度燒傷（淺真皮燒傷）	爆炸、開水燙傷	**表皮、真皮乳頭層**	表皮閃亮呈粉紅色，可見**腫脹**、**起水泡**、傷口滲液，**劇烈疼痛**	依靠四周表皮移動和皮膚附屬物的癒合能力促進癒合，一般於 3 週內可自癒
深二度燒傷（深真皮燒傷）	火焰燒傷（酒精、汽油）	**表皮、真皮網狀層**	**皮膚呈灰白色有水泡**、傷口較乾、**較不痛**、**汗腺及毛囊完整**	3 週內**不能自癒**，自癒後留下的疤痕會影響功能，因此**需植皮**
三度燒傷（全層皮燒傷）	化學性灼傷、電燒傷	**表皮、真皮、皮下脂肪組織**	**皮膚乾燥**且呈臘白或**焦黑色，似皮革樣；有水腫現象，但無疼痛感**、無水泡；**受壓後無法變白**	依靠四周表皮移動和傷口收縮促進癒合。為防止傷口感染，宜盡早切除患部並**植皮**
四度燒傷（全層皮燒傷）	高壓電燒傷	**全層皮膚**、皮下組織、**肌肉**、**骨骼**	皮下脂肪、肌肉、神經、骨骼等組織壞死，但**無疼痛感**，呈焦炭狀	皮瓣補植治療、電療等，部分需截肢

註：電燒傷傷者可於其皮膚外觀看見**電流入口及出口**，為重度燒傷，**可能造成骨骼、肌肉的損傷。交流電會延長電流損害組織的時間，所以傷害往往比直流電嚴重。**

表 6-6 燒傷嚴重度的等級

輕度燒傷	中度燒傷	重度燒傷
1. 二度燒傷面積 < 15%TBSA 2. 三度燒傷面積 < 2%TBSA 3. 燒傷部位未波及到頭、頸、手、足、會陰部 4. 無外傷或疾病	1. **二度燒傷面積 15~25%TBSA** 2. **三度燒傷面積 2~10%TBSA** 3. 燒傷部位未波及到頭、頸、手、足、會陰部 4. 無合併症、無外傷或疾病	1. 病人年齡為 2 歲以下或是 60 歲以上 2. **二度燒傷面積 > 25%TBSA** 3. **三度燒傷面積 > 10%TBSA** 4. 合併外傷（電燒傷、化學性灼傷、吸入性損傷、骨折）或疾病（代謝或神經系統功能不良）

註：依病人的年齡、燒傷面積、部位及深度作為嚴重度之等級劃分。

E. 重度燒傷病人在燒傷後 8 小時內，常出現**低血鈉、高血鉀**之徵象。

(2) 利尿期：

A. 組織水分移至血管內，造成體液容積增加、**血鈉下降**，同時因液體進入血管，故血球濃度稀釋、**血比容(Hct)下降**。

B. 因壓力反應使體內分泌留鹽激素，促使 K^+過度釋出。加上 K^+移回細胞內，致使**血鉀下降**。

C. 血量增加，腎血流亦隨之增加，使得**尿量增加**、尿比重下降。

D. **因組織缺氧引起乳酸堆積、燒傷組織釋放酸性物質，以及局部用藥 Sulfamylon 的副作用，導致代謝性酸中毒**。

E. 由於血循負荷過重，造成**肺水腫**。

(3) 恢復期：血鈉、血鉀、血鈣下降。此外，因交感神經興奮而釋出兒茶酚胺，新陳代謝增加，使得胺基酸轉化成葡萄糖及氮素增加，導致蛋白質耗損、傷口癒合延遲、**負氮平衡**。

4. 燒傷的緊急處置：

(1) 現場處置：

A. 排除熱原並與之隔絕。

B. **確立呼吸道的通暢性**。若出現危及呼吸道的徵候，應插入氣管內管。

C. 移去燒灼衣物，防止吸入性損傷。但黏於傷處之衣物不可強行去除，以免造成皮膚受損，使之受到感染。

D. 除下傷處附近的飾品和緊身衣物，以使血循通暢。

E. **持續用冷水沖洗傷處**約 20 分鐘（**如化學性灼傷**），以減輕疼痛、腫脹及降低傷害。如傷處出現水泡，保持其完整性，以防止傷口發炎。

F. 評估並處理急性創傷。

G. **以消毒、清潔及無絨毛的潮濕布料或床單覆蓋傷處以避免水分喪失、感染及減輕疼痛**；其他部位以乾性溫暖的覆蓋物覆之，以防止熱喪失。

H. 大面積燒傷的病人因其腸蠕動緩慢，因此勿由口攝入任何物質，以防止吸入嘔吐物。

I. 盡速送往鄰近醫院診治。

(2) 急診室初步處置：

A. **確立呼吸道的通暢性**。

B. **進行呼吸道阻塞及吸入性損傷之評估**，如：哮鳴、囉音、**口鼻燒傷、鼻毛燒焦**、咳出碳灰、**呼吸困難**等。吸入性損傷影響呼吸，**需做緊急插管、給予高濃度氧氣**，並利用蒸氣吸入及配合深呼吸咳嗽方式或姿位引流、背部扣擊等，以移除氣道內皮殘骸。

C. 若有部分焦痂，**可先浸生理食鹽水**。若胸廓前後有環狀燒傷時，應實施**焦痂切開術**，以利胸廓活動；或是**當環狀肢體因燒傷焦痂限制血液循環時，亦須做焦痂切開術，以避免組織**

缺血造成壞死。若焦痂切開術後仍無法改善組織灌流時，**可進一步執行筋膜切開術**。

D. **建立靜脈輸液管路以補充體液**。輸液前先抽血檢查血中蛋白質、電解質、血紅素、血比容，了解體液流失情形；輸液後，插入中心靜脈壓(CVP)或肺微血管楔壓(PCWP)導管以監測體液量。

E. 若病人出現嘔吐、腹脹或燒傷面積超過 25%時，應插入鼻胃管以清除胃內容物，防止吸入性肺炎發生，並作為液體供給之途徑；插入留置導尿管以監測**尿量**及尿比重，了解腎功能是否良好。

F. 評估傷處並治療之。

G. 止痛療法：因燒傷使體液外滲，造成**水腫**，使得肌肉注射止痛劑無法被吸收，故經由**靜脈注射鴉片類止痛劑，如每 5 分鐘靜脈注射** Morphine 4 mg。需注意是否出現呼吸抑制之副作用。

H. 注射破傷風疫苗以預防感染。

二、治療及護理處置

(一) 維持呼吸道通暢及氣體交換功能

1. 注意病人是否出現**呼吸道阻塞**或**吸入性損傷**之徵候，如：口鼻燒傷、鼻毛燒焦、咳出碳灰、呼吸困難等。

2. 若病人有臉部、頸部或胸部燒傷時，需插入氣管內管以防止呼吸窘迫的發生。

3. 視病況給氧，並密切觀察動脈血液氣體分析的數值變化。必要時以人工呼吸器協助病人換氣。

4. 鼓勵病人深呼吸及咳嗽，或依醫囑予以蒸氣吸入、姿位引流、支氣管擴張劑或抽痰，以利肺擴張，去除呼吸道分泌物。

(二) 建立有效血液循環量並維持體液電解質的平衡

1. 燒傷急性期的主要任務在**維持體液容積平衡**，體液容積呈現平衡狀態為：**意識清晰、脈搏＜110 次／分、收縮壓 90~110 mmHg、CVP：5~12 cmH$_2$O**、PCWP：4~12 mmHg、血鈉及血鉀濃度在正常範圍、**尿量 30~50 mL/hr**、尿比重 1.010~1.030。
2. 輸液治療：給予液體補充時，需以病人的**體表燒傷範圍與體重**作為考量。一般以**中心靜脈壓值、尿量、尿比重**作為評估病人是否有足夠的輸液量，以**尿量**(30~50 mL/hr)作為最佳指標。
   (1) 燒傷病人易因體液大量流失而休克，故需於 **24 小時內**予以靜脈輸液補充，輸液量為**第一個 8 小時**輸注**總量的 1/2，第二個及第三個 8 小時**各輸注**總量的 1/4**。
   (2) 第一個 24 小時：主要在補充水分與電解質，最佳選擇為**乳酸林格氏液**(Lactated Ringer's solution, LR)。輸液公式詳見表 6-7。
   (3) 第二個 24 小時：以 D5W 維持足夠尿量(30~50 mL/hr)，輸予蛋白膠質溶液（新鮮冷凍血漿或白蛋白輸液）以維持血漿中的白蛋白濃度高於 3 gm/dL。
   (4) 後續的體液治療：燒傷後的第 3~5 天為利尿期，要減少輸液量以減輕心臟負荷。
   (5) 記錄攝入及排出量，並監測電解質濃度的變化，尤其是血鈉濃度是否過低。
   (6) 每日監測體溫、血壓、脈搏及體重的變化，並觀察末梢膚色及溫度，觀察病人是否出現體溫過低的情形。
3. **抬高患肢**並休息，以**促進靜脈血液回流**及減輕腫脹。

表 6-7 輸液公式

公式	第一個 24 小時	第二個 24 小時
帕克蘭公式 (Parkland formula)	LR：4 mL/kg/%TBSA	1. 膠質溶液：700~2,000 mL 2. D_5W：維持足夠尿量
伊文斯公式 (Evans formula)	1. 膠質溶液：1 mL/kg/%TBSA 2. N/S：1 mL/kg/%TBSA 3. 5%葡萄糖溶液(D_5W)：2,000 mL	1. 膠質溶液：0.5 mL/kg/%TBSA 2. LR：0.5 mL/kg/%TBSA 3. D_5W：1,500~2,000 mL
布魯克公式 (Brooke formula)	1. **膠質溶液：0.5 mL/kg/%TBSA** 2. LR：1.5 mL/kg/%TBSA 3. D_5W：2,000 mL	1. 膠質溶液：0.25 mL/kg/%TBSA 2. LR：0.75 mL/kg/%TBSA 3. D_5W：2,000 mL
修正後的布魯克公式 (modified Brooke formula)	LR：2 mL/kg/%TBSA	1. 膠質溶液：0.3~0.5 mL/kg/%TBSA 2. D_5W：維持足夠尿量
巴克斯特公式 (Baxter formula)	LR：4 mL/kg/%TBSA	同上

註：公式僅供參考，臨床上仍需依病人的輸液反應作調整。

(三) 處理傷口以控制感染

1. 正確的傷口處理步驟：

   (1) **傷口清潔：以大量 N/S 沖洗傷口**，減少傷處細菌量，並藉此評估傷口性質。

(2) **清創**：以外科清創術、酵素清創法或自體溶解擴創法來**移除無法自行脫落或感染的壞死組織，預防細菌在焦痂內繁殖，促進傷口癒合**。

(3) 創造良好的癒合環境：依傷口癒合階段**使用功能性敷料覆蓋傷口，促進其癒合**。

2. 傷口處理方法：

(1) 開放式處置(open method)：將傷口暴露於外，使其迅速乾燥，形成硬痂。應用於軀幹、**顏面**、頸部及**會陰**之燒傷。其注意事項包括：

A. 適時以烤燈維持病人體溫，避免發生畏寒情形。

B. 由於難以維持適當姿勢，故運用電動床或外固定支架協助翻身。

C. **嚴格執行外科無菌技術**：凡與病人接觸之物品一律予以消毒；進行傷口護理前需戴無菌手套。

D. 嚴格執行**保護性隔離措施**，減低感染的可能性，並適度給予病人知覺刺激。

E. 維持合宜的溫度(22~26℃)：溫度過低易致體熱散失而發生寒顫；溫度過高易使細菌孳生。

F. 維持合宜的濕度(40~50%)：濕度過低易致痂皮乾裂而引發疼痛；濕度過高易使痂皮軟化而提早剝落。

G. 若傷口發生粘連，可先以 N/S 濕潤後，再予以分離。

(2) 密閉性處置(close method)：傷口以數層敷料覆蓋包紮，並定期拆開敷料進行換藥。應用於**四肢燒傷**、大而深的電燒傷傷口、植皮後之固定，可**防止傷口二次感染、水分及體熱過度散失**。其注意事項包括：

A. 步驟：清潔傷口→塗抹藥物→覆以紗布及棉墊（吸收滲液）→以彈性繃帶自遠心端至近心端包紮（加壓）後，抬高肢體，以促進血液回流及減輕腫脹。

B. 包紮時需維持各關節於功能性位置，並注意敷料是否有與皮膚接觸面隔開，以防止粘連。

C. 包紮後每 3~4 小時觀察肢體血循（評估顏色、溫度、活動度及感覺），以及是否出現感染徵象，如：發燒、脈搏速率。

D. 換藥前半小時可給予止痛劑，以減輕換藥時的不適。若發現敷料已潮濕應立即予以更換。同時觀察是否出現感染徵象，如：傷口滲液顏色是否改變、有否異味或疼痛加劇等。

E. 若傷口發生粘連，可先以 N/S 濕潤後，再予以分離。

(3) 視病況依醫囑給予局部抑菌劑（表 6-8）。

(4) **水療法**：以溫水**清潔傷口**，促進癒合；並**去除傷口上的壞死組織及藥劑、減少菌落，降低感染**的機會，且可**軟化焦痂，利於關節活動**。但**易導致鈉離子的流失、體熱散失、疼痛及交互感染**。其注意事項包括：

A. **水療前必須清洗水療池**，以防止交互感染。

B. **水療前 20~30 分鐘由靜脈注射止痛劑**，以減輕水療時的疼痛感。

C. **室溫宜維持 26.6~29.4℃，水溫維持在 36~38℃或與體溫相近**，可避免過冷或過熱刺激所引起的疼痛不適。

D. 水療時，協助病人以紗布去除局部藥劑、傷口滲液及痂皮，並**鼓勵執行肢體關節活動**。

E. 水療時間**每次 20~30 分鐘**，若超過 30 分鐘可能會造成**血鈉過低、體熱散失或代謝壓力**。

F. **水池中每公升加入 0.85 公克的食鹽，以補充流失的電解質；水療後應補充液體的流失**，防止電解質失衡及體熱散失。

(5) 傷口覆蓋－**生物性敷料**（暫時性植皮）：**適用於無汙染的二度燒傷傷口，能減輕傷口疼痛感**、減少傷口細菌孳生、**預防傷口二次感染**、促進上皮細胞生成（表 6-9）。

表 6-8 局部抑菌劑簡介

藥物	說明
Mefenide (Sulfamylon®)	· 為磺胺類水溶性藥膏，**對焦痂的穿透力強** · **塗擦後 30 分鐘內會引發疼痛**，因此使用時需注射止痛劑 · 由於此藥會因抑制碳酸脫水酶對腎小管的作用，影響腎小管的緩衝機轉，導致**代謝性酸中毒** · 有些病人會對磺胺製劑過敏，需注意是否出現**過敏反應、紅疹，或脈搏或呼吸加速**之情形。因此需注意病人的呼吸速率與動脈血氧分析值
Silver sulfadiazine (Silvadene®)	· **廣效性磺胺類藥物** · **不會造成酸鹼與電解質不平衡之副作用**，但會**抑制顆粒性白血球的生成，需觀察有無白血球數目減少** · 有些病人會過敏而產生皮膚搔癢或起紅疹
硝酸銀 (Silver nitrate, $AgNO_3$)	· 通常需要混合硝酸鈰(Cerium nitrate)或磺胺嘧啶鈉(Sodium sulfadiazine)以增加穿透力 · 屬於低滲液，可能**造成低血鈉及低血鉀的情形**，故需監測其血中濃度並適當補充之 · 硝酸銀會將焦痂染色為藍紫色，故會影響傷口深度的判斷
10%**優碘** (Povidone iodine)	· 不會對傷口造成刺激，且可透氣 · 可能延遲傷口上皮化，影響傷口癒合
Gentamicin Sulfate	· **適用於臉部傷口** · **治療期間應密切監測腎功能變化**

表 6-9 生物性敷料簡介

類別	說明
異種移植	・以**豬皮**最為常用 ・**每 3 天更換一次**，若滲液過多則需每天更換。**更換傷口上的豬皮時，通常會有劇烈疼痛** ・**豬皮覆蓋傷口可以防止體液電解質流失、減輕傷口疼痛** ・注意是否出現感染徵象
同種移植	・使用人體皮膚（取自活體或死後不久的遺體） ・適於擴創術後的傷口肉芽組織之保護，或是自體移植前的準備 ・移植後，注意覆蓋區是否出現滲液，並觀察病人是否有感染徵象及排斥反應 ・每 3~7 天更換一次
合成敷料	・有雙層及多層敷料 ・敷料內層注重其附著性及彈性；敷料外層注重其耐久性
人體羊膜	・作為暫時性肉芽組織之用，以待自體移植 ・移植時，需使羊膜與肉芽組織緊貼，且不可有氣泡或皺摺存於其間 ・每 1~2 天更換一次，可用 N/S 維持羊膜的濕潤度，預防因乾燥而脫落

(6) 植皮手術：**燒傷的深度和面積是決定植皮的主要因素**。取人類自體或異體皮膚移植至傷口處，以加速其癒合及預防攣縮。倘若受皮區（植皮區）的血液及養分有良好供應，可提高手術成功率。

A. 移植方法：

- 分層皮層移植(split-thickness skin grafts, STSG)：最為常用，取皮區多為頸部、鎖骨下方、胸腹部、背部等，分為薄皮層、厚皮層兩種。前者取皮 0.25~0.30 mm，**含有表皮及一部分真皮，取下的皮膚可延展成網狀**，植皮區易有攣縮情形，且對外傷抵抗力差；後者取皮 0.40~0.45 mm，含有表皮及大部分真皮，對外傷抵抗力佳。

- 全皮層移植(full-thickness skin grafts, FTSG)：**屬於永久性植皮**，取皮（多取自鎖骨上方、肘窩、腹股溝）0.8~1.0 mm，含有表皮及真皮，**植皮區不易攣縮，美容整形效果佳，適用於臉部傷口**及易受壓處。**取皮區約需 7~10 天才會癒合**，補皮後仍有毛髮生長。
- 蒂狀移植(pedicle grafts)：其程序為切開供皮區的皮膚後，扭轉之並縫合於植皮區，待其新建循環完成後，再切斷保留端。

B. 護理措施：術前照護包括予病人高熱量、高蛋白飲食，以提供供皮區的營養，並維持其健康。此外，使植皮區的感染降至最低。術後照護包括：

- **植皮區術後 3~7 天內**，皆可利用石膏夾板或**彈性敷料來加壓固定**傷處，**防止移植物移動，以及預防傷口產生肥厚性結痂**。
- 依無菌技術清潔傷口及更換敷料。需觀察**植皮區的膚色、皮膚狀態及滲液性狀，注意是否有出血、感染或壞死**情形。
- **勿搓揉及摩擦植皮區，並避免受到日照。**
- **供皮區術後至少要壓迫 4~6 小時**，防止發生出血情形。
- 觀察供皮區的傷口癒合情形，注意是否有感染情形。
- **供皮區癒合後，可使用乳液軟化**，並減少搔癢。

(四) 緩解疼痛，促進舒適

1. 抬高患肢以減輕腫痛不適並注意保暖。
2. 以放鬆技巧或是轉移病人注意力等方法來止痛。
3. **傷口進行治療前或換藥前 30 分鐘由靜脈注射止痛劑**，以減輕疼痛感。

(五) 增加營養攝取，促進傷口癒合

1. 鼓勵病人採少量多餐的進食方式，並攝取高蛋白及高熱量飲食，以增加抵抗力及促進傷口癒合。
2. 一般燒傷病人的一日所需熱量計算為：**（25 大卡×體重）+（40 大卡×燒傷體表面積(%)）**。
3. 鼓勵病人攝取足量的維生素 B_1、C、鋅、鐵，以促進傷口癒合。
4. 維持舒適的用餐環境，並讓病人有充分的時間進食。
5. 教導病人於兩餐之間進食高熱量點心，如：蛋糕、果汁等。
6. 二度和三度燒傷病人在復原期的營養，最重要的是：**限制熱量的攝取以減少身體的工作負荷**。

(六) 預防腸胃道併發症的出現

1. 評估病人是否有腹脹、噁心、嘔吐等組織灌流不足之症狀。
2. **大範圍燒傷面積病人常在燒傷後 72 小時出現壓力性潰瘍**。可依醫囑給予 **H_2 受體阻斷劑類藥物**如 Tagamet，**以預防壓力性潰瘍**，緩解腸胃不適。
3. 插入鼻胃管減壓引流，避免發生迴腸麻痺。需監測引流液的性狀，若出現血色或咖啡樣物質，表示併發壓力性潰瘍(Curing's ulcer)。
4. 鼓勵病人經常翻身，以恢復腸蠕動，減少脹氣不適。

(七) 預防腔室（隙）症候群的出現

主要發生在四肢，當燒傷組織釋出發炎物質，使得血管擴張及血液再灌流，導致壓力上升，形成「**腔室（隙）症候群**」(compartment syndrome)，**常發生於環形燒傷**。需盡快切開皮膚及筋膜進行減壓手術，否則可能壞死需截肢。

(八) 恢復正常體溫，避免體熱過度散失

1. 定時監測病人的體溫變化。
2. 維持室溫於 22~26℃：室溫過高→血管擴張→水分蒸發增加→體液流失增加；室溫過低→發生寒顫→能量消耗增加。
3. 使用被蓋或毛毯，並適時用烤燈保暖。
4. 使用生物性敷料以減低傷處過多的體熱散失。

(九) 預防或減輕肢體攣縮、恢復最佳的身體活動能力

1. 若無特殊限制，鼓勵病人盡早下床活動。
2. 進行水療時，教導病人執行肢體關節運動。
3. **患肢每天至少執行 4 次主動或被動全關節活動**(range of motion, ROM)。
4. 正確擺位以維持各關節之功能性位置，減少肢體攣縮。如：**使頸部、手部及大腿伸直，肩部與髖部呈外展姿，肘部與膝部呈伸展姿，踝部則呈背曲姿**。亦可以固定板維持其功能性位置，因此需密切觀察固定板的皮膚狀態，如：皮膚有否破損或出現水泡的情形。
5. 為減低傷處及植皮區瘢痕組織之生成，病人於受傷後 1~4 個月，傷口無腫脹情形後，開始穿著彈性衣，越早使用效果越好，且**需持續穿著**，唯有洗澡及傷口護理時方可脫下，每次脫掉不要超過 30 分鐘。需穿至疤痕完全成熟時才可停止。

(十) 居家照護

1. **每天評估傷口狀況並換藥，有感染症狀則需就醫**。
2. **已癒合傷口可塗抹乳液等潤膚劑，避免乾燥**。
3. **持續執行肢體復健運動，避免肢體攣縮**。
4. **疤痕可藉由按摩使其柔軟、平坦**。

(十一) 給予心理支持

1. 增加病人對燒傷的認識並降低其焦慮感。
2. 鼓勵病人說出對身體外觀改變的感受及認知。
3. 尊重並接受病人於身體外觀改變後出現的否認情緒，以降低其心理傷害程度。
4. 鼓勵病人表達失落的感受，以協助度過正常的哀傷過程。
5. 會診社工人員，以協助病人解決出院後進入職場及工作調適之問題。

QUESTION 題庫練習

1. 肢體燒傷病人治療性姿勢的敘述，下列何者錯誤？(A)手臂外展90~110度　(B)髖部伸展　(C)膝蓋屈曲　(D)手肘伸展。

 解析 頸部、手部及大腿伸直；肩部與髖部呈外展；肘部與膝部伸展，踝部呈背曲姿。（104專高一）

2. 針對皮膚上的痣，臨床上可依據ABCDE規則來判定是否需要進行預防性切除手術，下列何者不屬於ABCDE規則？(A)邊緣不規則　(B)形狀不對稱　(C)持續變大　(D)生長型態。（104專高二）

3. 有關疥瘡病人之護理措施，下列何者錯誤？(A)病人的衣服、床單需用60°C以上的熱水，浸泡消毒10分鐘　(B)照護病人時，一定要戴口罩和手套，才能預防被感染　(C)與病人有密切接觸者，需要一併治療　(D)病人使用的床墊必須密封靜置2星期。

 解析 採接觸性隔離，接觸病人時需穿隔離衣及戴手套。（104專高二）

4. 有關燒傷嚴重度的分類，下列何者錯誤？(A)合併吸入性損傷者，屬於中度燒傷　(B)成人2~10%體表面積的三度燒傷者，屬於中度燒傷　(C)有臉部或會陰部的二度到三度燒傷者，屬於重度燒傷　(D)電擊傷者屬於重度燒傷。（104專高二）

 解析 合併吸入性損傷者，屬於重度燒傷。

5. 有關帶狀疱疹的敘述，下列何者錯誤？(A)病毒潛伏於中樞神經的脊髓神經節內，在抵抗力弱時發作　(B)引發的紅疹和水疱多出現在身體的雙側且為帶狀分布　(C)常發生於胸部及臉部，常引起劇痛　(D)高危險群包括老年人和免疫低下者。（104專高二）

 解析 紅疹和水疱多呈現帶狀、非對稱性分布。

6. 有關植皮手術後傷口的照護，下列何者錯誤？(A)受皮部位須在手術隔天換藥，評估傷口癒合情形　(B)受皮部位術後需抬高，避免腫脹　(C)供皮傷口可適當的加壓，減少出血情形　(D)供皮傷口癒合後，可塗抹乳液減少搔癢。（104專高二）

解答：　1.C　2.D　3.B　4.A　5.B　6.A

解析 受皮部位3~7天內使用彈繃加壓固定，避免移植物移動，並預防傷口產生肥厚性結痂。

7. 燒傷後心臟血管系統之變化，下列何者錯誤？(A)血管壁滲透性增加，形成局部水泡及水腫 (B)燒傷面積超過15~20%，數小時內會發生全身水腫 (C)組織受傷後早期會有低血容積情形 (D)組織受傷後早期會出現血鉀過低。 (104專高二)

解析 組織受傷後早期會因紅血球破壞導致溶血，出現高血鉀。

8. 有關皮膚惡性腫瘤的敘述，下列何者錯誤？(A)皮膚惡性腫瘤的診斷，主要是依據活體組織切片的方式 (B)基底細胞癌和鱗狀上皮細胞癌的共同危險因子是陽光過度曝曬 (C)皮膚惡性腫瘤中，以基底細胞癌最常見，致死率也最高 (D)惡性黑色素瘤是黑色素細胞異常生長所引起，轉移性高。 (105專高一)

解析 皮膚惡性腫瘤中，以基底細胞癌最常見，但致死率較低。

9. 有關預防燒傷後肢體攣縮之護理措施，下列何者錯誤？(A)肢體擺放需維持功能性位置 (B)執行主動或被動性關節運動 (C)鼓勵早期下床，執行日常生活活動 (D)白天穿著彈性衣，晚上脫除休息。 (105專高一)

解析 彈性衣須持續穿著，唯有洗澡及傷口護理方可脫下，每次脫下不可超過30分鐘。

10. 陳小姐左上肢、左下肢正面及軀幹正面有二度到三度燒傷，依據九分法則評估其燒傷面積，下列何者正確？(A)18% (B)27% (C)30% (D)36%。 (105專高一)

解析 左上肢正面4.5%、左下肢正面9%各及軀幹正面18%，共36%。

11. 有關乳癌病人行改良式乳房根除術之敘述，下列何者正確？(A)肩關節運動可改善淋巴水腫 (B)手術切除胸大肌，但保留神經 (C)淋巴水腫發生在術後1個月 (D)術後3天就要開始作肩部全關節運動。 (105專高二)

解答： 7.D 8.C 9.D 10.D 11.A

解析 (B)手術切除乳房組織及腋下淋巴結，但保留胸大肌；(C)術後就會有淋巴水腫的問題；(D)術後2~3週才能開始作肩部全關節運動。

12. 有關乳癌高危險群的敘述，下列何者錯誤？(A)母親或姊妹罹患過乳癌者　(B)高脂肪飲食習慣者　(C)初經越早或停經越晚者　(D)生產次數越多者。　(105專高二)

解析 生產次數較少者。

13. 王先生有55%燒傷面積傷口，換藥時感到劇烈疼痛，疼痛指數為10分。下列疼痛處置何者最適宜？(A)口服止痛液體懸浮液　(B)肌肉注射 Demerol　(C)靜脈滴注 Morphine　(D)皮下注射 Demerol。　(105專高二)

14. 有關左下肢燒傷病人預防關節攣縮之護理措施，下列何者正確？(A)髖關節常做屈曲、內收姿勢　(B)使用膝蓋副木　(C)肩膀全關節運動　(D)仰臥時膝蓋伸展，膝下置枕頭支托。　(105專高二)

15. 有關帶狀疱疹病人臨床表徵之敘述，下列何者錯誤？(A)沿著皮節長出小水疱　(B)全身皮膚紅疹　(C)神經痛　(D)淋巴腺腫。　(105專高二)

解析 疹子會呈帶狀非對稱的分布，常見於胸部。

16. 有關病人右上肢燒傷，傷口呈現灰白色、無彈性以及有大面積水泡之傷口嚴重度及復原時間，下列敘述何者正確？(A)一度燒傷，傷口約3~5天可自行癒合　(B)淺二度部分皮層燒傷，傷口需約1週可自行癒合　(C)深二度燒傷，傷口癒合需約3~4週時間　(D)三度燒傷，傷口無法自行癒合，需要皮膚移植。　(105專高二)

解析 (A)一度燒傷，約7天內可自行癒合；(B)淺二度部分皮層燒傷，傷口需約3週可自行癒合；(D)三度燒傷，傷口需靠傷口收縮促進癒合，為避免感染，應清創並植皮。

17. 有關過敏性疾病之處置，下列何者錯誤？(A)避免接觸過敏原　(B)可使用抗組織胺緩解症狀　(C)可使用類固醇緩解症狀　(D)可定期注射IgE抗體減輕過敏反應。　(105專高二)

解答： 12.D　13.C　14.B　15.B　16.C　17.D

解析 過敏會使血中IgE濃度上升，注射IgE抗體無法減輕過敏反應。

18. 乳房腫瘤3 cm，侵犯至同側腋下淋巴結，但無遠處轉移，依據TNM分期，下列何者正確？(A)第I期 (B)第II期 (C)第III期 (D)第IV期。 (106專高一)

19. 有關乳癌之敘述，下列何者錯誤？(A)偏好高脂肪食物者罹患率較高 (B)乳癌腫塊最常發現於乳房外上方1/4處 (C)乳癌病人的癌胚抗原(CEA)值為介於1.0~3.0 ng/mL (D)乳癌細胞通常會侵犯淋巴系統。 (106專高一)

解析 (C)乳癌病人的癌胚抗原(CEA)濃度會上升，CEA值＞3.0 ng/mL。

20. 有關三度燒傷傷口的處置，下列何者錯誤？(A)可用水療來除去壞死組織、減少菌落，避免感染 (B)可用生物敷料長期覆蓋傷口，保護皮膚並減輕疼痛感，不需要進行植皮手術 (C)無法自行脫落或感染的壞死組織，可用擴創術來移除 (D)當環狀肢體因燒傷焦痂限制血液循環時，則須做焦痂切開術，避免組織缺血造成壞死。 (106專高一)

21. 有關自體皮膚移植病人的護理措施，下列何者錯誤？(A)評估植皮區是否有出血，以防移植皮膚無法成功黏合 (B)植皮區皮膚3~7天要保持固定不動 (C)手術後供皮區要以壓迫性敷料加壓72小時 (D)供皮區癒合後可使用乳液軟化此區。 (106專高一)

解析 (C)供皮區可採開放護理，不需包紮，或是可覆蓋敷料保護傷口，不需加壓。

22. 有關燒傷病人利尿期出現代謝性酸中毒之原因，下列何者錯誤？(A)乳酸堆積 (B)組織釋放酸性物質 (C)重碳酸鹽增加 (D)局部用藥Sulfamylon副作用。 (106專高一)

解答： 18.B/C 19.C 20.B 21.C 22.C

23. 預防疥瘡再發及傳染他人的護理指導，下列何者錯誤？(A)使用的衣物、被單和毛巾，需用60℃以上熱水消毒5分鐘再清洗 (B)不能水洗的衣物、被單和毛巾，則先以烘乾機烘烤至少5分鐘再清洗 (C)勿與他人共用床單、毛巾與梳子等物品 (D)伴侶與其親近者需同時接受治療。 （106專高一）

解析 (A)需用60℃以上熱水消毒10分鐘再清洗。

24. 有關乳癌病人荷爾蒙治療之敘述，下列何者錯誤？(A)治療副作用有倦怠、皮膚癢、噁心嘔吐等 (B)停經後婦女比停經前婦女的治療效果好 (C) Tamoxifen是轉移性乳癌第一線用藥，一般療程為5年 (D)體內動情素受體和黃體素受體含量越低，治療反應越好。 （106專高二）

解析 體內動情素受體含量越高，治療反應越好。

25. 有關嚴重燒傷病人急性期的疼痛處置，下列何者最適當？(A) morphine 4 mg IV every 5 minutes (B) morphine 10 mg IM q4H (C) meperidine 50 mg PO q4H (D) fentanyl citrate (Duragesic) 75 mcg patch q3D。 （106專高二）

26. 有關疥瘡病人照護方式之敘述，下列何者錯誤？(A)感染病人的所有家人必須一併接受治療 (B)照護時應採接觸隔離，戴手套及穿戴隔離衣 (C)病人衣物應用熱水煮沸10分鐘，不可使用烘乾機烘烤 (D)病人使用過的家具、物品洗清後密封靜置2星期。

解析 病人衣物應用熱水煮沸10分鐘再清洗，洗後可用熨斗或烘衣機增強效果。 （106專高二）

27. 有關燒傷傷口臨床表徵的敘述，下列何者正確？(A)表淺部分皮層燒傷部位會有水泡形成，中重度疼痛 (B)四度燒傷傷口呈現乾燥、焦黑、中重度疼痛 (C)深二度燒傷傷口皮膚呈現粉紅色、紅腫、劇烈疼痛 (D)三度燒傷傷口皮膚乾燥、受壓不會變蒼白、皮革狀焦痂。 （106專高二）

解析 (A)不會有水泡形成；(B)四度燒傷傷口不會感到疼痛；(C)較不感覺疼痛。

解答： 23.A 24.D 25.A 26.C 27.D

28. 有關預防疥瘡交叉感染的護理措施，下列何者錯誤？(A)洗手，使用殺蝨劑清洗頭皮，並清除可見的塵蟎　(B)隔離病人使用過的床單，直到不具傳染性　(C)使用過的衣物及床單應煮沸後清洗　(D)避免與他人共用衣物、毛巾與床單。 (106專高二補)

29. 下列哪位燒傷病人最容易發生腔室症候群？(A)25歲右上肢有環形燒傷(circumferential burns)病人　(B)7歲左右耳燒傷病人　(C)55歲頸部電燒傷病人　(D)15歲右足化學燒傷病人。

解析 因環形燒傷的皮膚彈性會變差，當肢體腫脹會導致腔內壓升高，而造成腔室症候群。 (106專高二補)

30. 有關下肢蜂窩性組織炎患處之護理措施，下列何者正確？(A)使用冷敷　(B)使用烤燈　(C)雙氧水消毒　(D)酒精消毒。

解析 (B)不可使用烤燈，以避免炎症擴大；(C)、(D)需以抗生素來治療。 (106專高二補)

31. 有關燒傷病人植皮後的出院護理指導，下列何者正確？(A)燒傷疤痕不可按摩　(B)燒傷部位避免直接陽光照射　(C)已癒合傷口不可以塗抹乳液　(D)多臥床休息，燒傷部位予以制動。

(106專高二補)

32. 有關乳癌手術後復健運動之敘述，下列何者正確？(A)在引流管拔除前，不能做復健運動，以免牽扯傷口　(B)術後2天後可執行手肘以下的關節運動　(C)術後4~7天才可執行刷牙、洗臉之一般日常活動　(D)術後1週可游泳。 (107專高一)

33. 王先生25歲燒傷入院，全身有20%的部分皮層燒傷，燒傷部位位於雙下肢，其燒傷嚴重度，下列何者正確？(A)輕度燒傷　(B)中度燒傷　(C)嚴重燒傷　(D)大面積燒傷。 (107專高一)

34. 有關燒傷病人植皮前後之護理措施，下列何者錯誤？(A)植皮後應密切監測傷口滲液的性質以及有無出血　(B)供皮區在取皮後應壓迫4~6小時，以減少滲血　(C)供皮區在癒合後，可使用乳液減少搔癢　(D)傷口應多接觸日照，以利維生素D形成。

解析 (D)應避免日曬，以預防黑色素沉澱。 (107專高一)

解答： 28.A　29.A　30.A　31.B　32.B　33.B　34.D

35. 有關單純性疱疹之敘述，下列何者錯誤？(A)是由水痘病毒感染所引起的　(B)第一型主要侵犯臉部和口腔，第二型多感染於會陰部　(C)可透過接觸傳染　(D)感染痊癒後會潛伏於神經根節，可能再度復發。 (107專高一)

解析 (A)感染單純性疱疹病毒(herpes simplex virus, HSV)。

36. 有關疥瘡的敘述，下列何者錯誤？(A)會經由皮膚、衣物等直接接觸而感染　(B)好發於手指間、手肘、腋下或腹股溝等皺褶處　(C)接觸疥蟲後4週才會出現症狀　(D)疥蟲離開人體後3週才會死亡。 (107專高二)

解析 (D)疥蟲離開人體後約2~4天後即會死亡。

37. 有關不同燒傷深度的傷口癒合情形之敘述，下列何者錯誤？(A)一度燒傷的傷口，可自行癒合，不會有疤痕　(B)二度燒傷的傷口，可自行癒合，不會有疤痕　(C)三度燒傷的傷口，不會自行癒合，需要皮膚移植　(D)四度燒傷的傷口，不會自行癒合，需要皮膚或皮瓣移植。 (107專高二)

解析 深二度燒傷（深真皮燒傷）不能自行癒合，會有疤痕。

38. 有關大面積重度燒傷初期（48小時內）對於腎臟系統的影響，下列何者錯誤？(A)組織破壞釋出大量肌球蛋白，引起急性腎小管壞死　(B)腎絲球過濾率增加，引起急性腎衰竭　(C)少尿、尿比重增加　(D)必須補充水分來防止永久性的腎損傷。 (107專高二)

解析 (B)造成腎絲球過濾率下降，廢物無法排除，引起急性腎衰竭。

39. 有關評估火場中病人是否有吸入性灼傷之敘述，下列何者錯誤？(A)當病人臉部燒傷時，就要懷疑有吸入性灼傷　(B)當病人出現呼吸窘迫、呼吸困難時，要立即插管維持呼吸道通暢　(C)當病人出現意識不清、頭痛、噁心嘔吐時，要懷疑一氧化碳中毒　(D)當病人離開火場時無呼吸異常情形，表示沒有吸入性灼傷。

(107專高二)

解答：　35.A　36.D　37.B　38.B　39.D

40. 有關燒傷病人達到體液復甦目標之指標，下列何者正確？(A)血比容(Hematocrit) 60% (B)脈搏130次／分 (C)尿比重1.035 (D)尿量每小時50毫升。 (108專高一)

41. 有關蜂窩性組織炎的敘述，下列何者正確？(A)患部可見大片界線分明的紅斑與水疱 (B)冷敷患部以減輕水腫與炎症反應 (C)常見綠膿桿菌引起的傷口感染 (D)鼓勵患肢運動，以減輕水腫。 (108專高一)

解析 (A)皮膚紅腫，但界線不清楚；(C)常見鏈球菌或葡萄球菌引起的傷口感染；(D)患肢盡可能少活動。

42. 有關燒傷病人接受自體移植後出院之護理指導，下列何者錯誤？(A)鼓勵全範圍關節運動 (B)鼓勵植皮部位多曬太陽，以促進黑色素形成 (C)燒傷部位穿著壓力衣並使用潤膚乳液 (D)燒傷部位可使用副木等支持物以避免關節攣縮。 (108專高一)

解析 (B)植皮部位在6個月至1年內應避免日曬，以防色素沉著皮膚變黑。

43. 有關乳癌轉移壓迫脊髓最常見之部位，下列何者正確？(A)頸椎 (B)胸椎 (C)腰椎 (D)薦椎。 (108專高二)

解析 胸椎是最常受到侵犯，其次是腰椎，較少侵犯至頸椎。

44. 有關燒傷病人給予靜脈滴注「H_2受體阻斷劑」類藥物（如tagamet）之目的，下列何者正確？(A)刺激腸蠕動 (B)預防低血容積 (C)預防壓力性潰瘍 (D)預防腎損傷。 (108專高二)

45. 有關燒傷水療法之敘述，下列何者錯誤？(A)水療池的水溫通常維持在26.6~29.4℃ (B)水療池中可加入Beta-iodine，以抑制細菌生長 (C)水療池中可加入食鹽，以補充流失的體液 (D)水療法可以降低感染以及減少瘢痕形成。 (108專高二)

解析 水溫維持在36~38℃或與體溫相近。

解答： 40.D 41.B 42.B 43.B 44.C 45.A

46. 王先生從火災現場被救出，評估發現其鼻毛燒焦、聲音嘶啞、喘鳴聲、碳粒痰、呼吸有燒焦味，下列何者為王先生最可能的診斷？(A)一氧化碳中毒 (B)電燒傷 (C)吸入性灼傷 (D)化學性灼傷 。 （108專高二）

47. 有關焦痂切開術的敘述，下列何者正確？(A)適用於環形燒傷(circumferential burns)，切開時無需麻醉 (B)適用於輻射性燒傷(radiation burns)，切開時需要麻醉 (C)為了減壓而切開傷口，故切開後的傷口不宜包紮 (D)若焦痂切開術後仍無法改善組織灌流時，可進一步執行筋膜切開術。 （108專高二）

48. 有關燒傷病人的緊急處理措施5步驟之敘述，下列何者錯誤？(A)沖：以流動的冷水沖患部 (B)脫：用剪刀移除衣物，若衣物與傷口沾黏，勿強行脫除 (C)泡：將患部泡在冰水中降溫，將餘熱去除減輕疼痛感 (D)蓋：以乾淨的衣物、毛毯、紗布等覆蓋，保存體溫且避免汙染傷口。 （108專高二）

解析 將患部泡在冷水中。

49. 有關大面積重度燒傷初期（48小時內），對於心臟血管系統造成的影響，下列何者錯誤？(A)中心靜脈壓升高 (B)心輸出量減少 (C)全身性水腫 (D)脈搏淺快。 （109專高一）

解析 燒傷初期血容量不足，會造成中心靜脈壓降低。

50. 有關足癬的敘述，下列何者錯誤？(A)為黴菌感染 (B)多因穿不透氣鞋襪而引起 (C)急性期出現紅斑 (D)可於趾間灑上滑石粉維持乾燥。 （109專高一）

解析 急性期出現丘疹、水疱。

51. 有關化學性灼傷的處置，下列何者錯誤？(A)立即去除身上的化學物質 (B)可將化學藥劑的中和劑塗抹在皮膚接觸部位 (C)以大量流動的水沖洗接觸部位至少 20 分鐘 (D)眼睛灼傷時，須用生理食鹽水或清水沖洗。 （109專高一）

解答： 46.C 47.D 48.C 49.A 50.C 51.B

52. 乳癌病人接受化學治療效果不佳，病人主訴：「我希望能活到女兒結婚有個依靠，我就可以放心離開，就讓我活到哪時候吧！」請問病人是處於Kubler-Ross心理反應的哪一階段？(A)否認期 (B)磋商期 (C)憤怒期 (D)接受期。 (109專高一)

解析 磋商期病人有強烈求生慾望，會出現獻承諾、定期限的心態。

53. 有關皮膚系統附屬物之敘述，下列何者錯誤？(A)指甲持續生長，每天約長0.1 mm (B)毛髮結構貫穿表皮、真皮及皮下組織 (C)頂漿汗腺與毛囊相通，常分布於腋下、乳頭及肚臍周圍 (D)外泌汗腺以手掌、腳底板分布最多，其分泌液會產生體臭。 (109專高二)

54. 有關使用Braden scale評估壓傷危險因子和處置之敘述，下列何者正確？(A)滿分為24分，分數越高表示皮膚風險越大 (B) 13分代表中等危險，需每2小時翻身及評估皮膚 (C)依據摩擦力和剪力程度決定是否需使用氣墊床 (D)壓傷危險分級是依據三大層面總和分數做判定。 (109專高二)

55. 針對右髖關節嚴重燒傷病人，為維持其關節最大功能之姿位，下列何者正確？(A)髖關節維持屈曲30度 (B)髖關節屈曲0度，仰臥腿伸展 (C)膝關節屈曲30度 (D)大腿內收。 (109專高二)

56. 成年病人燒傷面積：軀幹正面皮膚發紅且有大片水泡、右上肢前面皮膚呈現灰白色以及有水泡。依九的法則計算其燒傷總體表面積，下列何者正確？(A) 18% (B) 22.5% (C) 27% (D) 40.5%。 (109專高二)

解析 軀幹正面(18%)＋右上肢前面(4.5%)＝22.5%。

57. 協助昏迷病人由側臥翻成平躺時，須注意下列哪一個部位是否有壓傷形成？(A)枕骨 (B)尾椎骨 (C)足跟 (D)踝部。 (110專高一)

解答： 52.B 53.D 54.B 55.B 56.B 57.D

58. 有關預防乳癌病人術後淋巴水腫的照護，下列敘述何者正確？(A)術後第二天才可以操作手指屈曲和腕部伸展運動 (B)爬牆和轉繩運動在有引流管時，就要開始做 (C)側臥時，健臂在上，枕頭夾於腋下到臀部，並將手墊高 (D)臥床時，用枕頭將肩部與患臂墊高，使手腕比手肘高，手肘比肩膀高。 (110專高一)

59. 下列皮膚病灶何者是原發性皮膚病變？(A)潰瘍(Ulcer)：皮膚受損傷及真皮或皮下組織 (B)糜爛(Erosion)：表皮層流失，傷口潮濕界線分明的凹陷 (C)抓痕(Excoriation)：表皮表面線狀、深度不一的小缺損 (D)膨疹(Wheal)：皮膚腫起有明顯界線但外觀呈不規則狀。 (110專高一)

60. 有關化學物質燒傷導致皮下組織損傷的處置，下列何者錯誤？(A)休克期應預防低血鈉及代謝性酸中毒 (B)利尿期應預防低血鉀及代謝性酸中毒 (C)在燒傷現場應先沖洗再送醫 (D)恢復期應預防急性腎衰竭。 (110專高一)

61. 有關燒傷病人居家照護的護理指導，下列何者錯誤？(A)每天評估傷口狀況並換藥，有感染症狀需就醫 (B)已癒合傷口可塗抹乳液等潤膚劑，避免乾燥 (C)避免按摩疤痕，減少疤痕增生 (D)持續執行肢體復健運動，避免肢體攣縮。 (110專高一)

解析 按摩可使疤痕柔軟平坦，配合壓力治療可以減緩疤痕產生。

62. 有關乳癌的敘述，下列何者錯誤？(A)約 5~10%乳癌與遺傳有關 (B)多數乳癌腫塊會有疼痛感 (C)乳房自我檢查不能檢測到所有的腫瘤 (D)最常發生部位為乳房外上四分之一。 (110專高一)

解析 多數乳癌患者腫塊為無痛性。

63. 下列何者不是皮膚過敏試驗？(A)貼布試驗(patch test) (B)皮內試驗(intradermal test) (C)盤尼西林試驗(penicillin test) (D)伍氏螢光檢查(wood's light test)。 (110專高二)

解析 (D)當皮膚受到某些菌類感染時（如感染皮癬菌、皮屑芽孢菌），用伍氏燈照射病灶處可見，可以看到特殊的螢光。

解答： 58.D 59.D 60.D 61.C 62.B 63.D

64. 有關傷口敷料的敘述，下列何者正確？(A)親水性敷料可以吸收傷口分泌物，不易使細菌滋生 (B)含銀敷料不適用於感染性傷口 (C)藻膠敷料不適用於滲液過多的傷口 (D)傳統敷料不易使組織浸潤引發細胞感染和壞死。 (110專高二)

65. 有關蜂窩性組織炎病人的護理措施，下列何者錯誤？(A)抬高患肢，以促進靜脈回流減輕腫脹 (B)觀察及記錄患部皮膚紅腫範圍、溫度變化及疼痛情形 (C)患部無傷口時，可以用熱敷來減輕炎症反應，緩解疼痛 (D)鼓勵病人臥床休息，且病灶處須制動，以防止感染擴散。 (110專高二)

解析 (C)不可熱敷，使用冰敷減輕炎症反應，緩解疼痛。

66. 有關燒傷病人敷料應用的敘述，下列何者錯誤？(A) 1% Silver Sulfadiazine不會造成酸鹼與電解質不平衡 (B) 0.5% Silver Nitrate會造成高血鈉，應密切監測電解質 (C) Gentamycin Sulfate適用於臉部傷口，應密切監測腎功能變化 (D)使用1% Silver Sulfadiazine應觀察有無白血球數目減少。 (110專高二)

解析 (B) 0.5% Silver Nitrate可能造成低血鈉及低血鉀的情形。

67. 有關乳癌症狀與疾病分期之敘述，下列何者正確？(A)好發部位在乳房的內上1/4處 (B) $T_2N_1M_0$屬於癌症分期的第三期 (C)最常見的症狀為疼痛性腫塊 (D)乳頭下腫塊會造成乳頭回縮或高低不一。 (111專高一)

68. 有關決定膚色的黑色素細胞主要分布在下列哪一層？(A)顆粒層 (B)棘狀層 (C)基底層 (D)網狀層。 (111專高一)

69. 有關感染疥瘡(Scabies)引起皮膚疾病之敘述，下列何者錯誤？(A)人體接觸疥蟲後2週左右會出現症狀 (B)疥蟲感染者所使用的床單，在2週內具有傳染力 (C)劇癢症狀好發在頸部以下 (D)衣物用具加熱煮沸可以殺死疥蟲。 (111專高一)

解析 (A)接觸後4週會出現症狀。

解答： 64.A 65.C 66.B 67.D 68.C 69.A

70. 有關燒傷深度的敘述，下列何者錯誤？(A)一度燒傷是指表皮受到損害，會有疼痛感 (B)二度燒傷是指真皮層受到損傷，會有劇烈疼痛 (C)三度燒傷是指全皮層的損傷，會有劇烈疼痛 (D)四度燒傷是指全皮層、肌肉和骨骼的損傷，沒有疼痛感。

解析 (C)三度燒傷無疼痛感。 (111專高一)

71. 18歲女大生因玩煙火，導致左手有部分燒痂到急診求診，對燒傷部位的立即護理處置，下列何者正確？(A)將左手浸生理食鹽水中 (B)抬高左手減輕水腫 (C)局部用藥減輕感染 (D)手術切開水泡和清創。 (111專高二)

72. 皮膚表皮破皮並看得到皮下脂肪組織，且傷口出現黏液或滲出物，可能為第幾期壓傷？(A)第一期 (B)第二期 (C)第三期 (D)無法分期。 (111專高二)

解析 壓傷分期：第一期：皮膚完整但出現下壓不會反白的發紅區；第二期：出現水泡，傷及真皮層；第三期：深及皮下脂肪組織；第四期：深及筋膜或肌肉，甚至骨頭。

73. 有關皮膚惡性腫瘤病人的護理措施，下列何者錯誤？(A)病灶處需要適當的加壓，以減少疼痛 (B)教導每日檢查皮膚，觀察病灶及其變化 (C)儘量減少曝曬於陽光下，並須執行適當的防曬措施 (D)告知身上的痣若出現潰瘍、滲液、痛癢時，則需就醫。 (111專高二)

74. 有關燒傷的病生理變化，下列何者錯誤？(A)燒傷48小時內，應密切監測鉀離子，以避免高血鉀影響心臟功能及危及生命 (B)燒傷初期病人會出現少尿、尿液濃縮及尿比重增加 (C)大範圍燒傷面積病人常在燒傷後72小時出現壓力性潰瘍 (D)在燒傷後48~72小時，病人會出現血比容升高、血鈉上升以及尿量減少。

(111專高二)

解答： 70.C 71.A 72.C 73.A 74.D

解析 燒傷後48~72小時為利尿期，組織水分移至血管內，造成體液容積增加、血鈉下降；因液體進入血管，故血球濃度稀釋、血比容(Hct)下降。又因壓力反應使體內分泌留鹽激素，促使鉀過度釋出，加上鉀移回細胞內，致使血鉀下降；而血量增加，腎血流亦隨之增加，使得尿量增加、尿比重下降。

75. 護理之家發生火災，許多住民吸入性灼傷，下列緊急處置，何者正確？(A)維持呼吸道通暢並由面罩給100%的氧氣吸入 (B)發生呼吸窘迫時不適合進行插管 (C)安排病人採平躺側臥 (D)建立由口鼻腔進入的液體輸液通道。 (112專高一)

76. 周女士，52歲，本身有高血壓及乳癌家族史，有抽菸，在一次回診時表示自己年紀越來越大，很擔心會跟媽媽一樣罹癌，下列建議何者錯誤？(A)不用過度擔心，若自覺乳房有異狀再做乳房攝影 (B)鼓勵戒菸、轉介戒菸門診 (C)將運動融入生活，可以走樓梯代替搭電梯等 (D)適度日曬，促進維生素D合成。 (112專高一)

解析 有乳癌家族史者為乳癌高危險群，應定期接受乳房攝影檢查。

77. 王同學騎機車不慎與汽車擦撞引發機車起火，右小腿外側有15公分×7.5公分的皮膚受損，診斷為深二度燒傷。下列臨床表徵何者正確？(1)皮膚變紅無水泡 (2)皮膚呈灰白色有水泡 (3)劇烈疼痛感 (4)汗腺及毛囊完整 (5)表皮及真皮層受損。(A)(1)(3)(4) (B)(1)(4)(5) (C)(2)(3)(5) (D)(2)(4)(5)。 (112專高一)

解析 深二度燒傷會傷及表皮和真皮網狀層，會起水泡，但傷口較乾，較不痛。

78. 有關皮膚癌的預防或處置，下列敘述何者錯誤？(A)長時間暴露陽光下，無需重複塗抹SPF15以上的防曬乳液 (B)陰天也要採取防曬措施 (C)皮膚病灶變大或發生色素沉著現象應立即就醫 (D)造成曬傷時可以用冷水浸泡消褪。 (112專高一)

解析 長時間暴露於陽光時，應重新塗抹SPF15以上之防曬乳液。

解答： 75.A 76.A 77.D 78.A

79. 有關膠帶等黏性產品使用之敘述，下列何者正確？(A)移除膠帶時，應垂直、快速才不會痛太久 (B)膠帶造成皮膚的損傷好發在嬰幼兒和水腫病人 (C)移除膠帶時需支撐邊緣皮膚，以180度逆毛方向移除 (D)使用膠帶前，可以在皮膚上塗抹優碘以增加黏性。 (112專高一)

解析 應與皮膚呈180度，一手穩住皮膚，順毛方向緩慢移除膠帶。

80. 有關原發性皮膚病變之敘述，下列何者正確？(A)結節是由皮膚隆起的堅實性病變，直徑小於1 公分 (B)丘疹為皮膚表面硬塊，侷限於皮下不會有皮膚隆起，直徑大於1 公分 (C)玫瑰疹為一種暫時性、急性、侷限性及無特定大小的表皮浮腫和微血管擴張情形 (D)紫斑是皮膚組織內出血所致的紫紅色斑塊，壓下不會變色。 (112專高二)

81. 有關牛皮癬之敘述，下列何者正確？(A)間接性發作，夏天出現冬天消失 (B)好發部位為頭皮、手肘伸側及膝蓋呈不對稱分布 (C)皮膚由邊緣明顯的紅斑轉變成易脫落的銀灰色鱗屑 (D)在病灶表皮的角質層出現微小膿瘍稱為柯納氏現象(Koebner's phenomenon)。 (112專高二)

解析 (A)為慢性、復發性、炎症性皮膚病變；(B)對稱性出現邊緣明顯的癢性紅斑並覆有銀白色鱗屑，好發於肘部、膝部及背部；(D)柯納氏現象(Koebner's phenomenon)常發生在長期磨擦處或創傷處，該部位會出現脫色情形，為白斑的誘發因素。

82. 有關電燒傷所造成的身體損傷，下列敘述何者正確？(A)身體所造成的損傷只有在電流入口及出口處 (B)交流電造成的傷害較直流電嚴重 (C)對電流阻力越大的組織越不易造成損傷 (D)骨骼的電流阻力小於血管。 (112專高二)

解析 交流電會延長電流損害組織的時間，所以傷害往往比直流電嚴重。

解答： 79.B 80.D 81.C 82.B

83. 熱燒傷病人進行水療法時之護理措施，下列何者最適宜？(A)水溫調配維持32~34℃，以減少傷口疼痛 (B)水池中加入beta-iodine 30~50 ppm，以抑制細菌生長 (C)水池中每公升加入0.85公克的食鹽，以補充流失的電解質 (D)水療時間每次以一小時為宜，使痂皮鬆脫。 (112專高二)

84. 針對接受trastuzumab (Herceptin®)治療的癌症病人之護理，下列何者正確？(1)靜脈滴注給藥 (2)空腹口服給藥 (3)監測丘疹、手足症候群 (4)監測心臟功能(A)(1)(3) (B)(1)(4) (C)(2)(3) (D)(2)(4)。 (113專高一)

解析 Herceptin無口服藥劑型，只有注射劑型。需注意是否有心肌病變、輸注反應及肺毒性。

85. 葉女士手部遭魚刺刺傷，出現局部發紅、化膿的炎症反應，診斷為蜂窩性組織炎，下列護理措施何者正確？(A)給予周邊靜脈輸液及全身性抗生素連續7~10天 (B)依照內科無菌原則施行冷水浸泡以減輕炎症反應 (C)教導減少攝取液體以避免患處水腫 (D)患肢低於胸部以降低病菌回流至軀幹。 (113專高一)

解析 若有開放性傷口需進行冷水浸泡，應採外科無菌方式進行。不需減少液體攝取，並應抬高患肢，以促進靜脈回流減輕腫脹。

86. 有關氣爆引發四度熱燒傷的健康問題，下列何者較不常發生？(A)體溫過低 (B)體液容積缺失 (C)急性疼痛 (D)潛在危險性感染。 (113專高一)

解析 四度熱燒傷時神經組織已壞死，所以不會有疼痛感。

解答： 83.C 84.B 85.A 86.C

87. 有關疥瘡的治療，下列敘述何者正確？(A)為避免因接觸而傳染給他人，抗疥蟲藥物最好於白天使用　(B)成人病人使用crotamiton (Eurax®)滅疥乳膏時，可一日數次塗抹於頭、臉、全身，尤其皮膚皺褶處　(C) Benzyl Benzoate (B.B.)塗抹後，待藥液乾後再塗一次，24小時後沖掉，每晚或隔晚使用，共3次　(D) γ-benzene hexachloride (Lindane)具有神經毒性，塗抹後8~12小時沖掉，每天使用一次。 **(113專高一)**

解析 (A)抗疥蟲藥物於每日洗澡後使用；(B) crotamiton每日使用1次，連續使用2天；(D) γ -benzene hexachloride塗抹後8~12小時沖掉，一星期後可重複治療，不需每天使用。

解答： 87.C

骨骼、肌肉及關節疾病病人的護理

出題率：♥♥♡

解剖生理概念

護理評估

常見醫療及護理處置
- 物理療法
- 輔助性用具
- 制動處置－石膏
- 復位處置－牽引
- 全髖關節置換術
- 全膝關節置換術

常見疾病治療及護理處置
- 代謝性骨疾病
- 骨髓炎
- 骨腫瘤
- 骨性關節炎
- 脊椎側彎
- 下背痛
- 骨骼肌肉創傷

Medical-Surgical Nursing

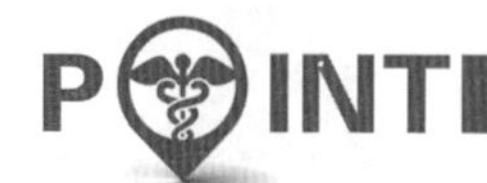

重點彙整

7-1 解剖生理概念

1. 骨骼系統：人體**共有 206 塊**骨骼，具有**支持**、**保護**、**運動**、**儲存及製造血球（紅骨髓）**之作用。依骨間空隙及其分布情形可分為緻密骨（由**哈氏系統**組成，大部分骨幹的構成元素）和海綿骨（由**骨小樑**組成）。
2. 關節：依活動度分為不動關節、微動關節、可動關節；依關節腔有無及骨骼間之結締組織分為纖維關節、軟骨關節、滑液關節。
3. 肌肉：具有運動、維持姿勢、產熱（以維持體溫恆定）之作用，可分為骨骼肌（屬於隨意肌）、心肌、平滑肌（又稱內臟肌）。肌肉收縮型式有：(1)等張收縮，是指肌肉收縮時，**肌肉長度變短**，但張力不變；(2)等長收縮，是指肌肉收縮時，肌肉長度不變，但**張力增加**。**是維持肌力最有效之方法**。

7-2 護理評估

一、健康史收集

病人主訴（皮膚發紅、**腫脹**、**疼痛**、**關節僵硬**）、**年齡及性別**（如中年女性較易發生骨質疏鬆症）、現在病史、過去病史、家族病史（如：**痛風**、**風濕性關節炎**、脊椎關節性病變（**僵直性脊椎炎**）等）、飲食狀況（鈣質、蛋白質、維生素 D 的攝取）。

二、護理評估

1. 評估姿勢與步態、關節活動情形、肌肉的大小、張力及其強度（表 7-1）。

表 7-1 肌肉強度的評量級別

級 別	說 明
5	正常(normal)：可執行全關節運動，且**能完全對抗**檢查者所施予的**阻力**
4	良好(good)：可執行全關節運動，但**無法完全對抗**檢查者所施予的**阻力**
3	稍好(fair)：可執行全關節運動，但**無法對抗**檢查者所施予的**阻力**
2	**不良**(poor)：**在無重力因素影響下**，可完成全關節活動，如**採協助性主動運動**
1	差(trace)：可感覺到肌肉收縮，但**無肌肉活動**
0	零(zero)：**無肌肉收縮現象**

2. 詢問病人是否有因疼痛、關節僵硬或動作不協調而活動受限。
3. **膝半月板檢查：**
   (1) **麥默雷氏試驗**(McMurray's test)**：**檢測**膝關節**有無軟組織突出。病人採坐姿，檢查人員一手固定膝關節，一手握住腳踝旋轉並慢慢伸直膝蓋。
   (2) 阿普利氏檢查(Apley's test)：病人俯臥膝彎曲呈 90 度，檢查人員握其足底內外旋轉。
4. **檢測膝蓋液體積存：膨出徵象**(Bulge sign)。
5. **前後十字韌帶穩定度：**
   (1) **前後拉檢查**(anterior and posterior drawer test)：病人平躺膝彎曲 90 度，檢查人員前後移動病人小腿膝下。

(2) **拉克曼檢查**(Lachman test)：病人平躺膝彎曲 20~30 度，檢查人員一手放脛骨後一手放大腿上，將脛骨與股骨前後拉動。

6. 評估髖關節有無攣縮：
   (1) 湯瑪斯測試(Thomas test)：若伸直的下肢離開床面，表示有髖關節攣縮。

三、診斷性檢查

包括 X 光檢查（**屈膝時→屈曲相及斜面相**）、電腦斷層攝影(CT)、超音波檢查、骨密度測量、活體組織切片（常自**髂骨**嵴或**胸骨**進行）、脊髓攝影術、肌電圖、核磁共振顯像(MRI)（**曾行人工關節置換術者不可做 MRI**）。

1. **關節攝影術**：檢查前需評估病人是否會對局部麻醉劑、顯影劑或碘劑過敏；檢查後需密切觀察病人有否出現感染徵候。若見腫脹，可冰敷或用彈性繃帶以減輕不適。**告知病人 12 小時內需避免費力運動**。
2. **關節腔鏡檢查：可在門診執行**。首先**注入 N/S 至關節腔內**以擴大之，**放入關節內視鏡**直接觀察關節內部構造及其病變。同時，**可採集病灶組織切片**作檢查，**可以做膝蓋刮除術**(patellar shavings)，亦**可注入藥物**加以治療。檢查後護理措施：**檢查後 48 小時內冰敷，72 小時後予以熱敷**；患部關節應使用彈性繃帶**包紮 8~24 小時**，可正常執行活動，但仍**需避免過度、激烈的活動**；測量生命徵象，並定時評估遠端肢體之溫度、感覺及脈搏；注意敷料是否有滲出物；局部冰敷以消腫止血。
3. **骨掃描：靜脈注射放射線同位素的磷酸鹽**，檢測骨組織的形態或代謝異常，**診斷骨轉移**。檢查前照常用餐，不必禁食。
4. **關節穿刺術**：注入局部麻醉劑後，經由關節穿刺，以無菌技術**抽吸關節液**，作為**協助診斷、減輕病人的不適感或注入藥物**之用。**痛風病人可由痛風石或關節液抽出物中驗出有尿酸鹽結晶體存在。**

5. 實驗室檢查：
   (1) 血鈣：其值上升與轉移性骨癌、佩吉特氏病(Paget's disease)、多發性骨髓瘤相關；其值下降與軟骨病、骨質疏鬆症相關。
   (2) 血磷：其值上升與骨瘤相關；其值下降與軟骨病相關。
   (3) 鹼性磷酸酶：其值上升與轉移性骨癌、佩吉特氏病、軟骨病相關。
   (4) 紅血球沉降速率(ESR)：其值上升與感染、癌瘤、破壞性組織相關。

7-3 常見醫療及護理處置

一、物理療法

利用**光**（紫外線、低能量雷射）、**電**（經皮神經電刺激、中頻干擾波）、**水**、**冷**、**熱**、**力**（操作治療、牽引治療及按摩）等物理媒介與生物力學的原理和方法來治療病人，以**緩解肌肉痙攣、減輕關節疼痛不適**，並刺激肌肉收縮、促進血循，以達到恢復身體最大機能。

二、輔助性用具

(一) 拐杖

適用於上臂強壯且走路重心不穩、平衡障礙者。選用原則包括：拐杖長度適中，拐杖過長，會摩擦腋下致使臂神經叢受損；拐杖過短，易使拐杖滑落而跌倒。且其握把可調節到肘關節彎曲30度而手腕在伸展的位置。

1. **拐杖長度**：站立時，**拐杖頂端與腋窩之間距離，需能放入 2~3 指的寬度**，且拐杖底端置於腳尖前 10 公分再垂直向外 10 公分處，**重心放在雙手手掌**。
2. **拐杖長度的測量方法**：平臥時，腋下至腳跟距離再加 2 吋；平臥時，身長減去 16 吋；站立時，腋下至腳跟外側 6~8 吋的連線長度。
3. 使用拐杖的行走步態：
   (1) **搖擺式步態**：適用於雙臂有力但雙腳無法負重者，用於橫越街道需快速走動時。行走步驟為雙側拐杖向前推進，雙腳一起向前擺移至拐杖處。
   (2) **兩點式步態**：適用於肌肉協調良好、臂力強且下肢皆可部分負重者。行走步驟為右側拐杖與左腳同時前進，接著左側拐杖與右腳再跟進。
   (3) **三點式步態**：適用於平衡良好、雙臂有力且健肢可負重者。行走步驟為**兩側拐杖與患肢同時前進，接著健肢跟進**。
   (4) **四點式步態**：由於速度慢，因此是最安全的方式。適用於老年人、步態欠穩者。行走步驟為右側拐杖→左腳→左側拐杖→右腳。
4. **拐杖上下樓梯**：雙手支撐身體重量，上樓梯時健肢先上，患肢與拐杖同時再上；下樓梯時患肢與拐杖先下，然後健肢再下。
5. 使用注意事項：練習行走時，護理人員應站在病人患肢旁或後方，以防跌倒。使用拐杖時，應**將重量放在雙手手掌**上，而非腋下。行走時**勿用腋下摩擦拐杖**。下床行走感到疲累時，**不可用拐杖撐住其腋窩**讓其雙手手掌得以休息。

(二) 助行器

助行器比拐杖的支持及穩定性更好，在初期的行走訓練，可作為準備使用拐杖或手杖前的練習。對肢體不能完全負重者、年邁體弱者及有平衡障礙者極為適用。行走步驟如下：

1. 以雙手分別握住助行器兩側的扶把手，**手肘可彎曲小於或等於 30 度**，將助行器提起並向前移動 25~30 公分後，踏出患肢。
2. 以雙手力量握住助行器以支撐身體重量，健肢再跟進至與患肢齊平的位置。
3. 行走時，需將身體重心維持在助行器的中央。

(三) 輪椅

適於下肢無力、雙腿癱瘓、一側麻痺或截肢者，或是遲緩的老人或平衡有問題者。使用方法為：

1. **下床**時，輪椅**置於健側**，**面向床尾** 30~45 度，將剎車關好，移動身體至輪椅上。
2. **上床**時，輪椅**置於健側**，**面向床頭** 30~45 度，將剎車關好，移動身體至床上。

三、制動處置－石膏

(一) 制動

預防制動合併症的方法：(1)給予主動及被動關節運動；(2)間歇地讓病人採俯臥姿勢；(3)可使用垂足板或枕頭來維持姿勢擺位；(4)長期臥床的病人可使用水床、凝膠飄浮床墊或聚酯乙烯泡綿床墊；(5)注意病人的骨突受壓發紅處不宜按摩，因為會減少該部位之血液循環。

(二) 石膏

於骨折癒合過程中，**提供支持、固定及制動的作用，以及斷骨復位後的保護**，預防及矯正畸形。應用種類包括：長臂石膏、短臂石膏、懸臂石膏、長腿石膏、短腿石膏（**適於踝關節或跗骨骨折者**）、長腿圓筒石膏、髖部人字型石膏、肩部人字型石膏、體石膏、石膏支架。

1. **上石膏：**
   (1) 先清潔患肢，並觀察其皮膚狀況後，協助病人採合宜體位。臥床時，應利用枕頭抬高遠端關節使其高於近端關節，以減輕腫脹。
   (2) 以一層襪套或棉墊物品（需超過石膏的長度）包住肢體以保護欲上石膏上下邊緣之皮膚。
   (3) **上石膏時患肢應抬高**（即上臂患肢需高於心臟；下肢患肢需高於臀部），協助者應**以手掌心支托病人的肢體**，以避免造成凹面產生受壓點。**注意石膏的勻稱性、平滑度，且不可有壓陷點**。
   (4) 待石膏乾燥後（石膏完全乾燥約需 **24~72 小時**，樹脂材質者可於當日完全乾燥），修整其邊緣，並用**膠布貼於皮膚及骨突處**以提供保護。
2. 上完石膏後：使用枕頭適當支托患肢，並於 24 小時內注意病人露出部位有無麻木、冰冷及發紺情形，以評估石膏是否過緊。
   (1) 剛打上石膏的 **10~15 分鐘內會有正常的溫熱感**。每 2 小時需翻身一次，以減少局部壓迫。石膏應以室溫自然風乾，勿加蓋任何衣物，以利乾燥。**石膏外表弄髒時，可用濕布擦乾淨**。
   (2) **評估石膏外觀**：注意是否龜裂、變軟、變鬆或破裂的情形。石膏邊緣有無滲液、出血。上石膏的**初期會聞到酸味，乃因石膏肢體內的皮膚出汗及脫皮所致**。

(3) 石膏乾燥判定：過多水分、過厚的石膏、空氣不流通（如覆蓋床單）皆會使石膏較慢乾燥。石膏乾燥時呈白色且有光澤、無味、敲擊時有回響聲。

(4) 觀察是否出現石膏症候群(cast syndrome)之症狀，包括：持久的噁心、嘔吐，致命的電解質不平衡、腹脹及腹痛。

(5) **評估肢體循環及神經狀況**：以 6P 評估：**疼痛**(pain)、**感覺異常**(paresthesia)、**無脈搏**(pulselessness)、**蒼白**(pallor)、**麻痺**(paralysis)、**調適溫度力改變**(poikilothermia)。

A. 以**蒼白試驗**輕壓指（趾）甲前端，若甲床立即變白，表示靜脈回流良好，用以**評估循環狀況**。

B. 石膏遠端部位感覺遲鈍或**麻木**，表示打石膏過緊而壓迫血管神經造成損傷，**需考慮拆掉石膏以恢復循環**。需注意患肢遠端的拇指活動情形。

C. **若石膏肢體遠端膚色呈現蒼白或冰冷，表示動脈循環受阻**。

D. **若石膏肢體遠端出現不尋常腫脹，表示靜脈回流受阻**。

E. 上石膏後若石膏表面之**異常熱點，表示該部位肢體可能有感染或壞死**（伴有石膏開口有滲液流出、突然的體溫上升）。

F. 石膏表面之異常濕點表示該處可能需引流。

(6) 依醫囑教導病人**執行石膏內肌肉等長收縮運動，以維持肌力**，防止肌肉萎縮。例如手臂上石膏者做握拳、放鬆的重複動作。

(7) **石膏內皮膚發癢不適**：可嘗試冰敷或是以吹風機吹冷風，**不可插入任何東西到石膏裡面抓癢**。

3. **石膏拆除後：**

(1) **坐著或躺著時，宜抬高肢體**，以免腫脹疼痛。

(2) 石膏肢體因長時間固定不動而無力，故**需採漸進式的肢體主動及被動性運動，以維持關節活動度**，在運動過程中如有疼痛發生，應立即停止。

(3) **宜穿彈性襪或彈性繃帶或使用夾板行走**，有助減輕腫脹與疼痛。

(4) 石膏移除後的肢體皮膚較薄嫩，可用中性肥皂和溫水小心的清洗，**用礦物油或溫水浸泡去除痂屑**，拭乾後以乳液或嬰兒油滋潤皮膚。

(5) 切記**不宜過度清洗、刺激、日曬**等。

(6) **不可用力摩擦或搔抓局部皮膚**，以防破損。

四、復位處置－牽引

1. 目的：牽引是施力在遠端肢體來調整近端骨頭的位置，可**維持適當的身體排列、使骨折復位、預防及矯正畸形、拉開粘連、疾病或疼痛關節的固定或牽引**。

2. 種類：

(1) 皮膚牽引：利用膠布將牽引帶固定於肢體上，藉以獲得拉力而施於骨上，適於皮膚完整者，應用於急性創傷或外傷引起的嚴重骨折、骨科手術術前及術後的暫時性固定，如：股骨頸骨折。術前皮膚牽引的目的在**減輕疼痛性肌肉痙攣**、使患肢重獲正常的長度及直線，以達**制動**之效，**促進患肢癒合**。**皮膚牽引時間不超過 1 個月**，常見的型式詳見表 7-2。

(2) 骨骼牽引：以手術方式將金屬針或金屬線穿過骨頭，以直接牽引骨骼，再結合牽引弓、繩及錘施予拉力，適於治療肱骨、股骨及脛骨骨折。常見的型式有：手臂高架式牽引，適於**上臂**或**肩部**的脫位、骨折的病人，**提供制動作用**；平衡懸吊式牽引，**使用吊架或夾板維持患肢的位置**，病人可於床上沐浴及使用便盆，活動空間較大，**增加病人基本需求照護的方便性**，且不會影響牽引拉力。

表 7-2 皮膚牽引常見的型式

皮膚牽引型式	特點說明
勃克氏牽引 (Buck's traction)	1. 適用於**髖骨或股骨頸骨折病人**，於其腿上施予直線拉力，用以**固定肢體或減輕肌肉痙攣痛** 2. 注意事項：**不需將床頭抬高；保持肢體與牽引裝置在同一直線位置**，避免於牽引繩上蓋被單；**定期檢視病人的神經血管功能及皮膚情形**（尤其是**足跟**），並**預防壓傷及垂足。靜脈曲張為其禁忌症**
勒塞氏牽引 (Russell's traction)	1. 為骨幹或股骨頸骨折病人**減輕肌肉痙攣**或治療下背痛 2. 注意事項：定期檢視病人的神經血管功能及皮膚情形
登樂普氏牽引 (Dunlop's traction)	1. 適用於**上肢肱骨骨折**病人 2. 注意事項：牽引時，肩部呈 90 度外展姿勢
布萊安特氏牽引 (Bryant's traction)	1. 適用於 6 **歲以下兒童的股骨骨折復位** 2. 注意事項：牽引時，保持膝部微屈約 10~15 度、髖關節屈曲 90 度、臀部離開床面之姿。需注意受壓處的皮膚狀況。必要時可拉上床欄，預防病人跌落
骨盆牽引 (pelvic traction)	1. **屬於間歇式牽引。牽引的施力點在腰椎，應抬高床尾，增加反牽引力** 2. 適用於**治療下背痛**

3. **反牽引力的來源：病患的體重、牽引的平衡系統、病患與床褥間的摩擦力**。

4. 應用原則：
   (1) 牽引時，**不需平躺，牽引力應與骨頭的長軸成一直線**。避免繩索在滑輪打結，增加摩擦力；**牽引錘應懸空**產生牽引力量，使**患部承受牽引拉力**。
   (2) 牽引的重量要持續穩定，直至骨融合為止。

(3) 頸部牽引力量約 5~15 磅，可採低半臥式，以對抗牽引；伸展牽引病人需臥於床正中央，並預防垂足。

(4) 密切監測牽引肢端的顏色、溫度。**評估 Homan's 徵象**，以確定血栓靜脈炎。

(5) 皮膚牽引若超過 1 個月易造成皮膚破損，需改為骨骼牽引。

(6) 牽引錘重量的增減及中斷牽引皆需有醫囑。**移除牽引應採漸進方式**，剛移除牽引初期，病人可能有姿位性低血壓的情形。

五、全髖關節置換術(total hip replacement, THR)

1. 適應症：先天性髖關節異常、關節炎、股骨骨折、股骨頭壞死。

2. 合併症：關節脫位、肺部感染、**肺栓塞**、泌尿道感染、深部靜脈栓塞或發炎、神經血管損傷等。

3. 術前護理：教導術後深呼吸咳嗽與拐杖使用的方法，並告知增強上肢肌力的運動方法，以使其順利使用拐杖，並說明術後症狀可獲得緩解的方式，以減輕焦慮。

4. 術後護理：

(1) **採仰臥**：患肢抬高 15 度，兩腿間放枕頭、夾板或外展器，**維持髖關節外展 30 度**姿勢，防止脫位。床頭不可抬高＞60 度。

(2) **不宜馬上為病人翻身**：若要**翻身**，需**於兩腿間夾一枕頭或外展器**，並**翻向健側**，防止患肢內收。

(3) 評估傷口敷料與引流液性質：**觀察是否有血栓性靜脈炎的症狀**。術後 24 小時內引流量 200~500 c.c.；術後 48 小時後引流量≦30 c.c.／8 小時。

(4) **鼓勵早期下床**：24 小時後會拔除真空引流管，鼓勵病人進行運動，尤其是腿伸直、抬高運動最能重建髖部肌力。另外，病人下床活動時，以拐杖協助行走（三點式步態）。患肢每小時一回合的踝部全關節運動、**執行等長運動**。

(5) 飲食建議：攝取鈣、維生素 D 及蛋白質的食物，以促進傷口癒合；**鼓勵攝取高纖維食物，多攝取水分**。

(6) **避免負重**：為防脫位，術後 3 個月內**避免提重物**、彎腰拾物、跑步、跳躍且**久坐**。**未併用骨泥者，6 週後方可承受重量**。

(7) 坐時應選擇選擇**椅背平直高度相當、有扶手**的硬坐墊椅子。坐姿時**應保持雙膝分開，不可交腳（翹二郎腿）。不可彎曲髖關節＞90 度**，保持髖部高於膝部，每次坐姿時間＜45 分鐘，不可彎腰，**床面不可過低**。

(8) 返家 **1 個月內不要有性生活**，術後 6 週內**不要開車**，以防患部過度用力。

5. 人工髖關節脫位的徵象：
   (1) 患處**疼痛劇烈、無法移動患肢**。
   (2) 突發腹股溝處疼痛。
   (3) **患側腳變短**。
   (4) 患側**髖部異常外旋、內旋**。
   (5) 患部有「砰砰感」或「喀喀聲」。

六、全膝關節置換術(total knee replacement, TKR)

1. 適應症：先天性膝關節異常、關節炎、關節面嚴重受損疼痛、關節出血（血友病者）。

2. 術前護理：教導術後深呼吸、咳嗽與拐杖使用的方法，並告知增強上肢肌力的運動方法，以使其順利使用拐杖，並說明術後症狀可獲得緩解的方式，以減輕焦慮。

3. 術後護理：
   (1) 用彈性繃帶和夾板固定膝關節，禁止彎曲膝關節，保持患肢平直，以防止關節脫位。
   (2) 臥床時保持患肢平直伸展，**下肢抬高 48 小時**以促進血循。不可於膝窩放枕頭，避免關節攣縮。
   (3) 術後第 2 天方可坐起及下床；術後清醒時，需採漸進式運動，如：股四頭肌運動、抬腿運動及舉重運動。
   (4) 冰敷以減輕水腫、出血：評估傷口敷料與引流液性質，並予以記錄之。術後 24 小時內引流量 200~400 c.c.；術後 48 小時後引流量≦25 c.c.／8 小時。
   (5) **持續性被動運動**(continuous passive motion, CPM)：術後 24 小時拔除真空引流管，以 CPM 協助病人強化患肢肌力，**逐日增加 5~10 度**。可預防關節粘連、增進關節屈曲能力、預防血栓靜脈炎。如患肢膝關節腫脹，應予以加壓冰敷，但不可中斷 CPM 之使用。
   (6) 術後 3 個月內，膝關節暫時不能負重，需以助行器行走。術後 6 個月內禁止蹲姿、爬山、跑、跳、上下樓梯、長途步行。約半年後可回復正常生活及運動。

4. 合併症：感染、人工膝關節脫位、**血栓靜脈炎**、脂肪栓塞、**腓神經麻痺**。

7-4 常見疾病治療及護理處置

一、代謝性骨疾病

(一) 骨質疏鬆症(osteoprorosis)

1. 病因病理：**骨內鈣質流失速度比骨形成速度快**，導致**骨質異常減少**，骨內微小結構亦變為單薄而有孔隙，呈現中空疏鬆的現象，易發生在**脊椎**、**腕部**、**髖部**等部位。

2. 危險因子：**婦女停經後**、**65 歲以上者**、**制動或缺乏運動**、**少曬陽光**、營養物質攝取失衡（**鈣質**、**維生素 D 攝取不足**；**蛋白質攝取過量**）、疾病（如：**副甲狀腺機能亢進**、慢性肺疾病）、藥物（如：**類固醇**、**抗癲癇藥物(Dilantin)**、肝素等）、**吸菸**、**喝酒及咖啡因過量**。

3. 臨床症狀：急性尖銳**背痛**（胸腰椎區；**休息後可緩解疼痛**）、**駝背**（造成**身高變矮**）、牙齒咬合不正及**脊柱後彎**。**易造成骨折**，尤其是**脊椎骨**、**腕部**、**髖部**等部位。檢查發現，**血鈣濃度下降**、**鹼性磷酸酶值**上升，有時可發生**泌尿道結石**，**X 光片顯示骨質密度低於正常值的 40%**。骨折骨質量喪失達到 25~40% 時，可由 **X 光**看出。

4. 醫療及護理處置：

   (1) **規律運動（如：游泳）**以降低骨質量流失的速率。如：**伸展運動**可強化腹背肌肉；**負重運動**（如：步行、走路）可強化肌力；**下床活動時，可使用骨科支架，以減輕疼痛**。

   (2) **停經後的婦女每日應攝取 1,500 mg 鈣質**，例如**含骨的魚類**。服用**碳酸鈣**補充鈣質時，由於胃酸有助於溶解碳酸鈣，故宜在**飯後**服用。

   (3) 鼓勵病人**每天日曬至少 15 分鐘**，多**攝入乳製品**、鮭魚、豆腐、**綠色葉菜類**等食物，並**補充維生素 D**（尤其是少曬陽光者，以**促進小腸吸收鈣質**）。注意，**牛奶及維生素 D_2 不可併服**，以免蛋白質抑制鈣質吸收。

(4) **避免攝入咖啡因性的飲品（如：咖啡、茶）**、**高纖維食物**（會促進腸蠕動阻止鈣吸收）、**吸菸及酒類飲料**。

(5) 必要時依醫囑採用**動情素**、**雙磷酸鹽與降鈣素（抑制破骨細胞活性，減少骨質量喪失）**、**副甲狀腺素（增加成骨細胞活性與數量）**或**氟化鈉**（以**促進骨形成作用**）治療。**葡萄糖胺**可保護關節，增加關節與關節之間的軟骨韌性。

A. 降鈣素**多以鼻噴劑、注射給藥**。

B. **氟化物**雖能**使骨質密度增加**，但**不可大劑量使用**，以免與胃酸反應，產生腐蝕性高的氟化氫，**引起胃出血**。

(6) **注意病人是否有泌尿道結石的情形**。

(7) 衛教病人**留意身高的變化，以了解脊椎塌陷的程度**。

(二) 痛　風(gout)

1. **病因病理**：尿酸代謝的遺傳缺陷（嘌呤代謝異常或排泄過少），導致血中尿酸過高（高尿酸血症），尿酸鹽晶體（痛風石）沉積在關節及結締組織中，造成關節非對稱性劇痛、腫脹及變形（尤其是手上）。發作前，病人多半會有預感，疼痛感 1 天內達到最高峰，約 7 天後症狀就會消失。

2. **危險因子**：遺傳、性別（一般男性的罹病率較女性為高）、40~60 歲的成人、肥胖、飲食（高嘌呤飲食、暴飲暴食、喝酒過量等）。

3. **臨床症狀**：

A. 出現痛風性關節炎，關節會發紅、腫脹、疼痛，不能行走。雖有突發的急性疼痛，但會慢慢緩解，**好發於四肢遠端的關節**，如：掌趾關節（多數病人第一次發作部位在大腳趾關節）。**常好發於男性，較少發生在停經後的婦女**。

B. 檢查發現，血中尿酸過高（高尿酸血症）、紅血球沉降率上升。

4. 醫療及護理處置：

(1) 藥物治療：

A. **秋水仙素**(Colchicine)：**為治療急性痛風**的首選用藥，可減少尿酸沉澱的結晶、減輕炎症反應，服藥期間應注意**腸胃不適**之副作用，**若出現嚴重腹瀉**，醫師會調整藥物劑量或**停藥**。

B. Allopurinol：為治療痛風的長期用藥，**可減少尿酸的製造**。

C. Probenecid (Benemid®)、Anturane：可抑制腎小管再吸收尿酸，**促進尿酸排泄**。治療時，不可與 Aspirin 或 Thiazide 類藥物併用，Aspirin **會使尿酸留置導致痛風再發作**。

(2) 護理措施：

A. 痛風性關節炎病人，臥床時可**使用護架支托**，以防關節受壓、**減輕疼痛**；發作時，以**冰敷**來減輕疼痛。

B. 鼓勵病人**多攝取水分**，每天至少 2,000 c.c.，以及**多攝取鹼性食物**（如：**牛奶**、馬鈴薯），促進尿酸排泄、預防尿路結石。

C. 衛教病人**採低脂、低嘌呤飲食**（嘌呤攝取量在 100~150 mg／天），**避免香菇、肉類或肉汁、豆製品、海產類**等嘌呤含量高的食物。

D. 鼓勵病人**減輕體重**及**戒酒**，以減少痛風發作。

二、骨髓炎(osteomylitis)

1. 病因病理：骨髓炎意指骨頭因**開放性傷口**受到汙染，或**致病菌**（以**金黃色葡萄球菌**最為常見）**進入血液循環**造成感染所致。

2. 臨床症狀：急性病人會有**體溫急遽升高**、**寒顫**、脈搏加快、**骨痛**、**腫脹**、**發紅**、**呈屈曲姿勢**；慢性病人**有腐骨產生**，**膿性分泌物**自瘻管流出，必須全部切除才能癒合。檢查發現，ESR 升高；

核磁共振顯像(MRI)最適於骨髓炎的早期診斷；骨切片則是診斷骨髓炎最準確的方法。

3. 醫療及護理處置：
   (1) 藥物治療：**於骨骼未有壞死現象前按時使用抗生素，並持續至病人無發燒後的 3~4 週左右**；另外配合**使用解熱鎮痛劑，緩解不適**。
   (2) **高壓氧治療**：可活化傷口的血管與結締組織，提高組織對細菌的抵抗力。
   (3) **腐骨切除術**。
   (4) **骨小段移植手術**：取用腓骨或髂嵴填入切除壞死部位所遺留之空腔，適用於遺留的空隙大於 6 公分時所施行的手術。
   (5) 傷口癒合前患肢以夾板固定不動，並減少活動，以減輕疼痛。
   (6) 予以局部熱敷。若有引流，需觀察引流液的顏色、量及性狀，並注意病人有無不適症狀。
   (7) 鼓勵病人攝取均衡飲食，以促進傷口癒合。

三、骨腫瘤(bone tumor)

1. 病因病理：
   (1) 良性骨瘤：生長緩慢、有清楚界限、較少擴散，臨床上少有症狀。以**骨軟骨瘤**、內生軟骨瘤、骨樣骨瘤較為常見。
   (2) 惡性骨瘤：以骨肉瘤、**源自結締組織的軟骨肉瘤**(chondrosarcoma)、尤應氏肉瘤(Ewing's sarcoma)較為常見。**骨肉瘤的發生率及致死率最高，常轉移至肺臟**。
2. 臨床症狀：患部疼痛、運動功能障礙、局部出現腫塊、發生病理性骨折、體重減輕、食慾不振、輕度發燒或腰痠背痛等。檢查發現，血鈣、血磷、鹼性磷酸酶、ESR 值皆升高。

3. 醫療及護理處置：
   (1) 手術治療且輔以適當化學治療或放射線治療。
   (2) 時常更換臥位，並深呼吸及咳嗽，以促進肢體組織的灌流。
   (3) 協助病人漸進式下床活動並鼓勵使用患肢，必要時使用輔助器，如：拐杖、助行器。過程中評估其步態及肢體力量。
   (4) 衛教病人採均衡飲食，並增加蛋白質的攝取。
   (5) 協助病人接受身體外觀改變的事實。

四、骨性關節炎(osteoarthritis)

1. 病因病理：又稱為**退化性關節炎**(degenerative joint disease, DJD)，並**非骨骼發炎的疾病**。易發生於**停經婦女**、45 歲以上體重過重或**肥胖**者、**重複關節受傷**，**好發於膝關節與脊柱等負重關節**，屬於**老年性疾病**，年齡越長罹病率越高。
2. 臨床症狀：**關節間隙減少、關節邊緣增生形成骨刺**（spur，又稱**骨贅**(osteophyte)）。**關節腔內會積存液體**，**在遠端指關節生成希伯登氏結節**(Heberden's nodes)，在近端指關節生成**普夏氏結節**(Bouchard's nodes)，**關節活動時會出現輾軋音**。主訴關節會酸痛，走路困難（跛行）。疼痛感會隨時間而加重。**僵硬現象常於清晨及休息一段時間後發生**。退化性關節炎與類風濕性關節炎的比較詳見表 7-3。
3. 醫療及護理處置：
   (1) 手術治療：執行全膝關節置換術、全髖關節置換術。
   (2) 藥物治療：包括非類固醇抗炎藥物、類固醇、疾病調節抗風溼藥物(DMARDs)、生物製劑及小分子抑制藥物。**抗瘧疾製劑（奎寧類）**為常見的 DMARDs，使用時**應定期檢查眼睛**。
   (3) **使用手杖緩解關節壓力**，**以冰敷緩解疼痛**，給予**止痛劑**、電療（低頻波）、熱療、休息、**減重**。日常活動應採**對關節負重低與衝擊低的運動（如騎腳踏車、水中有氧運動）**。

表 7-3 退化性關節炎與類風濕性關節炎的比較

	退化性關節炎	類風濕性關節炎
相關因子	與**老化**、**肥胖**有關，易發生於 45 歲以上體重過重或肥胖者	與**免疫**有關，易發生於 40 歲以上的男性
關節病變的性質	**非全身非炎症性**漸進性關節病變	**全身對稱炎症性**漸進性關節病變
主要病徵	1. 關節疼痛、腫脹 2. **晨間關節僵硬，在 30 分鐘內可回復正常活動** 3. 對稱性骨結節：**希伯登氏結節**（遠端）、**普夏氏結節**（近端） 4. 好發於**負重關節**，如：膝關節、脊柱	1. **關節疼痛、腫脹** 2. **晨間關節僵硬**，可達 1 小時以上 3. 類風濕性皮下結節 4. **近端指關節呈天鵝頸變形，且尺骨側偏斜** 5. 好發於**周邊小關節**，如：足拇趾關節
診斷性檢查	1. 關節穿刺術：關節液呈**清黃色**、**黏性高**，不呈炎症反應 2. 實驗室檢查：ESR 正常	1. 關節穿刺術：關節液呈**綠色混濁**、**黏性低**，呈炎症反應 2. X 光檢查：**關節腔變窄** 3. 實驗室檢查：**ESR 升高**、**RF 因子(+)**
護理措施	1. 休息，減輕關節壓迫 2. **每天至少 2～3 次俯臥**，以防髖關節攣縮 3. **維持理想體重** 4. 熱敷，緩解疼痛、僵硬	1. 急性期應臥床休息，可做**等長運動**保持肌力 2. 早晨起床時先活動關節再下床活動 3. 維持理想體重

五、脊椎側彎(scoliosis)

1. 病因病理：正常的脊椎由正面或背面看都應是直立成直線的，如**從背後看脊椎**，脊椎有向兩側（左或右）成 C 型或 S 型彎曲，則稱之為脊椎側彎。脊椎側彎分為三大型態：

(1) 非結構性：一般因身體姿勢、感染、受傷、痙攣、骨盆傾斜等因素而引起的彎曲。脊椎雖有側彎，但沒有產生結構變化，可經由矯正等方式治療，為可逆性的。但若無及時處理也可能會演變成結構性脊椎側彎。

(2) 結構性：是先天脊椎結構不良或後天創傷以致脊椎無法直立，產生呈結構性變化。**多需藉由手術及復健來治療**。

(3) 原發性：原因不明，**占所有側彎的 80%，任何年齡層都可能發生**。男女比率為 1：10。

2. 臨床症狀：重度側彎者胸腔變小，會使肺膨脹空間減少；椎彎曲的弧度超過 65 度，可能會有**呼吸短促及疲憊**；體態扭曲、背痛、呼吸不順、胸悶、腸胃不適等。

3. 診斷性檢查：體態姿勢檢查可發現雙肩高低不一、肩胛骨隆起（右側最常見）、胸部乳房不對稱、腰際高低不一、臀部傾斜突出、腰椎前突、頭部傾斜。

4. 醫療處置：一般以手術治療、電刺激法、使用背架、運動療法為主。嚴重側彎者，若不加以矯治，極易演變為**心肺症**。

六、下背痛

1. 病因病理：俗稱腰痠背痛，好發於**腰椎**的症狀，包括：突發性的下背痛、脊椎旁肌肉痙攣（**觸診時有緊繃感及僵硬感**）。疼痛不一定侷限在背部某一處，亦會輻射至頭頸、骨盆、大腿等。**椎間盤變性、肌筋膜疼痛症候群**(myofascial pain syndrome, MPS)**是背痛的常見原因**。

2. 危險因子：肥胖、重度脊椎側彎、脊椎滑脫及**久坐（導致肌肉張力降低）**。

3. 醫療及護理處置：

(1) 評估病人的姿勢與步態、疼痛狀況、感覺異常等性質。

(2) 利用藥物（**非類固醇消炎藥或類固醇藥物**）、物理療法及骨骼**牽引**方法來減輕疼痛；規律進行漸進式運動計畫，需注意**強化腹部肌肉的動作**。

(3) 教導病人**臥床休息**時需採**床頭抬高 30~45 度且膝關節彎曲**之姿（**威廉氏姿勢**）；坐姿時應維持**膝蓋高於髖部，減少身體往前（脊柱前彎）的姿勢**，避免造成腰椎壓迫；**搬運物品時，保持物品靠近自己身體**；**站立時保持下背部挺直**；**長久站立時，可以雙腿交替變換重心**；**走路時腳尖朝前，重心平均放在腳掌中間**，盡量採取向上提升身體的姿勢。

(4) 局部熱敷或冷敷。

(5) 告知病人**穿著硬背架，強化背部支持構造**，並制動及減輕疼痛。背架需長時間穿著效果較佳，**除了睡覺及洗澡外，其他時間應儘量穿著**。

(6) 舉物時，應利用強而有力的股四頭肌；取物時，避免過度伸遠的動作。所提物品重量勿超過**體重 1/3**。

(7) 告知病人避免需持續搖擺動作的工作。

七、骨骼肌肉創傷

(一) 挫傷／拉傷／扭傷

1. 病因病理：

(1) 挫傷：**肌肉**直接**被外力撞擊**到而導致肌纖維斷裂及出血的情形。最常發生在股四頭肌、腓腸肌及肱二頭肌。主訴傷處疼痛、抽筋，經觀察發現有出血、壓痛及脹情形，數天後出現瘀斑。

(2) 拉傷：**因肌腱過度拉扯造成的損傷**，或因**肌肉**受到過度伸展或突然扭曲而導致撕裂之損傷，肌肉周圍組織可能有出血及發炎的情形。需評估傷處的活動受限程度及肌肉強度，並注意傷處是否出現僵硬、瘀斑及輕微腫脹的情形。

(3) 扭傷：因**關節**附近的韌帶及組織突然受到扭曲或拉扯而導致之損傷。最常發生在踝、膝、腕、手肘及肩關節。其症狀是關節附近疼痛、移動時疼痛加劇，關節附近有瘀血且**腫脹**。

2. 醫療處置：

(1) **先進行 X 光檢查**以確定韌帶有無受傷，**並排除骨折之可能性**。

(2) PRICE：P (protection)，**保護傷處，切勿推拿**，避免二度傷害，減輕肌肉痙攣；R (rest)，**休息**並盡量停止使用傷處肌內；I (ice)，**予以局部冰敷，應用於拉傷初期**的 24~48 小時內，每天 2~4 次，一次 10~20 分鐘，以減輕疼痛、腫脹、發炎及出血情形；C (compression)，**以夾板固定傷處**並予以**加壓**，使傷處休息並促進癒合；E (elevation)，**抬高受傷部位**，促進血循、減輕腫脹。

(3) 受傷的 48 小時以後，採熱敷，以改善循環、促進新陳代謝。

(4) **可使用止痛劑緩解疼痛**，傷處開始癒合時，**需漸進式增加運動**，以防進一步損傷、影響復原。

(5) **部分韌帶撕裂，需使用彈繃固定，預防進一步傷害**。

(二) 脫 位

1. 定義與症狀：俗稱脫臼，是指骨關節面脫離正常的解剖位置。其症狀包括：關節處或附近有劇痛、腫脹或瘀血、外觀異常或變形、關節不能活動等。如：THR 術後病人，突然感覺手術部位疼痛，患肢活動度受限，最可能發生脫位現象。

2. 處置措施：予以局部或全身麻醉後，由醫師進行閉鎖式復位，以**使骨頭回到其正常解剖位置**。復位後，以石膏或彈性繃帶予以固定 3~6 週。

(三) 腕隧道症候群

1. 病因病理：**腕部正中神經受到壓迫所造成的現象**。**主要發生在女性**。
2. 臨床症狀：大拇指、食指、中指及無名指出現**疼痛**、**麻刺**、**燒灼感**等，嚴重時會伴隨手無力、肌肉萎縮。
3. 診斷性檢查：
   (1) **費林氏測試(Phalen's test)：雙手維持手腕掌側屈曲、手背相對 60 秒，手指感到麻木，即為陽性反應**。
   (2) 提內耳氏測試(Tinel's Sign Test)：在手腕腹側處輕叩，會有被電到的痠麻感。
4. 醫療及護理處置：避免過度手腕動作、服用抗發炎藥以及佩戴手腕護具，嚴重時施行手術切開腕隧道之韌帶減輕正中神經的壓迫。

(四) 骨 折

1. 常見型式：
   (1) 閉鎖式骨折：表皮完好無損，或者有傷口但傷口未與斷骨相通連。
   (2) **開放性骨折**：斷骨穿過皮膚，表皮的傷口與斷骨相通連，易致肌肉、神經及神經損傷，引發感染，**如骨髓炎**。
   (3) 不完全骨折：骨折線未穿越整個骨表面。
   (4) 完全骨折：骨折線完全穿越整個骨表面，且骨膜均已斷裂。

(5) 粉碎性骨折：斷骨碎裂斷端之間常有二塊以上的碎骨片，常伴有嚴重軟組織損傷。

(6) 嵌入性骨折：骨折線不只一條，且裂骨被壓碎或斷成數塊。

2. **臨床症狀**：主訴骨斷或感覺到骨頭的斷裂聲（輾碾音，crepitus），骨折部位畸形、瘀血、腫脹、疼痛，觸壓或移動時疼痛加劇、感覺受損、患肢較健肢短、骨折部位發生肌肉痙攣。若骨折後動脈受損，則骨折肢體遠端會出現麻木感。

3. 急救處理原則：移動病人前，先**固定骨折部位之上下二個關節**→迅速**剪開骨折部位衣物**，辨認出血位置→盡速建立靜脈導管，並給予**乳酸林格溶液**→抬高患肢→**不可推回已斷裂的骨頭**，以免造成進一步之傷害→評估骨折部位之遠端肢體的顏色、溫度、脈搏、感覺（有無麻木感）及活動度，並與健側相較，確認血循是否良好→減少肢體不必要的活動。

4. 醫療及護理處置：使骨折部位**復位及制動**。

(1) 復位：可使斷骨回復至正常解剖位置，分為閉鎖式復位與開放式復位。

A. 閉鎖式復位：徒手將骨折部位盡可能地整復回至功能位置，並使用石膏外固定，只要恢復後沒有外觀的變形以及功能上的損傷即可。

B. **開放式復位**：以手術方式將斷骨重新排列，再採內固定（如：鋼釘、鋼板）制動以牽制骨碎片，促進骨癒合。**最常見的合併症為神經血管合併症**。

(2) 制動：

A. 運用石膏、夾板、繃帶或牽引加以固定。使用石膏固定時，臥床時以枕頭支托**患肢高於心臟部位**，減少腫脹；**頭 24 小時內**，將冰塊放在塑膠袋中，**在骨折處直接冰敷**。

B. **每 2 小時行深呼吸及咳嗽**，並 **2~3 小時**幫助病人**翻身**一次。

C. **每天至少做 2 次主動的全關節活動，患肢作等長運動。**

D. **每天攝取水分 2,500~3,000 c.c.**。

5. 各型骨折的注意事項：

(1) **鎖骨骨折者：可使用八字繃帶法進行固定**，依醫囑進行肩關節運動，鼓勵病人多做肘、腕、手指的活動。三個月內限制進行劇烈運動。

(2) **橈骨骨折者**：以**短臂石膏**固定，並以枕頭抬高患肢手臂，使手指高於手肘，減輕腫脹不適。

(3) **髖骨骨折者**：常因股四頭肌無力，導致跌倒所造成。典型症狀為患側腿比健側的短。股骨頸骨折時，腿會變形、內收及外轉。需在 12~24 小時內復位及內固定處理。採骨骼牽引以減輕肌肉痙攣。股骨頸骨折術後護理指導如：坐時避免交叉雙腿、注意環境須無障礙、必要時墊高馬桶座等。

(4) **脛骨骨折者**：採用閉鎖式復位，以長腿步行石膏及髕韌帶負重石膏作固定，可用氣動式踝護具(aircast)加壓冷療，以減輕腫脹與疼痛。若出現腔隙症候群會造成永久性功能缺損。

(5) **骨盆骨折者**：觸診兩側周邊脈搏，以測知腸骨動脈是否扯斷需；藉由**影像檢查確認有無膀胱或尿道傷害再決定是否需插導尿管**。骨折固定不動(immobilization)後，可做腿部及關節活動；給予穿彈性襪及抬高床尾，以增加靜脈回流。

6. 骨折的合併症及其處理：

(1) **血栓性靜脈炎**(thrombophlebitis)：常見於下肢骨折，因骨折處不動所致，**肥胖**或靜脈曲張者為高危險群。視血栓栓子的大小及所在部位而定，**若突然胸痛、呼吸困難，有可能是肺栓塞，需緊急治療**。

A. **醫療處置**：支持療法，予 Heparin 治療或 Aspirin 預防血小板凝集。使用低分子量的代用血漿。臥床休息且禁止按摩，以免血栓脫落隨血循造成栓塞。穿著抗栓塞襪子。抬高下肢，減輕水腫。溫濕敷可止痛。

B. **預防**：給予預防性抗凝血劑；鼓勵病人早期下床活動；穿著彈性襪或下肢使用彈性繃帶。

(2) **脂肪栓塞症候群**(fat embolism syndrome)：**進程展迅速，是骨折病人的主要死因。骨折後 3 天內發生，好發於長骨骨折或多重骨折**，來自骨髓或是脂肪組織的**脂肪小球釋入血循**，造成腦部、肺臟及其他器官的**血管阻塞**，導致意識混亂、不安、**譫妄、皮膚瘀斑、體溫升高、呼吸及心跳加快、呼吸困難，呼吸衰竭是常見的死因**。

A. **醫療處置**：給氧以矯正缺氧現象；給予靜脈輸液以維持血液容積；施予**類固醇治療以減輕肺部炎症反應、腦水腫**。

B. 預防：經常發生於**長骨骨折**，特別是**股骨或脛骨**骨折後 1~2 天要**留意病人有無肺功能異常情形；適當的制動骨折部位**，避免再度損傷；給予呼吸道支持。

(3) **腔隙症候群**(compartment syndrome)：因內在壓迫使肌肉**水腫**壓力增加或組織空間受限，阻礙肢體血流灌注而出現缺血、**水腫**的現象，**無法以止痛劑來緩解疼痛，患肢冰冷**、腫脹、**蒼白**、脈搏較弱且無法活動，若未在 6 小時內治療，會造成不可逆損傷，導致肢體功能喪失。須找出壓迫來源並去除，**如去除敷料、夾板或石膏**，若鬆解束縛的壓力仍無法緩解，則需施行**筋膜切開術**。

(4) **氣性壞疽**(gas gangrene)：開放性骨折的傷口含氧量下降，利於厭氧菌生長所致。導致**體溫升高、脈搏速率增加、疼痛指數上升、Hb 下降、滲液有惡臭味、忽然有局部腫脹**。施予擴創術將傷口打開，再以抗生素灌洗及給予高壓氧治療。適時補充體液並持續性給予抗生素。

7. 骨折癒合過程：**成人骨折癒合時間約需 10~18 週**。骨折癒合順序如下：
   (1) 血腫形成期：發生於骨折後的 24 小時內，血塊於傷處形成血腫，並伴有組織發炎反應。
   (2) 細胞增生期（肉芽組織形成期）：發生於骨折後的 1~5 天，細胞開始增生與分化，肉芽組織形成並取代原有的血塊。**此期若缺乏良好的血液供應或發生感染，將使血管網中斷**。
   (3) 骨痂形成期：發生於骨折後的 6~10 天，肉芽組織中的纖維已形成並完成分化，是**骨折癒合的關鍵期，需要補充足夠的營養，並給予骨折處適當的負重**。
   (4) 骨化期：發生於骨折後的 6~10 天，骨痂（由軟骨、造骨細胞、鎂、鈣、磷所形成）因鈣鹽沉積而開始骨化。
   (5) 鞏固化及重塑期：約需 1 年時間，藉由**運動及負重**以增強骨折處的再塑。
8. 骨折癒合的影響因子：**骨折後 6 個月仍可見骨折線且骨痂生長緩慢稱為骨折延遲癒合**，超過 12 個月以上稱為骨折不癒合。
   (1) 年齡：**兒童**骨折的癒合時間較老年人短。
   (2) 骨折類型、骨體型態及關節種類：**指骨**骨折癒合時間**較橈骨短**；**海綿骨癒合**較緻密骨**快**；非負重關節的癒合比負重關節容易。
   (3) 足夠的營養及**適當的制動**會有較好的骨癒合。可**多攝取高蛋白質、維生素 C 及維生素 D** 的食物，**促進癒合**。
   (4) 活動：血腫形成期與細胞增生期為組織發炎與肉芽組織形成階段，此時以適當的休息和活動為主，可活動非骨折處的關節，待骨痂形成期可進行肌肉等長收縮的運動方式。**臥床休息會使骨消耗多於骨生成而發生骨質疏鬆**；適度活動之肌肉收縮、壓力可促進骨之形成。

(5) 相關疾病：糖尿病、骨質疏鬆症皆會妨礙骨癒合。

(6) 其他：**血液供應減少、骨碎片不適當的移動、軟組織進入骨折處等會延緩骨折的癒合**。

(五) 截 肢

1. 病因病理：肢體因外傷、感染、**壞疽**（尤以**糖尿病病人的足部壞死**最為常見）、腫瘤而損傷，需以手術方式切除之。

2. 術後照護：

(1) 維持適當姿勢並進行關節運動，預防攣縮變形。

A. 協助病人**每 3~4 小時採俯臥 20~30 分鐘，雙腿併攏平放**在床上，預防髖關節屈曲攣縮；**俯臥時，可在腹部和殘肢下放枕頭**（**對膝上截肢者極為重要**）。

B. 睡硬板床，防止關節攣縮（**對下肢截肢者極為重要**）。

C. 教導病人做髖關節之全關節活動，並**訓練上肢肌肉力量以利輔助器具的使用**。

D. 監測傷口癒合情形，更換敷料後**以彈性繃帶包紮**，並維持其功能位置。

(2) 殘肢照護：

A. 告知病人，**殘肢避免外旋、外展**，不可吊掛在床緣或輪椅上。

B. 教導病人每日觀察其皮膚狀況（可利用鏡子從各種角度檢視），如：是否有發紅、水泡或表皮破損。

C. 每日**用中性肥皂及水清洗**，並**做殘肢之按摩**。

D. 告知病人**避免於殘肢塗抹酒精、乳液等**，以免改變其皮膚性質，影響義肢之適用性。

E. 殘肢**以彈性繃帶包紮**成圓錐形，可**增強肌力、減輕水腫及維持適當形狀，方便日後裝置義肢**。

F. **殘肢套上棉襪後，再穿上義肢**，可減輕腫脹不適。

G. 傷口癒合後，開始執行強化殘肢韌性的活動，如：枕頭按壓殘肢、**過度伸展運動**。

(3) 義肢照護：

A. 協助病人做好生理上及心理上的適應，以免造成**身體心像紊亂**。

B. 教導病人**於起床時立刻穿上**義肢，減輕腫脹感。

C. **首次使用時需每小時脫下，以檢查殘肢**。若有**發紅、發癢**，應**用彈性繃帶包紮至情況改善為止**，方能再穿上義肢。

D. 每日**以中性肥皂濕布擦拭與殘肢的接觸凹面**，再徹底以濕布拭去肥皂並擦乾。**不可灌水清洗**，防止皮革變形或關節生鏽。也不能塗抹乳液或酒精。

E. 由專業人員做義肢調整，並定期由專業人員檢查是否有磨損情形。

(4) 合併症的護理：

A. 血腫：術後予以適當止血、以彈性繃帶加壓及留置引流管。

B. 神經瘤：乃於末梢神經切斷後，由該斷端形成。需於切除時確認切斷的神經是否已回縮至組織內。若神經瘤會造成疼痛，則再以手術方式切除之。

C. **幻肢痛**：截肢術術後，病人仍可**感覺到原欲截肢肢體的存在，有的還會感到疼痛**。告知病人這是正常現象且需接受其感覺，可**請病人改變姿勢**，或者依醫囑給予止痛劑以減輕疼痛。

(5) 進行復健：採以物理治療及職能治療。**先進行床上活動強化殘肢及上臂肌力後，再以義肢或拐杖輔助下床行走**。

(6) 協助病人接受其身體心像。

QUESTION 題庫練習

1. 下列何者不會延緩骨折的癒合？(A)血液供應減少 (B)受傷關節為非負重關節 (C)骨碎片不適當的移動 (D)軟組織進入骨折處。

   解析 受傷關節為非負重關節不會延緩骨折的癒合，但在骨痂形成期給予骨折處適當的負重可增進癒合。 (103專高一)

2. 有關骨髓炎的診斷檢查，下列何者最適於早期診斷？(A)骨掃描(bone scan) (B)核磁共振顯像(MRI) (C)紅血球沉降速率(ESR) (D)骨切片(bone biopsy)。 (103專高一)

3. 有關接受全髖關節置換術後的病人敘述，下列何者顯示需要進一步的護理指導？(A)「我患部髖關節彎曲不可以小於90度」 (B)「我的患肢不可以做等張收縮運動」 (C)「我坐著時不能交叉雙腿」 (D)「我6個星期內不能開車」。 (103專高一)

4. 有關骨骼掃描診斷檢查的敘述，下列何者正確？(1)檢查開始前口服顯影劑 (2)檢查進行時維持平臥姿勢 (3)檢查後需隔離病人 (4)有病變的骨頭會吸收較多的放射線同位素：(A)(1)(3) (B)(1)(4) (C)(2)(3) (D)(2)(4)。 (103專高二)

5. 一位多發性骨折病人兩天後突然意識混亂、呼吸困難、發燒至38.5℃，此時病人可能出現下列何種併發症？(A)低血容積性休克 (B)脂肪栓塞症候群 (C)無菌性壞死 (D)血栓性栓塞。

   (103專高二)

6. 下列何者是造成骨髓炎最常見的菌種？(A)克雷白氏菌(*Klebsiella*) (B)念珠球菌(*Candida*) (C)金黃色葡萄球菌(*Staphylococcus aureus*) (D)鏈球菌(*Streptococcus*)。 (103專高二)

7. 有關截肢病患的殘肢護理措施，下列何者錯誤？(A)可利用鏡子從各個角度檢視殘肢 (B)可在殘肢上塗抹保護的乳液 (C)傷口癒合後，可採用枕頭按壓殘肢以增強皮膚韌性 (D)起床後立即穿上義肢，不要任意脫下。 (103專高二)

解答： 1.B 2.B 3.A 4.D 5.B 6.C 7.B

解析 (B)應避免在殘肢上塗抹乳液，以免改變皮膚性質，影響義肢適用性。

8. 有關左手臂石膏固定照護的病人敘述，下列何者顯示需要進一步的護理指導？(A)「當我的手指變冷且無法移動時，我會立即告訴醫師」 (B)「當我覺得石膏內的皮膚發癢不適時，可以小心使用物品的鈍端來抓癢」 (C)「當我的手指腫脹時，可以臥床使用枕頭抬高手肘，使之高於肩膀」 (D)「我應該定期抬高左手臂使其高於頭部，以防肩關節變得僵硬」。 (103專高二)

解析 (B)石膏內的皮膚發癢時，可嘗試冰敷或是以吹風機吹冷風，不可試著插入任何東西到石膏裡面抓癢。

9. 有關下背痛病人的護理指導，下列何者錯誤？(A)睡眠時選用硬板床，以減輕疼痛 (B)會出現尖銳性疼痛，且反射至大腿及小腿後方 (C)建議多採趴睡，以減輕背部壓力 (D)多做增強背肌與腹肌強度的運動。 (104專高一)

解析 建議臥床休息時採床頭抬高30~45度且膝關節彎曲之姿勢（威廉氏姿勢）。

10. 有關骨性關節炎的敘述，下列何者正確？(A)病因與自體免疫機轉有關 (B)是一種與老化有關的非發炎性關節病變 (C)因關節被破壞而產生過多的滑液所引起 (D)因酵素破壞非負重的關節組織所引起。 (104專高一)

11. 有關預防骨質疏鬆症的護理指導，下列敘述何者最適當？(A)保持規律的負重運動 (B)每天攝取250毫克的鈣離子 (C)多攝取紅色與黃色蔬菜 (D)每天喝一杯紅酒。 (104專高一)

解析 (B)每天攝取1500毫克的鈣質；(C)多攝取綠色蔬菜；(D)避免酒、咖啡因性的飲品。

12. 有關脂肪栓塞之敘述，下列何者錯誤？(A)常發生於骨盆骨折之後 (B)症狀發展快速 (C)與肺栓塞不易區隔 (D)會造成血管內血小板凝集反應。 (104專高一)

解析 常發生於長骨骨折之後。

解答： 8.B 9.C 10.B 11.A 12.A

13. 下列何種骨折最易造成脂肪栓塞症候群？(A)髖骨 (B)股骨 (C)骨盆骨 (D)腕骨。 (104專高二)

解析 長骨骨折最易造成脂肪栓塞症候群。

14. 腔隙症候群所要觀察的6P，不包括下列哪一項？(A)Petechiae (B)Paralysis (C)Paresthesia (D)Pulselessness。 (104專高二)

解析 6P包括疼痛(Pain)、蒼白(Pallor)、麻痺(Paralysis)、脈搏消失(Pulselessness)、感覺異常(Paresthesia)及溫度改變(Poikilothermic)。

15. 下列何者不屬於皮膚牽引？(A)勃克氏牽引(Buck's traction) (B)環圈式顱骨牽引(Halo traction) (C)骨盆牽引(Pelvic traction) (D)勒塞爾氏牽引(Russell's traction)。 (104專高二)

解析 皮膚牽引包括勃克氏牽引(Buck's traction)、骨盆牽引(Pelvic traction)、勒塞爾氏牽引(Russell's traction)、登樂普氏牽引(Dunlop's traction)、布萊安特氏牽引(Bryant's traction)；環圈式顱骨牽引(Halo traction)屬骨骼牽引。

16. 下列何種拐杖步態是「雙側拐杖和患肢同時前進，健肢再行至與其平行位置」？(A)搖擺式 (B)二點式 (C)三點式 (D)四點式。 (104專高二)

解析 (A)搖擺式：雙側拐杖向前推進，雙腳一起向前擺移至拐杖處；(B)二點式；右側拐杖與左腳同時前進，接著左側拐杖與右腳再跟進；(D)四點式：右側拐杖→左腳→左側拐杖→右腳。

17. 有關下肢骨折病人使用石膏固定之敘述，下列何者錯誤？(A)石膏邊緣常導致壓瘡，要適當的防護 (B)可使用抓癢器伸入石膏肢體內抓癢 (C)肢體遠端呈現淡藍色表示靜脈循環受阻 (D)鼓勵多做等長運動，避免發生廢用症候群。 (105專高一)

解析 不可將物品或使用硬物伸入石膏抓癢，以避免皮膚受損。

18. 有關髖關節骨折的病人身體檢查與評估之結果，下列何者正確？(A)患肢外旋與變短 (B)患肢內旋與變短 (C)足背動脈搏動變弱且皮膚發紅 (D)足背動脈搏動正常且皮膚蒼白。 (105專高一)

解答： 13.B 14.A 15.B 16.C 17.B 18.A

19. 全髖關節置換病人之出院護理指導，下列何者錯誤？(A)兩腿不可交叉，雙膝保持分開　(B)屈曲患部髖關節不可小於90度　(C)避免坐軟而深的沙發椅或低矮椅子　(D)避免提重物、跑、跳及患部過度用力。　(105專高一)

解析 屈曲患部髖關節不可大於90度。

20. 肢體的理學檢查，下列何者錯誤？(A)Bulge sign是評估膝關節有無液體積存　(B)McMurray's test是評估前十字韌帶有無損傷　(C)Phalen's test是評估腕隧道症候群　(D)Thomas test是評估髖關節有無攣縮。　(105專高一)

解析 McMurray's test是評估膝關節半月板有無損傷。

21. 有關骨腫瘤的敘述，下列何者錯誤？(A)最常見的良性骨腫瘤是骨軟骨瘤　(B)骨肉瘤好發部位是長骨的幹骺端　(C)巨細胞瘤是良性骨腫瘤，較易變成惡性　(D)軟骨肉瘤是良性骨腫瘤。

解析 軟骨肉瘤是惡性骨腫瘤。　(105專高二)

22. 有關腔室症候群之敘述，下列何者錯誤？(A)是一種長期臥床不動所造成的合併症　(B)若不作處理會導致肢體失去功能　(C)是指肌肉、骨骼、神經及血管被纖維膜包裹的腔隙受壓迫　(D)必要時，可施行筋膜切開術治療有關的水腫。　(105專高二)

解析 (A)是一種骨折後所造成的合併症。

23. 有關全髖關節置換術之敘述，下列何者正確？(A)髖關節骨折是導致全髖關節置換術最常見的原因　(B)術後側臥時，患側髖關節應保持內收的姿勢　(C)術後採坐姿時，應保持髖關節屈曲大於90度　(D)非感染性鬆脫是手術後最常見的合併症。

解析 (A)關節炎是導致全髖關節置換術最常見的原因；(B)術後側臥時，兩腿中間應放一個枕頭，以維持髖關節外展姿勢；(C)術後採坐姿時，應保持髖關節屈曲小於90度。　(105專高二)

解答：　19.B　20.B　21.D　22.A　23.D

24. 有關荷爾蒙與骨質疏鬆症關係之敘述，下列何者錯誤？(A)副甲狀腺素分泌增加，會導致骨質疏鬆症 (B)降血鈣素分泌減少，會導致骨質疏鬆症 (C)動情素分泌減少，易導致骨質疏鬆症 (D)雄性激素分泌增加，易導致骨質疏鬆症。 (105專高二)

解析 (D)雌性激素分泌減少，易導致骨質疏鬆症。

25. 針對下肢深部靜脈血栓炎病人出現紅、腫、熱、痛的徵象與症狀之護理措施，下列何者不適宜？(A)適度抬高下肢減輕腫脹 (B)按摩患處，以促進血液循環 (C)患肢應避免注射或其他侵入性治療 (D)每日評估並記錄患肢的腫脹情形。 (105專高二)

解析 按摩患處可能會造成血栓脫落，導致肺栓塞等嚴重合併症。

26. 有關類風濕性關節炎的臨床表徵，下列何者錯誤？(A)可能出現疲累、倦怠、厭食等症狀 (B)症狀通常是兩側對稱性地發生 (C)受侵犯的關節一段時間不活動就會僵硬，特別是晚上睡覺時 (D)開始活動關節時會產生疼痛，後來連在休息時也會痛。

解析 (C)受侵犯的關節一段時間不活動就會僵硬，特別是早晨起床時。 (105專高二)

27. 有關退化性關節炎臨床表徵之敘述，下列何者錯誤？(A)關節腔內會有液體積存 (B)關節邊緣會產生增生反應 (C)膝關節處會形成希伯登氏結節 (D)好發部位為膝關節、髖關節等負重關節。 (106專高一)

解析 (C)於遠端指關節會形成希伯登氏結節。

28. 評估膝關節內是否有少量液體積存之方法，下列何者正確？(A)膨出徵象(Bulge Sign) (B)浮動檢查(Ballottement Test) (C)費林氏徵象(Phalen's Sign) (D)拉克曼檢查(Lachman Test)。

(106專高一)

29. 左股骨粗隆骨折之病人，手術治療後，左大腿肌肉強度為2分，此時提供患側之運動訓練型式，下列何者最適宜？(A)被動運動 (B)協助性主動運動 (C)主動運動 (D)加阻力運動。 (106專高一)

解答： 24.D 25.B 26.C 27.C 28.A 29.B

解析 2分表示肌肉強度不良，可提供協助性主動運動，以健側協助患側施行運動。

30. 老年人骨質疏鬆症發生骨折之部位，下列何者最不常見？(A)腕部 (B)腰椎 (C)髖部 (D)踝部。 (106專高一)

解析 最常發生骨折的部位：(1)因跌倒用手支撐造成腕部骨折；(2)彎腰、提物造成腰椎骨折；(3)因跌倒撞擊造成髖部骨折。

31. 病人手部有尺側偏斜及近端指關節過度伸展變形，下列何者為其最可能之診斷？(A)骨性關節炎 (B)骨質疏鬆症 (C)類風濕性關節炎 (D)痛風性關節炎。 (106專高一)

32. 有關骨折癒合及治療之敘述，下列何者錯誤？(A)成人骨折癒合時間約需10~18週 (B)骨折後6個月仍可見骨折線且骨痂生長緩慢稱為骨折不癒合 (C)骨折術後使用Aircast加壓冷療可減輕腫脹與疼痛 (D)可藉由復位將骨折部位恢復正常解剖位置。

解析 骨折後超過6個月以上稱為骨折延遲癒合，超過12個月以上稱為骨折不癒合。 (106專高二)

33. 有關軟組織損傷之敘述，下列何者錯誤？(A)因鈍力造成挫傷，立即給與熱敷，促進液體吸收 (B)需使用X 光檢查排除骨折，再用"PRICE"進行臨床處置 (C)可使用止痛劑緩解疼痛，採漸進式增加活動 (D)部分韌帶撕裂，需使用彈繃固定，預防進一步傷害。 (106專高二)

解析 (A)立即冰敷，使血管收縮減少出血，達到止痛的效果。

34. 有關痛風性關節炎急性期病人之護理指導，下列何者正確？(A)服用Allopurinol可以抑制炎症反應 (B)使用護架可以減輕疼痛 (C)熱敷可以減輕炎症反應 (D)執行全關節運動可以減輕患部腫脹。 (106專高二)

35. 有關全髖關節置換術病人出院之護理指導，下列何者正確？(A)採取等張肌肉運動以維持肌肉力量 (B)坐著時應保持雙膝分開，避免兩腿交叉 (C)撿拾地上物品時，應以蹲下代替彎腰動作 (D)性生活、駕車等活動可在術後4週恢復。 (106專高二)

解答： 30.D 31.C 32.B 33.A 34.B 35.B

36. 有關預防骨折病人因身體活動障礙造成合併症之護理指導，下列何者錯誤？(A)每2小時行深呼吸及咳嗽　(B)每天至少做2次主動的全關節活動　(C)每天攝取水分2,500~3,000 c.c.　(D)患肢作等張運動，健肢作等長運動。（106專高二補）

解析 (D)患肢作等長運動。

37. 病人可完成全關節活動但無法對抗阻力，其肌肉強度(muscle power)等級，下列何者正確？(A) 1　(B) 2　(C) 3　(D) 4。

（106專高二補）

38. 引起骨髓炎最常見的菌種，下列何者正確？(A)克雷伯氏菌　(B)金黃色葡萄球菌　(C)綠膿桿菌　(D)大腸桿菌。（106專高二補）

39. 有關髖關節置換術後發生脫位的臨床表徵，下列何者錯誤？(A)患肢疼痛加劇　(B)患肢變短　(C)患肢關節活動度增加　(D)患肢呈內外旋狀。（106專高二補）

解析 (C)患肢關節活動度降低，甚至無法移動患肢。

40. 江小姐因頸椎滑脫須使用床頭式骨骼牽引Gardner-Wells Tongs traction讓頸椎復位，下列敘述何者正確？(A)為讓頸椎及早復位，砂袋的重量越重越好　(B)裝上牽引後，第2天再照頸椎的X-ray　(C)骨釘處每天應用優碘消毒3次　(D)牽引移除時應採漸進方式，不可以一次完全移除砂袋。（107專高一）

41. 有關骨髓炎常見之症狀，下列何者錯誤？(A)體溫升高　(B)疼痛　(C)病人呈屈曲姿勢　(D)綠色分泌物。（107專高一）

解析 (D)出現膿性分泌物。

42. 有關下肢截肢手術後的護理措施，下列何者錯誤？(A)患肢抬高時間勿超過24~48小時，避免關節攣縮　(B)於兩腿間置放枕頭維持外展姿勢　(C)手術後立即使用彈性繃帶加壓包紮　(D)膝上截肢防髖關節屈曲攣縮，鼓勵採俯臥姿勢。（107專高一）

解析 為避免殘肢避免外旋、外展，不宜在兩腿間放置枕頭。

解答：　36.D　37.C　38.B　39.C　40.D　41.D　42.B

43. 有關全膝關節置換術後的護理指導，下列敘述何者錯誤？(A)術後下肢不得抬高，以避免影響下肢血液循環 (B)患肢使用持續被動運動機器有助於刺激軟骨癒合 (C)使用持續被動運動機器時應依病人耐力每日增加5~10度 (D)深部靜脈血栓、腓神經麻痺為術後可能會發生之合併症。 (107專高一)

解析 下肢以枕頭抬高48小時以促進血循。

44. 有關骨質疏鬆症的臨床現象，下列敘述何者錯誤？(A)骨質疏鬆症常因骨折後才被發現 (B)駝背、身高減少是骨質疏鬆症的症狀 (C)因骨質疏鬆症導致的背痛無法以休息緩解 (D)泌尿道結石可能與骨質疏鬆症有關。 (107專高一)

解析 (C)休息數週後，即可得到緩解。

45. 有關骨折病人使用勃克氏牽引(Buck's traction)的敘述，下列何者錯誤？(A)是一種直線式皮膚牽引 (B)可以緩解下背部肌肉的痙攣或疼痛 (C)常用於髖部或股骨骨折手術前的制動 (D)膝窩及腳跟應懸空以避免血液循環受阻。 (107專高二)

46. 有關骨性關節炎照護的病人敘述，下列何者顯示需要進一步的護理指導？(A)「我知道骨性關節炎是局部非炎症性的關節病變」(B)「在我的關節僵硬時，我應該試著整天站立」 (C)「使用手杖可以緩解我的背部以及髖關節的壓力」 (D)「早上洗溫水澡可以緩解早上關節僵硬的情形」。 (107專高二)

47. 有關軟組織損傷病人的護理評估結果，下列何者顯示可能有腔隙症候群？(A)周邊脈搏強度2+ (B)微血管填充時間小於3秒 (C)肢端蒼白、變冷 (D)皮膚出現瘀斑。 (107專高二)

48. 有關截肢病人的照護，下列何者錯誤？(A)使用枕頭抬高患肢，以防造成截肢處近心端的關節攣縮 (B)可以在患肢的縫線周圍向縫線處，由外而內進行按摩 (C)起床後應立即穿上義肢，以減輕腫脹程度 (D)手術後立即使用彈性繃帶，以協助控制水腫。 (107專高二)

解答： 43.A 44.C 45.D 46.B 47.C 48.A

49. 下列何者為預防上石膏肢體肌肉力量變差之運動？(A)執行全關節運動 (B)執行等張運動 (C)執行等長運動 (D)同時進行等張及等長運動。 (107專高二)

50. 有關骨髓炎的治療方式，下列何者最為少見？(A)高壓氧治療 (B)抗生素治療 (C)手術療法 (D)放射線治療。 (108專高一)

解析 外科清創手術及抗生素治療是骨髓炎治療的兩大原則。慢性骨髓炎則會考慮高壓氧治療。

51. 有關膝關節損傷之評估方式，下列何者錯誤？(A) Anterior Drawer Test (B) Lachman Test (C) McMurray's Test (D) Tinel's Sign Test。 (108專高一)

解析 (D) Tinel's Sign Test為評估腕隧道症候群。

52. 有關腔隙症候群的評估與處置，下列何者錯誤？(A)最早出現的症狀是感覺異常 (B)腔隙症候群出現時要立即解除壓迫的來源 (C)患肢抬高需高於心臟，以減輕肢體腫脹 (D)皮膚蒼白，指甲床微血管充填會大於3秒。 (108專高一)

53. 有關骨質疏鬆症與骨密度檢查的敘述，下列何者錯誤？(A)骨密度檢查為診斷骨質疏鬆症的主要依據 (B)骨質定量超音波儀器為骨質疏鬆症初步篩檢工具 (C)停經後骨質疏鬆症常造成脊椎壓迫性骨折 (D)骨質疏鬆症病人可服用葡萄糖胺來減緩骨質流失。 (108專高一)

解析 (D)葡萄糖胺主要是保護關節，增加關節與關節之間的軟骨韌性。

54. 病人骨盆骨折後第 2 天，突然發生意識改變、呼吸與心跳加速、瘀斑及發燒等徵象，下列何者為病人最可能發生的問題？(A)腔隙症候群 (B)脂肪栓塞症候群 (C)骨頭感染致敗血症 (D)動脈損傷致內出血。 (108專高二)

解答： 49.C 50.D 51.D 52.C 53.D 54.B

55. 有關左側脛骨骨折病人使用拐杖之護理指導，下列何者錯誤？(A)三點式步態：兩側拐杖與左下肢同時向前，然後右下肢跟上 (B)拐杖頂部距腋下二橫指，身體重心放於腋下 (C)上樓梯順序：右下肢先上階梯，然後拐杖及左下肢同時上 (D)左下肢可以承受重量時，可用兩點式步態。 (108專高二)

解析 (B)應將重量放在雙手手掌上，而非腋下。

56. 針對退化性關節炎病人之護理指導，下列何者不適當？(A)冰敷有助減輕炎症反應以緩解疼痛 (B)使用aspirin止痛時，避免空腹服用 (C)日常活動應盡量採等長運動以減少關節負重之壓力 (D)鼓勵病人減重，以減輕膝關節的負荷。 (108專高二)

解析 應盡量採等張運動。

57. 有關骨掃描的敘述，下列何者正確？(A)檢查前要禁食 (B)檢查體內細胞葡萄糖代謝過程 (C)體內注入已標記放射性物質的腫瘤抗體 (D)靜脈注射放射線同位素，可診斷骨轉移。

解析 檢查前可照常用餐，不必禁食；藉由放射線同位素的磷酸鹽檢測骨組織的形態或代謝異常。 (108專高二)

58. 有關多發性骨髓瘤的臨床症狀，下列何者錯誤？(A)骨痛 (B)腎功能不全 (C)腹瀉 (D)貧血。 (108專高二)

解析 會出現便祕。

59. 有關退化性關節炎的敘述，下列何者正確？(A)常合併乾燥症 (B)不會影響身體的其他系統 (C)出現血管炎，如腳趾壞死或小腿潰瘍 (D)出現倦怠、發燒、貧血。 (109專高一)

60. 有關脂肪栓塞症之症狀和徵象，下列何者正確？(1)呼吸急促 (2)意識混亂 (3)排尿增加 (4)體溫上升。(A) (1)(2)(3) (B) (1)(2)(4) (C) (1)(3)(4) (D) (2)(3)(4)。 (109專高一)

解析 會出現意識混亂、不安、譫妄、皮膚瘀斑、體溫升高、呼吸困難、呼吸及心跳加快。。

解答： 55.B 56.C 57.D 58.C 59.B 60.B

61. 王先生，55歲，身體質量指數為30 kg/m^2，紅血球沉降速率正常範圍，主訴早晨起來關節疼痛與僵硬，在活動幾分鐘後可緩解僵硬。下列何者為王先生最可能的診斷？(A)乾癬性關節炎(Psoriatic arthritis, PsA) (B)骨性關節炎(Osteoarthritis, OA) (C)類風濕性關節炎(Rheumatoid arthritis, RA) (D)痛風性關節炎(Gouty arthritis)。 (109專高一)

解析 骨性關節炎易發生於45歲以上體重過重或肥胖者，會於膝關節等負重關節出現僵硬現象，常發生於清晨及休息一段時間後。

62. 上石膏後24小時內病人的護理評估結果，下列何者應做立即處置？(A)石膏表面有灼熱點 (B)石膏肢體遠端有輕微水腫 (C)石膏肢體內皮膚搔癢 (D)石膏肢體有酸味。 (109專高一)

解析 上石膏後若石膏表面之異常灼熱點表示該部位肢體可能有壞死，應立即處置。

63. 病人因腰椎椎間盤突出接受手術治療，術後依醫囑需穿硬背架3個月，下列敘述何者錯誤？(A)指導病人可進行威廉氏運動加強下背部的肌肉力量 (B)指導病人拆線後便可沐浴，最好採淋浴 (C)應每兩小時將背架取下讓背部休息 (D)指導病人在床上穿好背架後再下床。 (109專高一)

64. 有關骨性關節炎的診斷檢查，下列何者正確？(A)抗細胞核抗體(ANA)升高 (B) X光呈現骨贅形成及關節腔變窄 (C) C反應蛋白(CRP)上升 (D)關節滑液呈現混濁，黏性低、蛋白質增加。 (109專高二)

65. 下列何者為退化性關節炎的高危險群？(1) BMI 35 kg/m^2 (2)長期服用腎上腺皮質類固醇 (3)重複性右膝受傷史 (4)停經後婦女。(A)(1)(2)(3) (B)(1)(2)(4) (C)(1)(3)(4) (D)(2)(3)(4)。 (109專高二)

解答： 61.B 62.A 63.C 64.B 65.C

66. 右側下肢無力需要使用手杖之病人，下列使用方法何者最正確？(A)左手持手杖並放在左腳前方 (B)右手持手杖並放在右腳前方 (C)左手持手杖並放於左腳尖前外側6吋處 (D)右手持手杖並放於右腳尖前外側6吋處。 （109專高二）

67. 病人右大腿骨折上石膏3個月，拆除石膏時，不會看到下列哪種現象？(A)皮膚布滿黃棕色皮膚碎屑 (B)肌肉張力增加 (C)肢體看起來僵硬 (D)平衡感改變。 （109專高二）

解析 (B)肌肉張力會減退，故上石膏後需做肌肉收縮運動，以維持肌肉的張力。

68. 下列何者是罹患骨質疏鬆症風險最低的情況？(A) 67歲女性，其最後一次月經期為15年前 (B) 45歲男性，過去6個月一直服用腎上腺皮質醇治療劑 (C) 30歲男性，偶爾飲酒，身體質量指數(BMI)為28 (D) 35歲女性，有癲癇病史，並定期服用Dilantin。

（110專高一）

解析 骨質疏鬆危險因子包括：婦女停經後、65歲以上者，以及使用腎上腺皮質醇治療劑、抗癲癇藥物(Dilantin)等。

69. 下列何者為骨性關節炎的臨床表徵？(A) Heberden's結節 (B)發燒 (C)尺側偏斜 (D) Felty's症候群。 （110專高一）

70. 下列何者為骨髓炎病人的常見用藥？(A)利尿劑及鈣離子阻斷劑 (B)抗生素及解熱鎮痛劑 (C)骨骼肌肉鬆弛劑及皮質類固醇 (D)抗組織胺及軟便劑。 （110專高一）

解析 急性骨髓炎以抗生素治療為主，慢性骨髓炎則需外科清創及抗生素治療。可配合使用解熱鎮痛劑，緩解不適。

71. 下列何者為費林氏測驗(Phalen's test)陽性反應的描述？(A)雙手維持手腕掌側屈曲、手背相對60秒，手指感到麻木 (B)敲擊正中神經，手指感到刺痛、麻木感 (C)緊握足踝做內旋，再慢慢伸直，無法伸直膝關節 (D)手握腳底做內外旋動作，聽到關節內有聲響。 （110專高一）

解答： 66.C 67.B 68.C 69.A 70.B 71.A

72. 有關類風濕性關節炎的醫療處置，下列敘述何者正確？(A)非類固醇抗炎藥物Ibuprofen最需擔心肝腎功能損傷問題 (B) DMARDs為育齡婦女治療的首選藥物 (C) COX-2抑制劑有延長出血時間的副作用 (D)使用抗瘧疾製劑（奎寧類），應定期檢查眼睛。 (110專高一)

73. 有關腔隙症候群的處置，下列何者正確？(A)肢體抬高超過心臟 (B)患肢冷熱敷 (C)彈繃加壓包紮 (D)去除敷料、夾板或石膏。 (110專高二)

解析 腔隙症候群需檢查是否有外在壓迫，如石膏、彈繃，需立刻移除。

74. 王先生，診斷痛風性關節炎，正服用秋水仙素(Colchicine)。有關此藥物的護理指導，下列何者正確？(A)服用此藥物會低血壓，早上起床時要格外小心 (B)服用此藥物要定期檢查眼睛 (C)服用此藥物若出現嚴重腹瀉時應停藥 (D)因為此藥物可能會導致血液凝結，每天要多喝水。 (110專高二)

75. 有關痛風性關節炎病人的護理指導，下列何者正確？(A)睡覺時應維持肢體屈曲的姿勢，以降低關節疼痛 (B)服用水楊酸藥物，須按時服用，要注意有無出血徵象 (C)關節對溫度特別敏感，因此須避免關節處冰敷或熱敷 (D)應該減少肉類、海鮮及啤酒的攝取，以預防疾病發作。 (110專高二)

76. 有關全髖關節置換術後病人之護理指導，下列何者錯誤？(A)教導翻身時，雙腿中間仍需夾著內展枕 (B)鼓勵患肢作等長收縮運動 (C)強調髖關節屈曲不可超過90度 (D)未併用骨泥者，六星期後方可承受重量。 (110專高二)

解析 (A)若要翻身，需於兩腿間夾外展器，防止患肢內收。

解答： 72.D 73.D 74.C 75.D 76.A

77. 何處骨折最適合使用八字繃帶法進行固定？(A)前臂與手腕骨折 (B)骨盆骨折 (C)股骨骨折 (D)鎖骨骨折。 (110專高二)

解析 八字繃帶法可固定未移位性鎖骨骨折，以避免骨折發生移位及減輕疼痛。

78. 有關腕隧道症候群的敘述，下列何者正確？(A)是指腕部正中神經受到壓迫所造成的現象 (B)主要發生在男性，以50~60歲居多 (C)臨床症狀是疼痛且腕部無法伸直 (D)可藉由膨脹徵象(Bulge sign)與霍曼氏徵象(Homan's sign)確定診斷。 (111專高一)

解析 (B)主要發生在女性；(C)大拇指、食指、中指及無名指出現疼痛、麻刺、燒灼感等；(D)可藉由費林氏測試(Phalen's test)確定診斷。

79. 王先生開放性骨折日前出院返家，近日發燒、寒顫、躁動不安、患肢持續性疼痛及拒絕移動關節或觸碰患肢。下列何者為其最可能的合併症？(A)肺栓塞 (B)骨髓炎 (C)脂肪栓塞 (D)低血容積休克。 (111專高一)

解析 骨髓炎為開放性骨折常見之合併症，會出現體溫急遽升高、寒顫、脈搏加快、骨痛、腫脹、發紅、呈屈曲姿勢。

80. 有關痛風藥物Probenecid (Benemid)的主要作用，下列何者正確？(A)抑制尿酸形成 (B)增加尿酸排出 (C)降低普林排出 (D)抑制炎症反應。 (111專高一)

解析 可抑制腎小管再吸收尿酸，促進尿酸排泄。

81. 有關骨折的癒合過程，下列順序何者正確？(1)血腫形成期 (2)骨化期 (3)細胞增生期 (4)重塑期 (5)骨痂形成期。 (A)(1)(2)(3)(4)(5) (B)(1)(3)(5)(2)(4) (C)(2)(3)(1)(4)(5) (D)(5)(4)(3)(2)(1)。 (111專高一)

82. 下列腫瘤何者源自結締組織？(A)滑液膜肉瘤(synovial-sarcoma) (B)軟骨肉瘤(chondrosarcoma) (C)血管肉瘤(angiosarcoma) (D)淋巴管肉瘤(lymphangiosarcoma)。 (111專高一)

解析 軟骨肉瘤是由周遭之肌肉或結締組織中所長出。

解答： 77.D 78.A 79.B 80.B 81.B 82.B

83. 有關類風濕性關節炎之敘述，下列何者正確？(1)手部關節會出現尺側偏斜 (2)活動後有僵硬的現象 (3)關節X光變化呈現關節腔變窄 (4)關節腫脹呈現不對稱性。(A)(1)(2) (B)(1)(3) (C)(2)(4) (D)(3)(4)。 (111專高一)

84. 有關骨性關節炎病人適合的運動類型，下列何者錯誤？(A)慢跑 (B)水中有氧運動 (C)騎腳踏車 (D)走路。 (111專高二)

解析 避免慢跑，因對關節負重與衝擊高。

85. 王先生接受右側全髖關節置換術後出現胸痛、呼吸短促、皮膚蒼白、冰冷。下列何者是王先生最可能產生的術後合併症？(A)關節脫位 (B)出血 (C)肺栓塞 (D)深部靜脈栓塞。 (111專高二)

解析 約25%病人會因靜脈血液回流不順，導致靜脈血栓，嚴重甚至造成肺栓塞而死亡。

86. 有關上石膏病人的護理指導，下列何者錯誤？(A)若石膏肢體遠端皮膚顏色呈現蒼白或冰冷，表示動脈循環受阻 (B)若石膏肢體遠端出現不尋常腫脹，表示靜脈回流受阻 (C)若石膏表面出現灼熱點，表示石膏內的肢體有感染的情形 (D)若聞到石膏有酸味，表示石膏內的肢體有組織壞死或感染。 (111專高二)

解析 (D)上石膏的初期會聞到酸味，乃因石膏肢體內的皮膚出汗及脫皮所致。

87. 有關骨科手術合併症的敘述，下列何者錯誤？(A)脂肪栓塞是因脂肪球由皮下組織釋出而導致的嚴重合併症 (B)開放性骨折復位手術最常見的合併症為神經血管合併症 (C)手術肢體若長時間固定不動，易導致血栓性靜脈炎之發生 (D)若術後突然胸痛、呼吸困難，有可能是肺栓塞，需緊急治療。 (111專高二)

解析 (A)脂肪栓塞是指脂肪進入血液形成栓塞而導致合併症。

88. 有關骨折病人到院前急救處理原則，下列何者為最優先的處置？(A)給予疼痛處理 (B)將骨折部位復位 (C)固定骨折部位 (D)給予熱敷處理。 (111專高二)

解答： 83.B 84.A 85.C 86.D 87.A 88.C

解析 骨折急救處理原則於移動病人前，需先固定骨折部位之上下二個關節，以免造成進一步傷害。

89. 有關骨折病人發生脂肪栓塞之敘述，下列何者錯誤？(A)好發於長骨骨折的病人 (B)多發生在骨折後72小時 (C)獨特表徵是皮膚出現瘀斑 (D)呼吸衰竭是常見的死因。 (112專高一)

90. 有關不同關節炎病人的照護措施，下列何者錯誤？(A)類風濕性關節炎，急性期採等張運動 (B)痛風性關節炎，需教導不可飲酒 (C)退化性關節炎，每天需俯臥2次 (D)退化性關節炎，應維持理想體重。 (112專高一)

解析 (A)急性期應臥床休息，可做等長運動保持肌力。

91. 有關腕隧道症候群病人之身體檢查評估結果，下列何者正確？(A)湯瑪斯試驗(Thomas test)陽性反應 (B)浮動試驗(ballottement test)陽性反應 (C)麥默雷氏試驗(McMurray's test)陽性反應 (D)費林氏徵象(Phalen's sign)陽性反應。 (112專高一)

解析 (A)表示髖關節攣縮；(B)表示膝關節有中量至大量積液；(C)表示膝關節有軟組織突出。

92. 有關骨質疏鬆症病人對於護理指導之回覆，下列何者表示病人已經清楚指導內容？(A)「我要多吃高蛋白食物來增加鈣質的吸收。」 (B)「我可以每天打網球或保齡球來防止骨質流失。」 (C)「我要多吃小魚乾、豆類食物以攝入足夠的鈣質。」 (D)「我要同時吃高纖與高鈣食物來增加鈣質吸收。」 (112專高一)

解析 (A)多吃維生素D食物可增加鈣質吸收；(B)應多執行伸展運動和負重運動；(D)高纖維食物會促進腸蠕動阻止鈣吸收。

93. 下列何者為骨性關節炎的症狀和徵象？(A) 35歲女性，雙手呈現尺側偏移及天鵝頸 (B) 45歲男性，全身倦怠、肌肉痠痛、發燒、體重減輕 (C) 30歲女性，對稱性的關節受侵犯 (D) 40歲男性，X光顯示關節間隙減少及骨贅形成。 (112專高一)

解答： 89.B 90.A 91.D 92.C 93.D

94. 有關骨質疏鬆症護理指導之敘述，下列何者錯誤？(A)採取非負重活動比負重活動好，以強化骨骼　(B)下床活動時，可使用骨科支架，以減輕疼痛　(C)每天日曬至少15分鐘增加維生素D合成，以增加鈣質吸收　(D)不可同時使用高纖食物與高鈣食物，以避免影響鈣質吸收。 (112專高二)

解析 應採負重運動，其可強化肌力，以降低骨質量流失的機率。

95. 右小腿上石膏病人，出現下列何項臨床表徵，需要立即給予處理？(A)右腳大拇趾甲床微血管充填時間2 秒　(B)右腳小腿末端出現感覺異常　(C)右小腿石膏內皮膚發癢　(D)右側足背動脈脈搏強度2+。 (112專高二)

解析 上石膏遠端部位感覺遲鈍或麻木，表示打石膏過緊而壓迫血管神經造成損傷，需立即處理。

96. 承上題，下列何者為病人最適當的處置？(A)將右小腿抬高於心臟　(B)給予右小腿末端冷敷　(C)以彈性繃帶加壓包紮右大腿　(D)去除右小腿石膏。 (112專高二)

97. 有關接受關節腔鏡檢查病人的陳述，下列何者顯示需要進一步的護理指導？(A)「檢查後若無不舒服，我可以立即恢復日常活動」　(B)「我應該要注意關節有無血腫情形的發生」　(C)「我會檢視我的神經、血管功能是否受到影響」　(D)「檢查後我要特別注意有無發燒或是部位有無紅腫」。 (112專高二)

98. 下列何者為診斷骨髓炎最準確的方法？(A)骨密度測量　(B)關節穿刺術　(C)關節腔鏡檢查　(D)骨骼組織切片。 (112專高三)

99. 病人因骨腫瘤接受右腳膝上截肢的照護措施，下列何者最適當？(A)協助其右腳保持平直外展，以防屈曲攣縮　(B)協助於右腳殘肢使用彈性繃帶，以控制水腫　(C)教導其右腳殘肢勿做運動，以防縫線破裂　(D)教導不可採俯臥姿，以防關節屈曲。

(112專高三)

解答：　94.A　95.B　96.D　97.A　98.D　99.B

解析 (A)(C)殘肢避免外旋、外展，維持適當姿勢並進行關節運動，預防攣縮變形。(D)膝上截肢者可採俯臥，並在腹部和殘肢下放枕頭。

100. 有關骨折癒合階段照護之敘述，下列何者正確？(A)血腫形成期，應鼓勵病人進行患肢等張運動 (B)細胞增生期，應鼓勵病人進行患肢等張運動 (C)骨痂形成期，應鼓勵病人補充足夠的營養 (D)鞏固化與再塑造期，告知病人骨折癒合不需再運動。

(113專高一)

解析 (A)(B)血腫形成期與細胞增生期為組織發炎與肉芽組織形成階段，此時以適當的休息和活動為主，可活動非骨折處的關節，待骨痂形成期可進行肌肉等長收縮的運動方式。(D)鞏固化與再塑造期藉由運動及負重以增強骨折處的再塑，臥床休息會使骨消耗多於骨生成而發生骨質疏鬆。

101. 有關關節炎的敘述，下列何者正確？(A)骨性關節炎典型的疼痛在活動後加劇，休息後緩減 (B)類風濕性關節炎晨間關節僵硬會在不活動後又出現 (C)骨性關節炎是慢性、全身性、炎症性關節病變 (D)骨性關節炎最先侵犯周邊小關節，包括指、腕、肘、踝、趾。 (113專高一)

解析 (B)類風濕性關節炎清晨起床時出現關節僵硬及疼痛，隨白天活動使症狀逐漸改善；(C)骨性關節炎是非全身非炎症性漸進性關節病變；(D)骨性關節炎好發於負重關節，如：膝關節、脊柱。

102. 有關下背痛病人使用骨盆牽引治療之敘述，下列何者正確？(A)骨盆牽引是一種骨骼牽引，有助於緩解疼痛 (B)牽引時床尾抬高可增加牽引的效果 (C)保持臥於床之正中位置，膝、第二腳趾與滑輪在一直線位置 (D)牽引使用之拉力可達體重的1/2。

(113專高一)

解析 (A)骨盆牽引是一種皮膚牽引；(C)牽引的施力點在腰椎，應抬高床尾；(D)牽引使用之拉力可達體重的1/3。

解答： 100.C 101.A 102.B

眼、耳、鼻及喉部病人的護理

出題率：♥♥♡

- 眼 部
  - 評估與檢查
  - 常見疾病治療及護理處置
- 耳 部
  - 評估與檢查
  - 常見疾病治療及護理處置
- 鼻 部
  - 評估與檢查
  - 常見疾病治療及護理處置
- 喉 部
  - 評估與檢查
  - 常見疾病治療及護理處置

Medical-Surgical Nursing

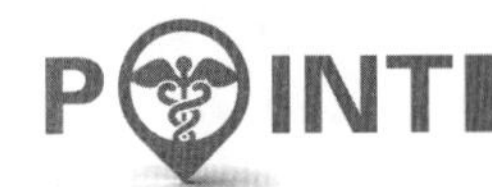

重點彙整

8-1 眼部

一、評估與檢查

1. **正常眼壓**：10~21 mmHg，由房水製造及排出之速率來控制。若使用希厄式(Schiotz)測眼壓前，需使用局部麻醉劑，以減輕角膜不適。
2. 視力表(Snellen's chart)：
   (1) 目的為檢查視力之準確度，使用時將視力表置於受測者前 6 公尺（20 呎）之處。
   (2) 判讀：方式為「受測者視力可見之距離／正常者視力可見之距離」，正常值為 1.0。

二、常見疾病治療及護理處置

(一) 白內障(cataracts)

1. 病因病理：因晶狀體核內蛋白凝集、不溶性蛋白質製造增加、晶狀體褐色素增加、鈣質增加，導致**晶狀體發生混濁**且屈光度增加、造成投射於視網膜上的影像變形。其中老化因素占 95%，其餘為外傷、毒性反應、系統性疾病、先天性病變所致。
2. 臨床症狀：
   (1) 早期：**無痛**且漸進性的**視力喪失、模糊，尤其是中間部分**，在亮光下覺得特別刺眼（**畏光**），**對於黃、藍顏色的辨色力可能變差**。
   (2) 晚期：**單眼複視**、**視力減退**至失明、紅光反射消失、出現**白色瞳孔**。

3. 診斷性檢查：眼底鏡檢查可見水晶體不透明、混濁。**使用眼底鏡檢查紅光反射扭曲或消失**。

4. 醫療及護理處置：

(1) **無有效治療藥物，水晶體摘除術**是唯一治療方式，可分為：

A. 囊外摘除術：傷口大，復原期長，易引起術後散光。

B. **超音波晶體乳化術：可減少視網膜剝離的危險。用超音波將晶體核震碎後取出，傷口小至 0.3 公分，手術中同時植入人工水晶體**。

(2) 行水晶體摘除術後呈無晶體症(aphakia)，其眼睛屈光力減少，需使用眼鏡、隱形眼鏡或植入人工水晶體來矯正。

(3) 術前護理：給予口服鎮靜劑、降眼壓藥、散瞳劑如 Mydriatic Tropicamide (Mydriacyl)，睫狀肌麻痺劑如 Cyclopentolate (Cyclogyl), Phenylephrine (Neo-Synephrine)，**以散瞳及收縮血管**。

(4) 術後護理：

A. 患眼用敷料及眼罩保護：敷料拆除後持續 6 週白天需戴眼鏡保護、夜晚帶眼罩以**避免摩擦眼睛**。

B. 若患眼微癢，可用局部冷敷改善不適感。

C. 採半坐臥姿或**躺向健側**以免壓迫患眼。

D. 避免眼壓升高：術後 3 週**不可彎腰**、**咳嗽**、用力解便、**提舉重物**、急速轉身。

E. 預防發生合併症：感染、眼壓升高、**出血（患眼有尖銳疼痛感）**、視網膜剝離、續發性白內障。**若出現淚流不止，可能為感染警訊**。

F. **注意安全（從健眼側下床），暫停開車**、運動，直到醫師診視後允許。

G. 指導病人點眼藥水時，用手指輕壓眼睛內側**避免眼藥流入鼻淚管**。

(二) 青光眼(glaucoma)

1. 病因病理：因老化、遺傳、糖尿病病變、嚴重弱視使房水製造過量或排出受阻，**導致眼壓上升，造成視神經萎縮**、視野喪失。依發生原因可分類為：

(1) 原發性：為前角隅角發生問題所致。

A. **原發性隅角開放性青光眼**(open-angle)：占 90%，**早期視野不受影響，為慢性發作**、症狀不明顯，其兩眼對稱發生，**需終身用藥治療**。

B. 原發性隅角閉鎖性青光眼(angle-closure)：為急性發作，常單眼發生。

(2) 續發性：為腫瘤、發炎、創傷、手術或藥物（如**不當使用類固醇眼藥水**等）所致。

2. 臨床症狀：**情緒會加重症狀**。

(1) **視野缺損**：初期呈新月狀(crescent)，逐漸沿鼻側及上方喪失視野。早期的青光眼視野缺損是可恢復的，視神經若持續受損則造成永久性的視力缺損。

(2) **視力改變**：出現虹輪視覺（彩虹光暈）、視力模糊、對光感受力降低。

(3) **眼眶疼痛**、沿三叉神經之分布區發生**頭痛**，伴隨**噁心**、**嘔吐**、腹部不適。

3. 診斷性檢查：

(1) **眼壓升高**：＞25 mmHg。

(2) **眼底鏡檢查**：**視神經乳頭**（視盤）**凹陷**或呈杯狀。

4. 醫療及護理處置：

(1) 促進房水吸收或排出之藥物：

A. **縮瞳劑：如** Pilocarpine，使睫狀肌收縮、前房隅角變大、**促進房水**流入許萊姆氏管而**排出；嚴禁使用散瞳劑，例如** Atropine。

B. **腎上腺素**：如 Epifrin；**不可用於隅角閉鎖性青光眼**，以免造成散瞳。

C. 滲透壓劑：如靜脈注射 Mannitol、口服甘油，促進血液滲透壓升高、使房水排入血管。

(2) **抑制房水製造**或分泌之藥物：

A. **β 腎上腺素阻斷劑**：如 Timolol (Timoptic)，不可用於**有氣喘病史**患者，**且給藥前需評估是否有心搏徐緩**。

B. 碳酸酐酶抑制劑：如 Acetazolamide (Diamox)。

(3) 雷射或手術治療：如雷射小樑切除術、濾孔手術。**雷射治療時，會聽到爆裂聲及看到閃光**。術後需安靜平躺 24 小時，**不可臥向手術側**，避免過度用眼、費力活動、大量飲水或喝咖啡、上呼吸道感染，注意不要使**眼壓升高，例如熬夜、嘔吐、用力解便、彎腰、提重物**等。術後不可到陰暗處，以免瞳孔放大造成不適，且**需定時回診，檢查眼壓及視神經盤**。

(三) 視網膜剝離(retinal delachment)

1. 病因病理：網膜與脈絡膜分離，網膜喪失血流，因而**無血流供應營養**、失去感光功能。誘發因素可能有網膜退化、創傷、糖尿病病變、晶體摘除術、重度近視。

2. 臨床症狀：突發性、**無痛性**（因網膜無疼痛神經）、**閃光幻視**（網膜遭玻璃體牽扯所致）、**浮動黑影**（即飛蚊症，**為典型症狀，因網膜破損、血液流至玻璃體所致**）、**視野缺損、視力模糊**。

3. 診斷性檢查：眼底鏡檢查可見剝離的網膜不透明或形成皺摺、無法見到正常的脈絡膜。

4. 醫療及護理處置：
   (1) 外科治療：以手術將視網膜與脈絡膜貼合。
   (2) **術前護理：立即臥床休息**、**避免用力**、限制身體與患眼活動、**雙眼覆蓋眼罩**、勿轉動眼球。
   (3) 術後護理：
   A. **臥床休息 4~5 天**、躺向患側、**雙眼戴眼罩**、避免眼壓升高（如**避免執行增加眼壓的活動**）、監測生命徵象。
   B. **蓋上敷料及眼罩，並觀察敷料是否有滲出液**。
   C. **眼瞼的紅腫現象，可予局部冰敷**。
   D. 若病人接受玻璃體切除術後，再灌入氣體（SF_6 或 C_3F_8），**術後初期病人應採取俯臥**。
   E. **若有噁心及嘔吐情形，應禁食到無胃部不適為止**。
   (4) **術後 1 星期內，禁止閱讀；出院後避免過度用眼例如看電視及閱讀書報，手術後 2~3 週僅能閱讀書報、看電視，約 6 週後才能做日常活動**。一有症狀立刻臥床休息，並戴上眼罩，如眼前出現浮點應立刻就醫。
   (5) **術後 1 個月內，避免從事劇烈運動**；待術後眼睛消腫復原、度數穩定後，再**重新配戴眼鏡，約需 1~3 個月**。

(四) 結膜炎(conjunctivitis)

1. 病因病理：結膜受病毒或細菌感染，或過敏所致之炎症，**主要致病原是金黃色葡萄球菌**。

2. 臨床症狀：眼紅、眼淚多、眼分泌物多、眼腫脹、癢痛、灼熱感、異物感、耳前淋巴腫大。

3. 醫療及護理處置：
   (1) 感染性結膜炎：使用抗生素眼藥。
   (2) 過敏性結膜炎：使用抗過敏、血管收縮劑、類固醇眼藥。
   (3) 減少光刺激，減輕畏光不適：將室內燈光調暗或拉上窗簾、戴墨鏡出門。
   (4) 患眼不可戴眼罩，不可使用類固醇藥物，**採濕熱敷可促進血循**。

(五) 角膜炎(keratitis)

1. 病因病理：因創傷、感染、先天性疾病所致。
2. 臨床症狀：出現疼痛、虹輪視覺、視力衰退等症狀。
3. 醫療及護理處置：以藥物或角膜移植手術為治療方式。
   (1) 全層角膜移植較常用（需注意糖尿病患者的角膜，不適宜捐贈），因其能提供較佳的視覺。
   (2) 術後與個案交談，需坐在病患的健側；**請病人減少眼瞼、眼球活動，以促進角膜上皮癒合；避免頭部突然快速轉動，以免眼壓上升；定時服用藥物，以預防感染和排斥**；當周圍有寵物、幼兒或**晚上睡覺**時，需要**戴上眼罩**，以保護新的角膜。

8-2 耳 部

一、評估與檢查

1. 音叉試驗(tuning fork test)：是一種聽力檢查，其是藉由骨頭振動以及空氣傳導來測知聽力障礙。包括韋伯氏試驗(Weber's test)及林內氏試驗(Rinne's test)（表 8-1）。

表 8-1 音叉試驗

比較項目	韋伯氏試驗 (Weber's test)	林內氏試驗 (Rinne's test)
測量目的	測試兩耳的骨傳導強度。**分辨聽力喪失的種類**	測試同一耳空氣傳導和骨傳導強度
測量方法	將震動音叉放在病人前額或鼻骨中央	將震動音叉垂直放在病人顳骨乳突處，測量可聽到聲音的時間〔骨傳導(BC)〕，待聽不到聲音時，立刻將音叉移至外耳道 2 吋處，測量可聽到聲音的時間〔空氣傳導(AC)〕
正常結果	兩耳聽到一樣大的聲音	**AC＞BC**，約 2 倍
異常結果	**若為傳導性聽力喪失，患耳聽到的聲音比較大聲；若為感覺神經性聽力喪失，健耳聽到的聲音比較大聲，患耳聽不到聲音**	若為傳導性聽力喪失，則 AC≦BC；若為感覺神經性聽力喪失，則 AC＞BC（聲音微弱）

註：先做韋伯氏試驗，檢查出是否有一側耳異常。再以林內氏試驗檢查。

2. 聽力試驗：測量聽力的單位為分貝(decibel, dB)，是一種聲音強度的對數功能表示。舒適強度為 40~65 dB。長期暴露於 85~90 dB 以上，會導致耳蝸受損。

二、常見疾病治療及護理處置

(一) 聽覺喪失

1. 病因病理：可能與年齡、噪音、**疾病（如高血壓、糖尿病）、毒物、創傷等傷害聽神經**有關。可分為 6 種型態。

(1) 傳導性聽覺喪失：外耳與中耳傳音功能有障礙，如**耳垢填塞**。

(2) 感覺神經性聽覺喪失：內耳至腦部的神經傳導路徑有障礙，如**聽神經瘤、美尼爾氏症候群**。

(3) 噪音引起聽覺喪失。

(4) 突發性聽覺喪失。

(5) 心因性聽覺喪失：因心理壓力所致，又稱功能性聽覺喪失。

(6) 中樞性聽覺喪失：中樞神經系統之聽核至大腦皮質有病變。

2. 臨床症狀：突發或漸進式聽力喪失、耳鳴、頭暈、疼痛、有分泌物等。

3. 診斷性檢查：聽力試驗中，正常人可聽見的音量為 0~25 dB、輕度聽力喪失者可聽見的音量約為 30 dB、中度聽力喪失者可聽見的音量約為 50~70 dB、**重度聽力喪失者可聽見的音量約為 70~90 dB**、完全聽力喪失者可聽見的音量約為 90 dB。

4. 醫療及護理處置：

(1) 手術治療：對於傳導性聽覺喪失者，可矯正或排除外耳與中耳之障礙，例如清除異物、行鼓膜切開術、聽小骨重建手術、乳突切除術。

(2) 使用助聽器：適用於聽力大於 30 dB（或 500~2,000 Hz）者，**傳導性聽覺喪失大多可藉助聽器加大聲音而改善聽力，但感覺神經性聽覺喪失者使用助聽器無效**。助聽器使用的注意事項包括：

A. **最初一週應試戴 1~2 小時在家中試戴，聽取較為熟悉的聲音，逐漸增加，四週後可在較吵環境中，每天可配戴 8 小時以上**。

B. **不使用時，應關掉電源，拿出電池**。

C. 助聽器無功能時，應檢查電線接頭是否鬆脫。

D. 每日以溫和肥皂和清水洗助聽器耳塞。

E. **使用時應將音量調整至最小的聽力標準，以預防吱嘎聲；音量不要調太大**，調至最大的聽力標準時，環境噪音同時也被放大，反而造成使用者的不適。

F. **助聽器使用時，避免使用頭髮噴霧劑、髮油。**

(3) 耳蝸植入術：**植入之電極可以直接刺激聽神經**，適用於感覺神經性聽力喪失者、耳聾、使用助聽器無效者。

(4) 與病人溝通時：注意**維持環境安靜，房間光線要充足、面對光線，與病人面對面、配合手勢；先讓病人知道要交談的主題，引導病人表達並傾聽**；靠近健耳或聽力較佳的耳朵說話，說話用句要簡短、明確、清楚，說話時避免吃東西或吸菸；**說話速度勿過快且音調稍低**，必要時重複說明，給予病人足夠時間作回應，**可請病人重述談話內容**。

(5) **可在病人家中電話加裝擴音器，或電鈴加裝閃光。**

(二) 美尼爾氏症候群(Meniere's syndrome)

1. 病因病理：**又稱迷路水腫**，原因不明，可能是**內淋巴液**的製造或吸收異常致**內耳迷路出現問題**。**好發於 40～60 歲成人、長期噪音工作環境者**。

2. **臨床症狀：耳鳴**（為低音調嗡嗡聲）、**單側感覺神經性聽力喪失**（為低頻率聲音聽力喪失）、**陣發性旋轉性眩暈**為典型的三個症狀，另外可能出現內耳有壓力感，還會合併噁心和嘔吐。

3. 診斷性檢查：

(1) 聽力測驗。

(2) **眼前庭反射測驗（溫熱試驗）**：檢查**第 3、6、8 對腦神經**是否受損。**檢查前要確認病人耳膜是完整的**。

A. 正常：將溫水灌入外耳道，對側眼球會產生旋轉性震顫，其眼球偏向灌溫水側；若灌冰水，眼球偏離灌冰水側。

B. 異常：水灌入外耳道，眼球並不偏側。

(3) Romberg's test：(＋)。

4. 醫療及護理處置：
 (1) 外科治療：內淋巴蜘蛛膜下腔分流術、全迷路切除術。
 (2) 藥物治療：使用**前庭系統抑制劑、利尿劑、止吐劑、血管擴張劑（可減輕耳鳴）、抗焦慮劑、抗組織胺藥物**；類固醇，如 Diphenhydramine 可減輕病人眩暈；Nicotinic acid 可減輕病人耳鳴及聽覺減退現象；症狀穩定後，服用抗組織胺來減輕症狀、利尿劑預防發作。
 (3) **保持情緒平穩，學習放鬆技巧**，避免身心過度壓力，保持環境安靜、避免強光，**可適當使用鎮靜劑及安眠藥。急性期時立即臥床休息，臥向健側或採半坐臥，維持安全環境。需緩慢移動身體**，避免快速轉動頭部或眼睛，可**鼓勵做頭部及全身的平衡運動**。
 (4) **低鹽（鈉）飲食**對多數病人有效，攝取適當蛋白質及水分。不喝咖啡，戒菸以免血管痙攣或收縮。

(三) 中耳炎(otitis media)

1. 急性中耳炎：
 (1) **病因病理**：因上呼吸道感染或過敏所致，以耳咽管（歐氏管）感染最常見，其他為外耳道感染、血行感染都有可能。若為漿液性中耳炎，則大氣壓突然改變、耳咽管阻塞都有可能是誘因。
 (2) 臨床症狀：病人感染於 3 週內，出現發燒、疼痛、腫脹、分泌物初期為漿液性後轉為膿性。**以耳鏡觀察可見紅腫而凸出的鼓膜。嚴重時，將導致傳導性聽力喪失**。
 (3) 診斷性檢查：檢查鼓膜可見紅、向外突出、有光錐、無法辨識之鎚骨柄。
 (4) 醫療及護理處置：採症狀治療，**使用抗生素至少 10~14 天**，給予消炎藥、止痛藥，請病人休息、注意維持營養與水分。

2. 慢性中耳炎：

(1) 病因病理：因中耳炎反覆發炎所致，最常造成鼓膜穿孔。

(2) 臨床症狀：病人**感染 3 個月以上**，出現程度不一之傳導性聽覺喪失、分泌物、耳鳴、鼓膜穿孔、有時會耳痛，若出現耳聾、臉部神經麻痺、暈眩時，可能發生腦膜炎。

(3) 醫療及護理處置：

A. 藥物治療：使用抗生素，並給予症狀治療。

B. 手術治療：藥物治療無效者則採手術治療，如**鼓膜穿孔者行鼓膜成形術**、合併膽脂瘤者行乳突切除術、膿液無法根治者行中耳根治術。

C. **術後護理：觀察是否發生顏面神經切斷的合併症**，並**採軟質飲食**。術後一週內**避免**感冒、彎腰、頭部突然轉動、**用力擤鼻子、用力咳嗽或打噴嚏**，咳嗽或打噴嚏時應張口，避免增加耳內壓力，由醫師更換耳內棉球，術後三週內避免過度運動。手術後三個月內應與醫師討論後，才可從事登山、搭飛機、潛水及游泳等活動。

(四) 外耳炎

1. 病因病理：常因游泳使細菌或黴菌感染致外耳、外耳道、相連組織感染而發炎。

2. 臨床症狀：疼痛、紅、腫、淋巴結腫大、聽力減退、發癢（黴菌感染者）、若感染毛囊會形成毛囊炎。

3. 診斷性檢查：視診外耳、以檢耳鏡檢查外耳道、細菌培養。

4. 醫療及護理處置：

(1) 藥物治療：使用抗生素、抗黴菌藥，需注意使用完整療程，耳痛者使用止痛劑，黴菌感染者使用雙氧水清潔耳道。

(2) 在執行耳滴劑給藥時，將頭傾斜，將**患部的耳道向上向後拉直**，自外耳道滴入約 2~3 滴藥水，頭部保持傾斜，讓藥物留置在耳內約 5 分鐘，不要將藥水擦拭乾淨。

(3) 衛教病人外耳道感染時不可游泳。游泳後需清潔耳道，平時保持耳道清潔與乾燥。

(五) 耳硬化症

因鐙骨發生骨質性關節僵硬，致聽小骨的傳遞聲波受阻。**原因不明，可能與遺傳有關**。

8-3 鼻部

一、評估與檢查

1. 視診：鼻黏膜應呈粉紅色、鼻中隔應無彎曲、鼻甲應無息肉。
2. 觸診：鼻外部與鼻竇應無壓痛。
3. 光透照檢查(transillumination test)：以光透照正常鼻竇應呈透明紅光。

二、常見疾病治療及護理處置

(一) 鼻竇炎(sinusitis)

1. **病因病理**：上呼吸道感染是最大原因，上頷竇炎最常見，額竇炎最危險。症狀超過 3 個月可以稱作慢性鼻竇炎，慢性鼻竇炎常由**未治癒的急性鼻竇炎、反覆感染**所致，常見致病菌為**金黃色葡萄球菌、格蘭氏陰性桿菌、肺炎鏈球菌**等。
2. 病理機轉：因分泌物引流至中鼻溝受阻、**鼻息肉過大**會造成鼻塞、或鼻感染擴散至鼻竇所致。
3. 臨床症狀：鼻充血、腫脹、**鼻塞、流鼻涕甚至鼻涕倒流**、分泌物增多（初為血性、後為膿性）、發燒、疲倦、頭痛，**急性鼻竇炎會鼻竇周圍持續性疼痛與壓痛**，慢性鼻竇炎則是間歇性鈍痛、**疼痛在早晨最嚴重**，另出現**鼻竇外表出現紅腫、眼眶水腫或腫脹**。若未治療，可能出現腦膜炎、腦膿瘍等合併症。

4. 診斷性檢查：以**光透照鼻竇可見紅光消失**、頭部 X 光可見鼻竇處混濁。

5. 醫療及護理處置：
   (1) 藥物治療：使用抗生素、解熱鎮痛劑、鼻內用血管收縮劑（如鼻滴劑）。
   A. **抗生素需使用 7~10 天才有療效，如慢性鼻竇炎的抗生素需持續使用至少 7 天**。
   B. 使用鼻滴劑時，可採用**坐姿，頭向後仰，4 小時內症狀未改善不可再使用**，避免因為過度使用出現反彈性鼻塞。
   (2) **蒸氣吸入**：以增加水分攝取、**利於引流，引流後可減輕頭痛症狀**。
   (3) 手術治療：上頷竇手術(Caldwell-luc surgery)。
   A. 目的：根除感染處，保留鄰近構造的正常性。
   B. 方式：一般於亞急性期施行，切開上唇與門牙上方牙齦交接處，刮除壞死組織、沖洗或引流。
   C. 術後一週手術部位會腫脹、眼眶黑。
   (4) 術後護理：
   A. 意識清楚時**採半坐臥姿**以利引流，**以口呼吸**，教導病人**由口吐出積在鼻咽部之引流液或分泌物**，不可擤鼻，**並注意口腔衛生**。
   B. 鼻紗布填塞需 24~48 小時，向病人解釋鼻填塞之用途，不可自行取出。
   C. **冰敷患處以減輕腫脹**。
   D. **不可使用 Aspirin**，因與息肉有關。
   E. 觀察出血情形，若不停吞口水則可能有出血現象。

F. **出院後不可立即游泳。勿吸菸、衛教病人戒菸、攝取足夠液體、不可挖鼻孔、避免寒冷潮濕環境**、維持所處之室溫穩定、預防上呼吸道感染。

G. 一般鼻部手術後，為預防鼻出血，**2 週內勿用太熱的水洗臉及避免性生活**。

(二) 鼻部出血的處理

1. 病因病理：鼻前（鼻中隔前）出血常因外傷、感染、過度刺激黏膜（如挖鼻或擤鼻）所致，鼻後（鼻中隔後）出血常因動脈病變、高血壓所致，另外血液疾病、鼻部手術或腫瘤也可能是病因病理。

2. 醫療及護理處置：
   (1) **按壓鼻翼約 10~15 分鐘**（若無鼻骨折）、**採坐姿、頭前傾、冰敷**。
   (2) 若有**分泌物要由口吐出**，不要吞入。
   (3) 使用鼻填塞物：以紗布沾血管收縮劑或凡士林置於患部加壓，請病人張口呼吸。
   (4) 手術治療：使用電流電燒或硬化劑化學燒灼，需請病人**避免擤鼻**、彎腰等增加鼻壓力的動作，同時要張口打噴嚏；另可行動脈結紮。

(三) 鼻咽癌(nasal pharyngeal carcinoma, NPC)

1. 病因病理：**為分化差、惡性、易淋巴轉移的癌症。為上皮細胞癌**，以前可分為角化鱗狀細胞癌（分化較好）、非角化鱗狀細胞癌、未分化型，後又分為分化型與未分化型。與**吸菸**、嗜食醃漬食物（含**亞硝酸**）、空氣汙染、**遺傳（第六對染色體異常）、Epstein-Barr 病毒（EB 病毒）感染有關，是中國人常罹患的癌症之一**，男性為女性的 2~3 倍。

2. 臨床症狀：
   (1) **頸部淋巴結腫大**。
   (2) 鼻症狀：**鼻微量出血**、**鼻塞**、鼻分泌物增多或膿臭分泌物。
   (3) 耳症狀：**耳鳴**、耳痛、耳內閉塞感、**中耳積水**、**聽力減退**。
   (4) 神經症狀：**最常出現是第五、六對腦神經**，出現複視、斜視、眼瞼下垂、臉部感覺異常、吞嚥困難。
3. 診斷性檢查：臨床症狀評估、鼻咽檢查與切片、**血清 EB 病毒抗體指數高**、X 光檢查等。
4. 醫療及護理處置：放射線治療為主要治療方式，**採分段治療，每週五次，持續兩個月。治療前要先處理蛀牙，並評估聽力**。
   (1) **鼓勵多喝水，每日攝取 3,000 c.c.水分，執行口腔護理（味覺細胞外層受損會造成味覺改變，結束治療後 1 個月可恢復味覺）**。
   (2) 病人接受放射線治療後，出現口腔炎及張口困難，**鼓勵做最大的張口運動及咀嚼運動，若有口乾現象，可行口腔內舌頭運動以刺激唾液分泌，或使用人工唾液或含冰塊以改善口乾現象，或使用不含酒精的中性、溫和漱口水漱口**。
   (3) **頭頸部皮膚避免不可曝曬陽光，外出使用陽傘，可溫清水清潔，記號不可洗掉**。**濕性皮膚脫屑，依醫囑使用氧化鋅，不要冰敷或熱敷**。
   (4) 飲食：採**高熱量**、**高蛋白**液體或**軟質食物**，避免刺激性或過熱飲食；**進食前口腔黏膜疼痛，可先局部使用 Lidocaine**。

(四) 鼻 炎

花粉、灰塵、**擁擠的場所**、**蛋**、**牛奶**、**巧克力**、**菸及二手菸**、**貓或狗**等過敏源易引起過敏性鼻炎；病毒飛沫傳染易引起急性病毒性鼻炎；**心理壓力易引起非過敏性血管運動性鼻炎**；吸菸、喝酒、溫度和濕度的變化易引起嗜伊紅性非過敏性鼻炎。

8-4 喉 部

一、評估與檢查

1. 直接喉鏡檢查：是以喉鏡移除喉部異物或病變、切片。
2. 間接喉鏡檢查：以喉鏡、頭鏡做切片，檢查後冰敷、請病人暫時不要說話，可緩解喉部不適。

二、常見疾病治療及護理處置

(一) 扁桃腺炎(tonsillitis)

1. 病因病理：細菌或病毒感染所致，**以鏈球菌最常見**。常因咽炎感染淋巴、引流至扁桃腺，使扁桃腺充血、水腫，甚至肥厚組織會造成呼吸道阻塞。
2. 臨床症狀：扁桃腺腫大且發紅、頸淋巴結腫痛、**喉痛**、吞嚥時疼痛、發燒、寒顫、疲倦，若有膿瘍則扁桃腺表面出現灰白色滲液。
3. 診斷性檢查：**視診或喉鏡進行診斷**；若為細菌感染則白血球升高，可行細菌培養。
4. 醫療及護理處置：
   (1) 藥物治療：使用抗生素如 Penicillin 或 Erythromycin。**發燒症狀消退後，抗生素仍需使用 48~72 小時**。
   (2) 切開引流：若扁桃腺有膿瘍，切開引流後再使用抗生素。
   (3) **扁桃腺切除：適用於反覆感染或慢性感染**（如一年發炎超過 4 次，每次超過 7 天）、抗生素使用無效者，**禁用於**急性發炎期、活動性肺結核、**血液病變者**。術後冰敷兩側上頸部 24 小時。避免咳嗽，以免牽動傷口；**術後感覺有血流入咽喉需懷疑是出血症狀**。24 小時後，可**開始進食冰冷流質飲食**。
   (4) 喉部不適時，**可以溫的生理食鹽水做咽喉灌洗或漱口**。

(二) 喉　癌(laryngeal carcinoma)

1. 病因病理：與**長期吸菸**、**飲酒**、慢性喉炎、過度使用聲帶有關，好發於 60 歲以上的男性。

2. 病理機轉：**以鱗狀細胞癌最常見**(90%)，表皮黏膜先出現白斑、後出現紅斑，癌細胞生長逐漸超過表皮，侵犯肌肉、其他組織，轉移至他處。**聲門上喉癌因有豐富的淋巴組織，較易發生淋巴轉移**。**內生性喉癌好發於前中 1/3 的聲帶邊緣**。

3. 臨床症狀：**聲音嘶啞（內因性喉癌的早期症狀）**、**吞嚥障礙並有燒灼感（外因性喉癌的早期徵象）**、咳血、異物感、晚期出現呼吸症狀。外生性喉癌易發生頸部淋巴轉移，造成頸部淋巴結腫大。

4. 醫療及護理處置：

   (1) 放射線治療：放射線治療會破壞唾液腺，導致**唾液分泌減少**、**口腔乾燥**，容易造成齲齒，需**鼓勵病人多喝開水**。可能會導致喉痛、口腔潰瘍，必要時可使用 Kenalog 來減輕疼痛和吞咽不適。照射部位皮膚避免陽光直射，穿著時應盡可能避免摩擦患處皮膚，也不能塗擦任何東西。

   (2) 喉切除術：臨床上以手術治療為主。

   A. **部分切除**：切除受侵犯的聲帶與腫瘤，保留一側聲帶，術後可能聲音沙啞，可以正常吞嚥。

   B. **全喉切除**：**適用於第三、四期喉癌**，切除會咽、聲帶、甲狀軟骨、舌骨、環狀軟骨、氣管環，病人**喪失正常說話**、**嗅覺（但不影響味覺）與閉氣功能**，**需裝置永久性氣切**。

   C. 聲門上切除：適於外在喉癌。

   (3) 術後護理：

   A. **行全喉切除放置永久性喉切除管**(laryngectomy tube)**者**：

- **採半坐**臥以避免牽扯傷口，要避免頭向後仰的動作。
- 坐起或翻身時，需以手支托後頸，預防病人頸部過度伸張。
- 每天以濕毛巾清潔造口周圍皮膚，咳嗽或打噴嚏時，用手帕蓋住造口處，另一手掩住嘴巴。
- 維持呼吸道通暢、氣切護理、傷口無菌護理。必要時以抽吸方式，清除口鼻分泌物。若有緊急狀況，必須進行口對氣切口人工呼吸。
- **手術後暫時不可吞嚥進食，採管灌飲食直至傷口完全癒合**，加強營養，避免便祕。
- 行全喉切**除術後病人會失去嗅覺，可增加食物的色、味來增進食慾**。

B. 行聲門上喉切除者**術後 2 週內可能會出現吞嚥困難**，應於吞嚥時行瓦撒閥動作(Valsalva's maneuver)以利吞嚥。

C. 監測合併症：氣胸、皮下氣腫、出血（全喉切除術後 48 小時傷口易出血）、食道或氣管瘻管、氣道狹窄、頸動脈出血等。

D. 注意病人溝通的需求，協助復健、學習使用食道語、人工喉或電動喉來說話。全喉切除術後吞嚥功能正常者，**術後 2~4 週可開始語言復健**。

(三) 文生氏咽峽炎(Vincent's angina)

1. 病因病理：**可能是營養不良、口腔衛生不良、糖尿病等所致**。
2. 醫療及護理處置：可由口進食流質或半流質食物；可使用止咳劑、避免冰冷食物或環境，減少咳嗽發生；**以蒸氣吸入法來減輕喉部不適**；請病人少講話，讓喉部休息。

QUESTION 題庫練習

1. 有關助聽器使用注意事項的敘述，下列何者錯誤？(A)最初宜在吵雜環境中試戴，一天配戴8小時 (B)助聽器不使用時，須關掉電源並移出電池 (C)助聽器使用時，應將音量調整至最小的聽力標準以預防吱嘎聲 (D)助聽器使用時，避免使用頭髮噴霧劑、髮油。 (103專高一)

   解析 (A)最初一週應試戴1~2小時在家中試戴，聽取較為熟悉的聲音，逐漸增加，四週後可在較吵環境中，每天可配戴8小時以上。

2. 有關青光眼術後眼壓上升的症狀，下列何者錯誤？(A)血壓上升 (B)噁心 (C)視力變差 (D)眼痛。 (103專高一)

3. 有關慢性鼻竇炎的症狀，下列何者錯誤？(A)咳嗽 (B)鼻塞 (C)發高燒(>39℃) (D)顏面鼻竇部位疼痛。 (103專高一)

   解析 (C)發高燒(>39℃)為急性細菌性鼻竇炎之症狀。

4. 有關扁桃腺炎術後的護理，下列何者錯誤？(A)需禁食至術後24小時才能進食冰冷流質食物 (B)冰敷兩側上頸部24小時 (C)用力咳嗽以促進分泌物排出 (D)觀察吞嚥動作，可能有出血現象。 (103專高一)

   解析 (C)用力咳嗽及清喉嚨之動作可能會導致出血，應避免。

5. 有關白內障臨床表徵的敘述，下列何者錯誤？(A)視力模糊 (B)複視 (C)辨色能力變差 (D)眼睛疼痛。 (103專高二)

6. 有關隅角開放式青光眼的敘述，下列何者正確？(A)非遺傳性 (B)隅角不正常 (C)房水量未增加 (D)早期視野不受影響。 (103專高二)

7. 有關美尼爾氏症候群(Meniere's syndrome)臨床表徵的敘述，下列何者錯誤？(A)耳鳴 (B)雙側感覺神經性聽力喪失 (C)陣發性眩暈 (D)可能出現內耳有壓力感。 (103專高二)

   解析 (B)症狀為單側感覺神經性聽力喪失。

解答： 1.A 2.A 3.C 4.C 5.D 6.D 7.B

8. 有關鼻咽癌的臨床表徵，下列何者錯誤？(A)頸部淋巴結腫大 (B)鼻塞、鼻出血 (C)耳鳴、耳脹痛 (D)最常侵犯第七對腦神經。 (103專高二)

解析 (D)最常侵犯第五、六對腦神經。

9. 張先生將接受頭頸部放射線治療，維持口腔黏膜完整及濕潤之措施，下列何者較不適當？(A)用軟毛牙刷清潔口腔 (B)進食完立即清潔口腔 (C)盡量勿由口進食 (D)使用維生素C片。 (104專高一)

10. 有關白內障術後護理指導的敘述，下列何者錯誤？(A)預防便祕 (B)預防咳嗽 (C)躺向患側 (D)避免彎腰。 (104專高一)

11. 有關美尼爾氏症候群(Meniere's syndrome)病理機轉的敘述，下列何者正確？(A)內淋巴液增加 (B)內淋巴液減少 (C)外淋巴液增加 (D)外淋巴液減少。 (104專高一)

12. 有關視網膜剝離手術病人之出院前護理指導，下列何者錯誤？(A)出院後需複診直到視力穩定為止 (B)術後若視力改變，建議手術後1個月內更換眼鏡度數 (C)就寢應戴護目眼罩，白天外出應戴保護性眼鏡 (D)手術後6個月內應避免從事劇烈活動。

解析 術後眼睛消腫復原，度數穩定後再重新配戴眼鏡，約需1~3個月。 (104專高一)

13. 有關聽力測試之敘述，下列何者正確？(A)韋伯氏試驗(Weber's test)主要測試骨傳導 (B)骨傳導是指聲音經過外耳、中耳及內耳的傳導 (C)正常骨傳導時間為空氣傳導時間的兩倍 (D)傳導性聽力喪失患者的空氣傳導時間比骨傳導時間長。 (104專高一)

14. 有關急性中耳炎醫療處置的敘述，下列何者錯誤？(A)抗生素的使用要持續3~5天 (B)給予解熱鎮痛劑 (C)鼓膜腫脹時，行鼓膜切開術 (D)若鼓膜已自然破裂，須每日清潔中耳，並使用抗生素點耳液。 (104專高二)

解析 抗生素的使用要持續10天左右，不能因症狀緩解擅自停藥。

解答： 8.D 9.C 10.C 11.A 12.B 13.A 14.A

15. 喉癌病人接受全喉切除術後之合併症，下列何者錯誤？(A)術後48小時易發生出血現象 (B)頸部及臉部易引起皮下氣腫 (C)因氣管內管分泌物結痂導致呼吸困難 (D)不慎切除甲狀腺導致血鈣過高。 (104專高二)

解析 不慎切除甲狀腺導致血鈣過低。

16. 張小姐參加重金屬樂團演唱會後，感覺耳朵聽不清楚，經診斷為感覺神經性的聽力喪失。有關此種聽力喪失之敘述，下列何者正確？(A)因內耳或聽神經損傷而造成 (B)利用助聽器可改善聽力 (C)此類聽力喪失大都可自然痊癒 (D)乳突切除術(mastoidectomy)可以改善其聽力。 (104專高二)

17. 下列何者為扁桃腺炎最常見之致病菌？(A)結核桿菌 (B)披衣菌 (C)克雷伯氏桿菌 (D)鏈球菌。 (105專高一)

18. 有關視網膜剝離的敘述，下列何者錯誤？(A)為視網膜最外層的色素上皮層與感覺層分開 (B)視網膜無法得到鞏膜的營養供應 (C)視網膜失去感光作用 (D)高度近視會引起視網膜剝離。

解析 視網膜無法得到脈絡膜的營養供應。 (105專高一)

19. 有關鼻竇炎病人手術後的立即護理措施，下列何者錯誤？(A)鼻部使用冰敷 (B)採用平臥姿勢 (C)注意口腔衛生 (D)教導由口呼吸。 (105專高一)

解析 採半坐臥姿勢。

20. 有關聽力喪失之敘述，下列何者正確？(A)任內氏試驗結果為AC＜BC，屬於傳導性聽覺喪失 (B)韋伯氏試驗時，患耳聽到較大的聲音強度，屬於感覺神經性聽覺喪失 (C)藥物毒性會造成傳導性聽覺喪失 (D)使用助聽器可完全改善病人與他人溝通的品質。 (105專高一)

解析 (B)韋伯氏試驗時，患耳聽到較大的聲音強度，屬於感覺傳導性聽覺喪失；(C)藥物毒性會造成神經性聽覺喪失；(D)使用助聽器可提升病人與他人溝通的品質，但無法完全改善。

解答： 15.D 16.A 17.D 18.B 19.B 20.A

21. 關於中耳炎的敘述，下列何者錯誤？(A)中耳炎病原體包括細菌或病毒 (B)中耳炎病原體可從耳咽管進入 (C)急性中耳炎抗生素療程為1週 (D)改良式根除乳突切除術會保留鼓膜及部分聽小骨。 (105專高二)

解析 (C)急性中耳炎抗生素療程一般為10~14天。

22. 有關鼻咽癌病人接受放射線治療期間之護理指導，下列何者錯誤？(A)張口運動以促進唾液分泌 (B)維持照射處皮膚標記完整 (C)照射處皮膚只能以清水清洗 (D)進食含水分多的食物。

解析 (A)張口運動以避免肌肉攣縮造成張口困難。 (105專高二)

23. 有關隅角開放性青光眼病人護理指導之敘述，下列何者錯誤？(A)提醒病人需終身用藥 (B)隨身攜帶青光眼藥物 (C)眼壓上升時會發燒 (D)避免提重物。 (105專高二)

解析 因一般沒有症狀，易被病人忽略，眼壓上升時會造成頭痛。

24. 有關扁桃腺切除術後病人護理措施及指導之敘述，下列何者錯誤？(A)冰敷兩側上頸部 (B)術後即可進食冰冷流質食物 (C)勿用力咳嗽 (D)觀察是否經常有吞嚥動作。 (105專高二)

解析 (B)術後24小時可進食冰冷流質食物。

25. 有關急性中耳炎感染途徑之敘述，下列何者錯誤？(A)經耳咽管感染 (B)經外耳道感染 (C)經血行感染 (D)經淋巴感染。 (106專高一)

26. 有關美尼爾氏症的處置，下列何者錯誤？(A)利尿劑 (B)抗組織胺 (C)抗焦慮劑 (D)低脂飲食。 (106專高一)

解析 (D)應採低鹽（鈉）飲食。

27. 使用Beta腎上腺素阻斷劑治療青光眼之敘述，下列何者錯誤？(A)可以縮小瞳孔 (B)可以減少房水液的生成 (C)氣喘病人禁止使用 (D)給藥前需評估是否有心搏徐緩。 (106專高一)

解析 Beta腎上腺素阻斷劑可能會降低心跳、造成氣管收縮，但不會影響瞳孔。

解答： 21.C 22.A 23.C 24.B 25.D 26.D 27.A

28. 有關白內障症狀之敘述，下列何者錯誤？(A)視力減退 (B)眼睛疼痛 (C)畏光 (D)單眼複視。 (106專高二)

解析 白內障是無痛且漸進性的視力喪失，眼科疾病中僅有青光眼會眼睛疼痛。

29. 有關美尼爾氏症之敘述，下列何者正確？(A)出現傳導性聽力喪失 (B)雙側聽力喪失 (C)為低頻率聲音聽力喪失 (D)耳鳴為高音調嗡嗡聲。 (106專高二)

解析 (A) (B)出現單側感覺神經性聽力喪失；(D)耳鳴為低音調嗡嗡聲。

30. 有關鼻咽癌症狀之敘述，下列何者錯誤？(A)大量鼻血 (B)中耳積水 (C)聽力減退 (D)頸部淋巴結腫大。 (106專高二)

解析 鼻微量出血。

31. 有關喉癌之敘述，下列何者錯誤？(A)喉癌大多屬鱗狀細胞癌 (B)長期吸菸為喉癌致病因素 (C)聲音嘶啞為喉癌早期症狀 (D)聲門上喉癌較少發生淋巴轉移。 (106專高二)

解析 聲門上喉癌因有豐富的淋巴組織，較易發生淋巴轉移。

32. 有關護理師與聽覺障礙者溝通之敘述，下列何者錯誤？(A)應先開口較能掌握交談主題 (B)應先讓聽覺障礙者知道要交談的主題 (C)說話時需面對光線來源 (D)說話速度勿太快且音調稍低。 (106專高二補)

33. 有關鼻竇炎護理指導之敘述，下列何者錯誤？(A)告訴病人戒菸 (B)鼻滴劑使用後，4小時內症狀未改善可再使用 (C)慢性鼻竇炎的抗生素需持續使用至少7天 (D)攝取足夠液體。 (106專高二補)

解析 (B)4小時內症狀未改善不可再使用，避免因為過度使用出現反彈性鼻塞。

34. 有關全喉切除術後病人護理措施之敘述，下列何者錯誤？(A)採半坐臥，以減輕傷口腫脹 (B)坐起時，以手支托後頸 (C)排氣後，即可拔除鼻胃管 (D)增加飲食的色味，以彌補嗅覺的減弱。 (106專高二補)

解析 (C)喉部傷口癒合約2~3週後，不會嗆到才可拔除鼻胃管。

解答： 28.B 29.C 30.A 31.D 32.A 33.B 34.C

35. 鼻咽癌的發生可能與下列何種病毒感染有關？(A)CMV (cytomegalovirus) (B)EBV (Epstein-Barr virus) (C)HPV (human papilloma virus) (D)HSV-II (herpes simplex virus-II)。

解析 (A)導致水痘、帶狀疱疹和口唇疱疹；(C)導致子宮頸癌；(D)導致生殖器疱疹。 (106專高二補)

36. 有關視網膜剝離時立即處理之敘述，下列何者錯誤？(A)坐下休息 (B)雙眼蓋上眼罩 (C)勿隨意移動頭部 (D)禁止用力。

解析 (A)立即臥床休息。 (107專高一)

37. 有關使用音叉評估聽力喪失之敘述，下列何者錯誤？(A)目的在區別傳導性聽力或感覺神經性聽力喪失 (B)避免強烈敲擊音叉 (C)韋伯氏試驗(Weber's Test)結果：有感覺神經性聽覺喪失的患耳聽到的聲音會比較大 (D)任內氏試驗(Rinne's Test)結果：有傳導性聽覺喪失的患耳為陰性反應。 (107專高一)

解析 (C)健耳聽到的聲音比較大聲，患耳聽不到聲音。

38. 有關鼻部手術後病人護理措施及指導之敘述，下列何者錯誤？(A)抬高床頭 (B)適度維持口腔清潔 (C)冰敷額頭，以減輕水腫 (D) 2週內勿用太熱的水洗臉及洗澡。 (107專高一)

解析 冰敷患處以減輕腫脹。

39. 下列何者不是接受扁桃腺切除術之禁忌？(A)急性扁桃腺炎一年發作7次以上 (B)扁桃腺急性發炎期間 (C)肺結核活動期間病人 (D)血液惡性疾病病人。 (107專高一)

40. 有關鼻咽癌病人接受頭頸部放射線照射時之皮膚護理指導，下列何者錯誤？(A)不可曝曬陽光，外出使用陽傘 (B)用中性肥皂清潔，記號不可洗掉 (C)濕性皮膚脫屑，依醫囑使用氧化鋅 (D)不能冰敷或熱敷。 (107專高一)

解析 (B)用溫清水清潔。

解答： 35.B 36.A 37.C 38.C 39.A 40.B

41. 當病人出現眼睛疼痛、伴隨噁心嘔吐症狀，下列何者為其最可能之診斷？(A)隅角開放性青光眼 (B)隅角閉鎖性青光眼 (C)網膜剝離 (D)白內障。 (107專高一)

42. 有關青光眼藥物作用的敘述，下列何者正確？(A)縮瞳劑可抑制房水液排出 (B)β腎上腺素阻斷劑可抑制房水液生成 (C)乙醯膽鹼酶抑制劑可抑制房水液生成 (D)前列腺素致效劑可抑制房水液生成。 (107專高二)

解析 縮瞳劑可促進房水液排出；應為碳酸酐酶抑制劑，而乙醯膽鹼酶抑制劑可使乙醯膽鹼增加，用於治療重症肌無力；前列腺素致效劑可促進房水液排出。

43. 有關鼻咽癌的常見病因，下列何者最不相關？(A)吸菸 (B)食物含亞硝酸 (C)吃檳榔 (D)感染EB病毒。 (107專高二)

44. 鼻咽癌病人接受放射線治療的護理措施，下列何者錯誤？(A)治療前先治療牙齒和口腔問題 (B)鼓勵進食高纖食物 (C)鼓勵做張口運動 (D)保持口腔清潔。 (107專高二)

45. 有關白內障摘除術後預防眼壓上升的護理指導，下列何者正確？(A)可以彎腰撿起掉在地上的東西 (B)避免睡向手術側 (C)可採俯臥睡姿 (D)術後第二天可以咳嗽或用力擤鼻涕。 (107專高二)

解析 不可彎腰；採半坐臥姿或躺向健側；不可咳嗽或用力擤鼻涕，避免眼壓升高。

46. 有關中耳手術後病人之護理指導，下列何者錯誤？(A)避免感冒 (B)耳藥滴入後，需讓藥物停留耳內約5分鐘 (C)避免便祕、提重物 (D)避免潛水，但可以搭飛機或登山。 (107專高二)

解析 手術後三個月內應與醫師討論後，才可從事登山、搭飛機、潛水及游泳等活動。

47. 與引起聽力問題有關之疾病，下列何者最不可能？(A)甲狀腺功能亢進 (B)高血壓 (C)糖尿病 (D)頭部外傷。 (108專高一)

解答： 41.B 42.B 43.C 44.B 45.B 46.D 47.A

48. 有關視網膜剝離手術後病人護理措施之敘述，下列何者錯誤？(A)術後即採俯臥4~5天 (B)覆眼敷料有滲出液為正常的現象 (C)術後2~3週內避免閱讀 (D)若近視度數改變，應等3個月後才更換眼鏡。（108專高一）

49. 有關鼻竇炎之敘述，下列何者錯誤？(A)鼻竇炎最常出現在上頷竇 (B)鼻竇炎若未治療，可能出現腦膜炎、腦膿瘍等合併症 (C)慢性鼻竇炎為鼻竇炎症狀持續2~3個月以上 (D)慢性鼻竇炎症狀包括鼻塞、高燒、顏面疼痛等症狀。（108專高一）

解析 (D)慢性鼻竇炎發燒症狀輕微且少見。

50. 有關喉癌手術後發聲及吞嚥功能改變之敘述，下列何者錯誤？(A)聲門上喉切除術後2週內可能會出現吞嚥困難 (B)聲門上喉切除術後無法發聲 (C)部分喉切除術保留一側聲帶，術後可能聲音沙啞 (D)部分喉切除術後可以正常吞嚥。（108專高一）

解析 (B)全喉切除術會將聲帶切除，術後無法發聲。

51. 有關中耳手術後病人護理措施及指導之敘述，下列何者錯誤？(A)觀察是否發生顏面神經切斷的合併症 (B)咳嗽或打噴嚏時避免張口 (C)避免頭部突然轉動 (D)採軟質飲食。（108專高二）

解析 (B)咳嗽或打噴嚏時應張口，避免增加耳內壓力。

52. 有關白內障治療方式之敘述，下列何者錯誤？(A)白內障無有效治療的藥物 (B)囊內摘除術易造成網膜剝離 (C)晶體乳化法為囊外摘除術 (D)人工水晶體可在晶體乳化術後一個月植入。

解析 (D)在晶體乳化術後可隨即植入人工水晶體。（108專高二）

53. 有關鼻咽癌之敘述，下列何者錯誤？(A)為上皮細胞癌 (B)與遺傳有關 (C)長期吸菸為致癌因子 (D)血清EB病毒指數高。

解析 (D)鼻咽癌病人血清中EB病毒抗體指數高。（108專高二）

解答： 48.B 49.D 50.B 51.B 52.D 53.D

54. 有關喉癌的臨床表徵，下列何者正確？(A)外生性喉癌易發生頸部淋巴轉移，造成頸部淋巴結腫大 (B)外生性喉癌會有聲音嘶啞、喉部異物感 (C)內生性喉癌早期症狀為吞嚥時發生喉痛、灼熱感 (D)內生性喉癌好發於喉部真聲帶以外之其他部位。

解析 (B)外生性喉癌會有吞嚥時發生喉痛、灼熱感；(C)內生性喉癌早期症狀為聲音嘶啞；(D)內生性喉癌好發於前中 1/3 的聲帶邊緣。 (108專高二)

55. 有關青光眼藥物治療作用之敘述，下列何者錯誤？(A)可使用縮瞳劑 (B) pilocarpine可促進房水流入許萊姆氏管 (C) timolol可減少房水分泌 (D) diamox可促進房水排出。 (108專高二)

解析 Diamox可抑制房水製造。

56. 有關美尼爾氏症候群的敘述，下列何者錯誤？(A)又稱為迷路水腫 (B)好發於 40～60 歲成人 (C)女性病人在月經後，症狀可能惡化 (D)易發生在長期噪音工作環境者。 (109專高一)

解析 與內淋巴液的製造或吸收異常有關，與經期無關。

57. 有關鼻咽癌病理學的敘述，下列何者錯誤？(A)曾感染EB病毒的人就會罹患鼻咽癌 (B)鼻咽癌病人血清中EB病毒抗體效價高 (C)第六對染色體有異常基因組者，罹病率較高 (D)鼻咽癌為上皮性癌。 (109專高一)

解析 在臺灣，95%的鼻咽癌與EB病毒感染有相關。但大部分感染EB病毒的人不會因此就會罹患鼻咽癌。

58. 有關扁桃腺炎病人接受扁桃腺切除術之敘述，下列何者錯誤？(A)適用於反覆慢性扁桃腺感染病人 (B)不適用於有血液惡性疾病的扁桃腺炎病人 (C)術後病人經常有吞嚥動作是正常的 (D)術後醫囑可以開始進食時，須先進冷食。 (109專高一)

解析 術後經常有吞嚥動作需懷疑是否有出血情形。

解答： 54.A 55.D 56.C 57.A 58.C

59. 有關喉癌病人接受全喉切除術後之護理處置，下列何者錯誤？(A)維持呼吸道通暢為首要目標 (B)協助採取側臥式 (C)當病人坐起時需以手支托後頸 (D)傷口癒合前須由鼻胃管補充營養。
解析 (B)協助採取半坐臥。 (109專高一)

60. 有關聽力喪失可聽見的音量敘述，下列何者錯誤？(A)可聽見在25分貝內的音量，聽力正常 (B)只能聽見30分貝以上的音量，聽力為輕度受損 (C)只能聽見60分貝以上的音量，聽力為重度受損 (D)只能聽見90分貝以上的音量，聽力為極重度受損。
解析 (C)聽力重度受損，只能聽見70~90分貝。 (109專高二)

61. 有關鼻竇炎術後的護理措施，下列何者錯誤？(A)採平躺臥姿 (B)冰敷鼻子與臉頰 (C)若有引流物，由口吐出，不要擤鼻子 (D)以棉籤適度清潔口腔或漱口。 (109專高二)
解析 (A)採半坐臥姿以利引流。

62. 有關美尼爾氏症之敘述，下列何者正確？(1)可能原因是外耳淋巴液過多 (2)症狀為雙側傳導性聽力減退 (3)使用血管擴張劑減輕耳鳴症狀 (4)藥物治療無效時，可採迷路切除術。(A)(1)(2) (B)(1)(3) (C)(2)(4) (D)(3)(4)。 (109專高二)

63. 有關白內障之敘述，下列何者錯誤？(A)眼睛水晶體發生混濁 (B)瞳孔呈乳白色 (C)好發於兩側 (D)約95%發生於高度近視者。 (109專高二)
解析 (D)多數是由老化引發的「老年性白內障」。

64. 為了避免白內障手術病人植入之水晶體移位，返家後活動限制的護理指導，下列何者錯誤？(A)不可提重物 (B)不可彎腰 (C)不可咳嗽 (D)不可深呼吸。 (110專高一)
解析 術後3週不可彎腰、咳嗽、提重物、用力解便、急速轉身。

65. 有關急性中耳炎之敘述，下列何者正確？(A)外耳道會有過多的耳垢 (B)鼓膜可能出現發亮的珍珠灰色 (C)嚴重時，將導致傳導性聽力喪失 (D)持續服用抗生素至發燒症狀緩解。 (110專高一)

解答： 59.B 60.C 61.A 62.D 63.D 64.D 65.C

66. 有關白內障症狀的敘述，下列何者錯誤？(A)畏光　(B)視力減退　(C)眼痛　(D)瞳孔變為白色。　(110專高二)

解析 白內障症狀為無痛且漸進性的視力喪失。

67. 有關接受鼻竇手術病人的護理指導，下列何者錯誤？(A)二週內勿用太熱的水洗臉　(B)術後採側臥，有助分泌物引流　(C)應注意口腔衛生　(D)不要抽菸。　(110專高二)

解析 (B)術後採半坐臥，有助分泌物引流。

68. 有關視網膜剝離病人的術後護理措施，下列何者錯誤？(A)應蓋上敷料及眼罩並觀察敷料是否有滲出液　(B)術後一週內應避免眼球快速運動　(C)手術時玻璃體腔注入氣體時，術後應採仰臥　(D)若有噁心及嘔吐情形，應禁食到無胃部不適為止。　(110專高二)

解析 (C)術後應採俯臥，以利剝離部位貼回，且避免再度剝離。

69. 有關感覺神經性聽力喪失的敘述，下列何者正確？(A)在噪音中聽力佳　(B)韋伯氏測驗(Weber's test)結果患側聽到比較大的聲音　(C)任內氏測驗(Rinne's test)結果空氣傳導時間比骨傳導時間長　(D)外耳道或鼓膜異常。　(110專高二)

70. 有關青光眼病人之護理措施，下列何者正確？(A)眼內壓上升超過正常值且造成視神經受損，稱為青光眼　(B)準備病人接受晶狀體植入　(C)熬夜不會影響眼壓　(D)指導病人術後臥向手術側。

解析 (B)準備病人接受雷射小樑切除術；(C)避免熬夜以免眼壓升高；(D)術後不可臥向手術側。　(111專高一)

71. 有關中耳炎手術病人之術後護理指導，下列何者錯誤？(A)手術後要觀察有無切斷顏面神經的合併症　(B)病人應採用軟質飲食　(C)禁做會阻塞耳咽管的伐氏操作法(Valsalva's Maneuver)　(D)勿用力擤鼻子、用力咳嗽或打噴嚏。　(111專高一)

解析 伐氏操作法是保持耳咽管通暢。

解答：　66.C　67.B　68.C　69.C　70.A　71.C

72. 有關聽力喪失病人的護理指導，下列何者錯誤？(A)與別人溝通時，等待對方先開口 (B)採用適當的位置，使說話者面部採光良好 (C)要求對方先說明主題，當改變話題時先通知 (D)家中電話加裝擴音器，或家中電鈴加裝閃光。 (111專高一)

解析 引導病人表達並傾聽，不是等他們開口。

73. 有關白內障的晶體乳化法手術的敘述，下列何者錯誤？(A)需等晶狀體成熟後才執行手術 (B)用超音波將晶體核震碎後取出 (C)可縮小傷口至0.3公分 (D)手術中同時植入人工水晶體。

解析 (A)晶狀體過度成熟會引起晶體性青光眼，故不宜等晶狀體過熟時再手術。 (111專高二)

74. 有關美尼爾氏症候群(Meniere's disease)病人的護理指導，下列何者錯誤？(A)移動身體需緩慢 (B)病人應採用低鉀飲食 (C)給予利尿劑可減輕症狀 (D)鼓勵病人做頭部及全身的平衡運動。

解析 (B)應採低鈉飲食。 (111專高二)

75. 有關鼻咽癌病人接受放射線治療的敘述，下列何者錯誤？(A)放射線治療為主要治療方式 (B)放射線治療前要評估聽力 (C)放射線治療前先要處理蛀牙 (D)連續6~7週不間斷地放射線治療。

解析 (D)應採分段治療。 (111專高二)

76. 有關扁桃腺炎的處置，下列何者錯誤？(A)急性發炎時行扁桃腺切除術 (B)用溫食鹽水漱口 (C)冰敷可以緩解咽喉部疼痛 (D)發燒症狀消退後，抗生素仍需使用48~72小時。 (111專高二)

解析 (A)扁桃腺切除術用於反覆感染或慢性感染。

77. 白老太太76歲，有高血壓及糖尿病，配戴假牙，下列何者不是預防齲齒的護理指導？(A)建議植牙 (B)使用牙線剔牙 (C)牙齒塗氟 (D)減少醣類攝取。 (111專高二)

78. 白內障可能出現的症狀，下列何者正確？(1)眼睛痛 (2)眼睛紅 (3)視力模糊 (4)瞳孔變灰或白色。(A)(1)(2) (B)(1)(4) (C)(2)(3) (D)(3)(4)。 (112專高一)

解答： 72.A 73.A 74.B 75.D 76.A 77.A 78.D

79. 一位高度數近視的病人，主訴眼前突然出現一群浮動的黑點，而且有部分視野缺失，下列建議何者不適宜？(A)立刻臥床 (B)避免用力 (C)雙眼覆蓋眼罩 (D)立即冰敷。 （112專高一）

解析 可能為視網膜剝離，應立即臥床休息，並限制身體與患眼活動、戴眼罩。

80. 有關鼻部手術後的護理指導，下列何者最不適宜？(A)抬高床頭採半坐臥姿勢 (B)勿用太熱的水洗臉、洗澡 (C)教導由口呼吸及注意口腔衛生 (D)出院後若鼻出血，自行加壓止血即可。 （112專高一）

81. 有關喉癌病人接受全喉切除術的敘述，下列何者正確？(A)氣管造口為暫時性的 (B)術後嗅覺喪失，但不影響味覺 (C)適合第一、二期喉癌病人 (D)術後仍可恢復正常的發聲功能。 （112專高一）

解析 (A)氣管造口為永久性；(C)適合第三、四期晚期喉癌；(D)由於聲帶已被摘除，因而失去發聲功能。

82. 有關急性鼻竇炎的處置，下列何者錯誤？(A)抗生素至少要連續使用7天以上 (B)可以使用解熱鎮痛劑緩解發燒及疼痛 (C)鼻噴劑可以隨時使用以改善鼻塞症狀 (D)使用蒸氣吸入可以促進鼻竇引流。 （112專高二）

解析 鼻噴劑4小時內症狀未改善不可再使用，避免因為過度使用出現反彈性鼻塞。

83. 有關鼻咽癌病人接受放射線治療之護理指導，下列何者錯誤？(A)避免冰敷或熱敷治療部位皮膚 (B)用含酒精漱口水以保持口腔清潔 (C)治療期間宜多作張口及咀嚼運動 (D)可以多增加水分攝取。 （112專高二）

解析 應使用不含酒精的中性、溫和漱口水，避免刺激黏膜。

解答： 79.D 80.D 81.B 82.C 83.B

84. 有關喉癌術後放置永久性喉切除管(Laryngectomy tube)病人的出院護理指導，下列何者不適宜？(A)每天以濕毛巾清潔造口周圍皮膚 (B)坐起或翻身時需以手托後頸，避免頸部過度伸張 (C)咳嗽或打噴嚏時，用手帕蓋住造口處，另一手掩住嘴巴 (D)鼓勵採用固定於牆上的壁掛式淋浴設備。 (112專高二)

85. 有關美尼爾氏症候群的症狀，下列何者錯誤？(A)耳鳴 (B)眩暈 (C)單側耳聽力減退 (D)耳痛。 (112專高二)

解析 臨床症狀包含耳鳴、單側感覺神經性聽力喪失、陣發性旋轉性眩暈，另外可能出現內耳有壓力感，還會合併噁心和嘔吐。

86. 下列何者是視網膜剝離最主要的疾病機轉？(A)視網膜喪失營養供應 (B)水晶體混濁 (C)眼內壓上升 (D)眼角膜受損。

(112專高三)

解析 視網膜剝離視網膜與脈絡膜分離，網膜喪失血流，因而無血流供應營養、失去感光功能。

87. 有關美尼爾氏症(Meniere's syndrome)之敘述，下列何者正確？①內耳淋巴水腫引起 ②眩暈及耳朵疼痛是典型症狀 ③可能導致單側傳導性聽力喪失 ④耳鳴是典型症狀。(A)①② (B)①④ (C)②③ (D)③④。 (112專高三)

解析 耳鳴、單側感覺神經性聽力喪失、陣發性旋轉性眩暈為典型的三個症狀。

88. 有關全喉切除術後的護理指導，下列敘述何者正確？(A)術後頸部應採過度伸張姿勢 (B)術後第3 天可教導病人開始吞嚥 (C)不鼓勵咳出痰液，呼吸道分泌物一律從氣切口抽吸 (D)術後約2~4週可開始進行語言復健。 (112專高三)

解析 (A)採半坐臥以避免牽扯傷口，要避免頭向後仰的動作。(B)手術後暫時不可吞嚥進食，採管灌飲食直至傷口完全癒合。(C)若有痰時可試著輕輕咳出。必要時以抽吸方式，清除口鼻分泌物。

解答： 84.D 85.D 86.A 87.B 88.D

89. 有關慢性鼻竇炎的原因，下列何者正確？(A)由於急性鼻竇炎未完全治療所致 (B)與鼻息肉生成無關 (C)常由流行性感冒嗜血桿菌引起 (D)常見的感染致病菌為好氧菌。 (112專高三)

解析 (B)鼻息肉過大會造成鼻塞、併發鼻竇炎。(C)(D)常見致病菌為金黃色葡萄球菌、格蘭氏陰性桿菌、肺炎鏈球菌等。

90. 下列何者為白內障最有效的治療方式？(A)手術置換水晶體 (B)點散瞳劑 (C)眼睛熱敷 (D)配戴老花眼鏡。 (113專高一)

91. 有關鼻竇炎病人的護理指導，下列何者錯誤？(A)鼻竇炎是因鼻竇內黏膜發炎所造成 (B)慢性鼻竇炎症狀消退後，即可停用抗生素 (C)使用鼻滴劑時，可採用坐姿，頭向後仰 (D)使用鼻滴劑時，避免過量，以防引起反彈效果。 (113專高一)

解析 慢性鼻竇炎常由未治癒的急性鼻竇炎、反覆感染所致，抗生素需持續使用至少7天，醫師再依症狀做調整，不可隨便停藥，以免產生抗藥性。

解答： 89.A 90.A 91.B

神經系統病人的護理

出題率：♥♥♡

- 解剖生理概念
- 診斷性檢查
  - 身體評估
  - 診斷性檢查
- 神經系統手術的護理
  - 腦部手術
  - 脊椎手術
- 常見問題
  - 意識狀態改變
  - 顱內壓升高
- 常見疾病治療與護理處置
  - 腦　瘤
  - 腦血管意外
  - 頭部創傷
  - 脊髓損傷
  - 椎間盤突出
  - 癲　癇
  - 巴金森氏症
  - 阿茲海默氏症
  - 亨汀頓氏舞蹈症
  - 多發性硬化症
  - 重症肌無力
  - 貝爾氏麻痺
  - 叢性頭痛

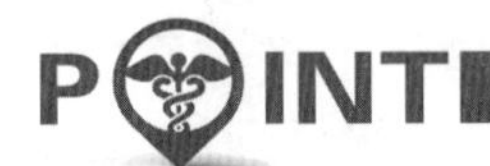

重點彙整

9-1 解剖生理概念

1. 中樞神經系統(central nervous system, CNS)：
 (1) 腦膜：包括硬腦膜、蜘蛛膜、軟腦膜。流動於蜘蛛膜下腔的腦脊髓液(CSF)具有緩衝與保護腦組織的功能。
 (2) 腦：
 A. 大腦：包括額葉、頂葉、顳葉、枕葉。**頂葉主管體表感覺，**是人體對於疼痛、溫覺、觸覺的主要感覺區。大腦最內部的邊緣系統包括了海馬、下視丘等，**下視丘是人體體溫調節中樞**。
 B. 小腦。
 C. 腦幹（中腦、橋腦、延髓）：**網狀活化系統(RAS)負責控制意識狀態**、注意力、調節睡眠－清醒週期。**第 3~12 對腦神經皆位於此。可測腦幹功能的檢查有頭眼反射**(oculocephalic reflex, Doll's eye)、**聽覺誘發電位**(auditory evoked potential, AEP)。
 (3) 脊髓。

2. 周邊神經系統(peripheral nervous system, PNS)：
 (1) 腦神經：有 12 對腦神經。
 (2) 脊髓神經：包括 8 對頸神經(C_1~C_8)、12 對胸神經(T_1~T_{12})、5 對腰神經(L_1~L_5)、5 對薦神經(S_1~S_5)、1 對尾骨神經。

3. 自主神經系統(autonomic nervous system, ANS)：
 (1) 交感神經：源於 T_1~L_2，具有增強面對壓力反應的功能。
 (2) 副交感神經：源於第 3、7、9、10 腦神經與脊髓神經之薦椎，具有平衡交感神經的功能。

9-2 診斷性檢查

一、身體評估

1. 大腦功能測試：意識程度(level of consciousness, LOC)。
   (1) 描述性：
   A. 清醒(alert)：對於人、時、地的定向力佳。
   B. 昏厥(syncope)：部分或完全的暫時性喪失意識，同時出現生理變化，如呼吸過快、心跳過速、冒汗、皮膚濕冷或蒼白。
   C. 嗜睡(lethargy or drowsiness)：睡眠時間增加，予以刺激有正確反應。
   D. 譫妄(delirium)：失去定向力、恐慌、不安、出現視聽幻覺。
   E. 混亂(confusion)：由「時間」開始失去定向力、注意力無法集中。
   F. 木僵(stupor)：對語言刺激無反應，予以疼痛刺激才有反應；反應限於運動方面，其自主性活動變少、還存有反射活動。
   G. 昏迷(coma)：完全喪失意識，對外界刺激無反應。輕度昏迷者對反射活動變弱、重度昏迷者則是無反射活動。
   (2) JOMAC：判斷力(judgement)、定向感(orientation)、記憶力(memory)、注意力(attention)、計算力(calculation)。例如問病人「身分證遺失了，你會怎麼辦？」，評估其判斷力；問病人**「今天是幾年、幾月、幾日？」，評估其定向感**；問病人：**「早起的鳥兒有蟲吃，是什麼意思？」「失敗為成功之母**，是什麼意思？」，是在評估**抽象思考能力**。
   (3) **簡易認知量表**(mini-mental status exam, MMSE)：評估認知功能，滿分 30 分，分數愈高表示認知功能愈好，測驗所得的分數與受測者的教育程度有關。
   (4) GCS 昏迷指數(Glasgow coma scale)（表 9-1）。

表 9-1 GCS 昏迷指數表(Glasgow coma scale)

評估項目	評估結果（得分）
張眼反應 (E, eye open)	· 自動張開（4 分） · 由聲音引導（3 分） · 由痛引發（2 分） · 無反應（1 分） · **因故（如水腫）而無法睜開**(C, closure)
運動反應 (M, motor response)	· 遵從口令（6 分） · 試著去除痛刺激（5 分） · 予痛刺激，有回縮動作（4 分） · 予痛刺激，有不正常屈曲之去皮質姿勢（3 分） · 予痛刺激，有不正常伸張之去大腦姿勢（2 分） · 無反應（1 分）
語言反應 (V, verbal response)	· 能正確說出人、時、地（5 分） · 能交談，人、時、地回答不正確（4 分） · 不適當回話（3 分） · 發出無法理解聲音（2 分） · 無反應（1 分） · **使用氣管內管**(E, endotracheal) · 使用氣管切開(T, tracheostomy)

A. 運動反應：即對痛刺激的反應，最佳記錄的部位是上肢反應。
   - 去皮質姿勢(decortication)：為大腦皮質損傷所致，病人上肢呈屈曲狀、手臂內收、下肢內轉呈伸展狀的動作。
   - 去大腦姿勢(decerebration extensor responses)：為大腦重度損傷、合併中腦與橋腦損傷所致，病人牙齒緊閉、脊椎過度伸張、**上肢呈伸展狀且過度旋前、腿則內轉伸張、足蹠側屈曲**。

B. 得分結果：最高分為 15 分，意識程度為清醒有警覺；若**成人＜8 分，預後差**；≦7 分為處於昏迷狀態；**最低分為 3 分**，意識程度為深度昏迷。

2. 十二對腦神經測試（表 9-2）：
   (1) **控制眼球運動的神經：CN3、4、6**。
   (2) 有副交感神經作用的神經：CN3、7、9、10。
   (3) **影響吞嚥動作的腦神經：CN7、9、10 等**。

表 9-2 十二對腦神經測試

腦神經	性質	支配部位或功能檢查
嗅神經(CN 1)	感覺	以鼻子分辨氣味
視神經(CN 2)	感覺	視力、視野、眼底鏡檢查
動眼神經(CN 3)	運動	直接或交感的瞳孔對光反射、近距離視力的調整、眼瞼上舉、眼球外運動
滑車神經(CN 4)	運動	眼球外運動（上斜肌）
三叉神經(CN 5)	運動、感覺	・運動：咀嚼肌、顳肌、內外翼狀肌（咀嚼功能） ・感覺：臉部、頭皮、**角膜反射**（入）、鼻腔、口腔的感覺
外旋神經(CN 6)	運動	**眼球外運動**（外直肌）
顏面神經(CN 7)	運動、感覺	・運動：表情肌、中耳之鐙骨肌 ・感覺：同側舌頭前 2/3 的味覺、**角膜反射**（出）
聽神經(CN 8)	感覺	聽覺、本體感覺之傳遞、平衡感的維持、空間的定位感
舌咽神經(CN 9)	運動、感覺	・運動：**吞嚥動作**、耳下腺（腮腺）的分泌 ・感覺：舌後 1/3 的味覺、扁桃腺、軟腭、咽壁的感覺
迷走神經(CN 10)	**運動、感覺**	・運動：**喉部的運動** ・感覺：外耳、咽、喉、主動脈竇、胸腹部內臟的感覺

表 9-2 十二對腦神經測試（續）

腦神經	性質	支配部位或功能檢查
副神經(CN 11)	運動	胸鎖乳突肌（轉頭）、斜方肌的上方（聳肩）
舌下神經(CN 12)	運動	**舌頭的活動**

3. 運動系統與小腦功能評估：測試肌肉功能、平衡、步態。

(1) 肌肉強度（表 9-3）。

(2) 肌肉運動協調能力（表 9-4）。

表 9-3 肌肉強度

強度	特性
0	無肌肉收縮現象
1	顫動或輕微收縮
2	主動移動，不可對抗地心引力，僅能做水平移動
3	**主動移動，可對抗地心引力，無法對抗阻力**
4	主動移動，可對抗地心引力與輕微阻力
5	主動移動，可對抗地心引力與適當阻力

表 9-4 肌肉運動協調能力

損傷部位	症狀	病態姿勢或步態
上運動神經元	肌肉張力過高，呈現強直或陣攣。做屈曲運動時，開始阻力大再逐漸消失	強直性偏癱、剪刀式步態
下運動神經元	肌肉張力降低或遲緩(flaccid)	上梯狀步態
椎體外路徑或基底核	肌肉張力過高，呈現僵直。不論伸或屈動作，都持續受到一致性阻力	巴金森氏症步態
小腦	不能保持平衡；**無法以腳跟接著腳跟走一直線（縱列行走）**；Romberg's test(＋)，閉目雙足併攏站立，身體會搖擺，**無法維持單腳站立 5 秒以上**	小腦運動失調

4. 反射評估：測試皮質脊髓是否異常。

(1) 正常反射：包括表層反射與深部肌腱反射。

A. 表層反射：是因皮膚或黏膜受到刺激所致（表 9-5）。

B. 深部肌腱反射：迅速牽扯、伸張肌肉所引起，又稱肌伸張反射（表 9-6）。

C. 反射分級表（表 9-7）。

表 9-5 表層反射

反射名稱	反射中樞	測試方法	反應
角膜反射	CN5、7	棉花輕觸眼角鞏膜接合處	眼瞼閉合
腭咽反射	CN9、10	壓舌板輕觸咽、腭部	嘔吐反射
腹部反射	上腹：T_8~T_{10} 下腹：T_{10}~T_{12}	輕畫腹部皮膚	腹壁收縮
提睪反射	T_{12}、L_1	刺激大腿內側	陰囊睪丸上舉
肛門反射	S_5	輕觸肛門或會陰周圍	肛門外括約肌收縮
足底反射	S_1、S_2	輕畫足底	腳趾屈曲

表 9-6 深部肌腱反射

反射名稱	反射中樞	測試方法	反應
肱橈肌反射	C_5、C_6	敲打橈骨莖突	手肘屈曲
肱二頭肌反射	C_5、C_6	敲擊二頭肌肌腱	手肘屈曲
肱三頭肌反射	C_7	敲擊三頭肌肌腱（鷹嘴突上方）	手肘伸張
膝反射	L_2~L_4	敲擊股四頭肌肌腱（膝腱）	小腿伸張
踝反射	S_1	敲擊腓腸肌肌腱（跟腱）	足底屈曲

表 9-7 反射分級表

反射	強度	反應
表層反射	0	無反應
	+/−	不明確、很輕微
	+	正常反應
深部肌腱反射	0	無反應
	1+	有反應，緩慢微弱
	2+	**正常反應**
	3+	反應加快加強，未達病理變化
	4+	過度反應，可能出現陣攣

(2) 病理反射：

A. 巴賓斯基氏徵象(Babinski's sign)(+)：測試腦皮質脊髓徑有無病變，作足底反射檢查時，結果拇趾向足背屈曲（往上翹），其餘四趾作扇狀展開，表示有椎體病灶。

B. **霍夫曼氏徵象(Hoffmann's sign)(+)：輕彈或手壓中指遠端關節，拇指與食指呈向內屈曲與收縮樣**。

C. **克尼格氏徵象**(Kerning's sign)：測試腦皮質有無病變，若腦膜有受到刺激（如**腦膜炎**），請病人平躺，將大腿向腹部作直角彎曲時，小腿無法保持伸張動作。

D. **布魯辛斯基徵象**(Brudzinski's sign)：測試腦皮質有無病變，若**腦膜有受到刺激**，病人頸部向胸前屈曲，髖與膝關節一同產生屈曲動作。

E. 吸吮反射、抓握反射：廣泛性大腦疾病時出現。

二、診斷性檢查

1. **腰椎穿刺**(lumber puncture, LP)：
   (1) 收集腦脊髓液做**生化檢查或細胞學檢查**；藉**由此途徑將藥物注入以達到麻醉、消炎、抑制惡性細胞生長之目的；測量腦脊髓液之壓力，並做脊髓動力學試驗，以辨認腦脊髓液循環徑路是否阻塞**；但**無法引流腦脊髓液以治療顱內壓升高**。
   (2) 禁忌症：懷疑**顱內壓升高**(IICP)、局部皮膚或骨頭感染、有出血傾向者（如服用抗凝血劑）。
   (3) 檢查前護理：填寫同意書，檢查前排空膀胱與腸道。
   (4) 檢查時護理：協助病人維持**側躺、縮膝且下巴縮向胸前的蝦米狀姿勢，此姿勢可讓椎間的距離分開至最大**，有助針頭穿刺入椎間、不易傷到神經。**穿刺部位選擇 L_3 與 L_4、L_4 與 L_5 之間**的蜘蛛膜下腔，穿刺時應選擇小號針頭。
   (5) 檢查後護理：**臥床平躺 6~8 小時，鼓勵病人多喝水，以預防腦脊髓液流失、減少頭痛情形**。頭痛發生時，應安排安靜、暗的環境供病人臥床休息，依醫囑使用止痛劑，並鼓勵喝水。
   (6) 正常值：**正常壓力為 80~180 mmH$_2$O (5~15 mmHg)**，腦脊髓液(CSF)應清澈無色、0~5 個單核細胞/mm^3、**無紅血球、蛋白質 15~45 mg/dL、葡萄糖 40~80 mg/dL（葡萄糖約為血糖值的 60~80%）**。
   (7) 合併症：**出血、頭痛、感染**。

2. 顱骨和脊髓 X 光攝影：可檢查顱骨與脊髓形狀、有無骨折、浸潤情形等。檢查前取下檢查部位上的金屬物，檢查時需固定不動。

3. 腦血管攝影：為**侵入性檢查**，將顯影劑經動脈注入體內，進行 X 光攝影，以診斷血管病變。

(1) 檢查前護理：**填寫同意書、前晚午夜禁食（含開水與藥物）**，檢查前 30 分鐘給予鎮靜劑。

(2) 檢查時護理：**取下假牙、金屬物品（如眼鏡、首飾）**。

(3) 檢查後護理：**病人需臥床 6~8 小時，以砂袋加壓 4 小時**，鼓勵喝水以排出顯影劑，需監測生命徵象，觀察穿刺部位有無血腫或感染情形。

4. **脊髓攝影**(myelography)：藉由腰椎穿刺將顯影劑注入蜘蛛膜下腔中，顯影脊髓與椎管外觀。檢查過程同腰椎穿刺，注入顯影劑後，協助病人採俯臥。檢查後鼓勵病人多喝水，背部如有疼痛，可使用止痛劑來緩解。使用顯影劑之注意事項如下：

(1) **油性顯影劑：檢查前需請病人禁食 4 小時**，檢查後會盡量抽出顯影劑，病人要**平躺 6~24 小時**，以減少顯影劑刺激腦膜。

(2) **水性顯影劑**：水性顯影劑在檢查完後並不自脊髓中抽出，而是留在蜘蛛膜下腔中慢慢吸收，故檢查後保持病人頭部抬高 30~60 度，**至少仰臥 6~8 小時**。

5. **電腦斷層攝影**(computed tomography, CT)：診斷出血或梗塞部位。**檢查前需填同意書**，取下飾物，注射顯影劑前**確認是否對碘或貝類過敏。檢查後可立即正常活動**，鼓勵病人多喝水以排出顯影劑。**正子電腦斷層攝影**(positron emission tomography, PET)比 CT 靈敏度更高，**可測腦部代謝狀況**，協助早期診斷癌症。

6. 核磁共振顯像(magnetic resonance imaging, MRI)：非侵入性治療、**無輻射線**，利用磁場產生頻率，讓人體內氫離子振動，轉換成影像，可提供細胞訊息。

(1) 禁忌症：體內裝置有金屬物者，如心臟節律器。

(2) 檢查前後無特殊護理，**不需禁食**，檢查前**需取下身上金屬物、磁性物品（如信用卡、提款卡）**，檢查時**病人單獨躺在**

檢查箱內，但**可藉由麥克風與外界說話**，**檢查後可立即恢復原有活動**。

7. 腦部掃描：將放射線同位素經靜脈注入體內，組織吸收後再掃描、轉換為影像。檢查前需停用血管藥物，檢查後鼓勵病人多喝水以排出放射線同位素。

8. 腦電波檢查(electroencephalography, EEG)：將電極片貼於頭皮，記錄腦細胞之電位變化，可輔助診斷頭部外傷、中風、代謝性障礙、藥物過量、腦死情形，是用於分辨不同型態癲癇最有效工具。
   (1) 檢查前護理：**不需禁食，病人需先清洗頭髮**，不得在頭髮上塗抹髮油或髮膠。**檢查前 24~48 小時停止服用抗痙攣劑、鎮靜劑、刺激物（咖啡、茶），且需備有足夠的點滴及氧氣**。
   (2) 檢查時間約需 40~60 分鐘，**檢查中需請病人放輕鬆，減少 α 腦波受到干擾**。
   (3) 檢查後護理：**留在頭皮及頭髮上的黏膠，可用丙酮清理**。

9. 肌電圖檢查(electromyography, EMG)：以針型電極插於肌肉，肌肉的動作電位轉換為波形顯示出來。檢查前需停用抑制劑、鎮靜劑、刺激物，檢查後多休息以減少肌肉酸痛。

10. **誘發電位檢查**：利用對皮膚、聲音、光影的刺激來記錄大腦對外來刺激的感受訊號，**可評估大腦各葉與腦幹的功能**。

9-3 神經系統手術的護理

一、腦部手術

1. 手術方式與護理（表 9-8）。

表 9-8 手術方式與護理

手術方式	手術位置與病灶	術後護理
天幕上顱骨切開術	於病灶以上部位（大腦腦葉）切開	‧採臥位，**抬高頭部 30~45 度** ‧避免壓迫患側
天幕下顱骨切開術	於頸後沿枕葉切開（腦幹與小腦病灶）	‧保持頸部平直 ‧**採側躺或平躺** ‧避免壓迫傷口
經蝶骨切開術	切開上齒齦處經鼻腔進入蝶骨再進入手術位置（腦下垂體）	‧抬高頭部，**預防低容積性休克** ‧維持鼻腔敷料固定，**以試紙檢測有無腦脊髓液滲漏** ‧衛教經口深呼吸，避免咳嗽、打噴嚏，不要擤鼻 ‧予以口腔護理，有耳漏或鼻漏時，不可經耳鼻抽吸

2. 手術合併症：顱內壓升高、癲癇、出血、氣道阻塞。

3. 術前準備：
   (1) **灌腸：可減少腸道細菌，降低感染**。
   (2) 禁食：避免麻醉時因嘔吐造成吸入性肺炎。
   (3) 剃薙：視手術需求，於手術房內進行。
   (4) 視需要給予安眠藥以讓病人有充足休息、應付術後復原所需體力。

4. 術後護理：
   (1) 病人送達恢復室時，**優先評估呼吸道通暢性，維持平躺頭側向一方的姿勢**，以防病人清醒時因麻醉藥未完全消退而嘔吐、發生吸入性肺炎；若病人自麻醉中恢復時出現躁動不安，可能是**缺氧的早期徵兆**。
   (2) 定時監測生命徵象，瞳孔反射，意識程度與神經功能之變化。**監測有無低血壓（可能與手術前長久禁食、術中體液流

失造成血鉀過低、靜脈輸液補充量太少有關)。術後 24~48 小時的合併症有肺擴張不全、缺血性休克、沉積性肺炎。腰椎麻醉的合併症有頭痛、呼吸麻痺、神經損傷。

(3) 監測電解質之變化，並維持輸出入量之平衡。

(4) 注意維持呼吸道通暢，並適當的提供氧氣，**避免咳嗽造成顱內壓升高。全身麻醉病人在術後 1~2 天易因呼吸道分泌物增加及傷口痛，造成肺膨脹不全的合併症**。

(5) 術後臥床不要採頭低腳高的姿勢，**避免等長運動**，可減少顱內壓升高發生。

(6) **手術傷及下視丘的症狀：體溫升高、大量排尿、口渴**。

(7) **監測有無感染，如單核球(monocyte)在急性感染時會上升**。

(8) **使用高劑量類固醇以降低腦水腫，需注意有無血糖過高**。

(9) 可使用**保護性頭盔**保護頭部。

(10) 鼓勵病人多攝取**高纖飲食**，以防便祕。

(11) 可依醫囑使用**抗痙攣劑**預防癲癇發作。

二、脊椎手術

1. 手術方式：椎板切除術、脊椎融合術。

2. 術後護理：

(1) 注意是否有**腦脊髓液瘻管**(CSF fistula)的合併症。

(2) **採用硬板床**或硬式床墊。

(3) 搬運病人或翻身時，需維持脊椎排列的平直，**運用圓滾木翻身法定時翻身**。(4) 術後**不宜過度伸展背部**，且需維持脊椎排列的平直，故**不宜床上使用便盆(臀部抬高)；不宜睡高枕，不可俯臥**。

(5) 術後 2~3 天**可穿著硬背衣**(brace)**下床活動，硬背衣不可穿太低**，下床活動時需預防跌倒。

(6) 出院衛教：

A. **硬背衣須使用 3~6 個月**，下床時須整天穿著背架，只有洗澡時可取下，**直至骨頭融合處完全癒合**。

B. **避免坐過軟、過深的沙發**，最好使用有椅背的椅子。

C. 站立時應將脊椎挺直，避免長時間坐著或站著。

D. 避免舉重物。

E. **不可冒然運動**，不可突然蹲下、站立；**避免**直接**彎腰**拾物，應採蹲姿拾物後再站立。

F. 穿低跟鞋，避免增加背部壓力。

G. **採站姿淋浴。避免便祕**。

H. 經醫師評估**在可接受的情況下，可以進行俯臥抬頭和俯臥抬腿之運動**。

9-4 常見問題

一、意識狀態改變

1. 病因病理：腦部病變、代謝性疾病、精神性疾病。

2. 診斷性檢查：

(1) 意識程度(LOC)。

(2) 瞳孔反應：評估大小、形狀、對光反應、調節作用，若在正常範圍，可以 PERRLA 六個英文字記錄。

A. 瞳孔大小一致(pupil equal)：正常瞳孔大小應為 2~6 mm。呈針狀瞳孔，可能是嗎啡中毒、鴉片反應、橋腦出血。**交感神經受刺激時會引起瞳孔收縮**。

B. 呈圓形(round)。

C. 對光有反應(react to light)。

D. 具有調節作用(accommodation)。

(3) 眼球活動：**測試腦幹功能**，若腦幹受損時會出現下列反應：

A. 頭眼反射(oculocephalic reflex)〔**洋娃娃眼現象**(doll’s eye phenomenon)〕：**撐開病人眼睛，迅速將頭左右或上下轉動**，其眼球保持固定位置，**而正常人的眼球會向相反方向移動**。**懷疑有頸椎損傷病人不可以進行此項檢查**。

B. 眼前庭反射(oculovestibular test)〔溫熱試驗(caloric test)〕：鼓膜無破裂情形下，將溫水或冰水灌入耳道中停留 30 秒，其眼球保持固定位置，而正常人在灌入溫水時，眼球會偏向灌水側產生旋轉性眼球震顫，灌入冰水則遠離灌水側。

(4) 運動反應：

A. 大腦皮質損傷：呈去皮質姿勢。

B. 大腦重度損傷、合併中腦與橋腦損傷：呈去大腦姿勢。

C. 大腦半球損傷：呈病態姿勢、不正常運動徵象、病理反射。

(5) 生命徵象：

A. 體溫：意識不清的病人不可量口溫，應改為耳溫、肛溫或腋溫。

B. 脈搏：記錄其速率、規律性、強度、性質。若速率過慢可能是顱內壓升高末期或脊髓損傷早期，若速率過快可能是缺氧、內出血、疾病末期。

C. 呼吸：不正常呼吸型態與病灶位置關係如表 9-9。

(6) **對意識程度降低病人進行評估時，記錄重點為病人對特殊刺激的行為表現與反應**。

3. 醫療及護理處置：

(1) 保持呼吸道通暢：

A. 採半坐臥姿或側臥，以引流呼吸道分泌物；平躺時頭下勿置枕頭，以避免舌頭因後仰阻塞呼吸道。

B. 必要時予無菌抽吸。

表 9-9 不正常呼吸型態與病灶的關係

不正常呼吸型態	病灶位置
陳施氏呼吸 (Cheyne-Stokes respiration)	**兩側大腦**、中腦、小腦、橋腦、代謝性腦病變
中樞神經性過度換氣 (central neurogenic hyperventi-lation)	中腦、橋腦
暫停性呼吸（長吸呼吸）(apneustic)	橋腦
叢積性呼吸(cluster breathing)	橋腦、延腦
共濟失調性呼吸(ataxic breathing)	延腦

(2) 給予充足體液與營養：

A. 需禁食，初期（意識不清發生 5 天內）以靜脈注射提供養分，長期時則以鼻胃管灌食。

B. 監測輸出入量、體重，評估黏膜情況、皮膚飽滿度。

(3) 維持腸道與膀胱正常功能，維護皮膚完整性，提供保護、安全措施，避免約束病人。

(4) 維持關節活動性：適當支托病人肢體呈正常功能姿勢，予以全關節運動。

二、顱內壓升高(IICP)

1. 病因病理：

(1) 代償機轉：腦組織、腦部血液、腦脊髓液之間的代償機轉無法平衡時，如腦部體積增加（如腫瘤、水腫）、腦部血量改變（如充血）、腦脊髓液增加，即發生顱內壓升高。

(2) 自動調節機轉：腦部血管藉由自動調節動脈血管管徑大小，維持腦部血流恆定，維持壓力。此自動調節機轉包括：

A. 壓力調節機轉：病人之平均動脈壓(MAP)為 50~170 mmHg 時即啟動自動調節機轉。而腦灌注壓(CPP)能維持腦部血流壓力，CPP 降低時，自動調節機轉即無效，發生顱內壓升高，當 **CPP＜30 mmHg 時即有生命危險**。
- MAP＝舒張壓＋1/3 脈搏壓（脈搏壓＝收縮壓－舒張壓）
- CPP＝MAP－ICP（顱內壓）

B. 新陳代謝調節機轉：血中二氧化碳分壓增加、血中氧分壓減少、氫離子濃度升高、氧離子濃度降低時，血管擴張、血流增加，造成顱內壓升高。

2. 臨床症狀：
 (1) 早期為意識改變：**躁動不安**、**視力模糊**、**頭痛**、噁心、**嘔吐**、嗜睡。
 (2) 晚期為生命徵象改變：**呼吸速率變慢**、**脈搏變慢**、**收縮壓升高**、**脈壓變寬**、**體溫升高**、**瞳孔放大或對光沒有反應**、**視神經乳突水腫**、運動功能下降、抽搐、**意識改變(GCS＜7)**。典型的**庫欣氏三徵象**(Cushing's triad)**為呼吸速率變慢或不規則**、**心跳變慢**、**血壓升高且脈壓變寬**。
3. 診斷性檢查：電腦斷層攝影、腦部掃描等，嚴禁腰椎穿刺以免導致腦疝脫。監測顱內壓時需保持顱內壓系統無菌狀態，正常顱內壓(ICP)值為 5~15 mmHg (ICP＝MAP－CPP)，**觀察顱內壓單一數值及其變化趨勢同等重要**。
4. 顱內壓監測系統：
 (1) 助於早期偵測顱內之變化，以決定治療方針，並**可適度引流腦脊髓液以降低顱內高壓**。
 (2) **病人體外零點的正確位置等同腦室內的室間孔**(foramen of Monro)。

(3) **應觀察插管處有無滲漏或發炎現象，且不可任意調整病人床頭，避免造成體外監測系統零點（基準點）位置的改變**。

5. 醫療及護理處置：

(1) 手術治療：減壓手術、腦室外引流管。**顱骨切除術可使顱內壓控制在 25 mmHg 以下**。

(2) 藥物治療：**停藥時要漸進減藥，若出現反彈現象（或回躍現象）會使腦水腫更嚴重**。

A. 利尿劑：

- Mannitol：最常用的滲透性利尿劑，可減輕腦水腫、降低腦壓，此溶液可能會有結晶，需靜脈快速輸注。因易引起反彈現象，需監測是否有脫水、體液電解質、輸入輸出量。
- Glycerol：滲透性利尿劑，使用時要監測血壓改變，若用於糖尿病病人易導致高血糖高滲透壓狀態(HHS)，**使用前後要注意血糖的變化**。
- Lasix：可抑制鈉與氯在亨利氏環上升枝的再吸收，以降低血量，進而降低腦血量。
- Decadron：可穩定細胞膜的作用，及抑制細胞膜對酸的合成，以預防腦部炎症。

B. **類固醇**：最常用的是 Decardone (Dexamethasone)，可穩定細胞膜，減少腦膜通透性，**減輕腦水腫**。為預防類固醇的副作用，可開立制酸劑。

C. **巴比妥鹽類鎮靜劑**：如 Pentobarbital、Thiopental **可減緩腦部之新陳代謝及使得血流均勻供應腦部**，使用時需緩慢靜脈注射，避免影響病人呼吸。

(3) **過度換氣法**(hyperventilation)：**增快呼吸速率，預防二氧化碳滯留**。控制二氧化碳分壓於 25~30 mmHg，使腦血管收縮、腦血流量減少，降低顱內壓。

(4) **限制水分：限制體液攝取量 1,500 c.c./day**，將水分控制於正常需求之 65~70%，**使用輕微高張溶液如 5%葡萄糖 0.45%生理食鹽水**，藉由脫水來維持血液滲透壓，減輕腦部水腫。

(5) 避免造成顱內壓升高的活動：

A. 保持環境安靜，**避免集中護理**，以免過度刺激。

B. 臥床休息，**抬高床頭約 30~45 度**，以促進靜脈回流，但需注意**維持頭頸平直，保持頭頸部於正中位置**，避免轉動頸部或使頸部過度屈曲。

C. **維持呼吸功能**，提供足夠的氧氣，**以免二氧化碳堆積**；若需抽吸，在抽吸前後給予 100%氧氣吸入 1 分鐘，每次抽吸時間盡量於 15 秒內。

D. 協助被動式關節運動，以免因運動增加腹內壓與胸內壓；避免髖關節過度屈曲、等長運動；減少不必要翻身，翻身時不可閉氣用力、應採圓滾木翻身法。

E. **避免用力咳嗽、執行瓦撒閥操作法(Valsalva's maneuver)**（閉氣用力），**維持排便正常**，可給予軟便劑，減少腹脹與便祕發生，避免用力解便。

F. **避免發燒**以防身體代謝率增加。

9-5 常見疾病治療與護理處置

一、腦 瘤

1. 病因病理：原發性腫瘤較常見，其原因不明；部分病人為續發性腫瘤，因身體其他系統之癌細胞轉移所致，**常見於肺癌或乳癌。多形膠母神經細胞瘤為最惡性的腦瘤，其 5 年存活期約只有 5%**。

2. 臨床症狀：**顱內腫瘤有頭痛、嘔吐、視乳突水腫之三大症狀，頭痛常出現於額部**，若發生於額葉會出現**偏癱、注意力不集中、短期記憶喪失**、視覺障礙、語言障礙、協調障礙、人格改變；發生在枕葉會出現視力障礙；當腫瘤造成**顱內壓升高**會出現頭痛、眩暈、噁心、嘔吐、視乳突水腫、意識改變等症狀。**腫瘤長在大腦半球之病患，常出現局部性或泛發性之抽搐**。

3. 醫療及護理處置：
   (1) 手術治療：切除腫瘤為最佳的治療方式，常合併化學治療與放射線治療。**腦部手術常見的合併症有出血、感染和顱內壓升高等**。
   (2) 化學治療：選用可通過血腦障壁(BBB)的 Nitrosoureas (BCNU、CCNU)，採鞘內注射（腦室內或脊髓腔內），以減少系統性副作用。
   (3) 放射線治療。**立體定位雷射刀手術是一種鈷 60 放射元素放射線治療，適用於直徑小於 3 公分腫瘤，將伽瑪射線準確聚焦於腫瘤，破壞病變組織，不會有手術切開傷口，治療時間約需半小時**。
   (4) **可使用類固醇(Decadron)來減輕腦水腫**。

二、腦血管意外（中風）(CVA, stroke)

1. 病因病理：年老、高血壓、心臟病、糖尿病、高脂血症、肥胖、吸菸、酗酒、顱內出血。

2. 分類：常因動脈粥狀硬化、顱內出血所致，可分為血栓性、栓塞性、出血性（表 9-10），出血性中風包括腦內出血、蜘蛛膜下腔出血。

表 9-10 腦血管意外的分類

分類	血栓性 (thrombosis)	栓塞性 (embolism)	出血性 (hemorrhage)
進展	**漸進式**	突發性	**突發性**
發作時間	**睡眠**或休息時	任何時段皆可發生	活動時
特徵	**可能維持清醒** **發病前會有先驅症狀，暫時性缺血性發作**	可能維持清醒 無頭痛	意識改變，迅速進入木僵或昏迷 嚴重頭痛 **腦脊髓液含血**
相關因素	高血壓、糖尿病、動脈粥狀硬化	**心臟病**	**高血壓**、血管病變
預後	逐漸進步	恢復迅速	差

(1) 暫時性缺血性發作(transient ischemic attack, TIA)：

A. 因局部腦血流暫時性減少所致，為**暫時性、可逆性**的神經功能障礙，常發生於內頸動脈，若以**頸動脈超音波掃描**可見70%頸動脈狹窄，即具臨床意義。

B. 病人**常出現視覺、聽覺或前庭功能障礙**，例如：**視力模糊**、複視、單側眼盲、運動失調、感覺麻木、抽搐、偏癱、步態不穩、頭痛、頭暈目眩、意識混亂、耳鳴、失語、說話不清、**一側肢體突然無力、心智遲緩**等情形，**症狀持續時間約30 分鐘至 1 天**。

C. **中風病人約 25~50%曾有此病史**。病人症狀可能反覆出現，但在兩次發作之間，其神經學檢查正常。

(2) **蜘蛛膜下腔出血**(subarachnoid hemorrhage, SAH)：

A. 病人症狀為突發性嚴重頭痛、**後頸部僵硬**、嗜睡、意識不清、**克爾尼格氏徵象**(Kernig's sign)**與布魯金斯基氏徵象**(Brudzinski's sign)**呈現陽性**。

B. 其常見的合併症有血管痙攣、水腦、顱內壓升高、再度出血。

3. 臨床症狀：

(1) 一般症狀：頭痛、嘔吐、頸部僵硬、發燒、血壓升高、抽搐、失去定向感、記憶缺失、心智異常、昏迷。

(2) 運動障礙：病人最先出現患側自主活動能力喪失、統合運動能力缺損，之後肌肉張力弛緩，逐漸發展為張力過高、痙攣現象，反射活動改變，由反射過低發展為反射過高。故呼吸、吞嚥、咳嗽、排尿出現問題，**可能有吞嚥困難**、易嗆到、尿失禁等情形。

(3) 感覺障礙：若大腦中央溝後回的頂葉出血會出現感覺功能障礙。

(4) 溝通障礙：

A. 若傷及沃尼凱氏區(Wernicke's area)會發生接受性失語症，對文字無理解力、無法辨別語言的意義。

B. 若傷及柏克氏區(Broca's area)會發生表達性失語症，無法書寫文字與說話。

C. 有些病人出現構音困難，因控制發音的肌肉不協調導致說話不清。

(5) 情緒、情感障礙：可能會出現哭泣、無意識大笑等血管硬化性失智症症狀。

(6) 判斷力、記憶力等心智能力障礙，空間認知之定向力障礙。

(7) 左大腦與右大腦受損之症狀見表 9-11。

(8) 特定動脈受損之症狀見表 9-12：以中大腦動脈最常發生、其次為前大腦動脈。

表 9-11 左右大腦受損之症狀比較

左大腦受損	右大腦受損
‧**右半身偏癱** ‧行為型態改變：慢、謹慎 ‧記憶力變差 ‧右側視野缺失 ‧計算能力與抽象理解力變差 ‧語言能力變差、**失語症** ‧無法分辨左右 ‧易有挫折感、憂鬱	‧左半身偏癱 ‧行為型態改變：快、莽撞 ‧記憶力變差 ‧左側視野缺失 ‧欣賞能力、空間與認知變差 ‧注意力不集中 ‧無法辨認面孔 ‧表情冷淡、易疏忽、否認症狀、社會適應不良 ‧情緒不穩定

表 9-12 動脈受損之症狀

前大腦動脈	中大腦動脈	內頸動脈	椎底動脈
‧對側偏癱 ‧下肢感覺缺失 ‧失語症 ‧記憶力差、健忘 ‧人格行為改變、行為反覆 ‧出現抓握與吸吮反射 ‧小便失禁	‧對側偏癱、單側忽略 ‧視野缺失、同側偏盲 ‧對側感覺缺失，**上肢比下肢無力** ‧**失語症** ‧嗅覺、讀寫計算力、垂直感、空間感缺失 ‧意識改變，由嗜睡至昏迷	‧對側偏癱 ‧視力模糊、偏盲 ‧對側感覺缺失 ‧失語症 ‧頭痛 ‧血管嘈音	‧弛張性癱瘓 ‧單側視力缺失、同側偏盲，眼球無法共軛活動 ‧感覺喪失、麻木 ‧頭痛、眩暈、昏迷 ‧記憶力喪失、精神混亂 ‧腦神經功能失調

4. 診斷性檢查：**電腦斷層攝影（可確定出血、梗塞之位置）**、核磁共振顯像、**腦部血管攝影（威利氏環之動脈存有典型之動脈瘤型態）**等。

5. 醫療及護理處置：

(1) **48 小時內暫停由口進食**。於發生腦血管意外 48~72 小時內急性期的處理：

A. 血栓性：血栓溶解劑（使用 t-PA）、抗凝血劑（Heparin 可使 PTT 延長為正常的 1~1.5 倍、Coumadin 可使 PT 延長為正常的 1.5~2 倍）、抗血小板凝集劑（如 Aspirin，**以防止血栓形成、預防中風再發作**）、動脈內膜切除術、血管繞道術、控制高血壓與糖尿病。**需監測凝血時間**。

B. 出血性：止血劑(Transamine)、控制腦水腫藥物(Mannitol、Glycerol)、**予氧化鎂**(MgO)**以避免便祕引起顱內壓升高**，以及施行外科減壓術、控制高血壓（**維持收縮壓於 150~160 mmHg，以免再出血**）。

C. 暫時性缺血性發作(TIA)：以血管重建術、抗凝血劑治療。

D. 蜘蛛膜下腔出血(SAH)：以急症處理、手術治療，給予 Nimodipine 可降低血管痙攣、減少神經功能損傷。

(2) 急性期護理重點：**進行氣管插管或使用呼吸器以維持呼吸道通暢（是入院後 24 小時內最重要的措施）**、預防與控制顱內壓上升（**抬高頭部並擺正頸部，促進頭部靜脈回流，以恢復腦部灌注能力**）、監測並維持生命徵象、維持現有生命功能、保存生命。

(3) 癱瘓病人的擺位：

A. **平時維持仰臥姿，每 2 小時翻身一次，抬高床頭 30 度，避免採高坐臥姿，防髖關節屈曲畸形**。**枕頭置於患側**上臂與胸壁間之**腋下，防止肩關節內收**。

B. 手臂、**手掌稍後旋，手指微屈**、拇指與其他四指相對，可使用手握捲軸或手夾板，但**上肢嚴重痙攣的病人，手握捲軸會過度刺激抓握反射**。

C. **大腿外側使用粗隆捲軸，預防髖關節外展**。

D. **足底使用足托板預防垂足**。

(4) **病情穩定進入恢復期：**

A. 有單側顏面神經麻痺或咽喉肌肉痙攣的病人，需先評估吸吮或吞嚥能力、嘔吐反射後再餵食；請病人練習舌頭與嘴唇運動有助咀嚼與吞嚥；選擇軟質、濃稠（半流質）、切碎食物以免嗆到，液體食物需確定病人吞嚥時不會嗆到才給予；餵食時協助病人採半坐臥姿，觸摸病人下巴兩側以刺激張嘴，食物置於口腔健側，給予充足的時間來咀嚼與吞嚥，吞嚥時頭不可後仰、頸部應屈曲以免肺吸入，吞嚥後檢查食物是否仍在口中。

B. 與病人說話的速度要慢、咬字清晰、音量適中，可加上手勢，在病人試圖說話時注視病人，給予病人足夠時間反應，可請病人以點頭或搖頭表達意思。對於接受性失語症病人，可使用非語言溝通技巧；對於表達性失語症者，運用封閉式問句來溝通，重複病人的話並代其表達；對於命名性失語症者，應多練習物品名稱與實物影像結合。

(5) 復健期：

A. **轉動頭部可擴展視野、促進視覺刺激。若病人有單側肢體忽略情形時，在中風初期盡量避免由患側接近病人，鼓勵病人注意及照顧自己患側**，提醒病人患側餐盤內的食物，常用的東西盡量放在病患健側。

B. **維持均衡飲食**。

C. 維護患側安全，必要時**調整家庭環境**。

D. 3 個月內開始加強手臂與肩膀的力量，以備練習移位、**復健訓練**。

E. 由床移至輪椅上：輪椅放於健側，呈 30~45 度面向床尾，用健側手腳協助移動患側手腳，健側腳移至床沿時，擺動軀幹，變成坐姿，**用健側手握住輪椅的遠側扶手，移動身體至輪椅**。

F. 單拐上下樓梯：上樓為健側→拐杖→患側，下樓為拐杖→患側→健側。

G. 穿衣為先穿患側，脫衣為先脫健側。

三、頭部創傷(head injury, HI)

1. 分類：

(1) 顱骨骨折：易造成腦神經受損，**出現貓熊眼**(Racoon eyes)、**半邊臉輕癱、巴特爾氏徵象**(Battle's sign)（乳突瘀血）、**鼓室積血症狀**。若發生於顱底骨折，因延著副鼻竇部位破裂，而發生腦脊髓液**耳漏**(otorrhea)**或鼻漏**(rhinorrhea)。

(2) **腦震盪**：腦部組織因激烈震盪造成功能性傷害（暫時性障礙），**不會造成結構性傷害**（永久性障礙）、無後遺症，病人會暫時意識喪失，可用**受傷後失憶**(posttraumatic amnesia)**期間長短來判定腦部組織受傷的嚴重度**。

(3) 腦挫傷：指腦部組織瘀傷，常發生於受衝擊處或衝擊對側的腦部組織，局部可能發展成壞死、出血、水腫。

(4) 顱內血腫(intracranial hemorrhage, ICH)：包括硬膜上血腫、硬膜下血腫及蜘蛛膜下血腫。硬膜上、下血腫之比較請參考表 9-13。

表 9-13 硬膜上、下血腫之比較

比較項目	**硬膜上血腫**(epidural hematoma, EDH)	**硬膜下血腫**(subdural hematoma, SDH)
出血來源和部位	動靜脈皆可能發生，如中腦膜動脈破裂、硬腦膜靜脈竇破裂	**常見於靜脈血管破裂所致，好發於老年人**（因萎縮的腦組織運動幅度大）
臨床表徵	**初期會喪失意識，然後出現一段清醒期，之後又急速意識變差**	出現**記憶力差、嗜睡**、頭痛、步態不穩、語言障礙

2. 合併症：癲癇、水腦、壓力性消化性潰瘍〔庫欣氏潰瘍(Cushing's ulcer)〕、**尿崩症**、抗利尿激素不當分泌症候群、創傷後症候群、創傷後發作。
3. 醫療及護理處置：
   (1) 維持呼吸道通暢：將頭偏向患側，以利分泌物流出，若需抽吸，**抽吸前需給予 100%氧氣使用**。
   (2) 維持體液電解質平衡。
   (3) **腦灌流壓至少維持 50~60 mmHg**，以防止腦部缺氧。
   (4) 給予顱內壓升高(IICP)的醫療及護理處置，如**抬高床頭** 30 度。
   (5) **可以使用 Dilantin，預防受傷後抽搐的發生**。
   (6) **顱底骨折發生腦脊髓液流出時：**
   A. **以 Dextrose 試紙測試若呈陽性表示有腦脊髓液漏出**。
   B. **以無菌紗布輕放或輕壓於患部**。
   C. 避免平躺，嚴禁自鼻腔抽吸，**避免用力排便、咳嗽、打噴嚏及等長運動**。
   (7) **躁動期的頭部外傷病人避免使用鴉片類藥物，以防顱內壓上升；可使用巴比妥酸鹽(Barbiturate)讓病人鎮靜。可提供足夠的光線以避免視幻覺；使用一些保護裝置以避免病人受傷；利用時鐘、月曆等提供正確的定向感。**

四、脊髓損傷(spinal cord injury, SCI)

1. 病因病理：車禍、暴力、重物擊傷、高處跌落、運動傷害，以活動度最大的 C_5~C_7、T_{12}、L_1 最常見。

2. 分類：

   (1) 完全性損傷：受傷部位以下皆無感覺與運動功能，為弛張性麻痺。

   (2) 不完全性損傷：受傷部位以下尚有部分感覺、運動與反射功能。

   A. 中央脊髓症候群：損傷處位於脊髓中央，喪失感覺與運動功能皆是上肢較下肢嚴重。

   B. 脊髓前角症候群：受傷部位以下無運動功能、疼痛感、溫覺，但尚有震動感、觸覺、位置感。

   C. **脊髓半側切斷症候群**〔布朗希括德症候群(Brown-Sequard syndrome)〕：脊椎一側完全損傷，造成健側會無疼痛感、溫覺，**患側受傷部位以下麻痺，及無震動感、運動功能**、位置感、觸覺。

   D. 脊髓圓柱與馬尾症候群：下肢肌肉無力、膀胱與腸道無反射。

3. 臨床症狀：

   (1) 脊髓性休克(spinal shock)：

   A. 脊髓性休克常於受傷後 30 分鐘內發生，於 1~6 週逐漸恢復。

   B. **受傷部位以下完全無感覺、運動、反射功能**與自主神經活動。若頸椎或胸椎受損，會出現**低血壓、心搏過慢、尿瀦留、大小便失禁、麻痺性腸阻塞**、便祕等症狀，可能還會有**血栓性靜脈炎**。

C. **出現球海綿體反射、肛門反射、巴賓斯基反射**(Babinski's reflex)**等反射，表示休克期結束後**。若為完全性損傷，受傷部位以下反射活動增強；若為不完全性損傷，會恢復部分未損傷的感覺、運動功能。

D. 神經性休克：常見於 T_6 以上受傷，因交感神經衝動傳出障礙，造成周邊血管擴張、**受傷部位以下無法分泌汗液**、心輸出量減少，出現**低血壓、心搏過慢、體溫偏低**等症狀。

(2) 癱瘓(paralysis)：

A. 脊髓完全損傷部位與癱瘓程度見表 9-14。

B. 上運動神經元(upper motor neuron, UMN)受損：脊髓性休克期後，出現肌肉強直性麻痺，為廢用型肌肉萎縮。

C. 下運動神經元(low motor neuron, LMN)受損：脊髓性休克期後，出現肌肉張力弛緩，為耗損型肌肉萎縮。

表 9-14 脊髓完全損傷部位與癱瘓程度

損傷部位	**尚存功能或嚴重度**
C_3 以上	通常會呼吸衰竭、死亡
C_4	呼吸困難、四肢無法活動
C_5	保存橫膈功能、部分肩與部分肘功能，喪失肋間肌功能
C_6	保存部分肩、肘、腕功能
C_7	保存部分肩、肘、腕與手功能
C_8	**正常手臂功能、手部較弱**
胸椎	手臂肌肉正常，**胸部、軀幹、腸道、膀胱、下肢肌肉功能完全喪失**
腰椎	痙攣性膀胱、下肢麻痺
薦椎	弛張性膀胱

D. **上運動神經元神經性膀胱：肛門反射及肛門外括約肌張力試驗呈陽性反應，表示 S_2~S_4 排尿反射中樞完整**。若受傷部位位於 S_2~S_4（排尿中樞）以上時，膀胱尿液充滿時即產生自主性排空，**發生反射性尿失禁**，為痙攣性膀胱。

E. **下運動神經元神經性膀胱**：受傷部位位於 S_2~S_4 時，膀胱尿液會一直充滿而**發生溢出性尿失禁**，為弛張性膀胱。

F. **受傷部位位於 S_2~S_5 時，男病人可能會無勃起能力、有逆行性射精**。

(3) **自主神經過度反射**(autonomic dysreflexia)：

A. **發生於脊髓性休克期後、T_6 以上受傷**部位的病人。

B. 因刺激（**如膀胱脹**、便祕、睪丸牽扯）導致**交感神經過度興奮**，而大腦無法傳達抑制興奮的指令。

C. 症狀：**陣發性高血壓、心搏過慢、搏動性頭痛，受傷部位以上皮膚潮紅**、充血、**豎毛肌痙攣**（雞皮疙瘩、毛髮豎立）、**大量出汗**、眼鼻充血、**視力模糊**。

4. 診斷性檢查：X 光攝影、脊髓攝影、電腦斷層攝影、核磁共振顯像、肌電圖、誘發電位試驗等。**脊髓受傷後 48 小時，鼻胃管引流液可能呈血液陽性反應**。

5. 醫療及護理處置：

(1) 類固醇：受傷後 8 小時內**給予大量類固醇**，再持續靜脈滴注 24 小時，**可減輕受傷後之脊髓水腫**、減少脊髓傷害。

(2) 骨骼牽引：協助復位、制動、穩定脊柱。頸椎骨折病人穿著連頭圈式夾克(Halo vest)固定之護理處置：

A. **使用酒精消毒**四支骨釘，以免感染。

B. **vest 調整時應平躺**；清潔 vest 時，請病人平躺，逐步鬆開兩邊的 vest。

C. 注意病人的睡眠問題。

D. **穿著 vest 時可下床走動。**

E. **轉身時應全身一起轉而不是只轉頭。**

(3) 手術治療：復位、固定、減壓。

(4) 維持有效的呼吸，密切觀察換氣功能。

(5) 增進活動能力：

A. 高位脊髓損傷者易造成姿位性低血壓，需注意活動安全，可穿著彈性襪、緩慢地改變姿勢或使用傾斜板(tilting table)協助改變姿勢，不要常保持直立姿勢以免血液鬱積於下肢。

B. 維持脊椎呈一直線，以圓滾木翻身法協助翻身。牽引後可以胸腰部或頸部石膏來協助維持穩定，需注意不可彎腰。

C. 盡早開始復健措施，脊髓受傷 24~72 小時後，可開始做被動性全關節運動。

(6) 保持皮膚完整性：每 2 小時翻身或改變姿勢，預防壓瘡。

(7) 膀胱訓練：

A. 病人可正常飲水，鼓勵每小時喝水 100 c.c.，於急性期以存留導尿來排尿，穩定後以間歇性導尿來訓練排尿，脊髓性休克期後才可進行膀胱訓練。

B. **上運動神經元神經性膀胱：**

- **以輕敲膀胱部位刺激排尿。**
- 誘尿方式如溫水會陰沖洗、刺激大腿內側、拉扯陰毛、拍打膀胱部位，刺激逼尿肌收縮，引發反射性排尿。
- **當自解尿量：餘尿量＝3：1，可停止間歇導尿。**

C. **下運動神經元神經性膀胱：以增加腹壓的方式來促使排尿，**如瓦撒閥操作法(Valsalva's maneuver)、**克萊台氏操作法**(Cred's maneuver)；必要時給予 Urecholine (Bethanechol)，促進逼尿肌收縮。**用副交感神經刺激劑，以利膀胱迫尿肌收縮。**

D. 衛教病人每日需飲水約 2,500 c.c.、補充維生素 C，以避免尿道感染。

(8) **可以插鼻胃管，引流胃液減壓**。

(9) 腸道訓練：

A. 鼓勵病人自主性活動，維持適當的水分與纖維質的攝取。

B. 利用胃結腸反射於進餐後刺激排空腸道，輔以增加腹壓、刺激肛門括約肌、肛門栓劑、灌腸來排空腸道。

(10) 性問題：女性病人可正常受孕、經產道自然生產，但受傷部位在 C_4~C_6 的女性病人，不建議使用子宮內避孕器，以防骨盆炎。

(11) 自主神經過度反射之處理：

A. **抬高床頭 45 度**，通知醫師。

B. **去除導因**，例如觸診腹部以確定是否為脹尿。

C. 依醫囑給予神經節阻斷劑（如 Apresoline），以控制血壓。

D. 醫護人員需注意受傷部位以下區域不可注射，衛教病人、家屬不要穿著緊身衣物。

五、椎間盤突出(herniation of intervertebral disc, HIVD)

1. 病因病理：因退化、創傷、疾病所致，**以第 4 與 5 腰椎間**(L_4~L_5)、**第 5 腰椎**與第 1 薦椎間(L_5~S_1)**最常見**。

2. 臨床症狀：

(1) 持續性疼痛：**椎間盤突出是下背痛的主要原因，疼痛會因咳嗽、用力、提重物、彎腰、久坐或久站而加劇**。

(2) 姿位、運動、**感覺**、反射**改變**：因深部肌腱反射變弱、患側神經所管轄的區域感覺遲鈍所致。

3. 診斷性檢查：

(1) **脊髓 X 光攝影（可見脊椎退化，但看不出腰椎間盤是否破裂）**、脊髓攝影。

(2) **直舉腿試驗(+)：腿舉至 30 度以上時，產生神經痛**。

(3) Kernig **氏徵象(+)**：髖與膝關節彎曲、呈直角，**將小腿往上伸展，覺得有阻力、感覺疼痛**。

(4) **大腳趾試驗**(big toe test)：請病人平躺，測試者用兩手的大拇指將病人的兩腳大腳趾向下壓，並請其用力向上曲屈，若病人的腳指軟弱無力，表示第五腰椎間的神經受壓迫；反之，請病人用力將腳指向下伸展，若軟弱無力表示第一腰椎間的神經受到壓迫。

4. 醫療及護理處置：

(1) **保守療法**：臥床休息，**局部濕熱敷**，使用背架，**使用骨科便盆而非一般便盆，翻身時採圓滾木翻身法**。

(2) 藥物治療：止痛劑、抗炎症反應劑、抗痙攣劑、肌肉鬆弛劑、鎮靜劑。

(3) 物理治療：深部超音波熱療法、熱敷、牽引、背部肌肉運動（仰臥起坐、骨盆抬高、膝胸運動）。

(4) **椎板切除術（移除脫出的椎間盤以及患部椎骨後側弓的一部分）**、椎板切開術或椎間盤切除術等。**經皮內視鏡椎間盤切除術採用局部麻醉，因傷口小、局部損傷少、減少硬腦膜的撕裂**，通常**當天或隔天出院**。術後護理包括：

A. 術後需採圓滾木翻身法。

B. 衛教病人睡硬板床、臥床休息以緩解症狀，但不宜過度伸展背部，故**不可俯臥**，應側臥或屈膝平躺。**避免坐太軟或太深的沙發**。

C. **穿著背架應先穿薄內衣再穿背架，以保護皮膚。需在床上穿好背架再下床，可在洗澡及睡覺時脫下背架。**

D. **傷口癒合後，可進行威廉氏運動加強下背部的肌肉力。**

(5) 維持正常體位；**舉物時，腿張開蹲下，將物品靠近胸部，保持背部腰椎平直，用雙手提起重物**；拾物時，採蹲姿，不可彎腰。

六、癲癇(epilepsy)

1. 病因病理：是一種反覆發作的抽搐活動，在發作時病人會出現意識喪失、肌肉張力與活動改變、行為混亂、情緒與感覺認知改變等現象。

2. 臨床症狀：

(1) 泛發性發作(generalized seizures)：特徵為兩側大腦半球同時產生不正常放電，無預警與先兆的意識喪失。

A. 大發作(grand mal)：又稱為強直－陣攣性發作(tonic-clonic seizures)，**發作過程為無預警與先兆的意識喪失→全身僵直進入強直期**(tonic phase)，過程約 30~60 秒，病人出現呼吸暫停、下巴固定、瞳孔放大、雙手緊握→**進入陣攣期**(clonic phase)，**病人全身肌肉呈規則且急促收縮與鬆弛、咬緊口唇**、快速呼吸、心跳加速、高血壓、眼球轉動、出汗、大量分泌唾液、**大小便失禁**。整個發作過程約 **3~5 分鐘**。

B. 小發作(petit mal)：又稱為失神發作(absence seizure)。

C. **小運動發作**：肌陣攣性、運動不能性、無張力性。**發作後會出現托特氏麻痺**(Todd's paralysis)。

(2) 局部性發作：視大腦皮質受侵犯的部位不同，呈現不同的臨床症狀。

- **傑克遜行進**(Jacksonian march)：也稱為傑克遜癲癇(Jacksonian seizure)，是一種**局部性發作**。病人大腦的部分神經元發生異常刺激，造成身體的某些部位發生運動或感覺異常。其特徵有：(a)**只發生在身體的一側**；(b)發作的進展是可預測的，通常會從手指、大腳趾或嘴角抽動、刺痛感或無力感開始，幾秒鐘之後會傳到整隻手、腳或臉部肌肉，但病人**不會失去意識**。

(3) **重積性癲癇**(status epilepticus)：**指重複發生抽搐發作**，兩次發作間神經功能未恢復至發作前的基準。**引發因素有不按時服用抗癲癇藥物（主要原因）**、酒精或藥物之戒斷、發燒、感染。

3. 診斷性檢查：腦電波檢查（最佳診斷工具）、電腦斷層攝影、血液生化檢查。**先兆的特質有助於診斷癲癇不正常放電之原始位置**。

4. 醫療及護理處置：

(1) 藥物治療：優先選擇，目的為預防發作，**先以第一線藥物、單一藥劑、高劑量為給藥原則**（較多種低劑量治療效果佳），**逐漸增加劑量、合併藥物**；不可突然停藥，否則易導致重積性癲癇；服藥期間，**若病人有 2 次以上的發作，服用抗痙攣藥物的時間需再延長 2~3 年**。**抗痙攣藥物在覺得快發作時服用是無效的**。

A. Phenytoin (Dilantin)：為強鹼性，**治療濃度維持在 10~20 mcg/mL**，不可採肌肉注射，由靜脈滴注時，應使用**生理食鹽水稀釋**滴入，且速度要慢，以免引起低血壓與心律不整。**其副作用有共濟失調**、心智遲鈍、**複視**、**牙齦增生，故需每天刷牙 2~3 次，經常按摩牙齦**。服藥時，不可與制酸劑一起服用，需與食物或大量液體服用、攝取足夠的維生素 D；服藥期間**不要開車或操作機械**，需與醫生安排回診抽血時間。**不可突然停藥，會誘發重積性癲癇發作**。

B. Carbamazepine (Tegretol)：其副作用有頭暈、步態不穩、複視、紅疹、血液惡病質，故需監測全血球計數，注意病人活動安全。同時服用 Erythromycin 時會增加此藥物的累積。

C. Diazepam (Valium)：用於重積性癲癇發作，經靜脈緩慢注射給藥。無效時才靜脈注射 Phenytoin (Dilantin)，控制住抽搐後，再口服 Phenytoin。

D. Phenobarbital (Luminal)：用於重積性癲癇發作。

E. Trimethadion (Tridione)：控制小發作時，注意是否出現夜盲症狀。

F. Lorazepam (Ativan)：靜脈持續滴注時需注意呼吸抑制的副作用。

G. Primidone (Mysoline)：用於大發作癲癇，**可能會出現嗜睡的困擾**。

(2) 手術治療：切除不正常放電部位之治療性手術、切除胼胝體之姑息性手術。

(3) **控制環境與生活型態中可能誘導發作之因素**，如作息正常、控制情緒、**戒酒**、**避免缺氧或發燒**、**避免強光刺激**。

(4) 衛教維持口腔衛生，**勿駕車或騎車**、**登山**、**單獨進行水上活動**。

(5) 衛教如出現先兆時，應立即躺下以減少意外發生。

(6) 對有發作先兆者，可在發作前放置壓舌板於上下牙床間。

(7) **病人發作時：**

A. **立即提供 100%氧氣**，護理人員應保持平靜、陪伴病人、密切觀察、**記錄抽搐的順序部位及持續時間**，**移開頭部枕頭**，並排除環境危害物品。

B. **預防病人受傷**：如保護頭部、確認床欄是否拉起、床欄邊放置護墊，平臥將頭偏向一側或**側臥**，鬆開衣物，保持呼吸道通暢，防止病人吸入分泌物，勿嘗試扳開牙齒與約束病人。

C. 發作時若意識不清，**勿搖晃或叫醒刺激病人**，等發作結束後，自己會醒來，也勿強迫病人行走或站立。

(8) 重積性癲癇發作：

A. 護理措施：**確認病人安全後，應立即建立呼吸道通暢並給予氧氣為最優先的措施**。監測心電圖，建立靜脈輸液管道，抽取血液檢驗。

B. 預防方式：**避免從事誘發發作的活動**；衛教病人持續規律服藥的重要性，不可自行停藥，**若感冒時仍應繼續服藥**；體溫的維持與感染的控制。

七、巴金森氏症(Parkinson's disease, PD)

1. 病因：**為進行性、退化性的神經疾病**，自發性巴金森氏症原因不明，**可能與年老、環境、遺傳有關**，續發性巴金森氏症與疾病、藥物（最常見）有關。

2. 病理機轉：**因基底核神經元退化**、遭破壞，造成黑質中的**多巴胺**(dopamine)**分泌減少**，引起疾病症狀。人體之 dopamine 存於基底核之黑質中，屬於抑制性神經傳導物質，可維持錐體外系統（姿位、下意識之眨眼或走路時手部擺動的活動），dopamine 與乙醯膽鹼(acetylcholine, ACh)彼此拮抗，故病人腦中 dopamine 濃度偏低時，Ach 濃度相對偏高而出現過度椎體外運動的症狀。

3. 臨床症狀：**三大典型症狀為震顫、僵直、運動遲緩**（或運動不能）。

   (1) **震顫：發生於休息、靜態時，活動時會消失**，睡眠時則不會出現，當有壓力、集中精神時，震顫情形會更明顯。**震顫好發於手指，出現搓藥丸動作**(pill-rolling movement)。

(2) 僵直：**於被動運動時發生肌肉阻力增加的情形**，肌肉長期持續性收縮而有齒輪式僵直(cogwheel rigidity)。

(3) 運動遲緩（或運動不能）：通常先侵犯手臂、手指或拇指，使執行複雜的動作時有所困難或較為緩慢。

A. **起始動作**或更換動作時**產生困難**、無法執行下意識動作，出現**行走時身體前傾且雙手無搖擺**、急促步伐之小碎步。

B. 全身肌肉僵硬，有運動障礙、尿瀦留、便祕的情形。

C. **臉部肌肉僵硬**，出現無表情之**面具臉**(masked face)、**流涎**、**說話單調發聲或低音**。

(4) 喪失姿位反射：無法維持平衡，不能維持直立的站姿，身體前傾，行走時越走越快。

(5) 依病人臨床症狀發展可分為五階段（表 9-15）。

表 9-15 巴金森氏症臨床症狀發展

階段	症狀
第一階段	**單側肢體受影響**，精細動作變差，手部顫抖、僵硬
第二階段	**兩側肢體受影響**，表情僵硬、出現面具臉，雙手皆會有顫抖，身軀與四肢皆較僵直、遲緩，此階段仍然有能力可執行日常活動、從事輕便工作
第三階段	兩側肢體症狀加重，執行日常活動稍有困難，仍可獨立生活，無法工作，**反應緩慢但反射正常**，平衡感差，步態慢、小、不穩，說話小聲且不清楚，意識與記憶力仍正常
第四階段	**嚴重殘障**，執行日常活動困難，無法獨立生活，需由旁人協助行走
第五階段	需臥床，吞嚥、咳痰、翻身有因難，易因感染、營養不良而死亡

4. 醫療及護理處置：

(1) 藥物治療：包括多巴胺製劑、**抗膽鹼激性製劑（如 Artane）**、單胺氧化酶抑制劑(MAOI)、抗副交感神經製劑。常用的多巴胺製劑為：

A. Levodopa (L-Dopa)：

- **可通過血腦障壁**，在基底核轉換為 Dopamine，**可緩解運動遲緩及僵硬**，一般的用法是用低劑量的 Levodopa 緩慢的增加劑量到最有效的臨床反應。
- 長期使用的副作用有噁心、嘔吐、**姿位性低血壓**、**憂鬱**、精神症狀。若有噁心時，可與飯菜一同服用；**預防姿位性低血壓**，宜測量躺、坐、站的血壓，穿彈性襪、變換姿勢時動作需緩慢。另外亦會**出現開－關現象**(on-off)，由可以運動的狀態(on)變成無法運動(off)。
- **不可與高蛋白食物、單胺氧化酶抑制劑**(MAOI)、**維生素 B_6、牛奶、酒精一同服用**，以免影響藥效。

B. Carbidopa (Sinement)：**會通過 BBB**，必須與 Levodopa (L-Dopa)一同服用，可阻止 Levodopa 之周邊代謝作用，而增加 Levodopa 之腦中濃度、使周邊副作用減少。此藥長期使用會降低效果，故於病人日常生活出現困難時才給藥。

(2) 手術治療：立體定位手術可破壞基底核的特定位置。

(3) 布置安全的環境：家中裝置扶手、欄杆、止滑墊，預防跌倒；增高椅子、馬桶高度，**使用硬、淺的椅子**，以利站起、坐下；**上衣的選擇應該以開前襟用魔鬼氈，褲子則是寬鬆不用腰帶**，穿著無鞋帶的鞋子，以防被鞋帶絆倒。

(4) 促進活動、姿勢訓練：**給予全關節運動以防關節攣縮**；**漸進式活動計畫以增進病人肌肉強度**；練習走姿時可**將預期跨步的距離在地上畫線**，可配合音樂節律；**走路時身體直立，從**

容邁開大步，提醒腳跟先著地，若需要時**可使用底面積寬的助行器；安排適度活動，於活動狀態中減少震顫**、增進協調。

(5) 維持營養攝取：練習吞嚥動作，少量多餐，選擇高熱量、蛋白質、纖維質、水分、軟質或半固體狀、易嚼之食物，採坐姿進食，不要催促用餐。**定期測量體重，以了解營養攝入是否足夠**。

(6) 洗澡後塗抹潤膚乳液，並觀察有無產生壓傷。

(7) 促進排便：**增加攝取水分**與纖維質，配合運動。

(8) 增進溝通。

(9) 避免發生巴金森危象(Parkinsonian crisis)：

A. 因突然停藥、情緒、創傷所致。

B. 症狀：震顫、僵硬、運動不能症狀突然惡化，另有急性焦慮、流汗、心搏與呼吸過速。

C. 處理：支持呼吸與心臟功能、減少環境刺激（安靜、燈光柔和）、給予鎮靜劑與抗巴金森氏症的藥物，衛教持續服藥的重要性。

八、阿茲海默氏症（失智症）(Alzheimer's disease)

1. 病因病理：病人腦皮質中的**神經微纖維發生糾結**，海馬與新皮質出現澱粉樣蛋白質的老年性**斑塊**，使**腦部萎縮**、神經細胞減少，腦部血流因而減少，影響乙醯膽鹼之前驅物－膽素乙醯基轉換酶的活化，神經傳導物質因為乙醯膽鹼減少而濃度降低，造成**認知功能缺損**、記憶力下降、學習力下降、**智力逐漸退化**。**是慢性、進展性、退化性的腦部疾病**。原因不明，可能與**年老**、代謝障礙、創傷、**體染色體 21 缺損**有關，**發病率隨年齡增加**。

2. 臨床症狀：
   (1) **早期**：1~3 年，出現疲倦、猶豫不決、決策功能障礙、注意力差、**短期記憶力喪失、遠期記憶輕微障礙**、溝通能力降低、學習能力降低、對周遭事物沒有興趣症狀。
   (2) **中期**：2~10 年，出現失語症、無法執行日常生活活動、衛生差、人格改變、睡眠型態改變（可能晚上睡不著、夜間徘徊走動）、四處漫遊而**走失**、計算能力缺失、**記憶力喪失**等症狀，腦波開始不正常變化。
   (3) 晚期：2~8 年，出現無定向感、肢體僵硬屈曲、**智力嚴重退化**、大小便失禁等症狀。
3. 檢查：正子放射線斷層攝影(PET)（可確認腦部代謝活動明顯降低）、電腦斷層攝影、核磁共振顯像等。由病史、神經檢查及知能測驗等排除其他可能原因來診斷，通常需病人死亡後，經屍體解剖細胞分析才能確立診斷。
4. 醫療及護理處置：
   (1) 使用乙醯膽鹼酶抑制劑可減緩退化速度、N-甲基-D-天冬氨酸(NMDA)受體拮抗劑可改善大腦功能。
   (2) 維護安全：避免使用小塊地毯以防跌、家具避免有稜角。
   (3) 維持營養、衛生需求。
   (4) 與病人溝通時，**說話放慢速度，不需提高音調、高音量**，應避免開放式問句，重複說明可幫助病人記憶；**可用拍打和擁抱的觸覺刺激，協助病人表達**；若病人無法以完整句子表達時，**可採用簡單、易了解的單字、短句或圖片與病人溝通；當病人出現眼神避開，可能是不明瞭溝通內容**；當病人受到挫折、生氣或敵對態度時，可能會出現一些運動型之動作。若病人談話中一再提到幼童、年輕時的經驗，應予以傾聽，協助病人回憶有意義的經驗（有助增進記憶力）。

(5) 鼓勵參與活動。

(6) 家中放置日曆、時鐘以促進定向感，不要時常變換家中擺設。

九、亨汀頓氏舞蹈症(Huntington's disease, HD)

1. 病因病理：為**體染色體顯性遺傳疾病。因腦內缺乏胺基丁酸**(GABA)、乙醯膽鹼(ACh)等神經傳遞物質，**使大腦皮質、基底核發生退化性病變**，相對的多巴胺(dopamine)過旺，而出現類似巴金森氏症動作（巴金森氏症是缺乏 dopamine，亨汀頓氏舞蹈症是對 dopamine 敏感）。

2. 臨床症狀：**不隨意之舞蹈狀動作、智力降低、漸進式失智**、人格或情緒變化。

3. 醫療及護理處置：

(1) **無法治癒**，採症狀治療。服用 Dopamine 阻斷劑 Haloperidol (Haldol) 以控制異常動作與行為症狀，服用 Diazepam (Valium)以降低焦慮與協助控制異常動作，服用抗憂鬱劑以控制情緒變化。

(2) 護理：協助進食、維護安全、遺傳諮詢或心理諮商。

十、多發性硬化症(multiple sclerosis, MS)

1. 病因病理：**中樞神經**呈慢性、退化性之**脫髓鞘作用**，影響神經衝動傳遞。**好發於 20~40 歲，女性**為男性的 2 倍，其原因不明，可能為**自體免疫性疾病**，或與壓力、情緒、**感染**有關。**腦脊髓液檢查發現 IgG 抗體增加**。

2. 臨床症狀：**視力障礙（侵犯視神經）**、複視、眩暈、**肢體無力**、步態不穩、**協調功能障礙**、感覺異常、**麻木感**、**尿液滯留**

或失禁；患病多年會有夏柯徵象(Charcot's triad)，出現眼球震顫(nystagmus tremor)、意向震顫(intention tremor)、吟詩式語言(scanning speech)。

3. 診斷性檢查：**視覺誘發電位**可觀察到受損的神經在傳導過程出現延遲和中斷。**核磁共振影像**可發現中樞神經系統髓鞘脫失，可用來確認多發性硬化症之斑塊。

4. 醫療及護理處置：
   (1) **無法治癒**，採症狀治療，以類固醇控制症狀、免疫抑制劑緩解病程發展，如**免疫抑制劑 Cyclophosphamide，可抑制免疫系統**。
   (2) 急性期護理：臥床休息。
   (3) 緩解期護理：適度休息與活動；給予物理治療以維持活動功能；運動前可溫熱敷肢體，需注意不要在高溫的環境中，且不可劇烈運動。
   (4) 衛教：
   A. **少量多餐、均衡飲食，多攝取水分和高纖食物，預防便秘。觀察是否出現吞嚥困難，每天定時量腹圍及體重**。
   B. **依排定如廁時間表，提醒病人如廁**。
   C. **若出現複視，可以使用眼罩遮住一眼，緩解複視**。
   D. **協助病人維持社交生活，減少因疾病造成的社交隔離**。
   E. 保持心情平靜，避免過度疲勞。
   F. **不要暴露於易受感染**、過冷或過熱的**環境中，以免引起疾病惡化**。

十一、重症肌無力(myasthenia gravis, MG)

1. **病因病理**：自體免疫疾病，可發生在任何年齡層，但好發於50~60 歲男性、20~40 歲女性，年輕女性罹患率高於男性。病人因神經肌肉連接處的接受器對乙醯膽鹼(ACh)接收減少，而發生神經衝動傳導障礙、肌肉無法收縮。此並尚無法治癒，僅能緩解症狀。

2. 臨床症狀：
   (1) **隨意肌（橫紋肌）無力、疲倦**，當疲倦或壓力時症狀較嚴重，休息後肌肉強度獲得改善。
   (2) **早期侵犯眼部肌肉**，提眼肌與外眼肌群無力，**出現眼瞼下垂**、複視、眼球活動麻痺。
   (3) 之後侵犯顏面肌肉，臉部、說話、咀嚼、頸部肌肉無力，出現臉部表情改變、無表情、相貌平滑、張嘴等情形。
   (4) 隨病程發展，病人先無法執行精細動作，爾後無法執行粗動作；最後若影響至肋間肌、橫膈肌，將造成呼吸衰竭。

3. 診斷性檢查：**Tensilon 試驗為確立診斷最有效的方法**，Tensilon 是一種短效抗膽素酯酶製劑，**病人經靜脈注射 Tensilon 後 30~60 秒內，肌肉強度明顯改善**，並持續 4~5 分鐘。進行此試驗時，另需備妥 Atropine，以防病人發生心律不整時使用。此試驗除可作為疾病診斷試驗，亦可作為調整治療藥量的依據。

4. 醫療及護理處置：
   (1) 藥物治療：如抗膽素酯酶製劑、**免疫抑制劑（可降低乙醯膽鹼接受體抗體之血清濃度）、類固醇**。抗膽素酯酶製劑說明：
   A. 常用的抗膽素酯酶製劑如 Neostigmin (Prostigmin)、Mestinon (Pyridostigmin)，其可促進乙醯膽鹼於神經肌肉連接處傳導神經衝動，但有噁心、嘔吐、流涎、**腹痛**、腹瀉、出汗的副作用，副作用嚴重時，可使用其**拮抗劑** Atropine 緩解。
   B. 需按時服藥、與食物一同服用、於**飯前 30~60 分鐘服藥**可增進吞嚥能力，**不可與鎮靜安神劑（如 Morphine）一同服用，以免加重無力感。於服用抗膽素酯酶製劑之後再運動。**

C. 出現**肌肉強度增加、唾液過多時，須注意藥物劑量**過高。不可隨意調整劑量，以免發生肌無力危象或膽鹼激性危象：

- **肌無力危象**(myasthenic crisis)：**因藥物劑量不足(如忘了吃藥)所致，出現軟弱無力、無吞嚥反射、高血壓**、脈搏增加、呼吸加速、**呼吸窘迫**、直腸與膀胱括約肌鬆弛、尿液減少，**需增加給予 Cholinergic**、Anticholinesterase、**使用呼吸輔助器維持呼吸**。
- **膽鹼性危象**(cholinergic crisis)：因藥物劑量過量**出現腹部抽筋及腹瀉**。**需停用** Pyridostigmine (Mestinon)、Cholinergic、Anticholinesterase，維持呼吸功能，**靜脈注射 Atropine**。

(2) 胸腺切除術、血漿置換術。**切除胸腺可改善症狀**。

(3) **維持呼吸功能**：鼓勵深呼吸咳嗽以防呼吸道感染，若有呼吸困難時，立即通知醫師。

(4) **維持營養攝取：教病人下巴朝向胸部時再行吞嚥動作**;少量多餐，選擇質軟易吞的食物，避免嗆到、發生吸入性肺炎;**鼓勵進食高蛋白食物，以減少抗膽鹼酯酶藥物的副作用**。

(5) **保存體力**，安排適當活動與休息。

(6) 衛教持續服藥的重要性與注意事項。

十二、貝爾氏麻痺(Bell's palsy)

1. **是一種常見的顏面神經麻痺**，原因不明。
2. 症狀為患側臉部急性肌肉無力而**前額無皺紋、眉毛下垂、眼瞼無法閉合**、口鼻溝平滑、**口角下垂**、流涎等。
3. 請病人做**皺眉、緊閉雙眼以抵抗阻力、吹口哨**等動作，以評估**顏面神經**功能。
4. 一般採症狀治療，給予類固醇、電刺激；衛教病人運用**健側進食**、臉部不要吹冷風、**使用眼罩、保持良好的口腔衛生**。

十三、叢性頭痛(cluster headaches)

1. 是所有頭痛類型中症狀最劇烈的一種，吸菸可能是重要因素。**通常沒有先兆，多在夜晚某個相同時段發作，好發於成年男性之單側頭痛**。
2. 常伴隨自主神經症狀，包括**臉部冒汗、疼痛側的眼睛會流淚**、患側皮膚會發紅、流鼻水、瞳孔收縮等。
3. **發作時可給予氧氣吸入或藥物治療，熱敷或休息皆無法緩解**。

QUESTION 題庫練習

1. 莊先生車禍經119送至急診，電腦斷層診斷為蜘蛛膜下腔出血，並送至神經外科加護病房觀察，下列敘述何者錯誤？(A)顱內高壓(IICP)在受傷後1星期左右最易出現 (B)腦水腫或腦腫是造成IICP最常見的原因 (C)抬高床頭30度可以降低顱內壓升高 (D)若出現IICP可以依醫囑使用滲透性利尿劑。 (105專高一)
2. 癲癇病人發作時的護理措施，下列何者正確？(A)從嘴角塞入藥物以減緩抽搐 (B)用力扳開牙齒以免咬傷舌頭 (C)約束肢體以免肢體撞傷 (D)頭側向一邊以利引流唾液。 (105專高一)

   解析 應將頭偏向一側，保持呼吸道通暢或放置保護墊避免撞傷，不可嘗試扳開牙齒或約束病人。
3. 導致癲癇重積狀態的可能原因，下列何者正確？(1)自行停用抗癲癇藥物 (2)感染 (3)飲酒 (4)運動。(A)(1)(2)(3) (B)(1)(2)(4) (C)(1)(3)(4) (D)(2)(3)(4)。 (105專高一)
4. 65歲病人，全身僵硬、動作遲緩、最近左側上肢震顫加劇、唾液不自主流出，下列何者為其最可能的診斷？(A)多發性硬化症 (B)巴金森氏症 (C)亨汀頓舞蹈症 (D)腦血管意外。(105專高一)
5. 有關譫妄之護理措施，下列何者錯誤？(A)促進定向感 (B)控制疼痛 (C)使用物理性約束 (D)建立信任關係。 (105專高一)
6. 下列何者為確立癲癇病人診斷的檢查？(A)電腦斷層 (B)核磁共振 (C)腦波檢查 (D)肌電圖檢查。 (105專高一)
7. 有關腰椎穿刺的敘述，下列何者錯誤？(A)穿刺部位是第3至第4腰椎間或第4至第5腰椎間 (B)穿刺後最常見的合併症是腰痛 (C)檢查後宜多飲水 (D)Queckenstedt's Test又稱為腦脊髓液動力檢查。 (105專高二)

   解析 穿刺後最常見的合併症是頭痛。

解答： 1.A 2.D 3.A 4.B 5.C 6.C 7.B

8. 有關脊髓損傷導致自主神經反射過度之立即處置，下列何者最適當？(A)插管以維持呼吸道通暢 (B)將床頭抬高 (C)血壓回復正常後再排除導因 (D)每30分鐘量一次血壓。 (105專高二)

9. 有關重症肌無力症之敘述，下列何者正確？(A)是急性、進展性的神經肌肉疾病 (B)經過休息之後肌肉力量會改善 (C)最早受侵犯的肌肉為呼吸肌 (D)乙醯膽鹼受體的量增加。 (105專高二)

解析 (A)是慢性、進展性的神經肌肉疾病；(C)最後受侵犯的肌肉為呼吸肌，會導致呼吸衰竭；(D)乙醯膽鹼受體的量減少。

10. 有關巴金森氏病治療之敘述，下列何者正確？(A)Sinemet無法通過腦血管障壁(BBB) (B) on-off反應為Levodopa之副作用 (C) Artane是一種補充Dopamine的藥物 (D)服用Levodopa應併用Vit. B_6以增加藥效。 (106專高一)

解析 (A)Sinemet含有多巴胺的前驅物Levodopa，可通過腦血管障壁形成多巴胺；(C)Artane是一種抗膽鹼藥物，可抑制ACh增加多巴胺的活性；(D)Vit. B_6會影響Levodopa藥效，應避免過量補充。

11. 有關巴金森氏病的護理指導，下列何者正確？(A)高蛋白飲食可以促進藥物效果 (B)酒精可以促進藥物效果 (C)姿勢改變要緩慢以免跌倒 (D)小碎步行走以免跌倒。 (106專高一)

解析 (A)(B)避免與高蛋白食物及酒精一起服用，因會干擾Levodopa吸收；(D)從容邁開大步，嘗試加大雙臂的擺動行走，以免跌倒。

12. 下列何者為出血性腦中風最主要的危險因子？(A)高血壓 (B)糖尿病 (C)心臟病 (D)高血脂。 (106專高一)

解析 出血腦中風的危險因子包括高血壓、肥胖、年紀大、天氣冷及服用抗凝血劑等。

13. 有關頸部脊髓損傷的神經性休克徵象，下列何者正確？(A)多尿 (B)臉潮紅、鼻道充血 (C)肌肉顫動 (D)體溫下降。 (106專高一)

解析 因心輸出減少，造成低血壓、心跳過慢、體溫下降等。

解答： 8.B 9.B 10.B 11.C 12.A 13.D

14. 顱底骨折常出現的徵象，下列何者錯誤？(A)鼓室積血(Hemotympanum) (B)巴特爾氏徵象(Battle's Sign) (C)浣熊眼(Racoon Eyes) (D)巴賓斯基氏徵象(Babinski's Sign)。（106專高一）

解析 (D)成人出現此徵象可能是脊髓或上運動神經元損傷。

15. 江先生，85歲，於1個月前頭部不小心撞到門框，當時並無任何異狀，但近來常出現記憶力差、嗜睡等症狀，今早因意識越來越差，由家屬送至急診，經電腦斷層掃描診斷為慢性硬膜下出血，下列敘述何者正確？(A)此種出血多為靜脈出血 (B)會出現巴特爾氏徵象(Battle's Sign) (C)一定會出現鼻漏或耳漏 (D)一定會出現庫欣氏三病徵(Cushing's Triad)。（106專高一）

解析 (B)(C)出現於顱骨骨折；(D)出現於顱內壓升高。

16. 有關腦脊髓液的分析結果，下列何者正常？(A)外觀呈現紅色、清澈 (B)白血球大於10,000個／mm^3 (C)葡萄糖約為血糖值的80% (D)蛋白質大於45 mg/dL。（106專高一）

解析 (A)呈現無色、清澈；(B)白血球數目＜5個/uL；(D)蛋白質15~45 mg/dL。

17. 林先生因頭部外傷需要裝置顱內壓監測系統的敘述，下列何者錯誤？(A)病人體外零點的正確位置等同腦室內的室間孔(foramen of Monro) (B)應觀察插管處有無滲漏或發炎現象 (C)調整病人床頭不會造成體外監測系統零點位置的改變 (D)可以適度引流腦脊髓液以降低顱內高壓。（106專高二）

18. 林先生手術移除額葉腦腫瘤後返回神經外科加護單位觀察，病人突然全身性抽搐，下列措施何者不適當？(A)立即提供100% O_2 (B)記錄病人抽搐的部位及持續時間 (C)確認床欄是否拉起 (D)喚醒病人以防昏睡。（106專高二）

解析 全身性抽搐時通常呈現無意識狀態，不斷呼叫喚醒病人並無任何幫助，靜待恢復即可。

解答： 14.D 15.A 16.C 17.C 18.D

19. 有關脊髓損傷導致自主神經反射過度之敘述，下列何者正確？(A)常發生於脊髓休克期 (B)因副交感神經被過度刺激 (C)常見引發的原因是膀胱脹 (D)出現嚴重的高血壓及心跳加速。

解析 (A)常發生於脊髓休克期後；(B)因交感神經被過度刺激；(D)出現嚴心跳過慢。 (106專高二)

20. 有關出血性腦中風病人的護理措施，下列何者正確？(A)於中風發生3小時內給予血栓溶解劑 (B)給予MgO以避免便祕引起顱內壓升高 (C)給予Aspirin以避免頭痛及發燒 (D)維持平躺姿勢以增加腦部血流。 (106專高二)

解析 (A)血栓溶解劑用於治療缺血性腦中風；(C)Aspirin會抑制血小板的凝集，用於缺血性腦中風，不能用在出血性腦中風的病人；(D)抬高頭部並擺正頸部。

21. 有關巴金森氏症病人服用levodopa藥物之護理指導，下列何者正確？(1)補充維生素B_6以促進藥物吸收 (2)補充高蛋白飲食以增加藥物效果 (3)可能會出現舞蹈症或不自主運動 (4)長期使用會出現on-off反應。(A)(1)(2) (B)(1)(4) (C)(2)(3) (D)(3)(4)。

解析 不可與高蛋白食物、單胺氧化酶抑制劑(MAOI)、維生素B_6、牛奶、酒精一同服用，以免影響藥效。 (106專高二)

22. 評估大腦各葉與腦幹功能常用之診斷檢查，下列何者正確？(A)腦部掃描 (B)核磁共振影像 (C)腦血流檢查 (D)誘發電位檢查。 (106專高二)

解析 誘發電位檢查可偵測出神經傳導路徑上的機能障礙，可用於評估大腦與腦幹功能。

23. 有關叢性頭痛(cluster headaches)之敘述，下列何者錯誤？(A)好發於成年男性之單側頭痛 (B)疼痛側的眼睛會流淚，患側皮膚會發紅 (C)通常沒有先兆，多在夜晚某個相同時段發作 (D)發作時，應建議病人熱敷，且讓其安靜獨處。 (106專高二)

解析 發作時，可給予氧氣吸入或藥物治療，熱敷或休息皆無法緩解。

解答： 19.C 20.B 21.D 22.D 23.D

24. 下列何者為重症肌無力病人最早出現的症狀？(A)眼瞼下垂　(B)吞嚥困難　(C)呼吸困難　(D)四肢無力。　(106專高二)

解析 早期侵犯眼部肌肉，提眼肌與外眼肌群無力，出現眼瞼下垂、複視、眼球活動麻痺。

25. 李先生75歲由家人送至急診室，主訴有胸悶、噁心、呼吸困難情形，外觀臉色蒼白、情緒顯焦慮，下列護理措施何者不適宜？(A)放置靜脈留置針　(B)行12導程心電圖檢查　(C)給予氧氣　(D)給予Lorazepam (Ativan)靜脈注射。　(106專高二)

解析 (D)靜脈注射可能會抑制呼吸，故不適合使用。

26. 下列何種檢查沒有輻射危害？(A)骨掃描　(B)電腦斷層　(C)正子掃描　(D)核磁共振攝影。　(106專高二)

解析 核磁共振攝影是利用磁場產生頻率，讓人體內氫離子振動，轉換成影像，不會產生輻射線。

27. 有關簡易認知量表(Mini-Mental Status Exam, MMSE)之敘述，下列何者錯誤？(A)滿分30分　(B)分數愈高表示認知功能愈好　(C)常用來評估急性腦傷病人的意識狀況　(D)測驗所得的分數與受測者的教育程度有關。　(106專高二補)

解析 (C)常用來評估認知功能。

28. 周先生騎機車被酒駕汽車追撞，導致頭部創傷，GCS評估結果為E1V2M3，此分數所代表的意義，下列敘述何者正確？(A)給予疼痛刺激眼睛均無反應　(B)給予疼痛刺激發出單字或片語　(C)給予疼痛刺激會將疼痛點移除　(D)表示病人處深度昏迷狀態，預後較差。　(106專高二補)

解析 (B)(C)發出發出無法理解聲音；(D)得分結果為6分，表示周先生處昏迷狀態，深度昏迷應為3分。

29. 有關嚴重頭部外傷病人(GCS < 8)腦灌流壓至少應維持之範圍，下列何者正確？(A)30~40 mmHg　(B)50~60 mmHg　(C)70~80 mmHg　(D)90~100 mmHg。　(106專高二補)

解答： 24.A　25.D　26.D　27.C　28.A　29.B

30. 有關脊髓損傷所引起神經性膀胱的敘述，下列何者正確？(A)肛門反射及肛門外括約肌張力試驗呈陽性反應，表示S_2~S_4排尿反射中樞完整 (B)下運動神經元神經性膀胱訓練時，應教導病人引發反射性排尿的方法 (C)上運動神經元神經性膀胱訓練時，應教導病人以Crede's method刺激排尿 (D)進行膀胱訓練時，當自解尿量：餘尿量＝2：1且餘尿量＜150 mL表示訓練成功。

（106專高二補）

31. 有關抗癲癇藥物Dilantin的敘述，下列何者正確？(A)靜脈滴注時只能使用葡萄糖溶液稀釋 (B)滴注速度要快方能達到最好的效果 (C)血清治療濃度應維持在50~100 mcg/mL (D)注意口腔清潔以防齒齦增生的副作用。 （106專高二補）

解析 (A)靜脈滴注時只能使用生理食鹽水稀釋；(B)滴注速度要慢；(C)治療濃度應維持在10~20 mcg/mL。

32. 有關肌無力症的護理指導，下列何者正確？(1)抗膽鹼酯酶藥物應於飯後吃，以免產生胃部不適 (2)鼓勵進食高蛋白食物，以減少抗膽鹼酯酶藥物的副作用 (3)應於服用抗膽鹼酯酶藥物之後再運動 (4)盡量增加活動量以促進夜間睡眠品質。(A)(1)(2) (B)(1)(4) (C)(2)(3) (D)(3)(4)。 （106專高二補）

33. 有關腰椎穿刺的敘述，下列何者錯誤？(A)可採集腦脊髓液進行細胞學檢查，以判定中樞神經系統是否有惡性細胞 (B)可注入化學藥物，治療中樞神經系統白血病 (C)檢查後需維持頭高腳低俯臥6小時以上 (D)穿刺部位為兩節腰椎之間(L_3~L_5)。

解析 (C)臥床平躺6~8小時。 （106專高二補）

34. 有關小腦病變之評估結果，下列何者錯誤？(A)隆伯氏測驗(Romberg's test)呈陽性反應 (B)無法完成足跟對腳尖一直線縱走 (C)無法維持單腳站立5秒以上 (D)布魯辛斯基氏徵象(Brudzinski's sign)呈陽性反應。 （107專高一）

解析 (D)為腦膜炎徵象。

解答： 30.A 31.D 32.C 33.C 34.D

35. 林先生因置有腦室外引流系統而造成細菌感染，其腦脊髓液的實驗室檢查結果，下列何者正確？(A)蛋白質的量不變 (B)蛋白質的量減少 (C)葡萄糖的量減少 (D)葡萄糖的量增加。

解析 蛋白質量會增加。 (107專高一)

36. 姚先生被車子碾過造成T_{12}、L_1~L_3脊髓損傷，到達急診後出現脊髓休克，下列敘述何者錯誤？(A)無法控制大小便 (B)無法自行呼吸 (C)腸道蠕動降低造成腹脹 (D)肛門反射消失。

解析 不會影響到呼吸。 (107專高一)

37. 陳先生因頭部外傷出現顱內壓升高，有關使用Mannitol治療之敘述，下列何者錯誤？(A)為高張利尿劑 (B)應緩慢靜脈注射給予 (C)使用前應注意血壓不宜太低 (D)若顱內壓改善，應緩慢減量。 (107專高一)

解析 Mannitol為高滲性利尿劑，需靜脈快速輸注給藥。

38. 有關中風病人功能性尿失禁問題的敘述，下列何者正確？(1)建立讓病人有表達如廁需要的溝通方法 (2)盡量包著尿布以避免因為失禁引起病人的困窘 (3)應存放留置尿管以預防尿液滯留 (4)白天每2~3小時協助病人如廁一次。(A)(1)(3) (B)(1)(4) (C)(2)(3) (D)(2)(4)。 (107專高一)

39. 有關多發性硬化症的敘述，下列何者錯誤？(A)中樞神經系統髓鞘脫失所引起 (B)感染會使病人從緩解期進展到惡化期 (C)可能與自體免疫有關 (D)使用類固醇可以治癒。 (107專高一)

解析 (D)多發性硬化症無法治癒，以類固醇控制症狀。

40. Tensilon (Edrophonium) test是下列哪一種疾病最具代表性的檢查？(A)巴金森氏症 (B)多發性硬化症 (C)重症肌無力症 (D)阿茲海默氏症。 (107專高一)

解析 為膽鹼酯酶(cholinesterase)抑制劑，可減少乙醯膽鹼分解，使其量增加，以增加肌肉強度。

解答： 35.C 36.B 37.B 38.B 39.D 40.C

41. 70歲的劉老先生，一個月前不小心頭部撞到門框，近一星期家人發現劉老先生行為怪異，送醫檢查後診斷為慢性硬膜下出血，下列敘述何者錯誤？(A)主要是動脈血管破裂 (B)會出現顱內壓升高及意識混亂的症狀 (C)必要時可經由手術移除血腫 (D)多發生在老年病人。（107專高一）

42. 古先生，35歲，為貨運司機，因腰椎椎間盤突出接受手術治療，術後依醫師指示需穿背架6個月，下列敘述何者錯誤？(A)穿背架時可先穿上一件薄內衣再穿背架，以保護皮膚 (B)避免穿脫背架麻煩，可穿著背架洗澡 (C)在床上穿好背架再下床 (D)應避免坐太軟或太深的沙發。（107專高二）

解析 (B)睡覺及洗澡需移除背架。

43. 有關維持頭部手術後病人腦組織灌流壓之措施，下列何者錯誤？(A)限制液體的攝取量在1,500~2,000 mL左右 (B)頭部抬高30度 (C)維持排便正常避免用力咳嗽 (D)注意顱內壓升高的症狀及徵象：如心搏過速、血壓升高等。（107專高二）

解析 (D)顱內壓升高會造成心搏過慢。

44. 鍾先生自工地10公尺高處落下，造成C_3~C_5完全性脊髓損傷，經119送達急診，下列敘述何者錯誤？(A)四肢癱瘓 (B)無法自行呼吸 (C)心搏過速(>100次／分)、高血壓 (D)受傷部位以下的所有運動、感覺及反射均消失。（107專高二）

解析 (C)心搏過慢、低血壓。

45. 腦膜受刺激會出現下列何種現象？(A)布魯辛斯基氏徵象(Brudzinski's sign)陽性反應 (B)隆伯氏測驗(Romberg's test)陽性反應 (C)洋娃娃眼(Doll's eye)陰性反應 (D)韋伯氏測驗(Weber's test)陰性反應。（107專高二）

解答： 41.A 42.B 43.D 44.C 45.A

46. 有關抗癲癇藥物dilantin之敘述，下列何者正確？(A)宜維持血清治療濃度在5~10 mcg/mL (B)齒齦增生是常見的副作用 (C)靜脈滴注應使用含葡萄糖溶液稀釋 (D)只要沒有癲癇發作即可停藥。 (107專高二)

解析 (A)宜維持血清治療濃度在 10~20 mcg/mL；(C)應使用生理食鹽水稀釋；(D)不可突然停藥，會誘發重積性癲癇發作。

47. 病人的血壓值為150/90 mmHg，顱內壓為15 mmHg，其腦組織灌流壓(CPP)下列何者正確？(A) 50 mmHg (B) 75 mmHg (C) 95 mmHg (D) 115 mmHg。 (107專高二)

解析 平均動脈壓(MAP)＝舒張壓＋1/3脈搏壓＝90＋⅓ (150-90)＝110
腦組織灌流壓(CPP)＝MAP－顱內壓(ICP)＝110－15＝95。

48. 有關阿茲海默氏症病人的臨床表徵，下列何者正確？(1)短期記憶缺失 (2)長期記憶缺失 (3)易怒 (4)失去定向力。(A) (1)(2)(3) (B)(1)(2)(4) (C)(1)(3)(4) (D)(2)(3)(4) 。 (107專高二)

49. 有關腦血管攝影術後的護理措施，下列何者錯誤？(A)無禁忌情況，鼓勵喝水 (B)絕對臥床24小時 (C)評估穿刺肢體循環 (D)監測生命徵象。 (107專高二)

解析 (B)需臥床6~8小時。

50. 有關測量病人昏迷量表(Glasgow Coma Scale, GCS)之敘述，下列何者錯誤？(A)低於7分表示昏迷狀態 (B)運動反應是以病人最差的反應作為紀錄 (C)語言反應時，有插氣管內管者用“E”表示 (D)張眼反應時，因顏面受傷造成眼部水腫以致無法張開眼睛時用“C”表示。 (108專高一)

解析 (B)以最佳運動反應作為紀錄。

51. 有關正子電腦斷層攝影術(Positron Emission Tomography, PET)的敘述，下列何者正確？(A)可測得腦血流灌流的狀況 (B)是一種侵入性的核子醫學造影檢查 (C)是頭部外傷病人最常用的檢查 (D)可測得腦部的代謝活動狀況。 (108專高一)

解答： 46.B 47.C 48.C 49.B 50.B 51.D

解析 (A)可測腦部代謝活動狀況；(B)為非侵入性的檢查；(C)頭部外傷病人常做腦部電腦斷層攝影檢查。

52. 有關顱內壓升高的治療，下列何者錯誤？(A)建議使用輕微高張溶液如5%葡萄糖0.45%生理食鹽水($D5_{1/2}S$) (B)可利用巴比妥酸鹽降低腦部的新陳代謝率 (C)使用Mannitol或Glycerol應注意體液電解質平衡 (D)若顱內壓升高情況已改善，應立即停用降腦壓藥物。 (108專高一)

解析 (D)停藥時要漸進減藥。

53. 有關脊髓損傷所引起的神經性膀胱之敘述，下列何者正確？(A)下運動神經元神經性膀胱之排尿反射中樞是完整的 (B)下運動神經元神經性膀胱訓練時可利用反射來排尿 (C)上運動神經元神經性膀胱病人可以敲恥骨上緣或刺激肛門以誘發排尿 (D)上運動神經元神經性膀胱的病人常發生腎臟合併症。 (108專高一)

54. 病人癲癇發作，意識不清的護理措施，下列何者正確？(A)拉起床欄並將病人約束 (B)由嘴角放入抗癲癇藥物 (C)採平臥頭側向一邊 (D)給予刺激以喚醒病人。 (108專高一)

解析 勿約束病人、試圖扳開牙齒與喚醒病人。

55. 病人突然左側肢體無力，由家屬送入急診，目前肌肉力量右側肢體5分、左手3分、左腳1分，請問最有可能是哪一條腦血管的阻塞？(A)右邊的大腦前動脈 (B)右邊的大腦中動脈 (C)左邊的大腦前動脈 (D)左邊的大腦中動脈。 (108專高一)

56. 有關阿茲海默症的敘述，下列何者錯誤？(A)是慢性、可逆性的腦部退化疾病 (B)基因遺傳是可能的病因 (C)有記憶力減退的症狀 (D) NMDA受體拮抗劑可以改善大腦功能。 (108專高一)

解析 阿茲海默氏症是不可逆性的腦部退化疾病。

解答： 52.D 53.C 54.C 55.A 56.A

57. 有關肌無力症病人發生疑似膽鹼性危象(cholinergic crisis)時的處置，下列何者適當？(1)增加抗膽鹼酯酶藥物 (2)停止使用Pyridostigmine (Mestinon) (3)由靜脈注射 atropine (4)由靜脈注射類固醇。(A) (1)(3) (B) (1)(4) (C)(2)(3) (D) (2)(4)。

（108專高一）

58. 有關病毒性腦膜炎的處置，下列何者正確？(A)給予10天抗生素使用 (B)使用抗病毒製劑 (C)採症狀療法，以減輕不適 (D)增加水分攝取，以排出毒素。（108專高二）

解析 病毒性腦膜炎一般只採用退燒藥、多休息等方式治療。發燒時，可增加水分攝取，以防脫水。

59. 有關脊髓攝影術檢查前後之護理措施，下列何者錯誤？(A)檢查前需禁食8小時 (B)檢查前確認是否對碘製劑過敏 (C)水性顯影劑檢查後需立即平躺8小時 (D)檢查後需補充大量水分。

解析 檢查後保持頭部抬高，至少仰臥 6~8 小時。（108專高二）

60. 李先生是建築工人，近日因椎間盤突出入院行腰椎椎板切除術，護理師提供之術後護理指導，下列何者正確？(A)絕對臥床3日才可以下床活動 (B)背架需使用3~6個月，只有睡覺及洗澡時可取下 (C)出院後可立即恢復正常的活動 (D)使用柔軟的床鋪以減輕腰背部的壓力。（108專高二）

解析 運用圓滾木翻身法定時翻身，穿著硬背衣即可下床活動；出院後避免舉重物與彎腰；勿選柔軟床墊，床墊以躺下時不凹陷為原則。

61. 腦腫瘤病人進行外科手術移除腫瘤後，顱內壓仍非常高，下列何種方式可以協助降低顱內壓？(A)顱骨鑽孔術 (B)開顱術 (C)顱骨切除術 (D)顱骨整形術。（108專高二）

解析 施行顱骨切除術，可使顱內壓控制在25 mmHg以下。

62. 顱內壓升高(IICP)的臨床表徵，下列何者正確？(A)心跳增加 (B)血壓下降 (C)脈壓變寬 (D)視神經萎縮。（108專高二）

解析 (A)心跳變慢；(B)收縮壓升高；(D)視神經乳突水腫。

解答： 57.C 58.C 59.C 60.B 61.C 62.C

63. 有關巴金森氏症的敘述，下列何者正確？(A)是一種自體免疫疾病 (B)神經物質多巴胺分泌量增加 (C)神經物質乙醯膽鹼分泌量減少 (D)可能與遺傳或環境因素有關。 (108專高二)

解析 (A)因基底核神經元退化；(B)多巴胺分泌量減少；(C)乙醯膽鹼分泌量增加。

64. 有關腦瘤之敘述，下列何者正確？(1)腦膜瘤好發於男性 (2)續發性腦瘤常見於肺癌或乳癌病人 (3)突然的發作抽搐是腦瘤的明顯指標 (4)星狀細胞瘤好發於女性。(A)(1)(2) (B)(1)(3) (C)(2)(3) (D)(2)(4)。 (108專高二)

解析 腦膜瘤好發於30~50歲女性；星狀細胞瘤發生率則與性別較無關連。

65. 有關脊髓休克(spinal shock)的敘述，下列何者錯誤？(A)病人的肛門反射正常 (B)受傷部位以下的肌肉力量消失 (C)受傷部位以下的溫、痛、觸覺消失 (D)腸蠕動下降或出現麻痺性腸阻塞。

(109專高一)

解析 (A)無肛門反射，出現大便失禁。

66. 右側大腦損傷所引起的功能缺失，下列何者正確？(1)左側偏癱 (2)空間及認知缺損 (3)語言及計算能力降低 (4)行動變得快及衝動。(A) (1)(2)(3) (B) (1)(2)(4) (C) (1)(3)(4) (D) (2)(3)(4)。

解析 記憶力會變差，但語言及計算能力不受影響。 (109專高一)

67. 有關暫時性缺血發作(transient ischemic attack; TIA)使用藥物治療，下列何者正確？(A)抗血小板凝集藥物，如：aspirin (B)降低腦壓藥物，如：mannitol (C)腦血管擴張劑，如：papaverine (D)預防血管痙攣劑，如：nimodipine。 (109專高一)

解析 Aspirin可抑制cyclooxygenase、減少thromboxane A_2的製造，而達到抗血小板凝集的作用。

解答： 63.D 64.C 65.A 66.B 67.A

68. 關於多發性硬化症的敘述，下列何者正確？(1)為中樞神經系統髓鞘脫失而影響神經傳導 (2)吞嚥困難為早期出現臨床表徵 (3)腦脊髓液檢查發現 IgG 抗體增加 (4)感染會引發疾病惡化。(A) (1)(2)(3) (B) (1)(2)(4) (C) (1)(3)(4) (D) (2)(3)(4)。 (109專高一)

解析 多發性硬化症在發病的早期症狀並不明顯，有可能出現麻木感、無力、步履不穩等症狀反覆發生。

69. 指導重症肌無力病人之護理措施，下列何者錯誤？(A)避免過度勞累，以防誘發肌無力 (B)應坐直立吃東西，下巴朝向胸部再行吞嚥動作 (C)應於服用抗膽鹼酯酶藥物之後再運動 (D)出現腹部痙攣疼痛時，可能為藥物劑量不足徵象。 (109專高一)

解析 因藥物劑量過量所致，會出現腹部抽筋及腹瀉，此為膽鹼激性危象(cholinergic crisis)。

70. 75歲老人最近心情抑鬱，對外在環境興趣缺缺，腦部電腦斷層顯示腦組織萎縮、腦溝變大，下列何者為其最可能診斷？(A)憂鬱症 (B)譫妄症 (C)阿茲海默氏症 (D)巴金森氏症。 (109專高一)

解析 阿茲海默氏症大腦會呈現萎縮現象、腦溝變大、腦內有神經性斑塊。

71. 有關脊髓損傷造成弛緩型神經性膀胱的排尿訓練，下列何者正確？(A)定時敲擊恥骨上方，以刺激排尿反射 (B)使用副交感神經刺激劑，以利膀胱逼尿肌收縮 (C)練習會陰肌肉收縮運動 (D)尿管留置或尿布使用，以解決滲尿問題。 (109專高一)

72. 有關腦脊髓液的檢查，下列何者異常？(A)外觀清澈 (B)葡萄糖的值為血糖值的20~30 % (C)蛋白質為15~45 mg/dL (D)側躺時壓力為70~180 mmH_2O。 (109專高一)

解析 葡萄糖的值為血糖值的60~80%。

解答： 68.C 69.D 70.C 71.B 72.B

73. 有關顱內壓升高的處置，下列敘述何者正確？(A)運用顱內壓監測系統測量顱內壓時，其體外零點的相對位置是第四腦室 (B)可利用滲透性利尿劑如Mannitol降腦壓，使用時應緩慢靜脈注射 (C)使用類固醇藥物降低腦壓時，應特別注意血壓的變化及不可驟然停藥 (D)滲透性利尿劑停藥時應漸進式停藥以免造成「回躍現象」。 (109專高二)

解析 (A)體外零點的相對位置是腦室內的室間孔；(B) Mannito需靜脈快速輸注給藥；(C)使用類固醇藥物，應注意血糖的變化及停藥時需逐量遞減。

74. 有關頭部外傷病人經手術取出顱內血腫並於腦室內放置顱內壓監測器(ICP monitoring device)之敘述，下列何者錯誤？(A)顱內壓最好維持20 mmHg以下 (B)腦灌流壓(CPP)不得低於50 mmHg (C)可短時大量引流腦脊髓液(CSF)以快速降低顱內壓 (D)使用Mannitol藥物降腦壓時，收縮壓應維持在90 mmHg 以上。

解析 可以適度引流腦脊髓液以降低顱內高壓。 (109專高二)

75. 有關慢性硬膜下出血(chronic subdural hematoma; chronic SDH)之敘述，下列何者正確？(A)此種出血所形成血腫多為靜脈出血 (B)病人會出現巴特爾氏徵象(Battle's sign) (C)病人會出現鼻漏或耳漏 (D)病人會出現庫欣氏三病徵(Cushing triad)。

解析 (B)(C)特爾氏徵象及鼻漏或耳漏出現於顱骨骨折；庫欣氏三病徵(Cushing triad)出現於顱內壓升高。 (109專高二)

76. 有關顱內腫瘤壓迫對視覺的影響，下列何者錯誤？(A)第二對腦神經壓迫會引起眼盲 (B)枕葉壓迫會引起視野缺損 (C)第五對腦神經壓迫會引起複視 (D)視交叉壓迫會引起雙顳側偏盲。

解析 (C)第六對腦神經壓迫會引起複視。 (109專高二)

解答： 73.D 74.C 75.A 76.C

77. 檢查時用手壓病人中指的遠心端，然後迅速彈開，病人會有大拇指的屈曲運動，此種現象稱為？(A)特魯索氏徵象(Trousseau's sign)陽性　(B)霍夫曼氏反射(Hoffman's reflex)陽性　(C)克爾尼格氏徵象(Kernig's sign)陽性　(D)不對稱反射(asymmetrical reflex)陽性。（109專高二）

78. 腦中風病人使用Aspirin 100 mg 1# P. O. Q. D.治療的目的，下列何者正確？(A)溶解血栓　(B)解熱鎮痛　(C)抗血小板凝集　(D)降腦壓。（109專高二）

解析 Aspirin主要是抑制血小板凝集與血管收縮，防止血栓與動脈硬化的形成。

79. 王小姐進行經蝶骨腦下垂體切除術，術後發現鼻部有水樣液體流出之護理措施，下列何者正確？(A)利用尿糖試紙檢視分泌物性質　(B)將病人的床頭抬高30度　(C)用無菌的抽吸管吸乾淨　(D)用無菌棉球塞住鼻孔。（109專高二）

解析 需臥床平躺休息，避免做頭部低下的動作，且不可抽吸。

80. 陳先生早上騎機車出門上班時，於十字路口與計程車擦撞倒地，同時頭部撞到地面，當時意識清楚但有多處擦傷及撕裂傷，由救護車送至急診室，當醫師正在縫合傷口時，陳先生突然喪失意識，其最大可能為下列何種頭部創傷？(A)硬膜上出血　(B)蜘蛛膜下腔出血　(C)硬膜下出血　(D)顱內出血。（109專高二）

解析 硬膜上出血由創傷引起，是一種少見、危險的疾病。清醒後接著意識喪失，神經功能迅速惡化。

81. 下列何種情況之病人不適合接受低張靜脈溶液輸注？(A)尿崩症　(B)顱內創傷造成顱內壓上升　(C)高血糖高滲透壓非酮酸性昏迷　(D)輸液治療造成之細胞內脫水。（109專高二）

解析 (B)顱內壓上升勿用低張溶液，避免血管內滲透壓過低水分滲入腦組織，造成腦水腫。

解答：　77.B　78.C　79.A　80.A　81.B

82. 有關重積性癲癇的敘述，下列何者正確？(A)最常見的原因是強光刺激，死亡率約5~20% (B)定義是指持續發作60分鐘以上或2次發作之間意識沒有恢復 (C)確認病人安全後，應立即建立呼吸道通暢並給予氧氣為最優先的措施 (D)病人抽搐時，要按壓病人並試圖喚醒病人。 (110專高一)

83. 多發性硬化症(multiple sclerosis; MS)使用Cyclophosphamide 藥物治療之最主要目的，下列何者正確？(A)抑制中樞神經 (B)抑制免疫反應 (C)抑制頻尿反應 (D)抑制炎症反應。 (110專高一)

解析 Cyclophosphamide為免疫抑制劑，可阻斷或抑制免疫系統，以減少身體繼續攻擊自體的髓鞘質。

84. 下列何者為重症肌無力病人最早受到影響的肌肉？(A)眼肌 (B)咽喉肌 (C)呼吸肌 (D)膀胱逼尿肌。 (110專高一)

85. 因車禍造成左側胸椎第6節受傷的病人，出現脊髓半側截斷症候群，下列敘述何者正確？(A)左側胸椎第6節以下的疼痛及溫度感消失 (B)左側胸椎第6節以下的運動功能及震動感消失 (C)左側胸椎第6節以下的輕觸覺消失 (D)右側胸椎第6節以下的深觸覺消失。 (110專高一)

解析 受傷部位以下麻痺，及無震動感、運動功能。

86. 會影響吞嚥動作之腦神經，下列何者正確？(1)CN III (2)CN VII (3)CN IX (4)CN X (5)CN XI。(A)(1)(2)(3) (B)(1)(4)(5) (C)(2)(3)(4) (D)(3)(4)(5)。 (110專高一)

87. 有關不同類型腦血管意外的敘述，下列何者正確？(A)血栓型，在發病前會有先驅症狀 (B)栓塞型，常因高血壓所導致 (C)出血型，腦脊髓液是清澈的 (D)出血型，進展多數呈漸進式且與活動有關。 (110專高一)

解答： 82.C 83.B 84.A 85.B 86.C 87.A

88. 有關癲癇病人服用藥物的敘述，下列何者正確？(A)發作後或覺得快發作時服用藥物，特別有效 (B)服用acetazolamide (Diamox)，常有夜盲的困擾 (C)服用primidone (Mysoline)，可能會出現嗜睡的困擾 (D)合併多種低劑量的抗癲癇藥物的治療效果較佳。 (110專高一)

89. 有關前窩顱底骨折的敘述，下列何者正確？(A)造成蜘蛛膜受損使得腦脊髓液滲漏 (B)可能出現鼻漏(rhinorrhea)或浣熊眼(raccoon's eyes) (C)需要立即進行手術修復骨折處 (D)此類病人應抬高床頭越高越好。 (110專高二)

90. 有關S_2~S_4完全性脊髓損傷後排尿功能之敘述，下列何者正確？(A)可藉由排尿反射排空膀胱 (B)屬溢尿性神經性膀胱 (C)膀胱容量很小 (D)屬於上運動神經元神經性膀胱。 (110專高二)

91. 顱內動脈瘤(aneurysms)破裂導致蜘蛛膜下腔出血，進行神經學檢查時會出現的徵象，下列何者錯誤？(A)布魯金斯基氏徵象(Brudzinski's sign)陽性 (B)霍曼式徵象(Homan's sign)陽性 (C)克爾尼格氏徵象(Kernig's sign)陽性 (D)後頸部僵硬。 (110專高二)

92. 有關頭眼反射(oculocephalic reflex)的敘述，下列何者錯誤？(A)又稱為洋娃娃眼現象(Doll's eye phenomenon) (B)將昏迷病人眼睛撐開，再將頭迅速向左右移動 (C)懷疑有頸椎損傷病人不可以進行此項檢查 (D)測試時眼睛會向相同的方向移動，表示腦幹功能正常。 (110專高二)

解析 (D)正常人的眼球會向相反的方向移動。

93. 有關多發性硬化症的敘述，下列何者正確？(A)是一種自體免疫疾病 (B)好發於老年男性 (C)可治癒不會再發 (D)主要侵犯周邊神經。 (110專高二)

解析 (B)好發於20~40歲女性；(C)無法治癒；(D)主要侵犯中樞神經。

解答： 88.C 89.B 90.B 91.B 92.D 93.A

94. 下列何者為評估病人腦幹功能的檢查？(A)深腱反射(deep tendon reflex) (B)腹部反射(abdomen reflex) (C)頭眼反射(oculocephalic reflex) (D)肛門反射(anal reflex)。 (110專高二)

解析 (A)(B)(D)皆為測試皮質脊髓是否異常。(A)深腱反射是檢查如肱二頭肌反射、肱三頭反射及膝反射、踝反射；(B)(D)腹部反射與肛門反射，皆是表層反射。

95. 有關顱內壓升高(IICP)的護理措施，下列何者正確？(A)搖高床頭30度以促進靜脈血液回流 (B)運用Valsalva's maneuver以促進排便 (C)鼓勵大量喝水以改善循環 (D)垂頭仰臥以增加腦部循環。 (110專高二)

解析 (B)勿執行Valsalva's maneuver，避免用力解便；(C)需限制水分；(D)需抬高床頭。

96. 有關病人心智狀態評估內容的敘述，下列何者錯誤？(A)可以利用簡易心智狀況量表(Mini Mental State Examination, MMSE)進行測試 (B)可以依判斷力、定向感、記憶力、注意力、抽象思考能力、計算力進行評估 (C)詢問病人有關「人、時、地」的確認能力，主要是評估注意力 (D)詢問老年病人年輕時的基本資料如求學、求職等，主要是評估遠期記憶力。 (111專高一)

解析 (C)主要是評估定向感。

97. 有關病人已出現顱內壓升高的護理處置，下列敘述何者錯誤？(A)保持病人的頭頸在正中位置 (B)抬高床頭30度 (C)將抽痰、翻身拍背、擦澡等活動都集中一次完成 (D)應注意體溫的控制及維持排便正常。 (111專高一)

解析 (C)避免集中護理，以免過度刺激。

解答： 94.C 95.A 96.C 97.C

98. 有關腰椎椎間盤突出的敘述，下列何者錯誤？(A)俗稱為「下背疼痛」，此種疼痛會向下延伸至臀部、大腿後側及小腿 (B)進行直舉腿試驗(straight leg raising test)可伸展到90度 (C)進行Kernig sign試驗，病人將小腿往上伸展會覺得有阻力且感到劇烈疼痛 (D)病人咳嗽、提重物、彎腰、長時間站立或坐著都會使疼痛加劇。 (111專高一)

解析 (B)腿舉至30度以上時，產生神經痛。

99. 「走失」是阿茲海默氏症(Alzheimer's Disease)病人，哪一期重要臨床表徵？(A)極早期 (B)早期 (C)中期 (D)末期。

解析 中期時，常四處漫遊而走失。 (111專高一)

100. 有關巴金森氏症病人日常生活護理指導，下列何者錯誤？(A)行走時可使用助行器來維持平衡 (B)衣服儘量選擇以魔鬼氈代替釦子 (C)儘量多休息以減少活動產生震顫 (D)馬桶可提高坐墊方便坐下或起身。 (111專高一)

解析 (C)需促進活動，於活動狀態中減少震顫、增進協調。

101. 有關頭部創傷之敘述，下列何者正確？(A)腦震盪是因外力造成暫時性的神經功能缺失，且腦組織有實質性的損傷 (B)腦挫傷是因沒有腦組織的實質性損傷，所以受傷後常會出現腦震盪症候群 (C)若出現鼻漏且確認是腦脊髓液，表示病人的硬腦膜受損 (D)有鼻漏或耳漏的病人通常要儘快用抽吸管抽吸乾淨。

(111專高一)

102. 有關腦波檢查的護理措施，下列何者錯誤？(A)說明檢查可診斷腦腫瘤 (B)告知病人檢查前，需清洗頭髮 (C)確認腦波室內備有足夠的點滴及氧氣 (D)檢查後，留在頭皮及頭髮上的黏膠，可用丙酮清理。 (111專高一)

解析 (A)腦波檢查可輔助診斷頭部外傷、中風、代謝性障礙、藥物過量等，並分辨不同型態癲癇，但無法診斷腦腫瘤。

解答： 98.B 99.C 100.C 101.C 102.A

103. 有關脊髓損傷導致「自主神經反射過度」的敘述，下列何者正確？(A)常發生於T_6~T_{12}受傷的病人 (B)走路運動是可能的誘因 (C)出現嚴重的高血壓及搏動性頭痛 (D)心跳加速。（111專高一）

解析 (A)常發生於T_6以上受傷部位的病人；(B)誘因包括膀胱脹、便祕、睪丸牽扯；(D)心跳減慢。

104. 有關頭部外傷病人顱內壓升高的照護，下列何者錯誤？(A)避免用力排便、咳嗽、打噴嚏及等長運動 (B)可以使用Dilantin預防受傷後抽搐的發生 (C)若病人有鼻漏時應請病人將鼻水擤乾淨 (D)嚴重的顱內壓升高的病人可以使用巴比妥酸鹽(Barbiturate)讓病人鎮靜。（111專高二）

解析 (C)應以無菌紗布輕放或輕壓於患部。

105. 有關脊髓損傷後脊髓休克期照護的敘述，下列何者錯誤？(A)肛門反射出現表示脊髓休克期已結束 (B)可以插鼻胃管引流胃液減壓 (C)可使用高劑量類固醇治療以減輕脊髓水腫 (D)經電腦斷層攝影可確診為完全或不完全脊髓損傷。（111專高二）

106. 有關椎間盤突出手術治療的敘述，下列何者正確？(A)經皮內視鏡椎間盤切除術，因脊椎穩定度低，通常需住院一星期以上 (B)術後傷口癒合後，可進行威廉氏運動加強下背部的肌肉力 (C)穿背架時先穿一件厚一點的內衣保護皮膚 (D)術後二週傷口癒合後即可恢復原來的活動型態。（111專高二）

解析 (A)內視鏡手術因為對組織破壞就少，病人幾乎可以手術當天下床，當天或者隔天出院；(C)應先穿一件薄內衣再穿背架；(D)術後1~2月，可恢復原有輕度工作。

107. 有關身體單側忽略病人的護理措施，下列何者正確？(1)經常變動房間物品擺設，以增加對周圍環境關注 (2)教導病人用轉頭方式，來代償視野缺損 (3)鼓勵病人注意及照顧自己患側 (4)叫人鈴及電話放在患側，以增加對患側環境關注。(A)(1)(2) (B)(1)(3) (C)(2)(3) (D)(3)(4)。（111專高二）

解答： 103.C 104.C 105.D 106.B 107.C

108. 有關巴金森氏症病人的臨床表徵，下列何者錯誤？(A)走路向前傾　(B)活動時顫抖厲害　(C)臉部表情僵硬　(D)走路時雙手不會隨之搖擺。（111專高二）

解析 (B)顫抖發生於休息、靜態時，活動時會消失。

109. 腦腫瘤病人使用類固醇(Decadron)治療的主要目的，下列何者正確？(A)預防出血　(B)減輕腦水腫　(C)預防感染　(D)抑制免疫力。（111專高二）

解析 類固醇可減少血管內皮生長因子(VEGF)作用，降低大腦血管通透性，達到減輕腦水腫的效果。

110. 有關內視鏡椎間盤切除術的敘述，下列何者錯誤？(A)可採用局部麻醉　(B)傷口小、局部損傷少、減少硬腦膜的撕裂　(C)亦可用於治療嚴重椎間盤位移或是脊椎滑脫者　(D)手術及住院的時間均比傳統手術短。（111專高二）

解析 (C)若合併有脊椎狹窄、滑脫、多節椎間盤突出、嚴重退化及變形等疾病，則不適合內視鏡手術。

111. 與阿茲海默症病人的溝通技巧，下列何者不適宜？(A)若病人只能說出單字或短句，照顧者也要用簡單、易了解的字彙或圖片與其溝通　(B)當病人出現眼神避開時，表示不了解溝通內容　(C)溝通時，應該使用低音量、高音調及緩慢的速度　(D)可以善用拍打和擁抱的觸覺刺激，協助病人表達。（112專高一）

解析 (C)溝通時，應該使用低音量及低音調。

112. 有關多發性硬化症病人的自我照顧之護理指導，下列敘述何者錯誤？(A)鼓勵病人多攝取水分和高纖食物，預防便秘　(B)依排定如廁時間表，提醒病人如廁　(C)減少社交參與，避免造成身體心像紊亂　(D)若出現複視，可以使用眼罩遮住一眼，緩解複視。（112專高一）

解析 應協助病人維持社交生活，減少因疾病造成的社交隔離。

解答：　108.B　109.B　110.C　111.C　112.C

113. 有關顱內壓升高的藥物治療，下列敘述何者錯誤？(A)類固醇治療可用於腦瘤引起的血管性腦水腫 (B) Mannitol滲透性利尿劑若出現反彈現象會使腦水腫更嚴重 (C)巴比妥酸鹽可降低腦組織代謝及使得血流均勻供應腦部 (D)顱內壓升高病人皆須給予抗痙攣藥物以預防抽搐發作。 (112專高一)

114. 有關巴金森氏症病人的日常活動指導，下列敘述何者錯誤？(A)行走時使用底面積較寬的助行器維持平衡 (B)漸進式運動計畫以增加病人肌肉力量，鼓勵全關節運動 (C)鼓勵病人以寬步伐行走，行走時身體直立，提醒腳跟先著地 (D)因身體僵硬，鼓勵坐深且柔軟的椅子。 (112專高一)

解析 應使用硬、淺的椅子，以利站起、坐下。

115. 進行意識評估，病人無法自動睜眼，叫喚才會睜開眼睛，人、地定向感清楚，但時間回答錯誤，能遵照指示做出正確的動作，其GCS昏迷量表，下列何者正確？(A) E4V5M6 (B) E4V4M5 (C) E3V4M6 (D) E3V3M5。 (112專高一)

解析 由聲音引導3分；人、地定向感清楚，時間回答不正確4分；遵從指令6分。

116. 有關中風病人臥床姿勢擺位之護理措施，下列何者錯誤？(A)避免採高坐臥姿，防髖關節屈曲畸形 (B)大腿外側使用粗隆捲軸，防止髖關節外旋 (C)膝關節下墊枕頭，防止膝關節屈曲畸形 (D)患側腋下墊枕頭，防止肩關節內收。 (112專高一)

解析 應將枕頭置於小腿處，或雙腿間夾著枕頭。

117. 腰椎椎間盤突出接受椎板切除術後之護理指導，下列何者錯誤？(A)使用中硬度的床墊，維持脊椎正常排列 (B)背架使用3~6個月，下床時須整天穿著背架，只有洗澡時可取下 (C)手術後應該採俯臥及睡高枕，臥床時仍應該進行全關節運動 (D)在可接受的情況下，可以進行俯臥抬頭和俯臥抬腿之運動。

(112專高二)

解答： 113.D 114.D 115.C 116.C 117.C

解析 術後不宜過度伸展背部，且需維持脊椎排列的平直，故不可俯臥、不宜睡高枕及貿然運動。

118. 有關重症肌無力病人之藥物使用護理指導，下列敘述何者正確？(A)鼓勵進食高蛋白食物，降低prostigmin的副作用 (B)運動後服用mestinon，避免肌肉無力 (C) azathioprine不可以與prednisone合併使用，會降低療效 (D)若口服藥無效時，可以使用放射線I^{125}治療。 (112專高二)

119. 若右眼外旋神經受到血腫壓迫導致複視(diplopia)，病人在下列哪一種指示下，右眼複視最為明顯？(A)向右看 (B)向左看 (C)向前看 (D)閉左眼。 (112專高二)

解析 外旋神經支配的眼外肌負責眼睛轉向外側，故右眼外旋神經受壓迫時看向右側複視最明顯。

120. 有關病人因腦腫瘤引起顱內壓升高的症狀與徵象，下列敘述何者錯誤？(A)血壓下降 (B)視力模糊或出現視乳突水腫 (C)頭痛或出現嘔吐 (D)心跳變慢。 (112專高二)

解析 顱內壓升高有典型的庫欣氏三徵象(Cushing's triad)，即呼吸速率變慢或不規則、心跳變慢、血壓升高且脈壓變寬。

121. 張先生因高處跌下導致脊髓損傷住院，護理師可經由下列何種反射出現，而知張先生已渡過脊髓休克期？(A)作嘔反射 (B)肛門反射 (C)頭眼反射 (D)角膜反射。 (112專高二)

122. 關於腦瘤伽馬刀(gamma knife)立體定位放射線手術之敘述，下列何者正確？(1)適用於直徑小於3公分腫瘤 (2)不會有手術切開傷口 (3)治療時間約需半小時 (4)使用碘放射線射入腫瘤以破壞腫瘤細胞。 (A)(1)(2)(3) (B)(1)(2)(4) (C)(1)(3)(4) (D)(2)(3)(4)。 (112專高二)

解析 (4)伽馬射線是由鈷60放射元素所產生。

解答： 118.A 119.A 120.A 121.B 122.A

123. 重症肌無力病人使用抗膽鹼酯酶藥物的護理指導，下列何者正確？(1)腹部絞痛可能為劑量不足徵象 (2)鼓勵進食高蛋白食物預防副作用 (3)血壓上升可能為劑量過量徵象 (4)務必準時服藥因延遲服藥可能會喪失吞藥力量。(A)(1)(2) (B)(1)(4) (C)(2)(3) (D)(2)(4)。 (112專高二)

解析 (1)劑量過量會出現腹部抽筋及腹瀉；(3)劑量不足會產生高血壓情形。

124. 陳先生因車禍造成頸椎第5~6節完全損傷，已度過脊髓休克期，目前進行膀胱訓練，下列敘述何者正確？①屬於痙攣型神經性膀胱 ②只要薦神經受到刺激，即會反射排尿 ③可以利用Crede's method 以手握拳，壓在膀胱，協助排空 ④當自解：餘尿量＝2：1，且餘尿小於100 mL表示膀胱訓練成功。(A)①② (B)①③ (C)②④ (D)③④。 (112專高三)

解析 若受傷部位位於S_2~S_4以上時，屬於上運動神經元神經性膀胱。當膀胱尿液充滿時即會產生自主性排空，發生反射性尿失禁，為痙攣性膀胱。進行膀胱訓練時當自解尿量：餘尿量＝3：1，可停止間歇導尿。而克萊台氏操作法(Cred's maneuver)適用於下運動神經元神經性膀胱的膀胱訓練。

125. 有關癲癇病人發作時的護理措施，下列敘述何者錯誤？(A)病人若是在床上，可先移開頭部枕頭 (B)確認周邊氧氣及抽吸設備功能 (C)發作時意識不清，須隨時叫醒病人 (D)發作時，可讓病人側臥以利唾液流出。 (112專高三)

解析 發作時若意識不清，勿搖晃或叫醒刺激病人，等發作結束後，自己會醒來，也勿強迫病人行走或站立。

126. 額葉腦瘤病人，最可能出現下列何項臨床表徵？(A)感覺異常、左右辨向障礙、部位失認 (B)注意力不集中、短期記憶喪失、偏癱 (C)運動失調、失去平衡 (D)視野缺損、視覺辨識不能。 (112專高三)

解答： 123.D 124.A 125.C 126.B

127. 有關病人脊椎手術後48小時內的護理措施，下列敘述何者錯誤？(A)評估神經功能的改變，尤其是手腳的感覺運動功能 (B)病人解便時，須採圓滾木式翻身及使用一般便盆 (C)床墊可採用中硬度的床墊 (D)注意傷口是否有腦脊髓液滲漏。 (112專高三)

解析 需維持脊椎排列的平直，故不宜床上使用便盆（臀部抬高）。

128. 有關巴金森氏症病人的自我照顧指導，下列敘述何者錯誤？(A)因多種藥物會造成便秘的情形，建議多攝取水分和高纖食物 (B)可以洗澡後塗抹潤膚乳液，並觀察有無產生壓傷 (C)因多巴胺製劑藥物副作用影響，病人會出現血壓高的情形，每日需要監測血壓 (D)上衣的選擇應該以開前襟用魔鬼氈，褲子則是寬鬆不用腰帶。 (112專高三)

解析 多巴胺製劑藥物副作用應為姿位性低血壓。

129. 下列何者不屬於腦幹功能評估？(A)瞳孔對光反射 (B)肱二頭肌反射 (C)角膜反射 (D)作嘔反射。 (112專高三)

解析 肱二頭肌反射屬於深腱反射。

130. 有關多發性硬化症之診斷檢查，下列何者錯誤？(A)腦脊髓液分析可發現IgG抗體上升 (B)視覺誘發電位可觀察到受損的神經在傳導過程出現延遲和中斷 (C)超音波檢查可發現中樞神經系統髓鞘脫失 (D)核磁共振影像可用來確認多發性硬化症之斑塊。 (113專高一)

解析 (C)應是核磁共振檢查。

131. 下列何者不是腦幹中風的常見之表徵？(A)眼球活動不協調 (B)運動功能障礙 (C)手顫抖 (D)嘔吐反射減弱。 (113專高一)

解析 中風一般不會出現手顫抖，若是有伴隨手的無力，才要考慮是否出現中風的前兆。

解答： 127.B 128.C 129.B 130.C 131.C

132. 有關頭部外傷病人顱內壓升高的處置，下列何者錯誤？(A)急性期可裝置顱內壓監測器，依醫囑引流腦脊髓液降低顱內壓 (B)病人的格拉斯哥昏迷量表(GCS)總分為5分，表示病人處於昏迷狀態 (C)使用Mannitol 降腦壓時，使用前後要注意血糖的變化 (D)若病人的瞳孔突然放大、對光沒有反應或是固定、肌力及意識下降，有可能是顱內壓升高。 **(113專高一)**

解析 常見的降腦壓藥物為Glycerol及Mannitol。因Glycerol會代謝成葡萄糖，使用前後要注意血糖的變化；Mannitol則無此考量。

133. 有關阿茲海默氏症之敘述，下列何者錯誤？(A)是一慢性、進展性、退化性腦部疾病 (B)可能病因為年紀、基因遺傳 (C)典型的症狀為長期記憶喪失 (D)腦部典型變化為神經纖維糾結與老年性斑塊。 **(113專高一)**

解析 阿茲海默氏症早期會出現短期記憶力喪失、遠期記憶輕微障礙。

134. 有關癲癇藥物Dilantin的敘述，下列何者正確？(A)靜脈輸注時須採用5%葡萄糖稀釋 (B)口服常見的副作用為血液惡病質、心律不整等 (C)指導病人須維持良好的口腔衛生，使用軟毛牙刷按摩牙齦 (D)應維持血清治療濃度於80~100 mcg/dL。 **(113專高一)**

解析 Phenytoin (Dilantin)：為強鹼性，治療濃度維持在10~20 mcg/mL，不可採肌肉注射，由靜脈滴注時，應使用生理食鹽水稀釋滴入，副作用有共濟失調、心智遲鈍、複視、牙齦增生，故需每天刷牙2~3次，經常按摩牙齦。

解答： 132.C 133.C 134.C

呼吸系統病人的護理

CHAPTER 10

出題率：♥♥♥

- 解剖生理概念
  - 呼吸系統解剖
  - 呼吸系統生理
- 診斷性檢查與治療措施
  - 痰液培養
  - 胸部 X 光檢查
  - 支氣管鏡檢查
  - 肺功能檢查
  - 動脈血液氣體分析
  - 胸腔放液穿刺術
  - 胸腔物理治療
  - 氧氣治療
  - 誘導性肺量器
  - 密閉式胸腔水下引流
  - 人工氣道
  - 呼吸輔助機
  - 身體檢查
- 常見疾病治療與護理處置
  - 感染性肺部疾病
  - 限制性肺部疾病
  - 阻塞性肺部疾病
  - 支氣管擴張症
  - 肺 癌
  - 肺塵症
  - 肋膜炎及肋膜積水
  - 肺栓塞
  - 肺心症
  - 肺水腫
  - 胸部外傷
  - 胸腔手術

Medical-Surgical Nursing

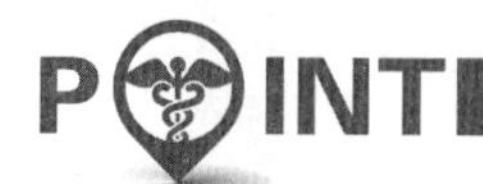

重點彙整

10-1 解剖生理概念

一、呼吸系統解剖

1. 氣體通道分為兩個功能區域：呼吸區係指氣體交換區域，包括呼吸性細支氣管和肺泡囊群；傳導區包括空氣在抵達呼吸區之前通過的構造。
2. 上呼吸道係指鼻、咽及喉；下呼吸道係指氣管、所有支氣管及肺。
3. 鼻：對吸進的空氣加溫、濕潤及過濾的作用，及接受嗅覺刺激，並當說話時的共鳴箱。
4. 咽：當作空氣與食物的通道，發聲的共鳴箱。
5. 喉：聲音的產生，其中聲門為上下呼吸道的分界。
6. 氣管：空氣進出肺的通道，其上皮組織屬偽複層纖毛柱狀上皮，纖毛從表皮細胞的頂端凸出，能移動陷入其中的微粒，以清潔肺部。
7. 支氣管：進行氣體交換，其中右主支氣管比左主支氣管短、寬且直，因此異物較容易進入右主支氣管。
8. 肺：
   (1) 位於胸腔，由縱隔分為左右兩邊，分為左二葉、右三葉。肺小葉含淋巴管、肺泡及小動脈。
   (2) **肺泡壁的第二型細胞**：又稱中隔細胞，可分泌表面張力素(surfactant)，防止肺泡塌陷，促進氣體交換；灰塵細胞（又稱肺泡吞噬細胞）具有清除吸入空氣中異物的功能。

(3) 肺泡為肺的功能單位，肺泡微血管膜提供約 $70m^2$ 的表面積作為氣體交換之用。

二、呼吸系統生理

1. 延腦、橋腦是呼吸控制中樞；三個功能區域，即延腦的節律區、橋腦的呼吸調節區及長吸中樞；**CO_2 是呼吸刺激劑**，O_2 是呼吸抑制劑。
2. 氣體交換：外呼吸係指在空氣和血液之間進行的氣體交換；內呼吸係指在血液和細胞間的氣體交換。
3. 呼吸系統功能：提供氧氣、排除 CO_2、調節吸入氣體的濕度、過濾空氣、發聲、感覺器官、藥物的代謝等。
4. **氧氣－血紅素解離曲線**：指氧與血紅素的親和力（飽和度），當曲線右移代表缺氧或需要更多氧，影響因素包括 PaO_2 下降、血液 pH 值下降（酸中毒）、$PaCO_2$ 上升、體溫上升、貧血等；影響曲線左移因素包括**鹼中毒、體溫下降、低碳酸血症等**。

10-2 診斷性檢查與治療措施

一、痰液培養

1. 目的：**有助於確認致病菌及確定是否有癌細胞**。
2. 檢查方法及步驟：
   (1) 於給予抗生素治療前收集。
   (2) **將清晨起床後第一口痰**（最佳），**吐入無菌收集瓶內**。
   (3) **咳嗽前先深呼吸，並以清水漱口或刷牙（勿用牙膏及消毒水漱口，以免微生物活力受抑制）以減少痰液被汙染**。

(4) **若病人無法順利咳出痰液，可採高坐臥式，行有效咳嗽**。如有需要**可藉支氣管鏡取得痰標本**。

(5) 盡速將檢體送至檢驗室，或置於冰箱中。

(6) 如果懷疑為肺結核者，必須連續收集 3 天。

二、胸部 X 光檢查

1. 目的：提供胸部是否受到壓迫，瞭解病灶大小、位置和性質等資料，確定侵入性導管的位置，**是發現肺部可疑病灶最簡便的方法**。

2. 檢查方法及步驟：

   (1) 取下照射部位不透光的物質，如金屬、玉、鈕釦等物質。

   (2) 依照射位置採取正確姿勢，如**後前照**(posteroanterior view)**檢查採站姿時雙肩應盡量向前（為大多數）**。

   (3) 照射時，請病人深吸一口氣，閉氣暫時停止呼吸，且維持身體不動的姿勢。

   (4) 保護病人以免不必要的暴露，孕婦需確保胎兒的安全。

三、支氣管鏡檢查(bronchoscopy)

1. 目的：有助於診斷及治療，瞭解病灶大小、位置和性質等資料。

2. 檢查方法及步驟：

   (1) 檢查前，向病人解說目的、方法、步驟及注意事項（如**移除活動假牙**），填寫同意書，並**禁食至少 6 小時**。

   (2) **檢查前，依醫囑給予 Atropine 及鎮靜劑，以減少口中分泌物及抑制咳嗽或作嘔反射**。

   (3) 檢查時，請病人仰臥，並將枕頭至於雙肩下抬高咽部，以方便支氣管鏡進入氣道。

   (4) 檢查時，可經由支氣管鏡直接取得痰液及切片組織標本。

(5) 檢查後，教導病人**多休息、避免吸菸、咳嗽及勿用力說話（以免增加聲帶所受的壓力），等作嘔反射恢復方可進食。**

(6) **檢查後數小時至 1~2 天，如感到喉嚨嚴重疼痛，可教導病人局部冰敷；如咳出的痰液帶有血絲，則頭側向一邊**，以防吸入性肺炎。

(7) 觀察病人是否出現**出血**、皮下氣腫、呼吸困難、疼痛、感染、喉嚨痙攣等合併症。

四、肺功能檢查(pulmonary function test, PFT)

1. 目的：**評估肺功能受損情形，鑑別肺部疾病（如阻塞性及限制性肺病）**，追蹤治療結果等。

2. 檢查方法及步驟：

   (1) 檢查前，向病人解說目的、方法、步驟及注意事項（如**檢查前 4~6 小時不可吸菸與服用支氣管擴張劑**）。

   (2) **檢查前不宜過度活動，若為手術後的疼痛，在檢查前 1 小時應給予適量的止痛劑**。

   (3) 教導病人以口含測定器，**並採張口呼吸，因鼻子會被夾住**。

   (4) 送檢前應先測量病人的身高、體重，以便評估理想的肺功能。

3. 肺容量包括：潮氣容積(V_T)、吸氣儲備容積(IRV)、呼氣儲備容積(ERV)、肺餘容積(RV)。

4. 吸氣容量(IC)＝V_T＋IRV，正常值 3,500~3,600 mL。

5. **肺活量(VC)＝V_T＋IRV＋ERV＝IC＋ERV＝TLC－RV**，正常值 4,000~ 4,700 mL。

6. **功能性肺餘容積(FRC)＝RV＋ERV**，正常值 2,300~2,400 mL。

7. 肺總量(TLC)＝IRV＋V_T＋ERV＋RV＝VC＋RV，正常值 5,800~6,000 mL。

8. 用力肺活量(FVC)和第一秒用力呼氣量(FEV_1)：FVC 是指盡力最大吸氣後，盡力儘快呼氣所能呼出的最大空氣量。FEV_1 是指 FVC 第一秒呼出的空氣量，**為評估呼吸道阻塞嚴重度的指標。**

五、動脈血液氣體分析(arterial blood gas, ABG)

1. 目的：**評估換氣功能、氧氣擴散情形、酸鹼平衡及代謝狀況。**
2. 檢查方法及步驟：
   (1) **抽血部位：橈動脈**（最好選擇）、**臂動脈、股動脈**或足背動脈。
   (2) 抽取**橈動脈血液時需先進行亞倫測試**(Allen's test)，以測試橈尺動脈是否有良好側支循環功能。
   (3) **先以 Heparin 潤滑抽血的空針內面。**
   (4) 抽好動脈血後需立即排氣（勿反抽），將空針針頭以橡皮塞塞住，並**放於盛有冰塊的容器中，盡速送檢，以降低新陳代謝，保持 $PaCO_2$ 穩定度。**
   (5) **抽血部位需加壓 5 分鐘以上（股動脈至少加壓 10 分鐘），並觀察穿刺部位有無血腫、出血、疼痛、遠端肢體膚色、感染等情形。**
3. **結果判讀**：正常 pH 值 7.35~7.45；$PaCO_2$ 35~45 mmHg；PaO_2 80~100 mmHg；HCO_3^- 22~26 mEq/L；SaO_2 95~100%。

六、胸腔放液穿刺術(chest tapping, thoracentesis)

1. 目的：有助於診斷、治療或解除病人呼吸窘迫的症狀。
2. 檢查方法及步驟：
   (1) 檢查前，向病人解說目的、方法、步驟及注意事項。穿刺前不需禁食。
   (2) 穿刺姿勢：採坐姿為佳，準備床旁桌及放一枕頭在桌上，請病人**坐在床緣，上身前傾趴在枕頭上**；或反坐椅子，頭手置於椅背上；無法坐起的病人可搖高床頭，臥向健側，並將患側手舉高過頭。

(3) 協助醫師採局部麻醉，**教導個案於穿刺時保持身體制動**，避免咳嗽，並深吸氣後摒住氣，**以防刺傷肋膜臟層及肺臟**。

(4) 穿刺部位：**空氣在第 2~3 肋間**，液體在肩胛骨下第 7~8 肋間、腋下第 6~7 肋間。

(5) 一次放液不可超過 1,200 c.c.，以防橫膈移位及發生休克。

3. 護理處置：

(1) 放液後，協助個案**臥向健側** 1 小時，並觀察敷料有無滲漏，以及是否出現**休克**、疼痛、盜汗、心跳加速、呼吸困難、呼吸型態、**氣胸**、**肺水腫**、**低血壓**等合併症，並照射胸部 X 光以監測肺部擴張情形。

(2) **若血氧濃度過低，須通報醫師立即處置**。

七、胸腔物理治療(chest physiotherapy)

1. 目的：增進支氣管黏膜纖毛清除分泌物的能力、降低呼吸道阻塞、增加氣體交換及換氣灌流比值、降低術後肺部感染及肺泡塌陷機率。

2. 治療順序：蒸氣吸入→姿位引流→叩擊及震顫→深呼吸或咳嗽→抽痰。

(一) 蒸氣吸入(steam inhalation)

1. 目的：稀釋呼吸道的分泌物，使痰容易咳出；給藥，以使支氣管擴張、化痰或緩解炎症反應等。

2. 執行方法：

(1) 使用等張（生理食鹽水）或低張溶液，可依醫囑配合藥物一起使用。

(2) 教導病人**以半坐臥姿勢，採深且慢的腹式呼吸**，使水分容易進入肺組織，藉此稀釋分泌物，並**配合咳嗽**咳出分泌物。

(3) 三餐飯前（飯前 1 小時）及睡前執行，每次約 15~20 分鐘。

(二) 姿位引流(postural drainage)

1. 原理：**利用重力原理將分泌物引流出體腔**。

2. 執行方法：

(1) **執行前 10~20 分鐘配合蒸氣吸入或噴霧治療**，可促進排痰效果。

(2) **執行前、中、後應監測生命徵象**，並注意心電圖的變化。

(3) **以聽診呼吸音或 X 光片來確定分泌物的位置，並決定採用的姿位。**

(4) **每天做 4 次，即三餐飯前（飯前 1 小時）和睡前，每個姿勢至少保持 5 分鐘**，整個治療過程不超過 40~45 分鐘。

(5) **執行時不可穿著緊身衣**，如過程中有任何不適即應立即停止。

3. 禁忌症：**顱內壓升高、心肌梗塞、肺膿瘍、高血壓、老年人、心臟病**、虛弱、缺氧者等。

(三) 叩擊(percussion)及震顫(vibration)

1. 目的：叩擊可鬆動支氣管的分泌物，震顫可將分泌物推出支氣管。

2. 執行方法：

(1) **叩擊：手掌需呈杯狀雙手交替以手腕的力量做有節律的叩擊，每個部位叩擊約 3~5 分鐘**，每分鐘 120~200 次，每次 20~30 分鐘，每天 3~4 次。**叩擊時避開骨頭部位**。

(2) 震顫：在病人吐氣時，於胸部不斷地加壓及震顫，每次約 10 秒，連續執行 5~10 次。

(3) 姿位引流、叩擊及震顫交互使用，可增加痰液排出的效果。

3. 禁忌症：意識不清、管灌餵食（至少餐後 2 小時或**飯前 2 小時**執行叩擊）、出血傾向、嚴重支氣管痙攣、病理性骨折傾向、軟組織、胸骨、脊椎及肋緣下方等。

(四) 呼吸技巧

1. 橫膈式呼吸(diaphragmatic breathing)：
   (1) 目的：**減緩呼吸速率，增加肺泡換氣、潮氣容積、運動的耐受力，以減少功能性肺餘容積。**
   (2) 方法：
   A. 採半坐臥或平躺，將膝部微彎曲，以減少消耗過多的能量。
   B. 右手放在腹部，拇指放在胸骨劍突下，左手放在胸前，以鼻緩緩深吸氣，同時腹部做最大的鼓出，呼氣時腹部縮小。
   C. 配合噘嘴式呼吸可以增強效果。

2. **噘嘴式呼吸**(pursed-lips breathing)：
   (1) 目的：降低呼吸作功、增加呼氣時呼吸道之正壓以預防呼吸道塌陷；減緩呼吸速率及增加潮氣容積，以減少 CO_2 滯留；藉由自行控制呼吸而減少恐慌。最常使用於 COPD 及呼吸困難的病人。
   (2) 方法：用鼻子吸氣，然後噘嘴慢慢呼氣，並保持吐氣時間至少是吸氣時間的 2 倍。

(五) 咳嗽技巧

1. 目的：有效咳出氣管中的痰液。

2. 方法：
   (1) 採半坐臥或坐臥，將膝蓋微彎曲或雙手抱膝，可有效使用腹部肌肉；若胸背部**有傷口可用枕頭按住**，減少不適感。
   (2) 採橫膈式呼吸，即以鼻緩緩而深的吸氣動作。

(3) 讓病人微向前彎，壓下聲門，可產生瓦撒閥效應。

(4) 配合噘嘴式呼吸延長呼氣時間，增強分泌物排出的效果。

(六) 抽痰(suction)

1. 目的：利用負壓原理，以無菌技術抽出呼吸道內的分泌物，幫助無法有效咳嗽的病人維持呼吸道通暢。

2. 操作方法：

(1) **抽痰前後給 100% O_2 約 30~60 秒**，以增加血氧濃度。

(2) **抽吸管直徑宜為氣管內管直徑的 1/2~2/3**，成人通常選擇 10~16 Fr.，**以避免造成肺萎縮**。

(3) 若病人的痰液濃稠，可加入 3~5 mL 的 0.45%食鹽水或生理食鹽水，並以 ambu bag 擠壓數次，以稀釋痰液。

(4) 以無壓力狀態放入抽吸管，插入長度**不可超過 4~8 吋**。抽痰管插入的深度：

A. 口鼻抽吸：15~20 公分（6~8 吋）。

B. 氣管內管抽吸：20~30 公分（8~12 吋）。

C. **氣切套管抽吸：10~12 公分（4~5 吋）**。

(5) 成人抽痰壓力為 120~150 mmHg，**抽痰時抽吸管呈螺旋狀輕輕往外移，當抽出的痰液帶有血絲時，可能是抽吸壓力過大，造成呼吸道黏膜損傷**。

(6) **抽吸時間一次最長以不超過 15 秒為原則（最好以 10 秒為限），超過 20 秒易導致心律不整**。每次抽吸時間必須間隔 3 分鐘以上，並給予氧氣使用，**抽痰完成後聽診呼吸音**。

(7) 抽痰順序：氣管內管或氣切處（**堅守無菌原則**）→鼻部→口部。

八、氧氣治療(oxygen therapy)

1. 目的：改善低血氧症，減少呼吸及心臟的負擔。
2. 氧氣裝置：
   (1) **鼻套管**(nasal cannula)：流量通常在 1~6 L/min，**平均每增加 1 L/min 氧氣，FiO_2 會上升 4%**。
   (2) 簡易型面罩(simple mask)：流量至少使用 5~6 L/min，避免 CO_2 滯留。
   (3) T-piece：流量通常在 8~10 L/min，可提供約 100%的氧氣分率，需有氣管內插管或氣管切開套管才能使用。
   (4) **卞德里面罩**(Venturi's mask)：流量通常在 2~14 L/min，**是一種最精確提供氧的方式**，最適用於 COPD 的病人。
   (5) **非再吸入型面罩**(non-rebreathing mask)：當氧氣流速為 15L/min 時，可提供約 100%氧氣分率，不適合長期使用。
3. 氧氣治療副作用：如呼吸抑制、急性呼吸窘迫症候群、眼球晶體後纖維增生等。
4. **氧毒性的產生與時間、劑量有關**，若濃度過高，會使肺部慢慢產生病理變化，**抑制缺氧驅力**(hypoxic drive)，**造成換氣不足**。
5. **常見中毒症狀：早期有鼻塞、咳嗽增加、胸骨下疼痛、吸氣時疼痛**、噁心嘔吐、呼吸困難、肺活量降低、肺水腫、**肺擴張不全**、水晶體纖維增生（常見於早產兒，造成眼盲）等。**為避免氧氣中毒，長期使用氧氣治療應維持在 40%以下**。

九、誘導性肺量器(incentive spirometry, IS)

1. 目的：藉由**視覺回饋**誘導病人緩慢深度吸氣，以**預防肺塌陷與治療肺擴張不全**，並可協助咳痰及評估病人吸氣容積。

2. 操作方法：

(1) **施行時，協助病人採半坐臥式或坐姿的效果較佳。**

(2) 指導病人以口含住吹嘴，緩慢的深吸氣動作（4~5 次／分），使球到達預定目標，並閉氣維持 2~3 秒後正常吐氣。

(3) **必要時可給予止痛劑，以減少傷口牽扯造成疼痛。**

(4) 每小時使用一次，每次 5~10 分鐘，使用後應教導病人多喝水，以期能完全咳出分泌物。

十、密閉式胸腔水下引流

1. 目的：

(1) **協助氣體或液體從肋膜腔中引流出來**，以使肺早期擴張。

(2) **預防肺臟組織塌陷或縱隔腔移位。**

(3) **平衡手術側及未手術側的胸腔壓力。**

2. 引流裝置：

(1) 單瓶系統：利用重力原理，亦可以接抽吸裝置，短管通大氣，長管接病人胸管的水封瓶，**伸入水下 2 公分，使其成水封的作用**。用於引流氣體或引流量非常小的情形。

(2) 雙瓶系統：利用重力原理，亦可以接抽吸裝置，一瓶是收集瓶，一瓶是水封瓶。用於引流量多時。

(3) 三瓶系統：三瓶分別為收集瓶、水封瓶及抽吸控制瓶。其中**抽吸控制瓶控制抽吸壓力**，其長管埋入水下 10~20 公分，公分即等於 cmH_2O 的負壓。

(4) **引流氣體時，尖端置於胸前近肺尖處（由第二肋間插入，主要目的為排除肋膜腔內的空氣）；引流液體時，尖端置於胸後近肺底處（由第八或第九肋間插入）。**

(5) **負壓引流時，抽吸控制瓶應使用持續性抽吸。**

3. 引流系統照護：

(1) **在引流瓶外做標示，當咳嗽或深呼吸時，水封瓶內長管內之液面會上、下浮動，表示引流通暢。**

(2) **觀察水封瓶內氣泡，一般間歇性氣泡是正常的，但若於吸氣及呼氣時，胸腔引流瓶均有氣泡產生，可能是空氣流至肋膜腔內、空氣洩漏至引流系統內或管路鬆脫**，需加以注意。

(3) 床旁需放置兩把止血鉗，前端用橡皮管套住以防損傷引流管，在**更換胸腔引流瓶、引流瓶打破或翻倒、懷疑空氣洩漏或銜接管路鬆脫，可以夾住引流管，視需要重新換一組裝置。**

(4) **引流時要定時拉直管子**，並每 30~60 分鐘使用擠壓法(milking)或擠通法(stripping)，**以促進引流效果。**

(5) **鼓勵病人在床上經常變換姿勢，可採坐姿，但避免壓到引流管，並定時做深呼吸及咳嗽**，以促進肺部擴張。

(6) **不論在床上或下床活動，引流瓶一定要比身體低。**

(7) **教導患側手臂運動**，以防冰凍肩及關節粘連。

(8) **注意引流速度及引流量，過快或過多時皆可能導致休克。若引流液每小時超過 100 c.c.需立刻報告醫師。胸管引流量多，應評估凝血功能**，若凝血功能異常，**避免使用有出血副作用之 Aspirin**。

(9) **引流液會由紅色逐漸變為淡紅色、淡黃色。**

(10) 拔管適應症：**過去 24 小時引流量低於 100 mL**；病人呼吸狀況改善；**聽診兩側胸部呼吸音清楚；長管內之液面停止波動，可能為肺已再度擴張**（**或引流管阻塞**、引流系統功能不佳）；**胸部 X 光片顯示兩側肺已擴張。**

(11) 拔管時，**必要時可先給病人止痛藥，並需先向病人解釋步驟，教導深吸氣後摒住呼吸，醫師會在病人吸氣末或呼氣初**

（Valsalva 氏呼吸），**快速拔除胸管，並迅速以無菌的凡士林紗布按住傷口緊密貼合，以防空氣溢入**。拔管後需照 X 光，以觀察肺擴張情形。

十一、人工氣道

1. 目的：維持呼吸道通暢、移除呼吸道的分泌物、使用呼吸輔助機、長時間需要人工氣道維持呼吸道通暢等。

2. 種類與照護：

(1) 氣管內管：

A. 分類：口腔氣管內管(endotracheal tube, ETT)及鼻腔氣管內管(nasotracheal tube, NTT)。

B. **插入前，需取出假牙，先給予 100%氧氣 3~5 分鐘，以避免因缺氧導致心律不整，並以水溶性潤滑液潤滑氣管內管。**

C. 插入後，**應聽診兩側肺部呼吸音是否對稱，並以胸部 X 光確認氣管內管插入的位置是否正確。**

D. **鼓勵病人深呼吸，以免肺擴張不全。**

E. **給予適度濕化的氧氣**，以避免呼吸道過度乾燥。

F. **拔管時，採半坐臥姿，並在吸氣末期時拔除。**

G. **拔管後**，需注意病人有無出現呼吸窘迫和低血氧的指標，**如喘鳴、躁動不安、心跳加速、PaO_2 降低。給予口腔護理，觀察無咽喉水腫的情形後才可進食。**

(2) 氣切套管(tracheostomy tube, TT)：

A. 分類：有氣囊型(cuffed)及無氣囊型(uncuffed)。

B. 氣切套管的帶子不可直接打在頸動脈及脊柱上，以防造成壓力點，並需注意**固定頸部薄板時應打平結，以免氣切套管鬆脫**。

C. 至少每 8 小時以 3% H_2O_2 **浸泡內管一次，溶解黏液；每 7 天更換一次氣切套管。**

D. **若吞嚥反射正常，可由口進食**，以半固體食物較適宜。

3. 注意事項：

(1) **氣囊壓力**：氣囊內所充的氣體量約 5~10 c.c.，以呼吸時呼吸機打出的漏氣聲聽不見為準，通常維持在 14~20 mmHg（約 20~25 cmH_2O），且每 8 小時應測試氣囊內之氣體壓力一次，以免氣管壞死或氣囊沒氣。

(2) 選擇**高容積低壓力型的氣囊為宜，壓力過小容易造成漏氣現象，如氣囊在注入空氣後無法脹滿，表示有漏氣的現象。**

(3) **每 8 小時給予口腔護理**，觀察口腔黏膜的完整性，以預防潛在感染。

十二、呼吸輔助機

1. 目的：矯正低血氧、改善換氣灌流的比值($\dot{V}/\dot{Q}$)、減少呼吸所做的功、**增加功能性肺餘容積、預防肺泡塌陷**及呼吸肌萎縮等。

2. 呼吸機的模式與照護：

(1) **間歇性正壓呼吸**(IPPB)：在吸氣期給予適當的正壓以利於肺擴張，讓痰液鬆動易於咳出。常見合併症：**肺部過度膨脹、顱內壓力上升、胃部充氣等**。

(2) **控制式換氣**(CMV)：呼吸機以一特定的速率提供病人所需的容積，**用於深度麻醉劑使用**、神經中樞功能受傷而**無法自行呼吸的病人**。

(3) **呼氣末期正壓**(PEEP)：在病人呼吸末由呼吸機給予正壓，可降低肺臟的順應性，增加功能性肺餘容積促進氣體交換，協助打開小呼吸道及肺泡以**預防肺泡塌陷，減少分流程度**。

A. **容積週期型**：無論病人每次吸氣量為多少，機器均**給予固定量的潮氣容積氣體量，以使肺泡能撐開**，防止肺泡塌陷。

B. 壓力週期型（間接陽壓呼吸器）：當病人潮氣量不足時，機器打入氣體，以補足正常應當有的潮氣量。常用於短時間的呼吸器使用者，如手術後恢復。

C. 時間週期型：在一定的時間間隔裡，打入一定量的潮氣容積氣體量。常用於呼吸中樞發育未健全者（機器代替呼吸中樞的發訊功能），如新生兒、嬰兒呼吸窘迫。

(4) **持續性呼吸道正壓**(CPAP)：在病人自發性呼吸下，呼吸機以一恆定且大於病人吸入氣體流速的氣流，提供病人氧氣，**可預防肺泡塌陷，增加功能性肺餘容積**。

3. 注意事項：

(1) **監測兩側呼吸音的對稱性，以早期發現氣管內插管移位現象。如插管後聽診呼吸音時，左側肺部呼吸音減弱但右側正常，可能是氣管內管插到右主支氣管內。**

(2) **隨時檢查整個呼吸機通路，以確定其通暢性。**

(3) **當病人無法與呼吸機配合時，可調整機器的敏感度，必要時可給予鎮靜劑。**

(4) **使用無菌技術抽痰，並監測痰液顏色、量及氣味的變化。**

(5) 使用呼吸機的病人應在**呼氣末期**測量中心靜脈壓(CVP)的數值最準確。

(6) 呼吸機壓力過高的原因：**氣管內管可能有分泌物積聚、病人正在咳嗽**或反抗、**發生氣胸**、呼吸機管路障礙、**接管內有水氣聚積、呼吸接管扭曲**等。

(7) 合併症：心律不整、肺部感染、壓力性潰瘍、**心輸出量減少**、體液電解質不平衡、呼吸性鹼中毒、氣胸、胃脹氣等。

4. 脫離呼吸機失敗的生理指標：
   (1) **血壓變化：收縮壓／舒張壓升高或降低 20/10 mmHg。**
   (2) **脈搏速率：超過 110 次／分**，或**增加**或減少 **10~20 次／分**。
   (3) **呼吸速率**：小於 8 次／分，或**超過 30~35 次／分。**
   (4) 潮氣容積(V_T)：成人**降低 250~300 c.c.**或少於 3~5 c.c./kg。
   (5) 動脈血液氣體分析變化：pH＜7.30，PaO_2＜55 mmHg，$PaCO_2$＞45 mmHg，SaO_2＜90%。
   (6) **呼吸肌疲乏**：如**意識程度改變、躁動不安等症狀，應接回呼吸器。**
   (7) 有意義的心電圖變化：如每分鐘 VPC 大於 4 次。

十三、身體檢查

1. 目的：經由視、觸、叩、聽評估病人身體的狀況。
2. 視診：檢查胸廓外觀，並觀察病人的呼吸型態。
   (1) 正常時，**胸廓左右徑大於前後徑，吸氣時胸廓對稱性往外擴張**。正常呼吸型態(normal breathing)，吸氣與呼氣之時間比為 1：2~1：4、速率約 12~20 次／鐘、規律且不費力。
   (2) **陳施氏呼吸**(Cheyne-Stokes breathing)：**呼吸深度由淺而深，再由深而淺，且接著一段固定時間的呼吸暫停。**
   (3) **阻塞性呼吸**(obstructive breathing)：吸氣時間≧呼氣時間，潮氣容積正常或微低。
   (4) **畢歐氏呼吸**(Biot's breathing)：為短、不規律呼吸，與呼吸暫停(apnea)交替出現。
   (5) **庫司莫耳氏呼吸**(Kussmaul's breathing)：為快而深的呼吸，吸氣與呼氣時間比為 1：1。
3. 聽診：**正常時肺部基底部會出現反響音。**

10-3 常見疾病治療與護理處置

一、感染性肺部疾病

(一) 肺炎(pneumonia)

1. 病因病理：
   (1) **指肺實質組織發生炎症反應，引起肺塌陷、肺積水**。常見原因有感染（如細菌性、病毒性、黴菌性等）、吸菸、空氣汙染、營養不良、長期臥床、疾病等。
   (2) 院內感染大部分為**革蘭氏陰性菌**所造成，最常見的是**綠膿桿菌**及克雷白氏桿菌，而革蘭氏陽性菌感染則為金黃色葡萄球菌。院外最常見的是**肺炎鏈球菌（革蘭氏陽性菌），其次為流行性感冒嗜血桿菌**、肺炎雙球菌、病毒等。
   (3) **吸入性肺炎指病人吸入外來或內在物質而導致肺實質發炎，最常發生的位置為右肺**。

2. 分類：
   (1) **大葉型肺炎：滲出液主要在肺泡內而使肺葉實質化**，最常見的致病菌為肺炎鏈球菌，而黴菌及結核桿菌會造成**壞死及形成空洞**。
   (2) 小葉型肺炎：呈斑塊狀分布，滲出液主要在小支氣管內，又稱支氣管肺炎。
   (3) 間質型肺炎：**在肺泡間**和肺臟間質組織中**出現滲液及水腫**。

3. 臨床症狀：
   (1) 疲倦、畏寒後發燒(40~41℃)、咳嗽、**大量痰液（肺炎鏈球菌性肺炎為鐵鏽色**、綠膿桿菌為綠色）、胸痛、咳血及漸進性呼吸困難、**意識混亂、呼吸離軌度減小**等。
   (2) **合併低血氧時，最早出現的精神狀態改變為躁動不安**。
   (3) **因血中氧合不足，細菌性肺炎病人常會出現發紺**。

4. 診斷性檢查：**胸部 X 光檢查（出現肺浸潤）**、血液檢查（**白血球上升**）、**血液及痰液培養（可以確立致病菌）**、動脈血液氣體分析、**觸診時觸覺震顫增強**等。

5. 醫療及護理處置：

   (1) 藥物方面：抗生素控制肺部感染，以 Penicillin 最具療效，**若治療後體溫降低及濃痰減少，表示抗生素已發揮作用**；祛痰劑稀釋痰液，促進痰液排出；支氣管擴張劑降低呼吸困難程度；解熱鎮痛劑降低炎症所引起的發燒及疼痛。強調定時持續服藥的重要性。

   (2) **協助病人臥床休息，教導臥向健側**，可減少患側受壓造成的疼痛及有利於換氣，並**減少對氧氣的需求量**。

   (3) **使用氧氣治療，一般維持 4~6 L/min 或 FiO_2 40%，需注意缺氧及高碳酸血症的徵象**。

   (4) **痰多時**，可利用姿位引流、**叩擊**、**震顫**、蒸氣吸入、正確**深呼吸及有效咳嗽**、**抽痰等方法，並鼓勵下床活動，以助肺擴張，促痰咳出**。

   (5) 教導深呼吸、咳嗽時使用枕頭，或手支托住患側胸壁、**抱胸咳嗽**，以減輕不適。

   (6) 營養與體液：採高熱量、高蛋白飲食；在沒有禁忌下，**維持充分的水分攝取，每天約 2,000~3,000 c.c.（急性期每日至少 3,000~4,000 c.c.），以助稀釋痰液**。

   (7) 出院衛教：出院後，持續 6~8 週做深呼吸運動。

(二) 肺結核(pulmonary tuberculosis)

1. 病因病理：

   (1) 由 G(+) 的結核桿菌所引起，又稱耐酸桿菌 (*acid-fast bacillus*)。好生長在氧氣濃度高的地方，最常出現在**肺上葉的下部**或肺下葉的上部。

(2) 結核桿菌不會產生毒素，但會引起延遲型過敏，而引發肉芽腫性炎症，而形成肉芽腫(granulomas)，稱為原發性結核，其病灶稱為岡氏病灶(Ghon focus)。病癒一段時間後，病灶內的結核菌又再度活化，或因外來結核菌感染而引起結核病復發，稱為續發性結核。

(3) 主要由**飛沫及空氣傳染**。好發於幼兒及老年人、免疫機能受抑制者、慢性病患者、生活環境欠佳等人群中。男性是女性的 2 倍。

2. 分類：

(1) 開放性肺結核：痰中有結核桿菌，具有傳染性。

(2) 非開放性肺結核：痰中沒有結核桿菌，沒有傳染性。

3. 臨床症狀：

(1) 全身性症狀：易疲倦、厭食、午後近傍晚微燒(37~38℃)、**體重減輕、夜間盜汗**及月經不規則等。

(2) 肺部症狀：慢性有痰或**無痰的咳嗽（最常見）**、胸痛、膿痰、呼吸困難、**滲出性肋膜積水**(exudative pleural effusion)等，嚴重時會有咳血的現象。

4. 診斷性檢查：

(1) **結核菌素皮膚試驗**(PPD test)：

A. 於病人**前臂中段內側，皮內注射** 0.1 c.c.純化的蛋白質衍生物(PPD)，**經過 48~72 小時看結果，此屬延遲型過敏反應。**

B. **感染後 3~10 星期才會呈陽性反應**（表示曾經感染過，但未**發病或不一定具有傳染性**）；對於**免疫功能差的病人會有假陰性反應，若首次測試呈陰性，可於 1~3 星期後重複測試。**

C. **結果判讀：發紅直徑 9 mm 以下**，表示未曾感染；**硬結的直徑大於 1 公分者為陽性反應**。

(2) 痰液檢查：

A. **耐酸菌染色**(acid-fast stain, AFS)**檢查：連續收集 3 天清晨的第一口痰**，臨床最普遍的檢查。

B. **痰液培養**(sputum culture)：**最能確立診斷的檢查。**

(3) 胸部 X 光檢查、血液檢查（紅血球沉降速率(ESR)上升）等。

5. 醫療處置：

(1) **第一線藥物：**

A. Isoniazid (INH)：導致末梢神經炎（可用維生素 B_6 預防）及肝功能受損等。亦用於**肺結核高危險群的預防性治療**。

B. Rifampin (RIF)：導致發燒及肝功能受損，尿液會呈橘紅色。容易加速口服避孕藥的代謝。

C. Ethambutol (Myambutol, EMB)：導致暫時性視力減退（停藥後可完全恢復正常）、視神經炎、紅綠色盲，應測試紅－綠辨色能力及視力，並指導病人注意外出或開車時的安全。

D. Pyrazinamide (PZA)：造成高尿酸血症導致關節痛、發燒及肝功能受損等。

E. Streptomycin (SM)：導致第八對腦神經及腎臟的傷害等。接受初次短程治療的肺結核病人，不會給予此藥。

(2) 第二線藥物：Cycloserine (Seromycin), Para-aminosalicylic acid (PAS), Amikacin, Ethionamide (Ethimide), Kanamycin (KM), Capreomycin。

(3) **大多會合併兩種以上的抗結核藥治療，以增加藥效**，並預防產生抗藥。常見組合 INH＋PZA＋RIF，複方製劑 Rifater。

6. **多重抗藥性結核病**(MDR-TB)：**感染的結核菌株至少同時對 INH 及 RIF** 兩種第一線藥物**產生抗藥性**；若對任何 Fluoroquinolone 類藥物有抗藥性，且對於 3 種注射型的抗結核病第二線藥物

(Kanamycin, Capreomycin, Amikacin)中至少一種產生抗藥性，即為廣泛抗藥性結核病(XDR-TB)或稱超級抗藥性結核病。

7. 護理處置：
 (1) 維持呼吸道通暢，及營養與體液電解質的平衡，禁菸、酒等惡習。
 (2) 鼓勵病人多休息，並維持身體清潔以促進病人舒適。
 (3) 開放性肺結核病人需施行嚴格內科無菌。**最好在發病 2 週內住入負壓隔離病房，在規律治療 2~4 週後就不需隔離**，且同**住者應接受預防性治療**。
 (4) **含痰的物品收集在 Lysol 的容器中，再棄除**。
 (5) 使用過的餐具、衣物等皆應以紫外線消毒，或置於陽光下照射 20~30 小時才具殺菌作用。
 (6) **執行呼吸道隔離**：包括住單獨房間、戴口罩、限制訪客等。
 (7) 衛教病人肺結核可治癒，**但必須持續不斷按時服藥一年才有效，不可擅自停藥**。治療期間至少一次痰塗片陰性且最後一個月之痰塗片陰性，才可確定不具傳染性。正在接受治療的開放性肺結核病人，連續 3 次痰液的抗酸菌(*acid-fast bacilli*)抹片檢體均為陰性反應，其疾病才沒有對別人的傳染力。
 (8) **需要時可服用 Compazine 以減輕噁心不適**。
 (9) **有咳血或胸痛，表示肺結核又再發作，需立即回醫院就診**。

8. 預防肺結核桿菌傳播的方法：
 (1) 出生滿 5~8 個月嬰兒或結核菌素試驗呈陰性反應者（陽性表示有抗體）應接種卡介苗。接種**卡介苗**僅能減輕結核病的嚴重程度，並**非降低感染力**。
 (2) **與開放性肺結核病人同住者，可服用 Isoniazid 預防感染**。
 (3) 施行**胸部 X 光檢查篩檢**。

(4) 病人打噴嚏或咳嗽時需用衛生紙**掩住口鼻**，並置入袋中**焚毀，需徹底洗手。**

(5) 病人定期返院檢查：**治癒後 1 年內，每 3 個月檢查一次；**1~3 年每 6 個月檢查一次；3 年以上每 12 個月檢查一次。

(6) 養成良好的個人衛生習慣，生活規律、飲食適宜、睡眠充足、適度的運動與休息、保持身心愉快，可增加個人的抵抗力。

(7) 房屋住宅光線要充足、空氣流通，及避免到通風不良的公共場所，可減少被感染的機會。

二、限制性肺部疾病

(一) 呼吸衰竭(respiratory failure, RF)

1. 指呼吸系統無法維持體內足夠的氣體交換功能，即當病人於 1 大氣壓時，其 $PaO_2 \leqq 50$ mmHg 或 $PaCO_2 \geqq 50$ mmHg。

2. 病理變化：**肺泡通氣不足（如睡眠呼吸中止症、頸椎損傷、安眠藥服用過量等）**、換氣灌流比失衡、擴散障礙、右向左分流增加或**肺內分流增加**（此種變化所致之血氧過低型急性呼吸衰竭，**對氧氣治療的反應較差**）。

3. 治療與護理處置：

(1) 使用**吐氣末端陽壓**(PEEP)支持，監測動脈血液氣體分析值**（呼吸性酸中毒）**、體液電解值變化。

(2) **採半坐臥以利呼吸；依醫囑輸注 packed RBC 以提升血紅素增加氧合狀態。**

(3) **採高蛋白、高熱量、低醣飲食**，以利肌肉活化。

(4) 隨 CO_2 滯留的加重，**$PaCO_2$ 提高，可能會出現嗜睡情形，造成呼吸抑制而危及生命。**

(二) 急性呼吸窘迫症候群(adult respiratory distress syndrome, ARDS)

1. 病因病理：**非心因性肺水腫**，主要損傷部位是**肺泡－微血管膜**，造成**第一型肺泡上皮細胞傷害**，而無法進行氣體交換，隨著病情惡化，**第二型肺泡**上皮細胞受損，導致**表面張力素減少，肺泡擴張不全**使肺部塌陷。由於感染、外傷、過敏、**敗血性休克**、代謝疾病及血液學病變等所引起。死亡原因主要來自多發性器官系統衰竭及反覆性無法控制的感染。
2. 臨床症狀：**早期症狀為呼吸速率加快**，隨著病情發展會逐漸出現呼吸困難、發紺、咳嗽、低血壓、心搏過速等。
3. 診斷性檢查：
   (1) **胸部 X 光檢查**：中晚期**常見肺部一大片白色（白肺，white out），兩側實質浸潤**。
   (2) **肺功能檢查：因肺泡表面張力素喪失引起肺泡塌陷**，會出現肺容積、肺的可容度、**功能性肺餘容積(FRC)皆減少**。
   (3) 肺動脈導管檢查：**肺微血管楔壓**(PCWP)＜12 mmHg。
   (4) 動脈血液氣體分析：如低血氧（提高 FiO_2 時，無法改善病人 PaO_2 值）、$PaCO_2$ 上升等。
4. 醫療處置：
   (1) **藥物治療：支氣管擴張劑（改善換氣狀態）、類固醇（改善血管通透性）、膠質溶液（減少微血管滲漏）**、利尿劑（改善肺水腫狀態）、鎮靜劑（降低病人壓力）等。
   (2) 呼吸機：
   A. **使用時機：呼吸速率＞34 次／分、$PaCO_2$＞45 mmHg 或 pH 值＜7.35、換氣量＞12~15 L/min**、用力呼氣肺容量＜20 mL/Kg 等。

B. **使用呼氣末期正壓**(PEEP)或呼吸道持續正壓**以協助打開小呼吸道及肺泡，減少分流程度，以增加功能性肺餘容積。**

C. **使用壓力控制反比通氣**(pressure control-inverse ratio ventilator, PC-IRV)**的方式，以延長吸氣時間。**

5. 護理處置：
   (1) 評估生命徵象，維持口腔清潔，預防感染。
   (2) 協助做胸腔物理治療，**採半坐臥**或高坐臥姿勢，鼓勵深呼吸咳嗽，可幫助氣體交換，以利痰液排出。**若咳嗽無效，可進行抽痰。**
   (3) 提供高蛋白、高熱量、低醣飲食，並維持體液電解質的平衡。
   (4) **維持每小時尿量約 20~30 c.c.，避免脫水或過度水化。**
   (5) **維持與監測動脈血中氧分壓**(PaO_2)**大於 60 mmHg。**
   (6) **監測容積控制型呼吸器的使用成效。**

三、阻塞性肺部疾病

(一) 慢性阻塞性肺部疾病(chronic obstructive pulmonary disease, COPD)

1. 病因病理：COPD 具有呼吸困難及呼吸道阻塞的特徵，最常見的疾病有**肺氣腫、慢性支氣管炎，有些學者會將氣喘也歸類於此。最主要原因為長期吸菸及吸二手菸所引起（影響呼吸道黏膜纖毛排除分泌物的能力），為漸進性不可逆反應。**

2. GOLD COPD 診療準則：**第一秒鐘用力呼氣容積（FEV_1）是評估呼吸道阻塞嚴重度重要的評估指標。**
   (1) 第 0~I 期：$FEV_1 \geqq 80\%$，不需要太多的治療。
   (2) **第 II 期：$FEV_1/FVC < 70\%$，FEV_1 50~80%需規則使用長效型支氣管擴張劑。**

(3) 第 III 期：FEV_1 30~50%，若反覆出現惡化現象，可加上吸入型類固醇規則使用。

(4) 第 IV 期：FEV_1≦30%，呈現缺氧現象，需長期使用氧氣。

3. **臨床症狀**：運動後的疲倦、間歇性的咳嗽、呼吸困難。出現頸靜脈怒張時，則可能合併有肺心症(cor pulmonale)。磷、鉀、鈣與鎂等電解質可能會出現不平衡的情形。焦躁不安及意識混亂，是早期呼吸衰竭之徵象。

4. **診斷性檢查：肺總量(TLC)及肺餘容積(RV)增加，肺活量(VC)及第 1 秒用力呼氣容積(FEV1)減少**，PaO_2 會降低、$PaCO_2$ 則會上升。

5. 醫療處置：

(1) 藥物治療：

A. 支氣管擴張劑：使用支氣管擴張劑之目的包括：**緩解支氣管肌肉痙攣、減輕支氣管黏膜水腫、改善換氣**。如 Berotec **（屬於交感 β_2 受體致效劑，會有心悸、心律不整的副作用。伴有心臟機能障礙之老年病人使用時需謹慎小心）、Theophylline 類等藥物，其中 Theophylline 治療血清濃度為 10~20 μg/mL**。

B. 其他：如祛痰劑、抗生素、類固醇、毛地黃或利尿劑等。

C. **使用麻醉劑時必須非常小心。**

(2) **氧氣療法：**

A. 使用鼻套管時，以每分鐘 1~2 公升流速提供氧氣。

B. 卞德里氏面罩(Venturi's mask)可提供較精準的氧氣濃度。

C. 因周邊頸動脈體及主動脈體對氧敏感度增加，故不宜給予高濃度的氧氣（氧氣流量為 1~4 L/min），使 PaO_2 維持在 55~60 mmHg 或 SaO_2 大於 90%。

(3) 胸腔物理治療。

6. **護理處置：**

(1) 監測心臟及血壓的變化。

(2) 教導噘嘴式呼吸，以降低呼氣時呼吸道早期塌陷，促進吐氣。**若發現病人使用呼吸輔助肌**，表示 COPD 急性惡化，**須立即採取措施**。

(3) 教導鬆弛運動有助於緩解病人的焦慮：

A. 吸氣時頭部由左向右，呼氣時由右向左。

B. 吸氣時手臂向前擺，呼氣時手臂向後擺。

C. 吸氣時由前向後轉動肩膀，呼氣時相反。

(4) 教導病人呼吸再訓練的目的包括：增加潮氣容積、降低呼吸作功、增加活動耐受力、預防呼吸道塌陷、促使有效通氣、減慢呼吸速率、讓肺泡有最大的充氣，如橫膈式呼吸及噘嘴呼吸（可延長吐氣時間）等。

(5) 飲食方面：**進食時可將氧氣面罩更換為氧氣套管**。**製作成易咀嚼的食物**，少量多餐，攝取高脂、高蛋白、**低醣飲食**，避免產氣食物或碳酸飲料（因為 CO_2 量大於蛋白質及脂肪會增加肺的負擔），並攝取適量的鈣、鉀離子；若無禁忌，鼓勵**每日攝取 2,500 mL 以上液體**，以稀釋痰液。

(6) 教導病人節省能量的方法，並依病人狀況逐漸增進活動量。走路是最好的運動，運動前可依需要使用支氣管擴張劑。

(7) 寒冷天氣外出時，應帶圍巾或面罩，並且避免到人多擁擠的場所。

◆ 肺氣腫(emphysema)

1. **病因病理：**

(1) 肺泡壁被破壞，終末細支氣管遠端有異常擴大現象，氣體交換部位發生病變，使肺泡與微細血管間的氣體交換表面積減少，小支氣管的空氣阻力增加，造成氣體交換障礙。是一種慢性、漸進性、不可逆的反應。

(2) 與吸菸、灰塵、過敏物、空氣汙染、低社經地位、遺傳因素〔如 **α_1-抗胰蛋白酶**(α_1-antitripsin)〕等有關，多發生於老年人，男性發生率高於女性。

2. 臨床症狀：

(1) **粉紅色河豚**(pink puffer)：肺泡腔擴大，呈現臉色蒼白或紅潤到紅紫色。

(2) **桶狀胸（胸廓前後徑增加）：肺過度擴張及空氣滯留所致。**

(3) 呼吸過速：早期明顯。

(4) **呼吸困難：用力時會發生呼吸困難**，會使用到呼吸輔助肌，長期後會見到胸鎖乳突肌明顯。

(5) **聽診時患部呼吸音減弱，叩診胸部時會出現過度反響音**(hyperresonance)，**觸覺時震顫強度減弱**。

(6) 其他：呼吸過速、疲倦、厭食、體重減輕、**杵狀指**（指甲床角度呈平直 180 度）等。

3. 診斷性檢查：

(1) 胸部 X 光檢查：雙側肺浸潤，肺部過度充盈，橫膈變平、下降。

(2) **實驗室檢查**：因長期缺氧使身體產生代償反應，因此會出現紅血球增生，血色素及血球比容積升高。

(3) 動脈血液氣體分析：晚期會出現 PaO_2 下降、$PaCO_2$ 上升。

(4) 肺功能檢查：**肺總量**(TLC)及**肺餘容積**(RV)**增加**，肺活量(VC)、**第 1 秒用力呼氣容積**(FEV_1)（最早出現）、CO_2 通過呼吸膜及與血色素結合的能力(DL_{CO})皆**下降**，第 1 秒用力呼氣容積／用力肺活量(FEV_1/FVC) **< 70%**，功能性肺餘容積(FRC)增加（最具代表性）。

4. 醫療及護理處置：
   (1) **呼吸治療法：教導噘嘴式呼吸以增加小呼吸道正壓，預防呼氣時塌陷導致 CO_2 滯留**；橫膈式呼吸可增進運動的耐受力、IPPB 使用。
   (2) **胸腔物理治療**：如**將吸入的空氣潮濕化以減少呼吸道分泌物的黏性**，姿位引流，採端坐姿勢，皆可增加肺擴張以利呼吸。
   (3) **氧氣治療：因 CO_2 慢性滯留，病人使用高氧易誘導 CO_2 麻醉，而使呼吸停止，因此嚴禁高濃度、高流量的氧氣**。通常使用鼻套管給予 1~2 L/min；目的要將 PaO_2 至少提高 60~65 mmHg。
   (4) 藥物治療：如支氣管擴張劑、祛痰劑、抗生素、類固醇等。
   (5) 飲食方面採少量多餐，**補充水分攝取**，戒菸酒，並避免接觸刺激物。
   (6) 鼓勵病人依醫囑服藥，並給予心理支持。

◆ 慢性支氣管炎(chronic bronchitis)

1. 病因病理：
   (1) 呼吸道的**杯狀細胞數目會增加，支氣管的黏液腺分泌大量的黏液，纖毛上皮細胞數目減少**，而使纖毛功能減退，並會因慢性感染、吸入刺激物質（如香菸、冷空氣、汙染）等引起反覆感染，而使支氣管周圍纖維化，使分泌物無法排出。尤其在寒冷的冬季更易復發。
   (2) **每一年至少持續 3 個月以上出現咳嗽且有痰等症狀**，並至少連續 2 年以上的慢性咳嗽及分泌物的增加。

2. 臨床症狀：
   (1) **因通氣不足、血氧過低，在長期慢性缺氧的代償作用的情況下會出現紅血球增多症**(polycythemia)。

(2) **藍色燻鯡**(blue bloater)：因為**右心衰竭**及皮膚發紺，**為慢性缺氧併發紅血球增生**，又發生低血氧所致。

(3) 冬天較易咳嗽、咳痰，夏天則較無症狀。隨著病情發展，症狀逐漸加重，咳嗽加劇，痰呈泡沫黏液狀。

3. 診斷性檢查：**血比容＞60%**。肺功能試驗〔如**肺容量(TLC)正常**、**FEV_1/FVC＜70%**〕、動脈血液氣體分析（如 PaO_2 下降、呼吸性酸中毒）等。**胸部 X 光檢查有明顯的支氣管血管的紋路**。

4. 醫療及護理處置：

(1) 依病人狀況給予支氣管擴張劑、祛痰劑等，並視需要長期使用 1~2 L/min 氧氣，以預防肺心症的發生。

(2) 減少支氣管刺激，並控制慢性感染，如**戒菸或避免二手菸**、冬季加強保暖、保持居家環境清潔、通風、避免進入空氣汙濁的場所等。

(3) 呼吸的訓練：理想的呼與吸時間比為 2：1。吐氣時收縮腹部肌肉，吸氣時腹部上升。**$PaCO_2$ 是評估慢性支氣管炎病人通氣有效性的最佳指標**。

(4) 可**執行姿位引流**，促進痰液的咳出，以保持呼吸道的清潔。

(5) 採高脂、低醣類飲食，充分攝取水分。

(二) 氣喘(asthma)

1. 病因病理：氣管與支氣管受到刺激，而引起呼吸道平滑肌痙攣，導致氣道狹窄的反應。

2. 分類：

(1) **外因性**（過敏性）：已知過敏原，如花粉（最常見）、空氣、灰塵、動物的毛髮、塵蟎等，具有家族性，發作年齡早，好發於冬季。

(2) **內因性**（非過敏性）：**特定原因不易確認**，如藥物、感染、壓力、運動等，不具家族性，發作年齡晚，會隨著發作的嚴重程度及頻率導致慢性支氣管炎及肺氣腫。

3. 臨床症狀：

(1) 呼吸困難（主要症狀）、支氣管痙攣、呼氣時**喘鳴聲**(wheeze)、黏膜水腫、發紺、端坐呼吸、呼吸性酸中毒、煩躁不安、胸痛、咳嗽有痰等。

(2) 因胸內壓增加會導致頸靜脈怒張。**內因性氣喘病人急性發作時會出現奇脈**(pulsus paradoxus)。

(3) 持續氣喘發作會導致氣喘重積狀態(status asthmatics)，嚴重會導致呼吸衰竭而死，需馬上處理。

4. 診斷性檢查：

(1) 皮膚過敏試驗：外因性呈陽性反應，有過敏原；內因性呈陰性反應，無過敏原。

(2) 血液檢查：**外因性病人其嗜伊紅性白血球數及 IgE 會增加。**

(3) 動脈血液氣體分析：早期過度換氣會造成呼吸性鹼中毒，**持續惡化時，二氧化碳分壓($PaCO_2$)增加**，後期因為呼吸道阻塞會產生呼吸性酸中毒，**出現酸血症情形。**

(4) 肺功能試驗：肺餘容積(RV)上升，肺活量(VC)減少，**尖峰呼氣流速計(PEFR)**下降（**可評估藥物治療之效果**）。

5. 醫療處置：

(1) 擬交感神經藥物：可使平滑肌鬆弛，緩解支氣管痙攣。

A. Epinephrine：作用期較長，且無心律不整的副作用。

B. Isoproterenol (Isuprel)：為噴霧製品由口腔吸入（計量吸入器 metered-dose inhaler, MDI），**全身副作用較小**。**每次使用前充分搖勻**（約 15~20 次），完全吐氣後吸氣，吸入時**採慢而深的呼吸**，**吸氣後暫停呼吸 5~10 秒再緩慢吐氣**，必要時可重複使用，但**需間隔 1 分鐘**。因為 β 類藥物會使病人心跳加速，故心臟機能不良者不適用。**使用後需要漱口，以防口腔念珠菌感染**。

C. Ventolin：為短效型藥物，以吸入給藥。

D. Berotec：為長效型藥物。

(2) 甲基黃嘌呤衍生物：可使平滑肌鬆弛，支氣管擴張。急性發作時以 Aminophylline 靜脈或肌肉注射。因為會造成噁心、嘔吐、心搏過速、**高血壓**、**心律不整**、失眠、不安等症狀，需特別注意。

(3) **皮質類固醇**(corticosteroids)：**可抑制支氣管黏膜炎症反應**，如 Hydrocortisone (Solu-cortef)；Prednisolone 為最後一線治療用藥。**每次使用乾粉吸入器**(dry powder inhaler, DPI)，**吸入類固醇後需漱口，以免造成白色念珠菌感染。**

(4) 抗乙醯膽鹼藥物：緩解呼吸道痙攣，如 Ipratropium (Atrovent)為噴霧吸入式劑型，**副作用主要有口乾舌燥、尿瀦留、便秘等**。

(5) 肥大細胞穩定劑：可穩定肥大細胞，以抑制發炎反應，如 Cromolyn。合併**使用其他支氣管擴張劑 20~30 分鐘後，方可使用此藥**。

(6) 注意事項：**使用多種吸入藥物時，最先使用選擇性 β_2 促進劑，再用抗乙醯膽鹼藥物**，最後才用類固醇。

(7) 禁忌：避免用麻醉劑如 Phenobarbital、Morphine、Benadryl 等；Aspirin、NSAIDs、Inderal **會誘發氣喘重積狀態**需加以注意。

(8) 氧氣治療：低氧療法（氧氣濃度＜40%），維持 PaO_2＞60~70 mmHg 或 SaO_2＞90%，視情況使用呼吸機。

6. 護理處置：

   (1) **教導使用尖峰吐氣流速計，定期測量肺功能**。使用方法為：**深吸氣，然後經由流量計的吹口用力吐氣**。

   (2) **教導辨識氣喘發作早期症狀**，並瞭解所服用的藥物作用、副作用等。

   (3) 正常生活作息，培養**規律而適度的運動**。

   (4) 無特殊限制時，維持良好的營養，**每日攝取水分** 3,000 c.c.。

   (5) 學習放鬆技巧，如**噘嘴呼吸**、深呼吸等，有助於體內 CO_2 的排出。

   (6) 鼓勵腹式呼吸；呼吸困難時，可藉坐姿或身體向前傾、端坐呼吸等改善。

   (7) 改善居家環境，避免接觸二手菸，避免吹冷氣，隔離過敏原，避免呼吸道再度感染，並監測空氣品質指數。

7. 尖峰呼氣流速計(peak expiratory flow rate, PEFR)：尖峰呼氣流速計可用來協助氣喘的診斷，並做治療的評估，以調整藥物劑量。

   (1) 使用方法：

   A. 將尖峰呼氣流速計指示器歸零。

   B. 採站姿，深呼吸之後吸飽氣。

   C. 將尖峰呼氣流速計放入口中，嘴唇需緊閉，用力且快速的將氣吹出。

   D. 吹氣 3 次之後，取最好的數值記錄在氣喘日誌。

   (2) 判斷方法：

   A. 綠燈區：尖峰呼氣流速值為理想值之 80~100%，表示狀況良好。

   B. 黃燈區：尖峰呼氣流速值為理想值之 60~80%，表示留意。

C. **紅燈區**：尖峰呼氣流速值為理想值之 60%以下，表示**需立即就醫**。

四、支氣管擴張症(bronchiectasis)

1. 病因病理：因**慢性細菌性感染**、腫瘤、呼吸道阻塞、氣喘、吸入刺激性物質及先天因素等，使支氣管壁彈性組織受損，造成支氣管和細支氣管不正常且永久性的擴大。因重力影響，多發生在肺下葉。
2. 臨床症狀：慢性咳嗽、黏稠膿痰、咳血、呼吸困難、疲勞、厭食、杵狀指、肺心症等。**病人痰液靜置後可見上層泡沫、中層清澈、下層濃稠狀**。
3. 醫療及護理處置：
   (1) 藥物治療：如抗生素、支氣管擴張劑、化痰劑及祛痰劑等。
   (2) 給予姿位引流、噴霧治療等以促進痰液的排除。
   (3) 教導戒菸，避免接觸刺激物，並增加水分攝取以稀釋痰液。

五、肺癌(lung cancer)

1. 病因病理：
   (1) 原發性肺癌多數起源於支氣管上皮細胞，較常發生於右肺，肺臟中心比周邊更容易發生。**通常在病人發生可注意的症狀前，就已有轉移情形，故存活率低**。
   (2) 危險因子：**吸菸**、長期暴露於一些致癌物質下（如空氣汙染、二手菸、油煙、**石綿纖維**、放射線等）、慢性呼吸道疾病者、家族遺傳等。

2. 分類：

(1) **腺癌**：最常見的肺癌型態，與肺組織間纖維化有關，主要發生在肺的周邊，少出現咳嗽、咳血，**與吸菸較無關，常好發於女性。**

(2) 鱗狀細胞癌：**早期有持續性肺臟炎症**，與吸菸及環境中的致癌物有關，會造成肺臟空洞樣的病變、**上腔靜脈壓迫症候群（頭頸部與上半身水腫、發紅、呼吸困難）、咳嗽**、咳血，**晚期有杵狀指**，不常轉移，男多於女。

(3) **小細胞癌**：早期經淋巴及血流轉移，**生長極迅速，是最惡性的肺癌，具高度轉移性，預後最差**，男多於女。**對化學治療的敏感性較高。**

(4) 大細胞癌：與吸菸及環境中的致癌物有關，易經淋巴及血流轉移，會造成肺臟空洞樣的病變，男多於女。

3. 臨床症狀：

(1) **肺癌的警訊：呼吸型態改變、無法解釋的呼吸困難、持續咳嗽、痰中帶血**、咳血、鐵鏽色的痰或膿痰、反覆性肺部發炎等。

(2) 早期症狀會出現**持續性咳嗽**、胸痛、咳痰、經常性反覆性呼吸道感染，末期症狀會出現骨骼疼痛、咳血、**漏出性肋膜積水**、杵狀指等。

(3) 腫瘤壓迫到喉神經會造成聲帶麻痺，會出現聲音嘶啞；若壓迫到上腔靜脈會出現呼吸急促**併發呼吸困難，頭痛，頸部、臉部及上肢腫大**，稱為**上腔靜脈症候群**；若**壓迫到頸神經叢會出現眼瞼下垂、針狀瞳孔、患側臉頰不出汗，稱為霍納氏症候群**(Horner's syndrome)；若壓迫到臂神經叢會造成手臂、肩膀疼痛及萎縮，稱為 Pancoast 氏症候群。

4. 診斷分期：分期系統標準以**腫瘤大小、器官轉移、受侵犯的淋巴結為依據**。

5. 醫療處置：
   (1) 手術治療：效果不好。**較適合於 I、II、III A 期病人**。手術前評估 FEV_1 的原則：$FEV_1 > 2.5$ L：施行全肺切除；FEV_1 1.1~2.4 L：施行肺葉切除；$FEV_1 < 1$ L：無法接受手術。
   (2) 化學治療：可減小腫瘤大小及減緩臨床症狀，需注意副作用。
   (3) **放射線治療**：需注意咳嗽、皮膚變化、吞嚥及呼吸困難等副作用。
   (4) 藥物治療：如止痛劑、支氣管擴張劑、鎮定劑等。

6. 護理處置：
   (1) 觀察生命徵象。
   (2) 教導病人採**橫膈式及噘嘴呼吸**，有助肺部擴張。
   (3) 採**半坐臥式**，身體微向前傾，較有利於呼吸，可增加身體的舒適度。
   (4) 教導簡單的日常活動，如梳頭髮可使**手臂上舉，有助於肺擴張**。
   (5) 肺癌高危險群者應定期接受胸部 X 光檢查；若有慢性咳嗽時宜至醫院檢查，以早期發現早期治療。
   (6) **術後 1 年內不得提重物，以免影響神經肌肉功能**。

六、肺塵症(pneumoconiosis)

1. 病因病理：吸入某些粉塵或化學物質所引起的肺臟疾病，**肺實質順應性降低以致肺容積減少**，大多屬於職業病。分為矽末沉著病（最常見）、石綿沉著病、碳末沉著病、鈹沉著病。

2. 臨床症狀：通常發病早期沒有症狀，隨病情變化會逐漸出現呼吸困難（最早出現）、咳嗽、咳血、胸痛、疲倦、發紺等。

3. 醫療及護理處置：教導進入高危險區需戴口罩，需定期做胸部X光檢查。

七、肋膜炎(pleurisy)及肋膜積水(pleural effusion)

1. 病因病理：
   (1) 肋膜炎：是由原發性疾病，如肺部感染、胸部外傷、胸部腫瘤等引起微生物進入肋膜腔而發炎，屬於繼發性疾病。分為乾性（纖維性）肋膜炎及濕性（漿液纖維性）肋膜炎兩種。
   (2) 肋膜積水：指肋膜腔的液體量超過正常。原因包括：**血管通透性增加**（**血管膠質滲透壓降低**、流體滲透壓增加）、肋膜下微血管壓力增加、肋膜腔發炎及淋巴管阻塞。分為：
   A. 漏出性肋膜積水：因靜水壓與滲透壓間的不平衡所產生，不含蛋白質，比重低。
   B. 滲出性肋膜積水：**因炎症導致血管通透性增加所引起，富含蛋白質，比重大**，色深，**Rivalta 試驗呈陽性**。

2. 臨床症狀：
   (1) 初期肋膜液未產生前，聽診可聽到肋膜摩擦聲。
   (2) 吸氣時會出現尖銳胸痛、咳嗽，深呼吸時更加劇，亦會有發燒、盜汗、全身無力等症狀。
   (3) **肋膜積水時，會出現乾咳、漸進性呼吸困難、患側胸廓的運動降低等症狀，嚴重時氣管會偏向健側。叩診患部時會出現濁音，可藉由超音波檢查來診斷。**

3. 醫療及護理處置：

(1) 藥物治療：

A. 止痛劑：如 Aspirin、Codeine、Morphine、Demerol 等。

B. 麻醉劑：如 Narcotics，要注意咳嗽及換氣被抑制的情形。

C. 止咳劑可減少咳嗽，抗生素可減少及抑制炎症反應。

(2) 肋膜粘連術：主要目的是**預防再產生肋膜積水**，用於惡性肋膜積水引起呼吸困難的病人。注入 Bleomycin 或 Mitomycin 等硬化藥物後，**夾住胸管並協助翻身**，使肋膜與胸壁黏合在一起。

(3) 如果肺部塌陷及胸部擴張不全而換氣過低時，可採胸腔放液及胸腔引流，引流量一天不宜超過 1,200~1,500 mL。**若引流量過多，可能會發生肺水腫**。

(4) 維持呼吸通暢，教導病人採深而慢的呼吸。若有呼吸困難的情形，可採半坐臥，以利肺擴張。

(5) 教導躺向患側或以手壓住患側，可減少患側呼吸運動，以減輕疼痛。

(6) 飲食方面：採高蛋白、高熱量、高維生素及容易消化的食物，並維持體液電解質的平衡。

八、肺栓塞(pulmonary embolism)

1. 病因病理：係指**一條或一條以上的肺部血管被栓子（最常來自下肢深部靜脈）塞住**，會造成**肺部死腔增加**、**氣管痙攣**、**肺高壓症**等。好發於**長期臥床**導致下肢深部靜脈血栓（最常見）、**服用口服避孕藥**、**下肢骨折**、脫水、血栓靜脈炎等的病人。

2. 臨床症狀：**突發性呼吸困難**、**突然胸痛**、肋膜疼痛、焦躁不安、猛烈咳嗽、咳血、下肢水腫及疼痛、**心搏過速**、蒼白、休克、全身無力等。

3. 診斷性檢查：

(1) **胸部 X 光檢查：發現陰影。**

(2) **肺部血管攝影：可評估肺部血栓性栓塞的範圍，是確定診斷最主要的方法。**

(3) **心電圖檢查：肺高壓症病人的心電圖會出現異常現象。**

(4) 動脈血液氣體分析：早期會出現 $PaO_2 < 80$ mmHg、$PaCO_2 < 35$ mmHg 及部分病人會出現呼吸性鹼中毒；晚期代償失效時，病人會出現代謝性酸中毒。若造成肺血管阻力增加時，會出現**右心衰竭**、心輸出量下降及低血壓。

4. 醫療及護理處置：

(1) 藥物治療：

A. **抗凝劑**：使用 Heparin、Coumadin 治療，**以減少肺部血栓形成。給藥後最初 6 小時，應每 15 分鐘監測生命徵象，注意過敏反應，須維持部分凝血活酶時間(aPTT)為正常值的 1.5~2.5 倍。血栓形成後 72 小時內可給予 Streptokinase 快速溶解血塊。**

B. 類固醇：以降低肺部局部的傷害及減輕肺水腫的嚴重程度。

C. 必要時使用軟便劑或瀉劑，以防止病人便秘。

(2) **在下腔靜脈放入腔靜脈過濾器。**

(3) **給與氧氣治療，維持 PaO_2 在 60 mmHg 以上。**

(4) 注意血壓，預防低血壓及休克；**鼓勵穿著寬鬆衣褲，使用彈性襪**或彈繃；**協助翻身及教導執行腿部運動；抬高下肢增加靜脈回流；盡早下床活動；避免維持坐姿或站姿過久，不要交叉雙腿；戒菸。**

(5) 居家護理指導：因服用抗凝劑，患者應**選用軟毛牙刷或正確使用含蠟的牙線；抽血後應在穿刺部位局部加壓 15~20 分鐘。**

九、肺心症(cor pulmonale)

1. 病因病理：指肺及肺血管功能或結構發生慢性病變，可因肺栓塞、肥胖、肺纖維化、肺高壓症、**肺泡換氣不足、吸入氧氣不足**等，引起肺微血管壓力升高，使右心室打出的血液阻力增加，造成**心輸出量不足**而引起代償性的肥大，繼而發生右心衰竭。
2. 臨床症狀：呼吸困難、咳嗽、頸靜脈怒張、腹水、周邊水腫、胸痛等。
3. 診斷性檢查：**胸部 X 光（呈現右心室肥大及明顯的肺動脈）**、血液檢查（RBC、Hb 上升）等。
4. 醫療及護理處置：

(1) 藥物治療：

A. 利尿劑：降低肺微血管楔壓，減少右心室的工作量，注意是否有低血鉀現象。

B. 毛地黃：增加心肌的收縮力，注意中毒現象。

C. 抗凝劑：如 Warfarin 等，預防肺栓塞的產生。

D. 血管擴張劑及鈣離子阻斷劑：降低心臟後負荷，減少心臟的工作量。

(2) 胸腔物理治療：

A. 採蒸氣吸入、**姿位引流、胸部叩擊及震動**等維持呼吸道通暢。

B. **給予氧氣治療，維持適當的血氧飽和濃度**(SaO_2)，減少肺血管收縮的情形，以**減少右心負荷**。

C. 若是慢性阻塞性肺部疾病病人則使用低流速氧氣。

D. 視需要插氣管內管並使用呼吸機。

(3) 臥床休息，**採半坐臥姿或高臥姿，以利呼吸。**

(4) **漸進增加病人的活動量**，必要時執行被動性的全關節運動。

(5) 飲食方面：限鈉及醣類（可能增加呼吸作功的負荷）攝取。

十、肺水腫(pulmonary edema)

1. 病因病理：指肺泡內及肺間質有不正常的液體蓄積，**會影響氣體交換**。常見的心因性肺水腫主要為**左心衰竭**所導致。

2. 臨床症狀：
   (1) 心因性：肺臟的彈性降低、呼吸道變窄、血壓降低、脈壓變窄、**聽診時發現雙側有粗爆裂音（粗囉音）**(crackles)**及嘶音**、**肺動脈楔壓(PAWP)上升**、**頸靜脈怒張**等。
   (2) 非心因性：**呼吸困難**、**呼吸速率增加**、**端坐呼吸**、**咳出大量粉紅色泡沫狀及血絲的痰液**、**皮膚蒼白**、胸痛（非肋膜性）等。

3. 診斷性檢查：**肺動脈導管檢查**可辨別心因性肺水腫(PCWP＞18 mmHg)和非心因性肺水腫。

4. 醫療及護理處置：
   (1) 藥物治療：
   A. Morphine：降低病人的焦慮，使血管擴張以改善氧合作用。
   B. Nitroprusside：若病人的血壓穩定可給予此藥，以使末梢血管擴張，並能減少靜脈回流及心臟負荷量。
   C. **毛地黃：增加心輸出量，可改善肺充血情況。**
   (2) 若出現肺水腫症狀：**協助病人採高坐臥姿**以促進呼吸→**給予氧氣或人工呼吸機**，並監測動脈血氧濃度→**準備床邊抽痰用物→呼叫醫師**。

十一、胸部外傷(chest trauma)

(一) 肋骨骨折(rib fractures)

1. 病因病理：通常是遭外力或撞擊而造成，骨折處有極度壓痛及摩擦音。最常發生在第 5~9 對肋骨，大部分發生在腋後線上。

當有二根以上的**肋骨斷裂**，且斷裂處至少二處，使胸骨與肋骨無法維持原先的胸廓型態時，稱為**連枷胸**(flail chest)。

2. 臨床症狀：
   (1) **病人因肺部死腔增加而造成低血氧**，出現呼吸困難、**蒼白、不安、呼吸淺快、發紺等呼吸窘迫症狀**。
   (2) **奇異性呼吸**(paradoxical breathing)：**吸氣時患側胸部向內凹陷；呼氣時，因胸內壓增加，使患側胸部向外膨出。**

3. 醫療及護理處置：
   (1) 治療連枷胸主要著重於肺部再擴張。
   (2) 護理重點在確立有足夠的肺泡換氣量及緩解疼痛。
   (3) 可採半坐臥至高坐臥式，以利肺擴張。
   (4) 情況如果不嚴重不需處理，或可用砂袋加壓穩定胸部，若範圍較大則會使用呼吸機以維持足夠的換氣量。

(二) 氣胸(pneumothorax)

1. 病因病理：因胸腔穿刺、胸腔手術、意外傷害、使用呼吸機、微生物等導致空氣經胸壁、肺、支氣管、食道、橫膈等處的裂傷進入肋膜腔，造成**胸內壓上升**，嚴重時會引起肺組織塌陷。

2. 分類：
   (1) **自發性氣胸**(spontaneous pneumothorax)：**胸膜下肺泡破裂**，最常發生於肺尖，多數病人即使在休息時亦會發生，叩診時會有過度共鳴音發生。好發於**年輕男性**，體型**高瘦**、有**吸菸史**或**家族史**。
   (2) 開放性氣胸(open pneumothorax)：胸廓上會出現吸吮性傷口(sucking wound)，使肋膜腔與大氣相通，而造成縱隔腔撲動。
   (3) 張力性氣胸(tension pneumothorax)：又稱壓力性或正壓性氣胸，係因肺臟或支氣管裂傷，讓氣體在**吸氣時進入肋膜腔**，

但呼氣時卻無法排出，而形成壓力，會影響體內之血流動力恆定性。當肋膜腔內氣體越積越多時，會造成縱隔腔移至健側，氣管偏向健側。

3. 臨床症狀：**心搏過速、躁動不安**、空氣飢渴(air hunger)、焦慮、出汗、休克、發紺、**不對稱的胸壁運動、胸內壓上升**等。**單側張力性氣胸病人會出現胸痛、無痰的咳嗽、胸廓運動減弱橫膈膜離軌度變小。**

4. 診斷性檢查：**患側觸覺震顫、呼吸音減弱，叩診胸部時出現過度反響。**

5. 醫療及護理處置：

   (1) 預防休克，視情況給予氧氣、**抗生素治療**。

   (2) **胸腔穿刺術引流**血液、滲出物或空氣等。**放置胸管可移除肋膜腔中的氣體**。

   (3) **開放性氣胸：**

   A. **緊急時可用凡士林紗布覆蓋傷口，但需保留一邊開口，**以防造成增壓性氣胸。

   B. **氣胸程度在 20%以下採臥床休息及觀察。**

   (4) **張力性氣胸：緊急時由胸壁上插入大號針頭減輕肋膜腔壓力。**

(三) 血胸(hemothorax)

1. 指血液積存在肋膜腔中，最常見的原因是創傷引起血管破裂。

2. 常伴有氣胸發生，稱為血氣胸(hemopneumothorax)。

3. **插置胸管後 1 小時內引流液若超過 100 c.c.即需通知醫師**，其他醫護處置同氣胸。

(四) 肺挫傷(pulmonary contusion)

1. 指肺實質的損傷，常見於胸壁較薄及順應性較差的年輕人，**呼吸音會降低**。
2. **協助抬高床頭、採半坐臥姿勢**且臥向健側，有助肺部擴張及促進通氣。
3. **給予適當的氧氣使用**，並給予**抗生素**以預防感染。
4. **給予利尿劑並限制液體攝入量**，以減輕水腫。使用**止痛藥、祛痰劑**。
5. **中度者需開始使用類固醇控制肺臟組織的炎症反應。**

十二、胸腔手術

常見胸腔手術的種類、手術方式及適應症請見表 10-1。

1. 手術前護理：
   (1) 完整的評估與資料的收集，如過去病史、過敏史、吸菸史、主訴、肺功能檢查、胸部 X 光檢查、實驗室檢查、動脈血液氣體分析等。
   (2) **手術前給藥的目的：減輕焦慮、減少咽喉的分泌物**（如 Atropine）、**控制不適症狀**（如止痛劑）等。
   (3) **指導病人練習傷口支托技巧。**
   (4) 教導病人**練習腹式呼吸、有效咳嗽**及翻身方法，並學習**使用誘導性肺量測定器**(incentive spirometer)，**可預防肺塌陷**，促進肺擴張。
   (5) **指導術後手臂與肩膀的運動**，如吸氣時手抬起，呼氣時手放下，以預防冰凍肩（肩關節黏滯）、肺擴張不全、脊柱側彎。

表 10-1 常見胸腔手術

手術種類	手術方式	適應症
胸廓切開術 (thoracotomy)	打開整個胸腔，以確定病變	胸部外傷、腫瘤及疾病的切片檢查及確定診斷
全肺切除術 (pneumonectomy)	1. 切除整個肺臟，不保留任何肺組織 2. 同時會施行胸廓整形術 3. **為預防縱隔腔移位，故術後不接胸腔水下引流裝置**	**支氣管癌**、**肺癌**、廣泛性肺結核
肺葉切除術 (lobectomy)	切除一葉或一葉以上的肺葉，盡量保留功能性肺組織	肺葉上的腫瘤、囊腫、膿瘍、支氣管擴張、肺結核或外傷
肺節切除術 (segmental resection)	切除一節或一節以上的肺節，剩餘的肺組織會擴張以填補切除部位的空缺	局限於肺葉節內的支氣管擴張、肺結核
胸廓整形術 (thoracoplasty)	切除部分肋骨，減少胸腔體積，以預防或治療切除手術的合併症	治療肺結核基本方法
楔狀切除術 (wedge resection)	移除局部小面積的三角形的肺組織，範圍小，幾乎不影響肺功能	1. 切除小塊而明顯的局限病變 2. 切片

2. 手術後護理：
   (1) 觀察生命徵象的變化，維持呼吸道通暢、抽痰、給氧，並注意傷口有無出血現象。
   (2) **依醫囑給予止痛劑**，以減輕疼痛，增進舒適。
   (3) 維持胸腔引流的功能及觀察引流物的性狀，若無醫囑不可自行執行擠壓法或擠通法。
   (4) 教導抬高床頭，**躺向健側**以利患側剩餘肺組織的擴張及協助健側肺維持最大的換氣功能，如左側肺部楔狀切除術的術後臥姿包括平躺、右側臥、半坐臥。

(5) 評估術後是否出現合併症：**若觸診氣管明顯向健側擴張、患側震顫明顯變小，或是叩診患側有明顯濁音、聽診患側呼吸音減弱或消失，表示發生肺擴張不全。**

(6) **全肺切除患者術後照護：**

A. **不宜採側臥，預防縱隔腔偏移。**

B. **採橫膈式呼吸或噘嘴呼吸，預防肺擴張不全。**

C. **可適度活動肩部關節，預防關節黏滯。**

D. **協助病人早期下床，以促進肺膨脹。**

(7) 肺葉切除術後的肋膜腔可能會血水或空氣蓄積，導致需要較長時間的胸管引流，若術後**發現傷口周圍皮膚組織像海綿狀且有爆裂音，可能是出現皮下氣腫**，需立即報告醫師。**側臥向健側或半坐臥**，讓患側剩餘的肺組織有空間膨脹。

(8) 鼓勵離床活動及**患側肩部**、手臂的運動，或協助進行被動性的全關節運動，以防止肌肉萎縮及關節僵化。

(9) 鼓勵**進行深呼吸運動，可擴張肺泡，增加氣體交換的表面積**，並減少分泌物的蓄積。**咳嗽前請病人坐起且以枕頭壓住傷口**。

(10) 維持營養及體液電解質的平衡，並**鼓勵戒菸**、戒酒。

QUESTION 題庫練習

1. 有關嚴重急性呼吸道症候群(SARS)病人接受抗病毒藥物治療之敘述，下列何者錯誤？(A)對於發燒超過1天的醫療照顧者及親密接觸者，應提供口服Ribavirin做為預防性給藥 (B)對於嚴重感染及口服藥的耐受性不佳之病人，提供靜脈注射Ribavirin (C)口服Ribavirin對懷孕及胚胎生長會有所影響，病人需停藥6個月後才能懷孕 (D)靜脈注射Ribavirin時，需以生理食鹽水稀釋並快速以靜脈推注給予。 (105專高一)

   解析 Ribavirin針劑靜脈輸注應以大於30分鐘方式給予，可用滅菌注射用水、葡萄糖液或生理食鹽水稀釋。

2. 肺結核初期最常見的症狀，下列何者正確？(A)呼吸變慢 (B)乾咳 (C)咳嗽帶血 (D)咳嗽帶化膿性痰。 (105專高二)

3. 由於感染所造成之肋膜積水，通常多為下列何種類別或性質之積液？(A)漏出性(transudative)肋膜積水 (B)滲出性(exudative)肋膜積水 (C)顏色清澈、淡黃 (D)含大量淋巴球。 (105專高二)

4. 有關慢性阻塞性肺部疾病病人發生呼吸困難之護理措施，下列何者正確？(1)可以使用凡德里面罩(Venturi's mask)給氧 (2)可以使用鼻導管給氧 (3)給與40%濃度的氧氣 (4)維持平躺以促進舒適。(A)(1)(2) (B)(1)(3) (C)(2)(4) (D)(3)(4)。 (105專高二)

5. 下列何者為氣喘病人最典型的呼吸音？(A)哮吼(stridor) (B)喘鳴(wheeze) (C)濕囉音(rales) (D)鼾音(rhonchi)。 (105專高二)

6. 在正常生理狀態下，下列何者為刺激呼吸中樞而影響呼吸之主要物質？(A)二氧化碳 (B)氧 (C)鈣離子 (D)鉀離子。 (106專高一)

7. 有關肺栓塞之預防措施，下列何者最重要？(A)經常深呼吸及咳嗽 (B)每天至少攝取3,000 c.c.的水分 (C)避免劇烈運動 (D)避免久坐以預防深部靜脈血栓。 (106專高一)

解答： 1.D 2.B 3.B 4.A 5.B 6.A 7.D

8. 下列何者是肺氣腫造成氧氣供應減少的主要原因？(A)呼吸肌麻痺 (B)肋膜積水 (C)氣體交換面積減少 (D)呼吸道阻塞。 (106專高一)

9. 病人移除人工氣道後，出現下列何種現象應做緊急處理？(A)喘鳴 (B)偶有粉紅色痰 (C)聽診右側肺底有爆裂音 (D)每分鐘呼吸速率為26次。 (106專高一)

10. 有關連枷胸之敘述，下列何者正確？(A)多重胸腔肌肉創傷所導致 (B)常出現深及慢的呼吸型態 (C)吸氣時患部向外膨出 (D)治療主要著重於肺部再擴張。 (106專高一)

解析 (A)胸骨受到撞擊，造成肋骨二處或以上的部位發生骨折所導致；(B)常出現淺及快的呼吸型態；(C)呼氣時患部向外膨出。

11. 使用下列哪一種肺結核治療藥物不需監測肝功能？(A) Ethambutol (EMB) (B) Isoniazid (INH) (C) Pyrazinamide (PZA) (D) Rifampin (RMP)。 (106專高一)

解析 (A)Ethambutol (EMB)會造成腎毒性、視神經炎，不需監測肝功能。

12. 評估呼吸道阻塞嚴重度的指標，下列何者最重要？(A)吸氣容量 (B)功能性肺餘量 (C)最大吸氣壓力 (D)第一秒之用力吐氣量。 (106專高一)

13. 下列何者為確診病人有無肺結核感染最準確的方式？(A)支氣管鏡 (B)痰液培養 (C)胸部X光 (D)結核菌素皮膚試驗。 (106專高二)

14. 肺炎病人合併低血氧時最早出現的精神狀態改變，下列何者正確？(A)昏迷 (B)躁動不安 (C)憂鬱 (D)欣快感。 (106專高二)

15. 評估使用呼吸器病人其氣管內管位置正確性的方式，下列何者最適當？(A)評估病人的膚色 (B)監測病人的呼吸速率 (C)確認cuff內氣體的量 (D)聽診雙側呼吸音。 (106專高二)

解答： 8.C 9.A 10.D 11.A 12.D 13.B 14.B 15.D

16. 評估疑似肺栓塞病人時，最可能發現下列何種症狀？(A)突然發冷、發燒 (B)突然胸痛 (C)出現噘嘴式呼吸 (D)出現泡沫痰。
(106專高二)

17. 有關慢性支氣管炎的病理變化，下列何者錯誤？(A)杯狀細胞數目增加 (B)纖毛上皮細胞數目減少 (C)肺的回縮力量降低 (D)缺氧導致右心衰竭。 (106專高二)

解析 (C)肺氣腫的肺回縮力量會降低。

18. 有關慢性阻塞性肺部疾病病人的飲食指導，下列何者錯誤？(A)少量多餐 (B)攝取適量的鈣、鉀離子 (C)增加碳水化合物飲食 (D)製作成易咀嚼的食物。 (106專高二)

解析 (C)採高蛋白、高脂肪、低碳水化合物、易消化飲食。

19. 接受胸腔放液穿刺術後的病人，需監測的合併症，不包括下列何者？(A)凝血功能變差 (B)氣胸 (C)肺水腫 (D)低血壓。
(106專高二)

20. 肺炎病人接受抗生素治療，下列何者表示抗生素已發揮作用？(A)周邊血氧濃度降低 (B)胸部X光檢查實質化部位增加 (C)血中全血球計數數量增加 (D)體溫降低及濃痰減少。 (106專高二)

21. 病人因肺炎導致有膿痰不易咳出之護理措施，下列何者正確？(A)每小時執行姿位引流 (B)限制水分的給予，以減少痰液 (C)給予氧氣，使血中氧氣濃度達到最高 (D)教導有效的咳嗽方式，使痰咳出。 (106專高二補)

22. 肺結核皮膚測試呈現陽性的病人，下列何種症狀出現時顯示肺結核正處於活動期？(A)呼吸音有爆裂聲 (B)咳嗽有痰 (C)夜間盜汗 (D)體重增加。 (106專高二補)

23. 細菌性肺炎病人常出現發紺的主要原因，下列何者正確？(A)心輸出量下降 (B)肋膜積水 (C)周邊血循不良 (D)血中氧合不足。 (106專高二補)

解答： 16.B 17.C 18.C 19.A 20.D 21.D 22.C 23.D

24. 有關慢性肺疾病病人出現早期呼吸衰竭之徵象，下列何者正確？(A)低血壓及呼吸有哮鳴音 (B)呼吸困難及心跳過慢 (C)焦躁不安及意識混亂 (D)皮膚發紺且溫暖。 (106專高二補)

25. 下列何者是氣胸病人放置胸管的目的？(A)監測是否出血 (B)監測肺功能 (C)移除肋膜腔中的氣體 (D)引流肋膜腔中的液體。 (106專高二補)

26. 為肺葉切除術後病人進行胸部評估時，發現傷口周圍皮膚組織像海綿狀且有爆裂音，下列何者是病人最可能的問題？(A)皮下氣腫 (B)肋膜積水 (C)氣胸 (D)連枷胸。 (106專高二補)

27. 評估使用胸腔水下引流系統之病人，發現水封瓶長玻管內液面的高度隨著呼吸上下移動，下列何者正確？(A)可能是胸管阻塞 (B)可能有皮下氣腫 (C)胸管引流功能正常 (D)胸管有漏氣情形。 (106專高二補)

28. 有關維持慢性阻塞性肺部疾病病人的氧合狀態，下列敘述何者正確？(A) PaO_2為80~100 mmHg (B) PaO_2為50~65 mmHg (C) SaO_2為100% (D) SaO_2為60%。 (106專高二補)

29. 有關急性呼吸窘迫症候群(ARDS)的診斷標準，下列何者正確？(A)慢性發作 (B)氧合指數(PaO_2/FIO_2)＞200 mmHg (C)胸部X光呈現單側肺浸潤 (D)肺微血管楔壓≦18 mmHg。 (107專高一)

30. 當發現胸腔術後病人的胸腔水下引流系統的水封瓶內出現大量氣泡時之處置，下列何者最適當？(A)扭擠胸管 (B)減少抽吸壓力 (C)檢查引流系統有無漏氣處 (D)代表引流系統功能完好，無需處置。 (107專高一)

31. 有關肺氣腫之敘述，下列何者錯誤？(A)換氣灌流比值會減少 (B)會造成氣體交換障礙 (C)會出現呼氣期時間延長 (D)會出現桶狀胸。 (107專高一)

解答： 24.C 25.C 26.A 27.C 28.B 29.D 30.C 31.A

32. 有關慢性阻塞性肺部疾病病人使用Aminophylline治療時之敘述，下列何者正確？(1)主要作用為支氣管擴張 (2)副作用為心律不整和高血壓 (3)靜脈注射速度不可超過20~25 mg/min (4)血清治療濃度應維持在20~40 μg/mL之間。(A)(1)(2) (B)(1)(3) (C)(2)(4) (D)(3)(4)。 (107專高一)

33. 有關協助肺心症病人清除呼吸道分泌物之措施，下列何者錯誤？(A)教導深呼吸、咳嗽 (B)執行胸部扣擊、震顫 (C)攝取大量水分 (D)執行姿位引流。 (107專高一)

34. 當病人出現大量化膿性濃稠痰液，且將痰液靜置於杯子內，會分成上層泡沫、中層清澈、下層濃稠，下列何者為其最可能之診斷？(A)肺炎 (B)肺癌 (C)支氣管擴張症 (D)慢性支氣管炎。 (107專高一)

35. 有關服用抗結核菌藥物(Rifampin)病人尿液之顏色，下列何者正確？(A)綠色 (B)橙色 (C)黑褐色 (D)藍色。 (107專高一)

36. 一位肺氣腫病人突然覺得呼吸短促，醫生診斷為自發性氣胸，下列何者是造成此情形最可能的原因？(A)氣管與食道間的瘻管 (B)肋膜磨擦間的瘻管 (C)胸壁穿刺性的傷口 (D)肺臟頂端的氣泡破裂。 (107專高二)

37. 急性呼吸窘迫症候群病人使用呼氣末正壓(PEEP)的目的，下列何者正確？(A)協助打開氣管及支氣管 (B)減少功能性肺餘容積 (C)減少分流情形 (D)可增加胸內靜脈回流。 (107專高二)

解析 呼氣末正壓(PEEP)的目的為增加功能性肺餘容積促進氣體交換，協助打開小呼吸道及肺泡以預防肺泡塌陷。

38. 有關氣管內插管病人之護理措施，下列何者錯誤？(A)定時評估病人抽痰的需要以維持管路通暢 (B)維持氣管內管氣囊壓力在35 mmHg以預防管路滑脫 (C)灌食時搖高病人床頭30～45度以避免吸入性肺炎 (D)依醫囑給與鎮靜劑以預防非預期性拔管。

解析 (B)維持在14~20 mmHg。 (107專高二)

解答： 32.B 33.C 34.C 35.B 36.D 37.C 38.B

39. 以鼻套管4 L/min所提供的氧氣濃度約為何？(A) 28% (B) 32% (C) 36% (D) 40%。 （107專高二）

解析 氧氣濃度(FiO_2)%= 20+（4x氧流量(L/min)）=20+(4×4)=36。

40. 教導慢性阻塞性肺疾病病人採用橫膈式呼吸與噘嘴式呼吸的目的，下列何者正確？(1)降低呼吸作功 (2)增加呼吸速率 (3)減少潮氣容積 (4)促進二氧化碳的排出。(A) (1)(2) (B) (1)(4) (C) (2)(3) (D) (3)(4)。 （107專高二）

41. 執行動脈血液氣體分析時，未將抽取之血液樣本放置冰水中會導致檢查值發生之改變，下列何者正確？(A) PaO_2上升 (B) pH上升 (C) $PaCO_2$上升 (D)不會有任何改變。 （107專高二）

解析 血液樣本放置冰水中，可降低新陳代謝，以保持$PaCO_2$穩定度，否則會造成$PaCO_2$上升。

42. 有關膿胸病變發生之部位，下列何者正確？(A)肺泡 (B)支氣管 (C)肺實質 (D)肋膜腔。 （108專高一）

43. 肺結核病人若無法遵從醫師所開立的醫囑規則服藥時之護理措施，下列何者最適當？(A)請照顧者監督病人定時服藥 (B)請病人每週回診，並詢問是否規則服藥 (C)告訴醫師病人未能遵從規則服藥，是否使用其他治療方式 (D)跟病人強調若不規則服藥，肺結核可能導致死亡。 （108專高一）

44. 有關連枷胸的敘述，下列何者正確？(A)會使死腔減少 (B)會造成奇異性呼吸 (C)會影響肺吸氣時胸腔產生的正壓 (D)連枷段會在吸氣時向外突出，而吐氣時往內拉。 （108專高一）

解析 (A)會使死腔增加；(C)吸氣時胸腔負壓增加；(D)連枷段會在吸氣時往內拉，而吐氣時向外突出。

45. 針對左側氣胸病人之患側胸部評估，下列何者為最可能之發現？(A)叩診濁音 (B)觸診有觸覺震顫 (C)聽診有濕囉音 (D)聽診呼吸音消失。 （108專高一）

解析 (A)叩診出現過度反響音；(B)患側觸覺震顫減弱；(C)聽診呼吸音減弱。

解答： 39.C 40.B 41.C 42.D 43.A 44.B 45.D

46. 觀察到胸腔水下引流的水封瓶內持續有小量氣泡時之處置，下列何者正確？(A)持續觀察，這是正常的現象 (B)檢查引流裝置各部位的連接是否密合 (C)減少抽吸壓力至15 cm H_2O並持續觀察 (D)將水封瓶內的水倒掉一半。 (108專高一)

47. 下列何者最容易造成α_1-抗胰蛋白酶(α_1-antitrypsin)缺乏？(A)慢性支氣管炎 (B)肺氣腫 (C)氣喘 (D)支氣管擴張症。 (108專高一)

解析 α_1-抗胰蛋白酶為蛋白酶抑制劑。由於基因缺陷，造成α_1-抗胰蛋白酶減少，使肺泡中的蛋白酶過量而破壞肺泡壁，導致肺氣腫。

48. 慢性阻塞性肺部疾病病人最早出現的肺功能變化為下列何者？(A)用力呼氣時間延長 (B)肺活量降低 (C)肺餘容積上升 (D)用力呼氣第一秒容積下降。 (108專高一)

49. 有關上腔靜脈症候群之敘述，下列何者錯誤？(A)常見原因是淋巴結腫大壓迫，影響血液回流 (B)臨床症狀在晚上最為明顯 (C)體外放射線照射是最常用的治療方式 (D)呼吸困難時宜採半坐臥。 (108專高二)

50. 評估右下肺葉時叩診出現濁音及聽診時呼吸音減弱，胸部X光檢查結果右側肋膜橫膈角呈鈍角，下列何者為病人最可能之診斷？(A)右下肺葉肺炎 (B)右側氣胸 (C)右側肋膜積水 (D)右下肺葉腫瘤。 (108專高二)

51. 肺栓塞病人於血栓形成後 72 小時內，可給予與下列何種藥物以快速溶解血塊？(A) aspirin (B) heparin (C) streptokinase (D) warfarin。 (108專高二)

52. 肺栓塞病人使用肝素以阻止新的血塊形成，通常須維持部分凝血活酶時間(aPTT)為正常值的多少倍？(A) 1.0~1.4 (B) 1.5~2.5 (C) 2.6~3.5 (D) 3.6~4.5。 (108專高二)

解答： 46.B 47.B 48.D 49.B 50.C 51.C 52.B

53. 肺葉切除術後，常放置兩支胸管引流，下列敘述何者正確？(A)一支置於腋中線的第二肋間引流液體，另一支置於胸前第八及第九肋間處引流肋膜腔下方的空氣 (B)一支置於腋中線的第二肋間引流空氣，另一支置於胸前第八及第九肋間處引流肋膜腔下方的液體 (C)一支置於胸前的第二肋間引流空氣，另一支置於腋中線第八及第九肋間處引流肋膜腔下方的液體 (D)一支置於胸前的第二肋間引流液體，另一支置於腋中線第八及第九肋間處引流肋膜腔下方的空氣。 (108專高二)

54. 當進行肺部聽診時，可經由聽診器清楚的聽到病人所說的話，下列何者為此項檢查之結果？(A)羊語音 (B)支氣管語音 (C)耳語樣的胸語音 (D)摩擦音。 (108專高二)

55. 右肺葉切除術後病人的姿勢擺位，下列何者最適當？(A)左或右側臥 (B)平躺或高坐臥 (C)平躺或右側臥 (D)左側臥或半坐臥。 (108專高二)

56. 下列何者為支氣管擴張症最主要的病因？(A)細菌感染 (B)過敏反應 (C)遺傳 (D)老化。 (108專高二)

57. 有關呼吸困難之徵象，下列何者最不常見？(A)端坐呼吸 (B)噘嘴式呼吸 (C)使用胸鎖乳突肌 (D)咳血。 (108專高二)

58. 教導慢性阻塞性肺疾病病人採用橫膈式呼吸之預期效果，下列何者正確？(A)減少潮氣容積 (B)減少肺泡通氣 (C)增加呼吸速率 (D)增加活動耐力。 (108專高二)

59. 有關肺栓塞病人之護理處置，下列敘述何者最正確？(A)教導病人應多食用青花椰菜、甘藍、菠菜等 (B)教導病人坐姿時，應避免翹二郎腿或交叉雙腿 (C)教導病人胸痛時，可服用NTG緩解疼痛 (D)教導病人使用誘發性肺量計(incentive spirometry)，增進肺部血流。 (109專高一)

解答： 53.C 54.B 55.D 56.A 57.D 58.D 59.B

60. 有關氣喘病人使用糖皮質類固醇吸入劑(glucocorticoid inhaled medication)之護理指導，下列何者正確？(A)將此藥含在口中15秒後再緩慢吸入 (B)當急性發作時應立即使用此藥緩解 (C)使用此藥物後應漱口 (D)此藥不可突然停藥必須逐漸減量。

(109專高一)

61. 當肺炎病人出現呼吸道清除功能失效與分泌物增加，且無法進行有效性咳嗽。下列護理措施何者最能促進其清除痰液？(A)鼓勵病人採胸式呼吸 (B)鼓勵病人增加飲水量 (C)教導病人用噘嘴式呼吸 (D)協助病人採半坐臥式。 (109專高一)

62. 有關慢性阻塞性肺疾病(COPD)的病人使用噘嘴式呼吸的目的，下列何者正確？(A)減少二氧化碳滯留在肺部 (B)促進痰液排除 (C)降低呼吸道的壓力 (D)增加橫膈的肌肉力量。 (109專高一)

63. 外傷性肋骨骨折病人可能出現之徵候與症狀，下列何者正確？(A)慢且深的呼吸型態，且疼痛持續存在 (B)快且深的呼吸型態，且吐氣時疼痛感加劇 (C)較淺的呼吸型態，且吸氣時疼痛感加劇 (D)喟嘆式的呼吸型態，且飯後疼痛感加劇。 (109專高一)

64. 有關急性呼吸窘迫症候群(ARDS)的處置，下列何者錯誤？(A)使用濃縮紅血球以維持正常血色素來增加攜氧能力 (B)使用膠質溶液以減少微血管滲漏程度 (C)使用升壓劑以改善心輸出量不足現象 (D)使用陽壓呼吸器以降低功能性肺餘容積。

解析 (D)應為增加功能性肺餘容積。 (109專高一)

65. 下列何者降低時，可作為阻塞性肺疾病的特徵？(A) DL_{CO}（一氧化碳擴散容量） (B) FEV_1 /FVC (C) FEV 25～75% (D) RV。

(109專高一)

66. 病人肺部手術後出現呼吸速率加快、粉紅色泡沫狀痰液、持續性咳嗽、呼吸困難和囉音等表徵，最有可能的合併症是下列何者？(A)肺炎 (B)氣胸 (C)肺栓塞 (D)急性肺水腫。 (109專高一)

解答： 60.C 61.B 62.A 63.C 64.D 65.B 66.D

67. 當支氣管擴張症病人出現下列何種狀況需盡速就醫？(A)天氣炎熱痰液變得較黏稠 (B)痰液明顯出現血絲或血塊 (C)進食大餐後呼吸變得較喘 (D)痰液出現分層現象。 (109專高一)

68. 有關吸入性肺炎之臨床症狀，下列何者須立即處理？(A)咳出帶血絲(blood-tinged)的痰 (B)聽診後側肺底出現些許的爆裂音(crackles) (C)經兩天靜脈注射抗生素治療後，仍發燒至38.6℃ (D)調高給氧的流速，周邊血氧仍繼續下降且低於90%。

(109專高二)

69. 有關張力性氣胸(tension pneumothorax)的臨床表徵，下列何者正確？(A)吐氣時出現喘鳴音 (B)單側呼吸音減弱 (C)單側肋膜積水 (D)吸氣時單側不正常下陷。 (109專高二)

解析 張力性氣胸會出現肺塌陷、對側肺換氣不好、單側呼吸音減弱、氣管位移、頸靜脈鼓漲等表徵。

70. 有關呼吸器出現壓力過低警示(low pressure alarm)之處理，下列何者最適當？(A)給予抽痰 (B)檢查所有呼吸器管路的接頭是否鬆脫 (C)給予鎮靜劑及止痛劑 (D)安撫病人不要咬住口中的氣管內管。 (109專高二)

71. 有關護理師給予氣切造口(tracheostomy)病人抽痰時，下列措施何者最重要？(A)執行氣切造口護理 (B)聽診呼吸音 (C)給予抗焦慮劑 (D)評估血氧的變化。 (109專高二)

72. 下列動脈血液氣體分析的報告，何者最能顯示慢性阻塞性肺疾病(COPD)病人的情況惡化？(A) pH7.30，$PaCO_2$ 60 mmHg，PaO_2 70 mmHg，HCO_3^- 30 mEq/L (B) pH7.38，$PaCO_2$ 45 mmHg，PaO_2 88 mmHg，HCO_3^- 24 mEq/L (C) pH7.40，$PaCO_2$ 40 mmHg，PaO_2 94 mmHg，HCO_3^- 22 mEq/L (D) pH7.55，$PaCO_2$ 30 mmHg，PaO_2 80 mmHg，HCO_3^- 26 mEq/L。 (109專高二)

解答： 67.B 68.D 69.B 70.B 71.D 72.A

73. 一位被診斷為「疑似細菌性肺炎」的病人剛入院，最優先執行下列哪一個醫囑？(A)給與靜脈輸液1,000 mL 0.9% Saline (B)給與抗生素Ceftriaxone 1 gm IVF 60 minutes (C)收集尿液標本送尿液分析 (D)收集痰液標本送培養檢驗。 (109專高二)

解析 給予治療前，應先執行培養檢驗以確立致病菌。

74. 李同學在打籃球時突然感到左胸尖銳疼痛到急診求治，護理師視診發現李同學的左側胸部起伏較小，且氣管偏向右側，聽診發現左側肺部呼吸音減弱、叩診左側肺部出現過度反響音，此時李同學最可能發生下列何種情形？(A)連枷胸 (B)氣胸 (C)肺炎 (D)肺栓塞。 (109專高二)

75. 下列何種疾病會出現奇異性呼吸(paradoxical respiration)？(A)張力性氣胸 (B)連枷胸 (C)急性呼吸衰竭 (D)肺高壓症。

解析 連枷胸因二根以上的肋骨斷裂，造成胸壁不穩固，形成呼氣時胸壁凸出，而吸氣時胸壁凹陷的奇異性呼吸。 (109專高二)

76. 因呼吸衰竭而血中二氧化碳分壓($PaCO_2$)過高時，下列症狀何者最可能立即危及生命？(A)病人變得嗜睡導致$PaCO_2$提高 (B)病人周邊血氧飽和濃度(SpO_2)為90% (C)病人主訴全身虛弱 (D)病人的血壓偏高160/90 mmHg。 (110專高一)

解析 隨CO_2滯留的加重（出現嗜睡或撲翼樣震顫(flapping tremor)情形），會造成呼吸抑制而危及生命。

77. 車禍外傷病人出現胸部右側聽不到呼吸音，且氣管向左側偏移，下列處置何者最適當？(A)準備抽血進行血液培養(blood culture) (B)準備心肺復甦術(CPR)並請其他人通知醫師 (C)準備胸部針刺減壓(chest needle decompression) (D)進行動脈氣體分析(arterial blood gas analysis)。 (110專高一)

解析 出現張力性氣胸，緊急時由胸壁上插入大號針頭減輕肋膜腔壓力。

解答： 73.D 74.B 75.B 76.A 77.C

78. 有關放置胸管(chest tube)病人的照護，下列何者正確？(A)為避免胸管滑脫，應限制病人活動 (B)平時應間歇性的夾住管路，避免過度引流 (C)水封瓶內出現大量氣泡，為正常現象 (D)負壓引流時，抽吸控制瓶應使用持續性抽吸。 (110專高一)

79. 使用卞德里氧氣面罩(Venturi mask)給氧的最主要特點為何？(A)可提供70%以上濃度的氧氣 (B)可增加用氧的溼度 (C)可提供較精確的用氧濃度 (D)可用於病人進食時。 (110專高一)

解析 卞德里氧氣面罩是利用噴射混合的原理，將空氣與氧氣以一定的比例混合，達到較精確的用氧濃度。

80. 下列哪一種肺癌生長最快速，且最惡性但對化學及放射線治療敏感？(A)小細胞肺癌 (B)鱗狀細胞癌 (C)肺腺癌 (D)大細胞肺癌。

解析 小細胞肺癌惡化快、易轉移、易復發且發現時多為晚期，標準的治療方式為合併化學治療及放射線治療，可避免或延緩病症惡化。 (110專高一)

81. 有關促進急性呼吸窘迫症候群(ARDS)病人有效呼吸道清除的護理措施，下列何者正確？(A)每2小時給氧 (B)每4小時翻身 (C)給予鎮靜劑以促進休息 (D)若咳嗽無效，可進行抽痰。(110專高一)

82. 當慢性阻塞性肺疾病(COPD)病人出現下列何種評估結果時，護理師須優先採取因應措施？(A)杵狀指 (B)白色濃痰 (C)使用呼吸輔助肌 (D)桶狀胸。 (110專高一)

解析 使用到呼吸輔助肌表示COPD急性惡化，須立即採取措施。

83. 當動脈氣體分析值為pH：7.40、$PaCO_2$：42 mmHg、HCO_3^-：24 mEq/L、PaO_2：80 mmHg時，有關病人呼吸器脫離(ventilator weaning)的敘述，下列何者正確？(A)動脈氣體分析值正常，應可考慮開始脫離呼吸器 (B)動脈氣體分析值為呼吸性酸中毒，必須先行矯正，尚不宜脫離呼吸器 (C)動脈氣體分析值為呼吸性酸中毒，可刺激病人呼吸，所以應適合脫離呼吸器 (D) $PaCO_2$及PaO_2為正常但可能阻礙呼吸，故不宜脫離呼吸器。(110專高二)

解答： 78.D 79.C 80.A 81.D 82.C 83.A

84. 接受胸腔放液後的病人，下列何者最需緊急處理？(A)主訴疼痛為5分（以0~10分的疼痛量表作評估） (B)周邊血氧濃度為88% (C)血壓156/88 mmHg (D)平躺時呼吸次數為24次／分。 （110專高二）

85. 下列何者不是造成肺泡通氣不足而導致呼吸衰竭的原因？(A)睡眠呼吸中止症 (B)頸椎損傷 (C)肺栓塞 (D)安眠藥服用過量。 （110專高二）

86. 下列何者為肺炎病人最可能出現的臨床表徵？(A)呼吸過慢(bradypnea) (B)頸靜脈怒張(jugular vein distension) (C)泡沫狀痰(frothy sputum) (D)意識混亂(confusion)。 （110專高二）

87. 有關肋膜積水進行放液時，若一次超過1,200 c.c.，可能會發生下列何種現象？(A)血壓急速上升 (B)高碳酸血症 (C)肺水腫 (D)肺纖維化。 （110專高二）

88. 護理一位出現肺水腫症狀與徵候的病人，下列措施之順序，何者最適當？(1)經由鼻導管給與2 L/min氧氣治療 (2)呼叫醫師 (3)協助病人採高坐臥 (4)準備床邊抽痰用物。(A)(1)(2)(3)(4) (B)(1)(4)(3)(2) (C)(2)(1)(3)(4) (D)(3)(1)(4)(2)。 （110專高二）

89. 有關以定量吸入器(MDI)方式給藥的敘述，下列何者錯誤？(A)全身副作用較小 (B)使用後需要漱口 (C)使用時需快速深吸氣 (D)吸完藥物後要閉氣約5~10秒。 （110專高二）

解析 (C)使用時需慢而深的吸氣。

90. 有關使用呼氣末期陽壓(PEEP)治療急性呼吸窘迫症候群的主要目的，下列何者正確？(A)可避免肺纖維化的產生 (B)可使吸氣時有更多氣體帶入肺內 (C)可將100%的氧氣帶入肺內 (D)可避免吐氣時肺泡塌陷。 （111專高一）

91. 下列何者為肺水腫最典型的症狀？(A)呼吸音出現肋膜摩擦音 (B)突然胸痛 (C)粉紅色泡沫痰 (D)杵狀指。 （111專高一）

解答： 84.B 85.C 86.D 87.C 88.D 89.C 90.D 91.C

92. 病人行氣管內插管後聽診呼吸音時，發現左側肺部呼吸音減弱但右側正常，下列何者為導致此情形最可能的原因？(A)氣管內管插到食道中 (B)氣管內管插到右主支氣管內 (C)氣管內管插到氣管分叉處上 (D)病人有左肺肺炎。 (111專高一)

93. 有關呼吸器的使用，通常會設定每分鐘數次深呼吸，其所要預防之首要合併症，下列何者正確？(A)氣胸 (B)肺栓塞 (C)肺炎 (D)肺擴張不全。 (111專高一)

94. 照護右上肺葉肺炎病人之護理措施，下列何者不適當？(A)協助病人右側臥 (B)教導病人抱胸咳嗽 (C)將病人床頭抬高45度 (D)鼓勵病人下床活動。 (111專高一)

95. 有關肺栓塞的醫療處置，下列何者錯誤？(A)給與氧氣治療，維持PaO_2在60 mmHg以上 (B)抬高下肢增加靜脈回流 (C)給與Streptokinase預防血栓形成 (D)在下腔靜脈放入腔靜脈過濾器。

(111專高一)

解析 (C)使用Heparin、Coumadin治療，以減少肺部血栓形成。

96. 肺炎發生時，於肺實質所產生的病生理變化，不包括下列何者？(A)肺塌陷 (B)支氣管擴張症 (C)肺積水 (D)發炎反應。

(111專高一)

97. 胸腔手術後病人進行深呼吸運動之主要成效，下列何者正確？(A)可以提高橫膈膜，使胸腔擴大且增加肺部進行氣體交換的表面積 (B)可增加到肺部的血流量，使術後復原較快 (C)可控制氣體的流速，使病人不會過度通氣 (D)可擴張肺泡，增加氣體交換的表面積。 (111專高一)

98. 病人昨天接受冠狀動脈繞道手術(CABG)，胸管引流量共600 mL，今體溫38.7℃，血壓100/60 mmHg，SaO_2 94%。下列處置何者錯誤？(A)胸管引流量多，應評估凝血功能 (B) SaO_2 94%，應給予O_2 cannula 3 L/min (C)血壓偏低，應給予輸血 (D)體溫過高，應給予Aspirin。 (111專高二)

解答： 92.B 93.D 94.A 95.C 96.B 97.D 98.D

解析 (D)胸管引流量多，或有凝血功能問題，不可予有出血副作用之Aspirin。

99. 有關促進胸腔手術術後病人咳嗽的護理措施，下列何者最適當？(A)深呼吸後應至少隔6小時再行咳嗽 (B)咳嗽前2小時給止痛劑 (C)咳嗽前喝至少500 mL的開水 (D)咳嗽前請病人坐起且以枕頭壓住傷口。 (111專高二)

解析 (D)坐姿可促進肺擴張；以枕頭壓住傷口給予固定可緩解疼痛。

100. 有關肺水腫(pulmonary edema)的敘述，下列何者正確？(A)為肋膜過度積水 (B)常為左心衰竭所引起 (C)應提供增加前負荷之處置 (D)鼓勵病人下肢抬高增加靜脈血液回流。 (111專高二)

101. 有關移除胸管的護理措施，下列何者錯誤？(A)水封瓶液面，隨呼吸上下浮動，表示可拔除胸管 (B)拔管前，應提前給予止痛劑 (C)拔管時，應請病人深吸氣後閉氣再拔出胸管 (D)拔管後，應以無菌凡士林紗布覆蓋傷口。 (111專高二)

解析 (A)水封瓶液面停止波動，才可移除胸管。

102. 有關慢性支氣管炎病人出院護理指導的敘述，下列何者正確？(A)限制水分的攝取量 (B)增加醣類的攝取量 (C)戒菸或避免二手菸 (D)避免注射流感疫苗。 (111專高二)

解析 戒菸或避免二手菸可減少支氣管刺激，減緩發炎。

103. 評估慢性阻塞性肺病(COPD)病人的呼吸道阻塞嚴重度，下列何者為最重要的評估指標？(A)用力肺活量(FVC) (B)第一秒鐘用力呼氣容積(FEV_1) (C)肺活量(VC) (D)全肺容量(TLC)。

(111專高二)

解答： 99.D 100.B 101.A 102.C 103.B

104. 李先生為氣喘病人，目前使用Aminophylline靜脈輸注溶液，護理師得知李先生血清中的Theophylline濃度為12 μg/mL，此時最適當的護理措施為何？(A)立即告知主治醫師檢驗報告的數值 (B)繼續使用Aminophylline輸注溶液 (C)將輸注溶液更換為不含Aminophylline的點滴溶液 (D)聯絡檢驗部門確認數值是否有誤。 **(111專高二)**

解析 Theophylline血中治療濃度為10~20 μg/mL，故可繼續使用。

105. 有關急性呼吸窘迫症候群(ARDS)病生理變化的敘述，下列何者正確？(A)微血管細胞膜的通透性增加，導致肺水腫 (B)肺泡過度擴張導致呼吸道阻力下降 (C)肺泡表面張力素過度分泌，導致肺泡過度撐大 (D)支氣管擴張導致進入肺的氣體流量下降。

(111專高二)

106. 肺擴張不全病人的身體評估，下列發現何者正確？(A)視診氣管明顯向健側擴張 (B)觸診患側觸覺震顫明顯變大 (C)叩診患側有明顯濁音出現 (D)聽診患側呼吸音變大。 **(111專高二)**

解析 若觸診氣管明顯向健側擴張、患側震顫明顯變小，或是叩診患側有明顯濁音、聽診患側呼吸音減弱或消失，表示發生肺擴張不全。

107. 協助醫師拔除胸管時，應指導病人採取下列何種呼吸方式？(A)緩慢吸吐氣 (B)哈氣 (C)快速吸吐氣 (D)深吸氣後閉氣。

(112專高一)

108. 有關慢性咳嗽病人進行支氣管鏡檢查後，下列護理措施何者最適宜？(A)床頭抬高至80~90度 (B)禁食直到作嘔反射恢復 (C)臥床休息至少4小時 (D)咳出微量血絲痰應立即通知醫師。

(112專高一)

解析 (A)、(C)檢查後不須抬高床頭和臥床休息；(D)檢查後1~2天咳出微量血絲痰為正常現象。

解答： 104.B 105.A 106.C 107.D 108.B

109. 全球慢性阻塞性肺疾病倡議組織(Global Initiative for Chronic Obstructive Lung Disease, GOLD)將COPD嚴重度分為GOLD 1~4級，下列何者為分級依據？(A)肺餘容積(RV) (B)第一秒用力呼氣容積(FEV_1) (C)血氧濃度(SaO_2) (D)急性惡化的次數。 (112專高一)

110. 有關病人的肺部身體評估，下列結果何者異常？(A)吸氣時胸廓對稱性往外擴張 (B)肺部基底部出現反響音 (C)下肺區出現支氣管呼吸音 (D)胸廓左右徑大於前後徑。 (112專高一)

111. 張先生患有多重抗藥性結核病(MDR-TB)，表示其對何種藥物產生抗藥性？(1) Ethambutol (2) Isoniazid (3) Pyrazinamide (4) Rifampin。(A)(1)(3) (B)(1)(4) (C)(2)(3) (D)(2)(4)。 (112專高一)

解析 多重抗藥性結核病(MDR-TB)之定義為感染的結核菌株至少同時對Isoniazid及Rifampin兩種第一線藥物產生抗藥性。

112. 有關接受肺葉切除手術病人之護理，下列敘述何者正確？(A)術前接受肺功能檢查，可作為評估術後咳嗽能力的指標 (B)術後教導避免肩部與手臂運動，以利傷口癒合 (C)採肺葉切除手術，術後應臥向患側，以利健側肺部氣體交換 (D)術後使用誘發性肺量計(incentive spirometry)，可預防肺塌陷。 (112專高一)

113. 病人有心衰竭病史，因車禍造成左側肋骨骨折與氣血胸，目前出現急性呼吸衰竭的情形，下列護理措施何者最不適宜？(A)給予止痛藥，避免肺擴張不全，降低通氣量 (B)給予氧氣，FiO_2 60% (C)給予全血，避免血色素低下，影響攜氧量 (D)建議補充低醣、高蛋白食物。 (112專高一)

解析 (C)給予濃縮紅血球(packed RBC)，以提升血紅素增加氧合狀態。

解答： 109.B 110.C 111.D 112.D 113.C

114. 有關上腔靜脈症候群之敘述，下列何者正確？(A)以淋巴瘤的病人最常發生 (B)常見症狀有臉部腫脹、頭痛、呼吸困難等 (C)協助病人採側臥平躺的姿勢，較能改善此症狀 (D)非小細胞癌病人可用化學治療來改善此症狀。 (112專高二)

115. 評估一位氣胸且剛接上胸管病人的胸腔水下引流系統裝置，下列何者為不正常現象？(A)水封瓶內長玻管保持在液面下2~3公分 (B)水封瓶內會出現連續性氣泡 (C)水封瓶中液面在吸氣時上升 (D)水封瓶中液面在呼氣時下降。 (112專高二)

解析 一般出現間歇性氣泡是正常的，但若於吸氣及呼氣時均有氣泡產生，可能是空氣流至肋膜腔內、空氣洩漏至引流系統內或管路鬆脱，需加以注意。

116. 下列何者不是肺水腫病人之典型臨床表徵？(A)動脈氧分壓(PaO_2) 48 mmHg (B)肺動脈楔壓(PAWP) 14 mmHg (C)頸靜脈怒張 (D)中心靜脈壓(CVP) 18 cmH_2O。 (112專高二)

117. 王先生胸壁受到鈍傷入院求治，下列何者表示可能有肺挫傷的情形？(A)呼吸緩慢 (B)呼吸音降低 (C)桶狀胸 (D)受傷部位有吸吮聲。 (112專高二)

118. 葉先生為COPD病人，醫囑為：fenoterol (Berotec) 2 puffs INHA BID，下列何者表示其使用正確？(A)使用前不應搖晃瓶身 (B)連續按壓兩次噴霧劑然後吸入藥物 (C)吸藥後閉氣10秒鐘再緩慢吐氣 (D)使用完後應立即漱口。 (112專高二)

解析 (A)使用前應充分搖勻；(B)兩次吸入時間應間隔一分鐘；(D)使用完後應立即漱口者為類固醇乾粉吸入劑，以防口腔念珠菌感染。

119. 陳女士是氣喘病人，過去四週內發生：日間出現氣喘症狀每週一次、因氣喘在夜間醒來兩次、日常活動未因氣喘受影響、需要使用藥物緩解症狀每週超過兩次。依照GINA (Global Initiative for Asthma, 2019)對氣喘控制程度，其屬於下列何者？(A)控制良好 (B)部分控制 (C)控制不佳 (D)控制很差。 (112專高二)

解答： 114.B 115.B 116.B 117.B 118.C 119.B

120. 下列何者是誘發病人發生急性呼吸窘迫症候群(ARDS)最常見的危險因子？(A)敗血性休克 (B)慢性阻塞性肺疾病 (C)氣喘 (D)心衰竭。 (112專高二)

121. 有關單側自發性氣胸病人之身體檢查評估結果，下列何者錯誤？(A)吸氣時，胸廓兩側不對稱 (B)患側觸覺震顫減弱 (C)患側叩診為過度反響音 (D)橫膈膜離軌度變大。 (112專高二)

解析 橫膈膜離軌度會變小。

122. 下列何者最不可能出現在肺氣腫病人的肺功能檢查結果？(A)肺總量(TLC)增加 (B)第一秒鐘用力吐氣容積(FEV_1)降低 (C)第一秒鐘用力吐氣容積與用力肺活量之比值(FEV_1/FVC)大於80% (D)肺餘容積(RV)增加。 (112專高二)

123. 病人接受左肺切除術後使用胸管，下列護理措施何者最適當？(A)監測水封瓶內液面的波動 (B)每班夾住胸管一次 (C)鼓勵咳嗽和深呼吸 (D)每2小時擠壓胸管一次。 (112專高三)

124. 病人的動脈血液氣體分析報告為pH 7.36，PaO_2 88 mmHg，$PaCO_2$ 50 mmHg，HCO_3^- 25 mEq/L，下列措施何者應為最優先？(A)立即通知主治醫師 (B)為病人戴上氧氣鼻套管 (C)用脈衝式血氧測定儀測量 (D)協助病人翻身並鼓勵其深呼吸咳嗽。

解析 該病人的pH、PaO_2、HCO_3^- 皆在正常範圍中，$PaCO_2$略高於正常值(35~45 mmHg)，故可協助病人翻身並鼓勵其深呼吸咳嗽，幫助二氧化碳排出，氧氣吸入。尚不需使用氧氣吸入等緊急措施。 (112專高三)

125. 有關執行氣切造口術病人抽痰的敘述，下列何者不適當？(A)抽吸壓力120~150 mmHg (B)抽吸前給予氧氣吸入30~60秒 (C)抽痰管插入深度15~20公分 (D)抽痰完成後聽診呼吸音。 (112專高三)

解析 抽痰管插入的深度：

(1)口鼻抽吸：15~20公分（6~8吋）。

(2)氣管內管抽吸：20~30公分（8~12吋）。

(3)氣切套管抽吸：10~12公分（4~5吋）。

解答： 120.A 121.D 122.C 123.C 124.D 125.C

126. 有關慢性阻塞性肺疾病(COPD)病人的護理照護計畫，下列何者應列為最優先處理？(A)自我照顧能力缺失 (B)呼吸道清除功能失效 (C)活動無耐力 (D)調適障礙。 (112專高三)

127. 下列何者為細菌性肺炎病人必要的診斷檢查？①胸部電腦斷層 ②胸部X 光攝影 ③肺功能檢查 ④痰液檢查。(A)①③ (B)①④ (C)②③ (D)②④。 (112專高三)

解析 胸部X光攝影與痰液檢查是細菌性肺炎基本立即的診斷檢查，可以得知肺部感染狀況與致病菌，以正確並即時給藥。

128. 周先生為氣喘病人，使用藥物後，出現「心悸、心律不整」的反應，最可能導致此反應的藥物為下列何者？(A) fenoterol (Berotec®) (B) ipratropium bromide (Atrovent®) (C) budesonide (Duasma®) (D) montelukast (Singular®)。 (113專高一)

解析 fenoterol (Berotec®)屬於交感β_2受體致效劑，會有心悸的副作用。

129. 王先生診斷左側肋膜積水準備接受胸腔放液穿刺術，下列何者為其最適當的姿勢體位？(A)床頭搖高30度仰臥 (B)坐於床緣，頭和手趴在床旁桌上 (C)躺向左側，左手臂上舉過頭 (D)左手上舉採俯臥。 (113專高一)

130. 有關肺炎鏈球菌肺炎病人之臨床表徵，下列敘述何者最不適當？(A)痰液量增加 (B)胸部X光出現肺浸潤 (C)白血球上升 (D)呼吸離軌度增加。 (113專高一)

解析 肺炎病人的呼吸離軌度應會減小。

131. 有關慢性阻塞性肺疾病(COPD)病人飲食指導之敘述，下列何者較適當？(1)進食時可將氧氣面罩更換為氧氣套管 (2)選擇易咀嚼食物 (3)增加碳水化合物 (4)減少水分的攝取 (A)(1)(2) (B)(1)(3) (C)(2)(4) (D)(3)(4)。 (113專高一)

解析 COPD飲食應採低醣飲食，若無禁忌，鼓勵每日攝取2,500mL以上液體，以稀釋痰液。

解答： 126.B 127.D 128.A 129.B 130.D 131.A

消化系統病人的護理

出題率：♥♥♥

- 解剖生理概念
  - 消化系統解剖學
  - 消化系統生理學
- 診斷性檢查
  - 放射線攝影檢查
  - 內視鏡檢查
  - 胃液分析
  - 肝功能試驗
  - 經皮肝臟活體組織切片
  - 超音波檢查
  - 電腦斷層攝影術
  - 糞便檢查
- 常見疾病治療與護理處置
  - 口腔疾病
  - 食道疾病
  - 胃部疾病
  - 腸道疾病
  - 肝臟疾病
  - 膽囊疾病
  - 胰臟疾病

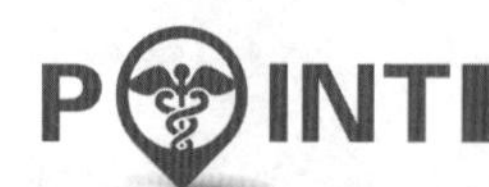

重點彙整

11-1 解剖生理概念

一、消化系統解剖學

1. 消化道：又稱腸胃道，由上至下包括口腔、咽部、食道、胃、小腸（包括十二指腸、空腸、迴腸）、大腸（又稱結腸，包括盲腸、升結腸、橫結腸、降結腸、乙狀結腸、直腸、肛管與肛門）。
2. 附屬消化器官：唾液腺（包括耳下腺、頷下腺與舌下腺）、舌、牙齒、肝臟、膽囊、胰臟與闌尾。
3. 消化道分成四層，由內到外分別為黏膜層、黏膜下層、肌肉層、漿膜層。

二、消化系統生理學

消化系統主要功能為分泌、運動、消化與吸收。

1. 口腔、咽部與食道：
   (1) 口腔：吞嚥分為口腔期（隨意動作）、咽部期（不隨意動作）及食道期（不隨意動作）三期。口腔能分泌**唾液**澱粉酶，**可將澱粉分解**成雙醣類的麥芽糖。當副交感神經受刺激時，可增加唾液的分泌。
   (2) 咽部：兼具消化與呼吸的通道。
   (3) 食道：不具消化或吸收功能，可產生蠕動波及分泌黏液，僅能當作食物通道。

2. 胃：

(1) 分泌：

A. 分為頭期、胃期及腸期，每天約分泌 2,000~3,000 mL 的胃液。

B. **胃底部主細胞分泌胃蛋白酶原**，G 細胞分泌胃泌素(gastrin)，D 細胞分泌體制素(somatostatin)，**壁細胞分泌胃酸**(HCl)及內在因子。其中內在因子可幫助維生素 B_{12} 吸收，若缺乏會造成惡性貧血。

C. 當十二指腸 pH 值降低時，會促使腸泌素(secretin)分泌，以抑制胃部之分泌。

(2) 消化作用：利用蠕動，將食物與胃液混合成食糜，送入十二指腸。其分泌的酶可分解蛋白質，抑制澱粉的消化。當交感神經受刺激時，會抑制胃的活動，**引起幽門括約肌收縮**。

(3) 吸收：直接吸收水、電解質、酒精及某些藥物。

(4) 排空：液體＞固體；碳水化合物＞蛋白質＞脂肪。

3. 胰臟：有內分泌與外分泌的功能，主要消化酶具有的功能包括：中和酸性食糜、將碳水化合物分解成麥芽糖及糊精、**將脂肪分解**成甘油及脂肪酸、**將蛋白質分解**成蛋白胜肽及胺基酸。

4. 肝臟：

(1) 功能：解毒、吞噬作用，製造血漿蛋白、**合成凝血因子及抗體**，促進消化及膽紅素代謝，儲存肝醣、膽固醇及維生素(A、D、E、K)等。

(2) 膽汁：肝細胞可分泌膽汁，其中的**膽鹽可乳化脂肪**。80%的膽汁可藉腸肝循環在迴腸被再吸收回肝臟利用。**膽汁儲存於膽囊**。

5. 小腸：
 (1) 運動：
 A. 分節運動：主要目的在將食糜與消化液混合，並使食物顆粒與黏膜接觸，以便消化與吸收。
 B. 蠕動：將食糜在消化道內向前推進。
 (2) 消化、吸收作用：90%發生在小腸，10%發生在胃及大腸。

11-2 診斷性檢查

一、放射線攝影檢查(radiologic test)

1. 上腸胃道攝影(upper gastrointestinal series)：
 (1) 目的：可測定食道、胃、十二指腸及空腸的狹窄、腫瘤、**潰瘍**、息肉、裂孔、炎症、異常解剖或異位等。
 (2) 禁忌症：懷孕或腸胃有穿孔的情形。
 (3) 檢查方法及步驟：
 A. 向病人解說目的、方法、步驟及注意事項。
 B. **檢查前 2~3 天低渣飲食；前一晚採清淡流質的飲食**；午夜後**禁食至少 6~8 小時**；檢查當天早餐仍需禁食。
 C. 檢查當天，請病人更衣，在 X 光室給予吞服鋇劑，平躺，並視需要更換姿位。
 D. 醫師可透過螢幕檢查，並做一系列 X 光攝影。
 E. 檢查前，若病人有痙攣性的小腸蠕動增加，可依醫囑給予 Atropine 或麻醉劑，以減緩小腸的活動，並告知勿吸菸。
 F. **檢查後**，待吞嚥反射恢復後可恢復進食，並鼓勵病人多走動、**多攝取水分**或給予輕瀉劑，**以加速鋇劑排出腸道**。
 G. 告訴病人**檢查後 2~3 天有白色糞便排出，為正常結果**。

2. 下腸胃道攝影(lower gastrointestinal series)：

(1) 目的：了解結腸的位置、**腫瘤**、**憩室**、狹窄、發炎、潰瘍、息肉等。

(2) 禁忌症：**大腸穿孔**、大腸大量出血、阻塞等。

(3) 檢查方法及步驟：

A. 向病人解說目的、方法、步驟及注意事項。

B. **檢查前 2~3 天低渣飲食；前一天採清流質的飲食；前一晚 9 點後禁食，給予服用瀉劑**及 2 大杯開水；檢查當天早餐仍需禁食。

C. 檢查當天，於早上 6 點**給予 Dulcolax 塞劑促進排便**，若檢查前 1~2 小時未排便，應施行清潔灌腸。

D. 在 X 光台上將稀釋的鋇劑灌入直腸內。

E. 醫師可透過螢幕檢查，並做一系列 X 光攝影。

F. 照相完後將肛管拔出，並協助病人清潔肛門。

G. 鼓勵病人**多喝水**、**多吃高纖維食物**、多活動，以促進鋇劑排出，必要時給予瀉劑，並**告訴病人檢查後 2~3 天解出白色糞便為正常結果**，以免恐慌。

3. 血管攝影(angiography)：

(1) 目的：可測量門靜脈壓、肝靜脈壓及門靜脈性高血壓。

(2) 檢查前先詢問病人有無顯影劑過敏史，並需注意 APTT、PT 及血小板的檢查值，必要時注射維生素 K 及輸注血小板。

(3) 由**股動脈**、肝動脈、門靜脈循環系統、肝靜脈注入顯影劑。

4. 口服膽囊攝影(oral cholecystography, OC)：

(1) 目的：觀察總膽管通暢情形，及區別結石形成及其他類型的阻塞。

(2) 檢查方法及步驟：

A. 檢查前 2~3 天採低脂肪飲食。

B. 檢查前一晚 9 點，開始每 5 分鐘口服 1 顆 Telepaque 或 Priodax 顯影劑，成人劑量共 6 顆，之後禁食。

C. 應事先評估病人對碘製劑或海產食物有無過敏病史，並注意病人是否有對碘製劑產生副作用，如噁心、嘔吐、腹瀉等症狀。

D. 如果需要，於檢查當天早上灌腸以除去腸道內氣體。

E. 檢查當天先照二張 X 光，如果膽囊可顯影，表示膽囊功能良好，請病人吃下 2 顆煎蛋後，再照 X 光。

F. 攝影中途進食高脂肪食物後，功能良好的膽囊會收縮，**顯影劑**會隨膽汁排出，並經總膽管進入十二指腸，然後**由尿中排出，所以排尿時會有燒灼感。**

二、內視鏡檢查(endoscopy)

1. 上腸胃道內視鏡檢查：

(1) 檢查部位：包括食道鏡(esophagoscopy)、胃鏡(gastroscopy)及十二指腸鏡(duodenoscopy)。

(2) 目的：可以直接透視病變的位置及情形，診斷吞嚥困難、食道內異物、腫瘤、潰瘍、息肉、阻塞、胃炎、十二指腸炎等，也可取出異物。

(3) 檢查方法及步驟：

A. 向病人解釋目的、方法、步驟及注意事項，並告知檢查中不能說話。

B. 告知病人檢查**前一晚午夜後禁食**，當天早餐仍需禁食。

C. 檢查前，請病人先排空膀胱以免不適或不安，取下假牙、眼鏡、飾物等，**如有鼻胃管，檢查前需予以拔除，並填寫同意書。**

D. **檢查前 30 分鐘，給予** Gascon 5 c.c.（消除胃內氣體）及 **Atropine（減少口咽分泌物）**，必要時並依醫囑給予鎮靜劑如 Valium、Demerol。

E. 檢查時，於病人**咽部噴灑局部麻醉劑**如 Cocaine 或 2% Xylocaine，以抑制嘔吐反射及減輕不適。

F. **檢查後禁食 1 小時**，教導病人**嘔吐反射**(gag reflex)**恢復後才可開始進食或喝水**，以免液體吸入肺內，導致吸入性肺炎。

G. 告訴病人可能會有聲音嘶啞及喉嚨痛的情形，可用喉片或溫鹽水漱口，可減輕不適，一般數天內會消失。

H. **注意有無便祕的現象**，及觀察有無吞嚥困難、穿孔、出血、感染等合併症。

2. 內視鏡逆行性胰膽管攝影術(ERCP)：

(1) 目的：**用於評估肝胰壺腹、膽道及胰臟是否病變**。

(2) 檢查方法及步驟：

A. 檢查前兩天不宜安排消化道鋇劑攝影。

B. 向病人解釋目的、方法、步驟及注意事項，並填寫同意書。

C. 告知病人檢查前一晚午夜後禁食，**或檢查前禁食 6~8 小時，**當天早餐仍需禁食。

D. 檢查前 30 分鐘，給予 Gascon 5 c.c.（消除胃內氣體）及 Atropine（減少分泌物），必要時並依醫囑給予鎮靜劑如 Valium。

E. 檢查時，於病人咽部噴灑局部麻醉劑如 Cocaine 或 2% Xylocaine，以抑制嘔吐反射及減輕不適。

F. 協助病人採左側臥，頭向後仰並將舌伸出。

G. 執行時，若發生膽道緊縮，**導管不易進入的情形**，可依醫囑給予 $MgSO_4$ 3 c.c.，**使歐狄(Oddi)氏括約肌鬆弛**，以利內視鏡操作。

H. 檢查後，教導病人在喉反射未恢復前勿進食。

I. 仔細觀察病人生命徵象（如發燒、心悸、休克等），以及有無吞嚥困難、穿孔、出血、感染、疼痛等合併症，如有應立刻告訴醫師處理。

3. 經皮穿肝膽管攝影術(PTC)：

(1) 目的：**可用以確認膽管阻塞的原因**、部位及程度，以及檢查膽道內有無結石、狹窄或腫瘤。並可**經由引流膽汁，緩解黃疸及皮膚搔癢現象。**

(2) 檢查方法及步驟：

A. 向病人解釋目的、方法、步驟及注意事項，並填寫同意書。

B. 檢查前若病人的凝血酶原時間延長，可注射維生素 K 矯正。

C. 告知病人檢查前一晚午夜後禁食。

D. 檢查前 30 分鐘，給予 Atropine 以減少分泌物，必要時並依醫囑給予鎮靜劑如 Valium、Demerol。

E. 檢查中，協助醫師於病人右側腋前線第 7、8 肋間穿刺。

F. 檢查後，絕對臥床休息 8~12 小時。

G. 注意病人生命徵象的變化，以及是否有內出血、膽汁滲漏等情況，並記錄引流液的性狀、顏色、量等。

4. 結腸內視鏡檢查(colon endoscopy)：

(1) 檢查項目：大腸鏡(colonscopy)、乙狀結腸鏡(sigmoidoscopy)、直腸鏡(protoscopy)與肛門鏡(anoscopy)檢查。

(2) 目的：可以直接視診腸道內的結構、病變的位置及情形，診斷大腸直腸乙狀結腸癌、大腸直腸乙狀結腸息肉、內痔等。

(3) 檢查方法及步驟：

A. 向病人解釋檢查目的、方法、步驟及注意事項。

B. 檢查前二天，教導病人採**低渣**、無脂肪的流質飲食。

C. 檢查前晚 9 點，給病人口服蓖麻油 30 c.c.，及一大杯開水後即禁食，檢查**當天禁食早餐**，做清潔灌腸，並填寫同意書。

D. 檢查中，協助病人採**膝胸臥位或左側臥位**。

E. 衛教病人，通常醫師會先進行肛門指診，再插入已潤滑好的內視鏡，此時可能會有排便的感覺，請病人盡可能維持靜止不動、放鬆及做深呼吸。

F. 檢查後，幫助病人清潔肛門的周圍，並協助臥床休息。

G. 注意病人生命徵象的變化情形，並觀察**大便的顏色及有無出血的現象**。

5. 腹腔鏡檢查(peritonecoscopy)：

(1) 將內視鏡由腹壁的缺口放進腹腔中，觀察腹部各器官及腹膜是否有病變，並可藉此做攝影檢查及活體切片檢查。

(2) 檢查前，需測量凝血功能是否正常（**凝血酶原時間(PT)正常值為 10~15 秒**），並請病人排空膀胱。

(3) 檢查時，會灌注 CO_2 入腹腔，當插入內視鏡時，需教導病人**深吸氣**並摒住呼吸，以避免傷到腹部器官。

(4) 副作用：出血感染及因腹腔殘留氣體刺激膈神經，而導致**肩部反射性疼痛**。

(5) 禁忌症：無法全身麻醉者、休克、大範圍的沾粘、腹腔內積血超過 1500ml、懷孕、**極度肥胖**。

三、胃液分析(gastric analysis)

1. 目的：分析胃液中胃酸的內容物及分泌量，可得知是否有細菌、寄生蟲、胃潰瘍、十二指腸潰瘍、左林格－艾里生氏症候群(Zollinger-Ellison syndrome)、胃癌等。
2. 方法：
   (1) 基本胃液分泌(basal gastric secretion)：測量兩餐間胃酸的分泌量。
   (2) 胃酸刺激(gastric acid stimulation)：給予刺激胃液分泌的試驗餐或組織胺(histamine)。
3. 正常值：空腹時的胃液量為 10~15 c.c.，游離酸量為 10~20 mEq/L，經組織胺刺激後，胃液量可達 60~90 c.c.，60 分鐘後游離酸量為 80 mEq/L。
4. 結果：
   (1) 胃液量及游離酸量增加，表示有胃潰瘍及十二指腸潰瘍。
   (2) 游離酸量缺乏表示惡性貧血或胃潰瘍，胃酸分泌過低或無則可能罹患嚴重慢性胃炎或胃癌。
   (3) 胃液內含有食物則表示幽門阻塞。

四、肝功能試驗

1. 血清蛋白質(serum proteins)代謝試驗：白蛋白數值可以了解肝臟製造功能的好壞及血液膠質滲透壓受影響的情形，而蛋白質的代謝產物—氨，會經肝臟代謝成尿素由腎臟排出。相關數值詳見表 11-1。
2. 血清酶(serum enzymes)測定：肝功能的好壞可藉由測定血清酶得知，詳見表 11-2。

表 11-1 血清蛋白質代謝試驗

檢查項目	正常值	異常
血清總蛋白質 (total protein)	6~8 gm/dL	肝細胞受損時會減少
白蛋白(albumin)	3.5~5.5 gm/dL	肝硬化或慢性肝炎時會減少
球蛋白(globulin)	2.5~5.5 gm/dL	肝硬化、肝炎、肝臟疾病、慢性膽道阻塞時會上升
白蛋白－球蛋白比(A/G)	1.5/1~2.5/1	慢性肝臟疾病時會減少
凝血酶原時間(PT)	10~15 秒	肝臟疾病時會延長
氨(ammonia)	40~70 μg/dL	肝硬化、肝衰竭時會上升

表 11-2 血清酶測定

檢查項目	正常值	異常
血清天門冬酸胺基轉化酶 (AST; SGOT)	5~35 U/mL	病毒性肝炎、肝硬化、急性胰臟炎等時會上升
甲胺酸胺基轉化酶 (ALT; SGPT)	0~40 U/mL	肝炎、肝硬化、肝臟疾病時會上升
乳酸脫氫酶(LDH)	200~500 U/mL	心肌梗塞、肝炎時會上升
鹼性磷酸酶 (alkaline phosphatase)	13~39 U/mL	膽道阻塞、肝臟疾病時會上升

3. 膽紅素代謝試驗：當紅血球被巨噬細胞破壞後會分解為未結合型膽紅素（不溶於水），其流經肝臟時會轉變成結合型膽紅素（溶於水）。接著結合型膽紅素與膽汁會一起經肝臟的膽道排到腸道，在腸道的細菌作用下會將其轉換成尿膽素原。部分尿膽素原轉換成糞膽素從糞便排出，部分會從肝臟代謝。當血清中總膽紅素值高於正常值的 3 倍時，即可能出現黃疸。相關數值詳見表 11-3。

4. 血清膽固醇代謝：正常值為 140~220 mg/dL，肝細胞受損時為 40%或更低，胰臟炎及膽道阻塞時會升高。

表 11-3 膽紅素代謝試驗

	未結合型膽紅素	結合型膽紅素	尿膽紅素	尿膽素原	大便顏色
正常	＜0.8 mg/dL	＜0.2 mg/dL	－	±	棕色
溶血	＞0.8 mg/dL	＜0.2 mg/dL	－	＋＋＋＋	深褐色
肝病變	＞0.8 mg/dL	＞0.2 mg/dL	＋＋	＋＋＋	淡棕色
膽道阻塞	＞0.8 mg/dL	＞0.2 mg/dL	＋＋＋	易變	黏土色

五、經皮肝臟活體組織切片(percutaneous liver biopsy)

1. 目的：可鑑別診斷慢性肝炎。
2. 禁忌症：**肺底部感染**、**嚴重腹水**、血液惡病質、無法忍住呼吸者、凝血酶原低於 40%者、**血小板計數＜10 萬**。
3. 檢查方法及步驟：
   (1) 填寫同意書。
   (2) **檢查前需測病人的相關凝血試驗是否在可接受範圍**，如血小板計數、凝血酶原時間等，需要給予注射維生素 K。
   (3) **檢查前數小時禁食**，必要時給病人使用鎮靜劑。
   (4) 穿刺時，協助病人仰臥，以及在第 8、9 肋間做局部麻醉。
   (5) 為避免穿刺到橫膈，**教導病人於穿刺前做數個深呼吸，最後做一大吐氣**，**摒住呼吸** 5~10 秒鐘，使橫膈暫時固定住，以免損傷到肝臟。
   (6) 穿刺後，請病人**臥床 24 小時**，起初 1~2 小時**右側臥**，並在肋骨緣處以砂袋加壓 2 小時。

(7) 因出血為最常見之**合併症**，故需每 15 分鐘**密切監測生命徵象、出血症狀及徵象。檢查後 1 星期內避免舉重及激烈運動**。

(8) 檢查後，病患主訴**右肩疼痛，應懷疑橫膈下積血**；若右上腹疼痛，則可能是檢查過程中傷及肝導管，膽汁與血液積於膽囊所致，需立即告知醫師處理。

六、超音波檢查(ultrasonography)

利用聲波對腹部器官的折射，顯現出器官或組織的輪廓影像，可知是否有腫瘤、血腫、腹水或膿瘍等情形。

七、電腦斷層攝影術(computed tomography, CT)

利用 X 光做多層次橫切向的掃描，可判斷腫瘤、炎症、腹水、膿瘍等情形。

八、糞便檢查(fecal analysis)

1. 潛血檢查(occult blood)：衛教病人在收集標本的前 3 天應禁食紅色肉類，銅、鐵、碘的製劑，並需排除牙齦出血、痔瘡等情形，以避免檢驗結果呈偽陽性反應。
2. 大便培養(stool culture)：
   (1) 因鋇劑、輕瀉劑含有重金屬會影響結果，故在收集檢體前 7 天應暫停服用。
   (2) 以無菌棉棒採取標本放進培養瓶內。若無法解出糞便，則只能用溫水或生理食鹽水灌腸以收集標本。
   (3) 細菌培養檢查需連續 3 次陰性，才能表示正常。

11-3 常見疾病治療與護理處置

一、口腔疾病

(一) 口腔炎(stomatitis)

1. 病因病理：因物理性（自我咬傷）或化學性損傷、微生物感染（**如念珠菌感染，好發於免疫功能差者**）、飲食不均衡（**如缺乏維生素 B 群**）、藥物引發、免疫力降低、癌症、情緒、疲勞倦怠等，導致口腔組織潰瘍。
2. 分類：最常見為以下兩種：
   (1) 復發性口瘡口炎：為復發性的疼痛，單一或多處的黏膜潰瘍病變。
   (2) 疱疹性口炎：由第一型單純疱疹病毒所引起。
3. 臨床症狀：**常有疼痛、吞嚥困難及口腔出血等症狀**。
4. 醫療及護理處置：給予藥物治療。一般口腔炎在 2 週內會自行痊癒，如果病灶久未癒合，應盡快就醫。

(二) 口腔腫瘤(oral tumors)

1. 病因病理：
   (1) **口腔黏膜白斑症**(leukoplakia)**常是口腔惡性腫瘤的前驅症狀。與口腔衛生不佳、嗜嚼檳榔、菸癮、酒癮**、不適宜的假牙、長久不處理的牙齒疾患、營養不良等有關。
   (2) 好發於 **45 歲以上男性，好發部位以頰部黏膜最多**，其次為**舌側**、牙齦，以唇癌（尤其是下唇）最多，其次是口舌癌。**鱗狀細胞癌最常見。口腔腫瘤中預後最差的是舌癌**。
2. 臨床症狀：
   (1) 長久不癒的口腔或嘴唇潰瘍。

(2) 口腔出現紅斑(erythroplakia)或表面角化變粗糙。**紅斑病變有90%會變成鱗狀細胞癌**。
(3) 頜下或頸部淋巴腫大。
(4) 嘴唇或口腔內部有腫塊、不明原因的出血、疼痛或麻木感。
(5) 吞嚥、咀嚼時感困難或疼痛，或久不癒的咽喉疼痛。
(6) 臉型不對稱、聲音改變、耳朵疼痛。

3. 醫療及護理處置：
(1) 手術切除及淋巴結與鄰近組織切除、放射線治療、化學治療（如 Methotrexate, 5-FU）。
(2) **手術後最優先的護理處置是維持呼吸道通暢**。
(3) 病人容易出現**身體心像紊亂**，此**與無法接受身體外觀改變有關**，需給予適切的照護。
(4) 飲食方面：給予質地較軟、無刺激性的食物，並補充高熱量、高蛋白、高維生素飲食。
(5) 接受根除性頸部切開術後，可執行**頭頸部旋轉、左右擺動手臂擴胸及伸展肩部等復健運動**，以促進肩頸部功能恢復。

二、食道疾病

(一) 胃食道逆流疾病(GERD)

1. 病因病理：乃因**賁門括約肌功能障礙、食道黏膜防禦能力降低**或腹內壓升高引起胃內容物逆流至食道。肥胖、食道疝氣、懷孕、氣喘、糖尿病、消化性潰瘍、**胃排空延遲**等會加重情形。

2. 臨床症狀：胸痛（特別是夜晚躺平時）、**上腹部心口灼熱感**(heartburn)（**常以痙攣痛或打結般來形容**）、**反胃**(regurgitation)、**吞嚥困難**、噁心、嘔吐、咳嗽、聲音沙啞、喉嚨痛、發現逆流物帶血、黑便（表示帶有被消化過的血）。

3. 醫療及護理處置：
   (1) 藥物治療：**制酸劑**，如 Omeprazole, Primperan, Cimetidine；腸胃蠕動劑，如 Urecholine **可增加下食道括約肌之張力**，Metoclopramide (Reglan)**可加速胃排空速度**；氫離子拮抗劑，如 Zantac。
   (2) 內視鏡食道縫紉術、內視鏡食道燒灼術、手術（腹腔鏡胃底摺疊術）。
   (3) 教導**戒菸，維持正常體重，並建議臥床時搖高床頭 15~20 公分左右**以防止胃酸逆流。
   (4) **避免做會使胃酸逆流及負壓上升的動作：如提重物、用力解便、彎腰運動等。**
   (5) **避免高油脂及高熱量食物、少量多餐**、細嚼慢嚥、**飯後不要立刻平躺宜先坐直、睡前 3 小時避免進食**。
   (6) **避免咖啡、茶、喝酒、全脂奶**（牛奶中的胺基酸會導致胃酸分泌增加）、**熱可可、巧克力**、柳橙汁、洋蔥等刺激性食物。
   (7) **避免穿著緊密貼身的衣物**，以免會壓迫腹腔，然後壓迫胃部及賁門。

(二) 食道弛緩不能(esophageal achalasia)

1. 病因病理：吞嚥時**中、下段食道無法蠕動**，及下食道括約肌無法正常放鬆的疾病，常見於 20~40 歲成年人。

2. 臨床症狀：**症狀會隨著情緒壓力而加劇**。早期最常見的症狀是**吞嚥困難**，另外還會食道逆流、胸痛、體重減輕。

3. 醫療及護理處置：
   (1) 藥物治療：給予平滑肌鬆弛劑、內視鏡下注射投予肉毒桿菌毒素(botulinum toxin)等藥物治療。

(2) 外科治療：外科治療方式是最有效的方式。可施行下食道括約肌、充氣擴張術(pneumatic dilation)等治療。
(3) 建議採少量多餐，清淡飲食。
(4) 若有嗆咳、嘔吐、發燒、腹痛及出血等情形發生，需暫停進食，立即返診就醫。

(三) 食道憩室(esophageal diverticula)

1. 病因病理：因頸部下咽和食道間的肌肉環咽肌張力異常，吞食硬物易從食道黏膜薄弱的區域往外膨出，形成另一個空腔。
2. 臨床症狀：食物的殘渣累積在空腔，出現口臭、有異物感、食物逆流及吞嚥困難。
3. 診斷性檢查：臨床常以食道 X 光攝影檢查來確定憩室的位置。
4. 醫療及護理處置：
   (1) 外科治療：症狀嚴重時，可將**憩室切除後再將食道黏膜吻合**。
   (2) **不可使用食道鏡或內視鏡檢查，以避免食道穿孔**。
   (3) **餐後 2 小時勿執行劇烈運動，以避免食物逆流**。

(四) 裂孔性疝氣(hiatal hernia)

1. 病因病理：是所有橫膈疝氣(diaphragmatic hernia)中最常見，為退化性疾病，**指胃從橫膈的食道裂孔向上突出到縱隔腔的情形**，與外傷、先天性脆弱、韌帶或肌肉鬆弛、腹部異常的加壓有關。**好發於 50 歲以上、女性、肥胖與身材壯碩者**。
2. 分類：
   (1) **滑動疝氣**：**最常見**，食道胃接點直接脫離橫膈膜裂孔往上移。
   (2) **食道旁疝氣**：食道胃接點留在裂孔處，但胃上端從裂孔較薄弱處往上擠，致胃上端被箝制於此處，可能會併發胃扭轉。

(3) 綜合型：即綜合以上兩種型態。

(4) 裂孔破損較大，導致腹部其他器官也擠壓入胸腔，造成肺臟壓迫、呼吸困難。

3. 臨床症狀：

(1) 食物停滯感、下胸部飽脹感。

(2) 因胃內容物、**胃酸反流到食道**，而造成食道下段發炎、潰瘍。

(3) **進餐後**、身體用力、彎腰或躺下時，**會有心口灼熱感**及胸骨下疼痛。

4. 醫療及護理處置：

(1) 藥物治療：餐後 1~3 小時及睡前使用制酸劑、抗組織胺等藥物；禁服抗膽鹼劑，以免延緩胃的排空。

(2) 外科治療：將胃推回腹腔及修補橫膈，以防止逆流發生。

(3) 進食時採坐直的姿勢，飯後 3 小時後才可仰臥。

(4) 睡覺或仰臥時，上半身墊高以減少反流。

(5) 限制會增加腹壓的活動，如避免舉重、腰部以上向前過度彎曲、咳嗽等。

(6) 日常生活方面：教導體重過重者控制體重，並衛教戒菸。

(7) 飲食方面：**採少量多餐**的溫和食物，多吃高纖維食物及喝水以避免便祕。避免高脂肪、巧克力及會刺激胃酸分泌的食物（如**酒**、**咖啡**、**果汁**、碳酸性飲料）等。

(五) 食道癌(cancer of esophagus)

1. 病因病理：易發生於口腔衛生習慣不良者、**喜食過熱食物者**、吸菸、喝酒、**喜歡吃辛辣或香料等刺激性食物者**、慢性阻塞性食道損傷者，好發於 60 歲以上，且**發生率男＞女**。**最常發生於食道中下段 1/3 處，鱗狀上皮細胞癌最常見。食道黏膜層含有豐富淋巴管，會藉由淋巴結擴散，生長及擴散速度快，5 年存活率低。**

2. 臨床症狀：**初期無明顯症狀**，會逐漸出現進行性**吞嚥困難（最常見）**、吞嚥疼痛、**食慾不振**、食物反流、嘔吐、**咳嗽**、體重減輕、呼吸有惡臭、**聲音嘶啞**、背痛及流涎等症狀。

3. 醫療及護理處置：

(1) 外科治療：病灶位置在食道中段或下 1/3 處，做食道切除術或食道胃吻合術（**傷口吻合處滲漏是最嚴重的合併症**）。

(2) 放射線治療：病灶位置在食道上 1/3 時使用，會產生吞嚥困難、疼痛等副作用，一般採小劑量多次治療方式。

(3) 化學治療：可與外科手術或放射線治療一起進行，可暫時緩解吞嚥困難。

(4) 姑息療法：無法施行手術者，做胃造瘻或空腸造瘻可暫時緩解吞嚥困難，並供應營養。

(5) 手術後護理：

A. 維持呼吸道通暢：術後需密切觀察有無呼吸困難的現象。

B. 姿勢：採半坐臥式或在頭與肩下墊一枕頭，以防止胃內容物反流。

C. **鼻胃管的護理：灌食時應先測試鼻胃管是否通暢，用空針反抽看是否有胃液，並觀察胃內容物，為測試鼻胃管已進入胃中的最佳方法**。術後 6~12 小時鼻胃管內引流液會從少量鮮紅色轉變為黃綠色，需觀察及評估引流情況，待吻合處完全癒合後才可拔除鼻胃管。

D. 胸腔引流管的護理：需維持胸腔內安全負壓，採重力關係使水向下引流，引流瓶勿高過傷口。

E. 依醫囑給予制酸劑使用。

F. 飲食方面：先以 TPN 供給營養，可由口進食後，給予高蛋白、高熱量食物，並**採少量多餐**、質地較軟的溫和飲食，**鼓勵細嚼慢嚥**。需注意進食後有無水分滲入縱隔腔的症狀（如痛、體溫升高、呼吸困難等）。進食後 2~3 小時保持上半身直立，以防止食物逆流造成吸入性肺炎的問題。每日測量及記錄病人體重及輸出入量。

G. 注意口腔及皮膚護理：使用漱口水（如貝爾氏溶液）以除去口腔異味。

(六) 完全腸胃道外營養法(total parenteral nutrition, TPN)

1. 給予方式：一般由鎖骨下靜脈或內頸靜脈插入上腔靜脈給予，以避免對周邊血管傷害，且可快速稀釋循環到全身；每天的量於每小時平均輸注，並**使用輸注幫浦維持穩定的輸注速度，以防血糖值不穩定**。脂肪化乳化溶液的滴注速度不可過快。

2. 輸注溶液：為**高張葡萄糖溶液**，主要成分為胺基酸、葡萄糖、脂肪乳化物、維生素及電解質。無法連續輸注時，可暫時以**10%葡萄糖液**取代。

3. 護理處置：
   (1) 輸注溶液需先冷藏，直至輸注前半小時才取出。
   (2) **不影響病人做檢查。TPN 管路嚴禁使用任何藥物或輸血等。**
   (3) 每 4 小時應測尿糖和尿中酮體，並監測**低血鉀**徵象。
   (4) **每日測量**及記錄**病人的血糖值**、生命徵象、體重及輸出入量。
   (5) **輸注導管應每天更換**，每週更換皮膚上的紗布。

4. 合併症：**感染**、**高血糖**（當葡萄糖灌注速度高於身體代謝速度時）、**低血糖（若突然停止輸注 TPN 時）**、局部輸液滲漏、**電解質不平衡**、空氣栓塞等。由於腸道缺乏刺激，患者易患膽囊炎及膽結石。若**出現單側頸靜脈膨脹或手臂水腫時，需懷疑有靜脈血栓的可能。**

三、胃部疾病

(一) 胃炎(gastritis)

1. 病因病理：
   (1) 急性胃炎：與誤食腐蝕性物質、大量酒精、藥物（如止痛劑、類固醇）、茶、咖啡、**幽門螺旋桿菌感染**、燒傷、創傷、疾病等有關，情緒壓力亦會引起。
   (2) 慢性胃炎：長期慢性刺激，如酒、菸、藥物、放射線等，疾病亦會導致。可分為三大類：
   A. A 型胃炎：與自體免疫有關，主侵犯胃體部，並有萎縮性胃炎的表現，如胃酸分泌減少、**惡性貧血**。
   B. B 型胃炎：**與幽門桿菌感染有關，主侵犯胃竇部，胃酸分泌正常**。
   C. C 型胃炎：與藥物、酒精、膽汁有關。
2. 臨床症狀：腹部不適、噁心、嘔吐、消化不良、痙攣、惡性貧血（**慢性萎縮性胃炎**）及偶會有吐血及潰瘍的情形。
3. 診斷性檢查：胃鏡為胃炎最有效的診斷方法。
4. 醫療及護理處置：
   (1) 藥物治療：止吐劑、止痛劑、鎮靜劑、制酸劑（氫氧化鋁及氫氧化鎂）、抗生素、靜脈注射等。**避免服用水楊酸或類固醇類的藥物**。
   (2) 飲食方面：急性期時**禁食 6~12 小時**。可進食後，先採少量多餐、清淡飲食，並**減少**刺激性的食物，如咖啡、**菸**、**酒**、果汁、茶、辣椒等，等到不適症狀緩解後可逐漸恢復正常飲食。

(二) 腸胃道潰瘍

1. 病因病理：

(1) 消化性潰瘍(peptic ulcer)：可能為**幽門桿菌感染所引起**，或因某些原因刺激**胃酸分泌過多，導致腸胃道的黏膜受損，可分為胃及十二指腸潰瘍兩種**，而十二指腸潰瘍的發生率為胃潰瘍的 5~10 倍。

A. 胃潰瘍：其**胃酸分泌量正常，好發於 41~60 歲**，可自然癒合，但會不斷復發，男女比率相當。

B. 十二指腸潰瘍：好發於 31~50 歲，具有復發性，男性的發生率是女性的 2 倍。**疼痛發生於飯後 2~3 小時、空腹**饑餓時和半夜，**進食可以緩解疼痛，引發惡性腫瘤機率較小**。

(2) **壓力性潰瘍**(stress ulcer)：因承受嚴重生理壓力而使胃或十二指腸黏膜受損，**多發生於創傷後的病人**。

A. 柯林氏潰瘍(Curling's ulcer)：廣泛性燒傷後 72 小時引發。

B. 庫欣氏潰瘍(Cushing's ulcer)：發生於中樞神經系統創傷、外科手術，或其他嚴重疾病所引起時。

(3) 刺激胃酸分泌增加的原因：**幽門螺旋桿菌**、酒精、咖啡、阿斯匹靈、皮質類固醇(steroid)、情緒壓力、迷走神經過度刺激、個人防衛機轉崩潰等**經由胃液分析測量胃液量及游離酸量**。

(4) 遺傳、人格與荷爾蒙的影響：罹患潰瘍有家族傾向、O 型血型發生率較高、緊張型的人易出現壓力性潰瘍、停經後的婦女比停經前的婦女易患潰瘍。

2. 臨床症狀：

(1) 常見疼痛、**心口灼熱**、食慾不振、噁心、嘔吐、腹瀉、打嗝及脹氣等，胃潰瘍與十二指腸潰瘍的比較詳見表 11-4。

(2) 壓力性潰瘍有明顯的出血症狀，但較消化性潰瘍少發生疼痛。

表 11-4 胃潰瘍與十二指腸潰瘍的比較

特徵	胃潰瘍	十二指腸潰瘍
胃酸分泌	**正常**	**增加**
好發部位	左上腹部，胃小彎近幽門處	右上腹部，近幽門處 0.5~2 公分
疼痛部位	腹中線**左側**、背部及**上腹部**	腹中線右側、臍至劍突中間或臍上方
疼痛時間與緩解	**進食後 30 分鐘至 1 小時疼痛**，少在夜晚發生，**嘔吐可減輕其疼痛**	**餓時疼痛**(如進食後 2~3 小時，午夜 1~2 點)，進食後或**服用制酸劑可緩解**
好發族群	55~60 歲以上女性，社經地位較低的勞工階層	35~45 歲男性、A 型人格、O 型血型、職位較重的領導階級
好發季節	較無季節性	有季節性，以春秋兩季易發作
臨床症狀	**食慾不振**、**體重減輕**、**噁心**、**嘔吐**、飽脹感、吐血較解黑便常見	**胃排空速度較胃潰瘍快**、打嗝、解黑便較吐血常見，很少發生噁心、嘔吐及飽脹感

3. 合併症

(1) **消化道出血**：上消化道出血者胃內血液經胃酸消化會形成顆粒狀暗色嘔吐物或吐鮮血，而在十二指腸中或下消化道則會形成黑色糞便。懷疑出血時，應立即禁食並補充血液容積。嚴重時會造成心搏過速、血壓不穩、皮膚蒼白及冰冷。

(2) **穿孔**：消化性潰瘍所造成，最常見於**十二指腸前壁**，最初期典型症狀為疼痛。

(3) **幽門阻塞**：最常見於十二指腸潰瘍處。

(4) **頑固性疼痛**(intractable pain)。

4. 醫療及護理處置：消化性潰瘍乃因外來刺激、分泌過多胃酸，使消化道黏膜被破壞、胃酸中和失衡，故其藥物治療原則為**減少胃酸分泌、中和胃酸、保護胃黏膜障壁**。

(1) 藥物治療：

A. **制酸劑**：保護黏膜防止胃酸的侵蝕，可用於消化性和壓力性潰瘍。常見的有氫氧化鎂、鋁乳膠液，因鎂製劑易引起腹瀉，鋁製劑易引起便祕，故常兩種混合使用。

B. **H_2 接受器阻斷劑**：阻斷組織胺刺激胃酸分泌的作用，而減少胃酸分泌。最有效的為 Cimetidine (Tagamet)、Ranitidine (Zantac)，較嚴重的副作用為男性女乳症、性無能、抑制細胞色素 P-450 等。

C. **前列腺素類藥物**：可合成前列腺素E_1 (PGE_1)衍生物，具有**抑制胃酸分泌**的作用，並可**增加黏膜血液、厚度及黏液分泌**，如Misoprostal，但因會造成子宮收縮，不可用於孕婦。

D. **質子幫浦抑制劑**：可抑制胃壁細胞的離子交換，**減少胃酸分泌**，如 Omeprazole (Losec)。

E. **胃黏膜保護劑**：Sucralfate (Ulsanic)可在胃黏膜表面形成保護膜，避免胃壁再度受傷。此藥需於飯前 1 小時及睡前服用，**餐後服用會減低藥效**；且服用前後 30 分鐘，不可合併服用其他制酸劑，因易引起拮抗作用；最常見副作用為便祕。

F. 抗膽鹼製劑：阻斷副交感神經對胃的作用以減少胃酸的分泌，如 Atropine、Pirenzepine。於飯前 30 分鐘給予，副作用為口乾、頭痛、視野模糊、心悸、皮膚乾燥潮紅、便祕、尿瀦留等。

G. **三合一療法**：**治療幽門螺旋桿菌**所引起的消化性潰瘍，包括**抗生素**(Amoxicillin、Clarithromycin、Metronidazole)、**鉍鹽**(Bismuth Subnitrate)及**胃酸分泌抑制劑**（如 Zantac）。

(2) 手術治療：

A. 次全胃切除：

- 畢羅氏第一型(Billroth I)：切除胃後半段 1/3 處，將胃餘部分與十二指腸行吻合術。

- 畢羅氏第二型(Billroth II)：切除胃的 1/2~2/3，縫合十二指腸的殘株，將胃餘部分與空腸環行吻合術。

B. 全胃切除：切除整個胃，再將食道與空腸行吻合術。

C. **迷走神經截斷術**(vagotomy)：指截斷迷走神經的分支，達到**減少胃肌肉的活動力**與胃酸分泌量。

D. 幽門修補術(pyloric plasty)：擴張幽門開口，幫助胃排空，以消除阻塞的情形。

E. 手術後併發症：**胃排空變差、邊緣復發性潰瘍、傾倒症候群、胃內出血**、縫合滲漏、腹瀉、貧血、體重減輕、**輸入腸道症候群、鹼性逆流性胃炎**等。

(3) 手術前，向病人解釋手術的過程、目的、注意事項，並填寫同意書。

(4) 插入胃管引流胃液，以減少胃液對胃的刺激。

(5) 手術前一晚午夜後禁食，並給予靜脈輸液或 TPN 使用，以調節水分與電解質平衡。

(6) 術後協助病人採半坐臥式，並觀察引流液的顏色、量、性質等。術後最初 12 小時，引流液常帶血色，之後逐漸轉為黃綠色。

(7) 術後持續給予胃管間歇性抽吸以預防胃脹而使縫線處破裂，直到腸蠕動恢復才可拔除胃管。

(8) 術後鼓勵病人翻身、深呼吸與咳嗽，以預防肺部的合併症。

(9) 胃管拔除後 12~24 小時仍限制由口進食。

(10) 術後觀察生命徵象、輸出入量的平衡。

(11) 治療活動性潰瘍的第一週，給予少量多餐、定時定量、低渣溫和飲食，並告知病人需細嚼慢嚥。

(12) 因為飢餓會使未中和的胃酸作用於黏膜上，破壞胃的癒合，因此供給病人平常進食的飲食量，一天 5 餐或更多餐，避免飢餓感。

(13) 衛教**避免**刺激性的食物，如**咖啡**、可樂、酒、辣椒、油炸食物等，以避免胃酸過度分泌，並注重用餐時的情境。

5. **傾倒症候群**(dumping syndrome)的護理處理：
   (1) Billroth II 比 Billroth I **易發生**，或發生於 Whipple 手術。
   (2) **因大量的食物直接快速進入空腸**，未在胃做適當的混合、稀釋，而使空腸的食物比空腸的分泌液具高滲透性，**使得細胞外液迅速移入腸道，導致循環血量降低**。
   (3) **發生於餐中或餐後 5~30 分鐘**，持續約 20~60 分鐘，會出現無力、面色蒼白、昏暈、心悸、冒汗、飽脹感、噁心、腹瀉、上腹部疼痛等症狀。
   (4) **採少量多餐**（每天吃 6 餐），**高蛋白、高脂肪、低碳水化合物（低醣）的乾性食物**，**用餐時勿進食液體**。
   (5) **進食時採端坐**，細嚼慢嚥，**勿喝湯**，**飯後 2~3 小時不可飲水**，**且進食後最好能採臥床休息** 30 分鐘，以減緩胃排空。

(三) 胃癌(gastric cancer)

1. 病因病理：最常見於**胃後端 1/3 處（胃小彎）**，會直接經胃壁散布至鄰近組織，侵犯淋巴而轉移。**腺癌最常見，男性發生率高於女性**。飲食習慣（如喜吃煙燻、碳烤及鹽漬物者）、遺傳、萎縮性胃炎併腸上皮化生、胃腺瘤性息肉、曾經胃切除手術、惡性貧血等發生率高。**幽門螺旋桿菌感染亦會增加胃癌發生率**。

2. 臨床症狀：依腫瘤發生部位而不同，會出現腹部飽脹或不適（腫瘤長在胃的幽門處）、噁心、嘔吐、胃灼熱感、**食慾不振**、**吞嚥困難**（腫瘤長在胃的賁門處）、大便呈現潛血反應；最常見的是**體重減輕**及因失血所造成的**貧血**。

3. 診斷性檢查：實驗室檢查中發現胃液分析有胃酸缺乏或過少情形，當胃液中若有乳酸和乳酸脫氫酶表示可能有胃癌。

4. 醫療及護理處置：

(1) 次全胃切除：用於癌未轉移時。

(2) 全胃切除：若癌已散遍整個胃時，將食道與空腸環吻合。

A. 全胃切除的病人因必須打開胸腔，故要注意胸管引流的護理，以及**預防傾倒症候群**。

B. 全胃或次全胃切除術後，因**內在因子缺乏，使腸道無法吸收維生素 B_{12}**，容易**導致惡性貧血**；其症狀為虛弱無力、**容易疲倦**、**四肢末梢有刺痛感**、記憶力變差、萎縮性舌炎（舌頭外觀光滑，底部呈紅色或粉紅色）；且**席林氏測驗**(Schilling's test)**呈陽性**，即尿中放射性維生素 B_{12} 的排出量低於正常值；需終生注射維生素 B_{12}；鐵質與葉酸也會缺乏。

(3) 供給體液及電解質，詳細記錄輸出入量，並定期監測體重的變化。

(4) 插入鼻胃管執行胃部減壓。

(5) 當病人禁食(NPO)時，提供 TPN 使用，可以開始鼻胃管灌食時，需注意有無腹痛、腹瀉等不適應現象。

(6) 當胃管引流量很少，甚至沒有時，可以拔除。之後進食少許清淡飲食，注意有無體溫升高、呼吸困難的現象，若有則表示吻合處有滲漏情形，需加以處理。

(7) **鼓勵少量多餐，攝取含豐富維生素 A、C 及鐵質的食物**，避免攝取刺激性食物，以減少胃泌素的分泌。

四、腸道疾病

(一) 闌尾炎(appendicitis)

1. 病因病理：

(1) 真正病因不明。一般認為若闌尾無法完全排空堆積的物質時，會使循環缺損引起局部紅腫、潰瘍，嚴重時甚至穿孔。**合併症為腹膜炎**。

(2) 暴飲暴食、生活不規則、過度疲勞、食物中含大量精製澱粉者，較易發生。男性較常見，好發年齡為 10~30 歲間。

2. 臨床症狀：

(1) 疼痛：剛開始出現上腹部、肚臍周圍陣痛，2~12 小時後則局限於右下腹，而在麥克伯尼氏點(McBurney's point)有反彈性壓痛(rebound tenderness)現象。

(2) **閉孔肌徵象**(obturator sign)：**陽性反應**，將病人右膝關節內、外旋，麥克伯尼氏點或恥骨、上腹股溝處出現疼痛。

(3) **腰大肌徵象或普氏徵象**(Psoas's sign)：**陽性反應**，檢查者將手加壓病人右膝時，請病人抬高右腿，其右下腹疼痛情形會增加。

(4) **洛夫辛氏徵象**(Rovsing's sign)：**陽性反應**，檢查者觸壓病人左下腹時，會引起右下腹的疼痛。

(5) **噁心**、**嘔吐**、食慾不振、微燒(38℃)，成人急性期常有便祕現象，兒童則會出現腹瀉情形。

3. 診斷性檢查：

(1) 血液檢查：**白血球增加**至 10,000~18,000/mm^3，大多數病人的中性白血球會高於 75%。

(2) 腹部 X 光攝影：可見糞石。

4. 醫療及護理處置：

(1) 手術治療：行闌尾切除術(appendectomy)。

(2) 手術前護理處置：

A. 需觀察病人的生命徵象、評估疼痛程度及性質，並教導病人**採半坐臥右膝屈曲**，以使腹肌鬆弛，或**右下腹冰敷以減輕疼痛，切記禁用熱敷**，以免增加炎性反應。

B. **不可給予麻醉性止痛劑**（以免干擾症狀判斷）、瀉劑及**灌腸**。

C. **入院後即開始禁食**，以備執行緊急手術，並給予靜脈輸液，維持體液、電解質平衡，直至手術後排氣，腸道恢復蠕動才可進食。

(3) 手術後的護理處置：

A. 需監測病人的生命徵象，若有引流管則需注意引流物的顏色、量及性質。

B. **鼓勵病人早期下床活動**，若因疼痛無法離床，可依醫囑給予止痛劑使用。

C. 保持傷口乾燥、清潔，並注意有無感染情況。

D. 教導**6個月內避免提重物**，以避免傷口裂開。

(二) 腸阻塞(intestinal obstruction)

1. 病因病理：當腸內容物無法通過時，即形成腸阻塞。**好發於小腸**，尤其是迴腸。病因分類如下：

(1) 機械性：常見原因有惡性腫瘤、狹窄性疝氣、粘連、腸扭結、腸套疊等。

(2) 神經性：又稱功能性、麻痺性腸阻塞。因為病人腸道的神經分布障礙，引起蠕動減緩或停止，導致腸音消失。**如以手術時腸道處理不佳導致手術後腸粘連最常見**，其他如腹膜炎、**腹部感染**、腸道發炎性疾病、**服用副交感神經抑制劑**、脊髓損害、電解質不平衡（如**低血鉀**）、尿毒症等。

(3) 血管異常：常發生於血管性疾患病人身上，因上腸繫膜血管損壞或阻塞，而導致部分腸道的血液供應受到阻斷，以致蠕動停止而壞疽。臨床較少見。

2. 臨床症狀：

(1) 尖銳的間歇性或痙攣性**腹部疼痛**，隨著時間越久越痛，阻塞位置越高痛的越嚴重，**是最常見的主訴**。

(2) **沒有解便**或排氣。

(3) 對於阻塞位置較低的病人，會出現**腹脹**及阻塞上方**腸蠕動增加**的現象。

(4) 最明顯的症狀是突發性多次**噁心、嘔吐**，量多且有臭味，**較常見於機械性腸阻塞**。因此容易造成體液及電解質不平衡。

(5) **小腸阻塞易出現嘔吐現象**，嚴重時會造成代謝性鹼中毒；結腸阻塞較少出現嘔吐現象，易發生便祕；幽門阻塞會出現嘔吐症狀，且於劍突下可見由右至左的強蠕動波。

(6) **全身性循環血量嚴重減少，而引起低血壓**。

3. 診斷性檢查：叩診及觸診前執行聽診。會聽到高且急的腸音、高頻率的蠕動推進，並帶有金屬音。

4. 醫療及護理處置：

(1) 外科手術：用於完全腸阻塞合併腹膜炎的病人，或一些保守治療無效的病人也可以考慮。可做暫時性的盲腸造瘻術或結腸造瘻術，經一段時間後再做腸切除及吻合術。

(2) 藥物治療：給予抗生素預防感染，痲醉性止痛藥因為會降低腸蠕動，並促進噁心、嘔吐的症狀，使用時需加以注意。

(3) 密切監測生命徵象及中心靜脈壓(CVP)，每 8 小時測量腹圍一次。

(4) 先禁食，給予**靜脈灌注**以維持體液及電解質平衡，並**保持輸出入量的平衡**。

(5) 插入鼻胃管或腸管以引流腸道內容物，減低腸腔內壓力，並注意病人有無突然再嘔吐及疼痛加劇，以避免再次發生腸阻塞。

(6) 採半坐臥式以減輕腹脹對橫膈的壓迫，並鼓勵病人由鼻呼吸，以降低氣體吸入。

(7) 必要時使用肛管或灌腸。

(8) 術後，教導平時多進食高纖維食物，補充足夠水分，適當運動，以減少便祕的情形。

(三) 吸收不良症候群(malabsorption syndrome)

1. 病因病理：小腸營養吸收功能受損，以致各種營養物質無法正常吸收，而從糞便中排出。
2. 臨床症狀：**脂肪吸收不良容易出現腹瀉**、糞便量多而富於油脂。**蛋白質吸收不良容易出現體重下降；碳水化合物吸收不良容易出現痙攣、腹瀉和脹氣；維生素 B_{12} 吸收不良容易出現貧血**與神經方面問題。
3. 醫療及護理處置：
   (1) 少量多餐，給予充足的熱量和蛋白質飲食。
   (2) 經由靜脈注射補充缺乏的電解質及各種營養物質和維生素。

(四) 腹膜炎(peritonitis)

1. 病因病理：即當腹膜受到化學性刺激或感染等，而引起腹膜的炎症反應，**常見致病菌為革蘭氏陽性菌**。
2. 臨床症狀：
   (1) **腹痛**為最主要的症狀，可能會輻射到肩膀或胸部，會合併**腹部回縮疼痛**(rebound tenderness)，亦會出現**腹脹**、**腹部肌肉僵硬**、**腸蠕動音減弱**甚至停止。
   (2) 不安、噁心、**嘔吐**（代謝性鹼中毒）、厭食、排便習慣改變或無氣體由肛門排出，亦會發生呼吸淺快及感染等全身反應。剛發病時，體溫還在正常範圍內，**隨著病情炎症反應惡化，體溫才會逐漸上升**。
   (3) 液體、電解質及蛋白質等流失到腹膜腔內，而導致**體液轉移**、**循環改變**、**電解質不平衡**等情形，嚴重者甚而發生**敗血性休克**。
3. 診斷性檢查：**白血球數目增加**大於 20,000/mm^3，其中以嗜中性球居多。

4. 醫療及護理處置：
   (1) 藥物治療：使用大劑量的抗生素，因止痛劑會抑制呼吸功能需小心使用。
   (2) 手術治療：若器官受到感染或破裂，則執行手術切除或將穿孔處縫合及膿瘍處引流。
   (3) 使用鼻胃管或腸管抽吸，以緩解腹部的不適，必要時再放肛管。
   (4) 教導**採半坐臥式**，以利膿瘍局限於下腹部或骨盆腔中，並可使病人深呼吸時較不疼痛。
   (5) **急性期時禁食**，並給予靜脈注射或 TPN，以**維持體液、電解質及營養平衡**，預防低血容積休克。

(五) 疝氣(hernia, herniation)

1. 病因病理：由於組織、肌肉無力或受傷，或因腹部壓力增加，而使組織、器官或部分構造從缺口處脫出或突出，較常發生於腹部，可發生於任何年齡。疝氣分類如下：
   (1) 腹股溝疝氣(inguinal hernia)：最常見，男性較多。分為直接腹股溝疝氣，即腸子直接穿過腹股溝後壁，常因腹壁肌肉無力或張力不夠所引起，較難修補，且復發率較高；間接腹股溝疝氣，即腸子穿過腹股溝環，隨著精索或圓韌帶穿過腹股溝，大多為先天性因素。
   (2) 股疝氣(femoral hernia)：可能因為骨盆的斜度、懷孕或肥胖而使腹內壓增加，而使部分腸子經股環掉到股管內，女性較多。
   (3) 臍疝氣(umbilical hernia)：腹直肌較薄弱或嬰兒出生時臍孔閉鎖不全，而使部分腸子經過臍環膨出，兒童、老年人及肥胖的婦女較多。

(4) **割口疝氣**(incisional hernia)：曾經執行過腹部手術，腸道由薄弱的手術切口膨出。
(5) 絞扼性疝氣(strangulated hernia)：指疝氣內器官的血流供應受到阻礙。

2. 臨床症狀：
(1) 腹股溝、臍周圍或腹部手術切口處出現不正常的突出物。
(2) 當提重物、便祕、咳嗽等腹壓上升時，臟器會膨出。
(3) 局部疼痛不適、噁心、嘔吐、腹脹等。

3. 醫療及護理處置：
(1) 手術治療：將膨出的組織、器官等放回腹腔中，並用縫線將筋膜或肌肉的切口縫合。
(2) 注意有無呼吸道感染的徵象，若有咳嗽或打噴嚏時，需給予抑制咳嗽的藥物，並教導用手緊按住傷口，以免傷口裂開。
(3) 避免腹脹，必要時給予鼻胃管或肛管使用。
(4) 使用抗生素以預防副睪丸炎。
(5) **術後尿瀦留是常見的問題**，故為預防膀胱過度膨脹，應鼓勵病人下床解尿，必要時給予導尿。
(6) 術後 4~6 週內勿提重物、劇烈活動、粗重工作等，避免便祕或用力解便，以免腹內壓增加，必要時可給予輕瀉劑。
(7) 冰敷傷口區以預防陰囊水腫，減輕疼痛，並給予陰囊支托後再下床。
(8) 平時應多吃蔬果等高纖維的食物以預防便祕。

(六) 炎症性腸道疾病(inflammatory bowel disease)

1. 病因病理：
(1) **潰瘍性結腸炎**(ulcerative colitis)：以腸道炎症病變為主，**早期侵犯直腸乙狀結腸**，使腸黏膜處表層出血，之後向上發展侵犯整段腸壁。常見原因為**食物過敏**、自體免疫改變、**感染**等，**好發於 15~49 歲間**，**女性居多**。**可能出現毒性巨腸症合併症**。

(2) **克隆氏病**(Crohn's disease)：又稱區域性結腸炎(regional colitis)，會侵犯**全層腸壁**，使**腸壁黏膜外觀似鵝卵石**，並可觀察到由肉芽腫及小面積潰瘍所形成的佩亞氏斑點(Peyer's patches)，造成腸腔狹窄。**可發生在腸胃系統任何部位**，好發於迴腸終段。

2. 臨床症狀：

(1) **腹瀉**：每天 10~20 次水樣便，內含大量**血液**、**黏膜**、膿，**克隆氏病常見脂肪痢**、**粥樣糞便**。

(2) **直腸出血**：當炎症延伸至直腸時，會出現此症狀，是**潰瘍性結腸炎的主要症狀**。克隆氏病**少見出血（解血便），不易有致死情形**。

(3) 出現**裡急後重感**、噁心、嘔吐、無食慾、脫水、虛弱、輕微發燒、**營養缺乏**、**體重減輕**等症狀，在病情嚴重時會出現腹痛的情形。

3. 醫療及護理處置：

(1) 手術治療：若內科療法無效，出現出血、阻塞或急性穿孔時，可考慮執行直腸結腸切除術(total proctocolectomy)。潰瘍性結腸炎病人會執行結腸造瘻術，克隆氏病病人會執行迴腸造瘻術。

(2) 藥物治療：類固醇可減輕炎症反應，鎮痙劑可減緩腸蠕動，以及止瀉劑。手術前依醫囑給予抗生素，如 Sulfasalazine, Sulfonamide 可降低腸內菌叢，副作用為干擾**葉酸**吸收。

(3) 監測生命徵象及輸出入量，每天測量體重。

(4) 記錄排便量、次數、性質，必要時送檢。

(5) 先禁食，給予靜脈輸液或提供 TPN，**補充體液、電解質**及營養，若貧血則給予輸血或補充鐵劑。

(6) 術後，觀察敷料及傷口引流，並注意有無合併症，如出血、造瘻口水腫、分泌物等。

(7) 注意病人肛門周圍皮膚有無破損、紅腫、糞便滲漏等情形，教導在便後徹底清潔肛門周圍，並依醫囑給予軟膏使用。

(8) 排氣後，教導攝取**高蛋白質**、**高熱量**、高維生素、**低纖維**、**低脂**飲食，並避免食用全奶及冰冷食物。

(9) 協助病人接受身體心像的改變，並衛教病人迴腸造瘻術、結腸造瘻術的護理方式。

(七) 迴腸造瘻術(ileostomy)

1. 更換造口袋：**約 1/4~1/3 滿時，需倒掉或更換**。更換時應**檢查造瘻口的大小**、顏色，以及引流物的性質、量、顏色、味道等。造口袋開口需**比造口大** 0.1~0.2 cm 才較密合。

2. 造瘻口皮膚護理：

   (1) 觀察造廔口**四周皮膚顏色，正常顏色為玫瑰紅**。若出現紅腫、破皮、疼痛時，可於清潔後使用防護造瘻口的皮膚屏障劑、ZnO 軟膏、Karaya 黏腸貼布或**人工皮**等**於造口周圍，以預防皮膚受損**。

   (2) **若出現膿疱、發紅、白色斑點則為感染徵象；呈蒼白色則可能有貧血現象**。

3. 教導病人**避免攝入產氣、高纖**及引起腹瀉的食物，如洋蔥、蛋、芹菜等，且進食時應細嚼慢嚥，預防食物殘渣阻塞造瘻口及瓣膜。

4. 每天**至少攝取** 1,500 c.c.**以上的液體**，避免在就寢前大吃大喝。

5. 每天定時測量體重，並記錄輸出入量，如**迴腸造瘻的引流量**。

6. 自制性迴腸造瘻(continent ileostomy)通常在腹部右下象限、恥骨聯合之上，術後 4~7 天內有導管引流，需保持及**造口周圍皮膚的完整性**。導管拔除後，每天至少引流糞便 3 次。

(八) 結腸造瘻術(colostomy)

1. 以手術方式將結腸拉到腹壁，做一永久性或暫時性的糞便排出口。依手術方式可分為：
   (1) 單筒式造瘻術：只有一個腸環開口在腹部表面，為永久性。
   (2) 雙筒式造瘻術：近端及遠端各有一個腸環開口在腹部表面，近端引流不成形的糞便，遠端引流黏液，為暫時性的造口，常用於急診手術或橫結腸腫瘤的病人。
2. 結腸灌洗的護理：
   (1) 目的：為排空腸道，養成規律的排便習慣，時間最好與病人以往每日的排便時間相同。人工肛門袋有糞便應隨時引流。
   (2) 造瘻口**正常顏色為粉紅色**，待**傷口癒合後每 2~3 天灌洗一次**，並**更換人工肛門袋**，可以 Silicon 噴霧劑、Nystatin 粉劑抑制念珠菌生長，並以 ZnO 軟膏或 **Karaya 貼布保護瘻口**。
   (3) 灌洗時，**灌洗袋內裝約 37~38℃的水 500~1,500 c.c.**，並置於造瘻口 **45~60 公分高處（懸掛灌洗袋時底部與肩同高）**，排空導管內空氣，潤滑導管並將導管插入造瘻口 **5 公分**，待灌注液全部灌入後，需持續用錐狀頭加壓 5 分鐘。灌洗時，一邊按摩腹部可促進體內的灌洗溶液完全排出，如出現頭暈、軟弱、腹瀉、**腹部痙攣及疼痛情形（如腸絞痛）時，應停止灌洗液的灌注**。完全排空後，清潔造瘻口周圍皮膚，保持乾燥。
   (4) 飲食方面：增加纖維量有助於結腸造瘻功能的調節。
3. 不同部位腸造瘻的比較，詳見表 11-5。

表 11-5 不同部位腸造瘻的比較

項目	迴腸造瘻	升結腸造瘻	橫結腸造瘻	乙狀結腸造瘻
大便性狀	**流質或半流質狀**	**半流質狀**	**半流質狀**	**成形**
排便規律性	無	**無**	不常見	規律
定期腸道灌洗	不需要	**不需要**	可能需要	每 24~ 48 小時**灌洗**一次，**以建立排便型態**
手術適應症	潰瘍性結腸炎、結腸損傷或疾病、家庭性腸息肉症、癌症、創傷	下端結腸穿孔性憩室炎，結腸、直腸或骨盆處無法切除的腫瘤，直腸陰道瘻管，創傷	同升結腸造瘻的手術適應症	直腸或乙狀結腸癌、憩室穿孔、創傷

(九) 直腸結腸癌(colorectal cancer)

1. 病因病理：**是一種腺癌，好發於直腸**(50%)與乙狀結腸，最常轉移至肝臟，其次為肺臟。多發生於 40 **歲以上**，喜好攝取**高脂肪**、精製食物、**紅肉**、**肥胖**、**缺乏運動**，**飲食中缺少纖維素**會使糞便排出時間延長，**排便不正常**，有**大腸息肉**病史或家族史的人。

2. 臨床症狀：
   (1) **排便習慣改變**（如腹瀉、便祕、腹瀉與便祕交替）**是最常出現的症狀**，其他如腹痛、**裡急後重**、**腹脹**、觸診腹部有腫塊等，出血是病人就診的主要症狀。
   (2) **右側結腸癌**：較少引起腸道阻塞，觸診右下象限有腫塊，出現**噁心**、**嘔吐**、**貧血**、便祕與腹瀉交替（**糞便尚未成形**，成黑色或暗黑色）、**體重減輕等**。
   (3) **左側結腸癌**：觸診時發現腸道中有腫塊，出現腹脹、腸道阻塞、**絞痛**、便祕、**裡急後重**、血便、**筆狀（變細）或羊屎狀的糞便等**。

(4) **直腸癌**(rectal cancer)：**裡急後重**；觸診腹部有潛在腫塊，糞便表面有鮮血，肛門周圍疼痛。

3. 診斷性檢查：腹部檢查和肛診、結腸鏡檢查、糞便潛血檢查（初期的篩檢方法）、下腸胃道攝影（鋇劑灌腸可顯現病灶的位置）、血液檢查（**癌胚抗原(CEA)可篩檢是否為結腸癌**，也是**直腸結腸癌術後的預後指標**，以追蹤是否復發）、**大腸直腸鏡進行切片檢查可確立診斷**。

4. 醫療及護理處置：
   (1) 手術治療：依腫瘤的種類、位置而定，切除病變的結腸，並施行結腸造瘻術，如行腹會陰切除手術(abdominal-perineal resection)會伴隨永久性結腸造瘻。
   (2) 放射線治療：用於無法開刀的腫瘤，以使散播到淋巴、血液及其他地方的腫瘤縮小。
   (3) 化學療法：使用於手術後，以減緩癌細胞的擴散，常用藥物為 5-FU。
   (4) 姑息療法：當一切治療皆無效時，做一個盲腸或結腸造瘻口讓糞便排出。
   (5) 手術前 3 天，教導**採高熱量**、**低渣**及流質的飲食，以減少糞便量；前 1~2 天，給予**口服 Neomycin 抗生素以減少腸菌數**；前 1 天，教導採**清流質飲食**(clear liquid diet)；前一晚 9 點後禁食。
   (6) 直腸癌手術前常需放留置導尿管，維持手術時排空膀胱，以免手術中誤傷。
   (7) **手術當天早上執行清潔灌腸，直到回流液澄清為止**，並執行整個腹部與會陰的皮膚準備。
   (8) 手術後，需監測生命徵象，並注意輸出入量及電解質的平衡。

(9) 維持鼻胃管的通暢及進行腹部減壓。

(10) 採低坐臥式，並鼓勵病人深呼吸、咳嗽。

(11) 評估有無併發症：如腸阻塞（如**腸音減緩**、**腹脹**、**體溫微上升**）、腸穿孔、出血、吻合處滲漏等。

(12) 必要時給予止痛劑，並鼓勵早期下床活動。

(13) 會陰傷口的處置：

A. 注意傷口上的導管引流液的量、性質，並經常更換敷料。當引流液量減少後可使用會陰墊，並以 T 型縛帶支持。

B. 每日採溫水坐浴 3~4 次，每次 10~20 分鐘，以清除分泌物及組織碎片，並預防死腔內膿瘍形成，以促進傷口癒合。

C. 採側臥姿勢，不要久坐，如要坐起時採用海綿圈墊（避免氣圈或橡皮圈，因會導致兩側臀部分開），以增加舒適。

(14) 人工肛門的護理處置：

A. 定時更換敷料，並用中性肥皂或清水清潔皮膚四周，保持乾燥，以維護人工肛門周圍皮膚的完整性。

B. 開始先用暫時性人工肛門袋來收集糞便引流物，因造瘻口的排泄物會刺激四周皮膚，可使用 Karaya 粉劑或 Silicon 噴霧劑來**保護造瘻口周圍的皮膚**。

C. 術後 5~7 天開始，在平時習慣排便的固定時間給予人工肛門灌洗，以訓練腸道規則的蠕動，建立正常的排便習慣。

D. 若依醫囑給予塞劑以緩解腹脹時，應塞在造瘻近端通向小腸處。

E. 教導病人自行以溫水做結腸造瘻灌洗時，若發生絞痛現象，應減慢灌洗液的流速；若發生**痙攣疼痛**現象，應**立即停止灌洗，疼痛緩解後再繼續**。

F. 採均衡飲食，鼓勵每天攝取足夠的水分、蔬菜及水果，以防便祕；並**避免**會產氣（如洋蔥、番薯、碳水化合物等）及**引起腹瀉的食物**。

G. **高脂肪、低渣且精製食物是危險因子**，須盡量避免。

H. 協助病人正視身體心像的改變，漸進式教導病人評估造瘻口，並鼓勵病人及家屬一起參與人工肛門居家照顧計畫。

I. 提供成功案例，介紹社會資源，鼓勵病人盡早恢復社交生活，並告知按時回院檢查。

(十) 痔瘡(hemorrhoids)

1. 病因病理：

(1) 係指肛門與直腸處發生靜脈擴張、扭曲的情形。**內痔**大多是因門脈高壓所引起，好發於**肛門內括約肌近端，齒狀線上**，被黏膜覆蓋，大多數無法由肉眼觀察；外痔發生於肛門括約肌下方，可由肉眼觀察到。

(2) 好發於 20~50 歲的成年人，常見原因有**長時間站立或坐著**，**長期便祕**、用力解便、**懷孕**等腹內壓增高，肥胖，採低纖維飲食者，有家族遺傳史。

2. 臨床症狀：**排便時疼痛**、出血。

3. 醫療及護理處置：

(1) 局部治療：**手術後先給予冷敷；12 小時後再行溫水坐浴**，使用止痛藥膏等。

(2) 藥物治療：服用輕瀉劑治療便祕，如 Dulcolax（作用為增加腸黏膜分泌，以刺激腸蠕動）等，教導病人服用後 6~8 小時內發生作用，服藥 1 小時內避免喝牛奶。

(3) 結紮(rubber band ligation)：用橡皮筋束緊，終止血液循環，引起壞死脫落。因外痔位於鋸齒線之下，有體神經末梢，故不適用此法。治療前要先灌腸，結紮後可給予止痛劑以緩解疼痛。

(4) 手術治療：

A. 手術前給予輕瀉劑，進食一般飲食（麻醉前數小時才禁食），清潔下腸道及做皮膚準備。

B. 手術後，**以俯臥姿勢**（截刀臥位，Jack Knife position）**或側臥為最佳，避免壓迫肛門傷口**，若需仰臥時使用浮動墊支持於臀部下。

C. **手術後，先給予冷敷；12 小時後可行溫水坐浴**，每天至少二次，每次不超過 20 分鐘，可促進血液循環，**減輕疼痛與腫脹**，並能清潔會陰部傷口，除去臭味，使病人舒適。痔瘡切除手術若採不縫合傷口，則**可在肛門口塗抹氧化鋅軟膏**，以減輕疼痛。

(5) 每次排便後施行溫水坐浴，以維持手術區的清潔及解除局部的刺激。

(6) 依醫囑給予**口服止痛劑**，及局部使用類固醇藥膏止痛。

(7) 養成適度的運動及定時排便的習慣以避免便祕。

(8) 隨時注意傷口是否有出血（最嚴重）的合併症，**若 8 小時內有二塊以上的會陰敷料浸濕，表示傷口過度出血**。

(9) 注意是否有**排尿困難與尿瀦留的徵象**，鼓勵下床排尿及坐浴有助於刺激排尿。

(10) 教導病人**每日至少攝取 2~3 公升的液體及進食高纖維食物**，並於早上喝一大杯水以引起**胃結腸反射**(gastrocolic reflex)刺激排便。給予高纖輕瀉劑(Metamucil)，並鼓勵病人盡快有正常硬度的大便排出，以保留肛門的正常內腔，並預防肛門狹窄。

(十一) 憩室(diverticulum)與憩室炎(diverticulitis)

1. 病因病理：指腸黏膜層因腸腔內壓力長期過高，使腸腔較脆弱的部位受壓迫突出或形成外凸的囊狀物。可能是腸腔壓力升高、腸肌萎縮、肥胖及慢性便祕所引起，多發生於乙狀結腸。好發於 45 歲以上的男女或肥胖者。憩室本身並不會造成多大問題，但若其開口被阻塞時，會形成憩室炎。

2. 臨床症狀：發燒畏寒、食慾不振、嘔吐、直腸出血、頻尿、腹痛、便祕、腹瀉等，肛診時會觸診到硬塊。

3. 醫療及護理處置：
 (1) 無症狀時不需特殊治療，或依醫囑給予抗生素使用。
 (2) 急性憩室炎時，禁止由口進食，插入鼻胃管以減輕噁心嘔吐、腹脹的情形，並給予靜脈輸注液體。待症狀減緩時才可由口漸進性進食。
 (3) 憩室炎的合併症有：**膿瘍**穿孔（**腹膜炎**）、腸阻塞、腸麻痺、**出血**、**瘻管**形成；發生腹膜炎、出血、阻塞、膿瘍或穿孔時，以手術方式去除囊並結紮或行結腸切除術。
 (4) 鼓勵肥胖者減輕體重。
 (5) 教導避免會增加腹內壓的活動，如彎腰、咳嗽、舉重物、便祕等。
 (6) **攝取足夠的水分**、**高纖維飲食**（高渣飲食、麩類）及輕瀉劑**以減少便祕**。

(十二)刺激性腸症候群(irritable bowel syndrome, IBS)

1. 病因病理：當腸道受到感染或環境的刺激，使腸道活動力改變，對痛覺過度敏感，導致腸道間的調節失衡。盛行率大約 10~15%，會發生在任何年齡，其中以年輕人、女性比例較高，常見於生活壓力沉重的上班族或學生、撫育幼兒的家庭主婦等。又稱為大腸急躁症、腸道敏感症。

2. 臨床症狀：主要是慢性反覆性腹痛和排便習慣的改變，以便祕為主或腹瀉為主、或兩者交替出現，腹脹、排便後腹痛解除、腹痛發生時排便次數增加。症狀多發生在白天工作時。休假或壓力因素解除時症狀便消失。

3. 醫療及護理處置：
   (1) 減少油脂及乳製品的攝取。避免甜味劑，如山梨醇、果醣。
   (2) 便祕者鼓勵多攝取蔬果纖維；腹瀉者限制纖維的攝取。
   (3) **便祕的病人**，依醫囑給予**高纖產品**，如 Normacol；**腹瀉的病人**，給予 Loperamide、**抗乙醯膽鹼及水溶性膠質**等。
   (4) **鼓勵多運動及教導放鬆技巧**，改變生活型態，減少壓力、焦慮，注意飲食的選擇，規律生活。

五、肝臟疾病

病毒性肝炎分為 A、B、C、D、E 和 G，其中 B、C、D 型病毒肝炎會導致慢性肝炎及肝癌。**慢性肝炎急性發作最標準的病理變化就是肝小葉壞死。急性肝炎以 A 型肝炎最常見**。

(一) A 型病毒肝炎（傳染性肝炎）

1. 臨床症狀：與 E 型病毒肝炎都是經由**糞－口**、**腸道**、分泌物傳染，會出現類似流行性感冒的症狀，有時會出現消化不良、頭痛、疲倦、食慾不振、黃疸、茶色尿、肝脾腫大等症狀，在黃疸發生前具有傳染力。
2. **診斷性檢查**：Anti-HAV(＋)及 IgM(＋)表示急性感染；**Anti-HAV(＋)及 IgG(＋)表示過去曾感染，且產生終身免疫力**。
3. 醫療及護理處置：
   (1) 在發病的急性期時，處理病人的排泄物要小心，可戴清潔手套處理。
   (2) 避免使用病人個人用品，如牙刷、餐盤（**在急性期時餐具應隔離**）。

(3) 可能感染時或接觸後 10 日內可注射血清免疫球蛋白。

(二) B 型病毒肝炎

B 型肝炎病毒(HBV)是引起肝硬化及肝細胞癌的主要致病因，急性感染之成人多在 6 個月內完全康復，少於 10%的急性感染之成人會進展成帶原狀態或慢性肝炎，導致壞死後肝硬化。此病毒含有 DNA 的雙層分子，外層稱為 B 型肝炎表面抗原(HBsAg)，內核心稱為 B 型肝炎核心抗原(HBcAg)，B 型肝炎 e 抗原(HBeAg)是感染力最強的。

1. 傳播方式：
   (1) 水平感染：**B 型肝炎與 D 型肝炎病毒傳染方式類似，主要途徑是經由血液**或血液製劑，如注射、輸血等，另外親密接觸、唾液、精液、尿液、母乳等也會感染。但經由輸血而感染的急性肝炎，以 **C 型肝炎**最多。
   (2) **垂直感染**：少數 B 型肝炎母親經由胎盤直接傳染給胎兒，大多數新生兒是因生產過程中接觸或吸食了母血或母體分泌物而將感染，新生兒日後可能會演變為帶原者及慢性肝炎。故母親若為 B 型肝炎帶原者，新生兒一出生應立即施打免疫球蛋白(HBIG)預防（屬被動免疫）。
2. 臨床症狀：約 1/3 沒有症狀，有些類似 A 型肝炎的症狀，血清轉胺酶（ALT 和 AST）會升高。
3. 診斷性檢查：
   (1) 血液中，若 HBsAg(＋)，表示此人具有傳染力；若 **HBsAg(＋)及 HBeAg(＋)時，表示具有高傳染力，可注射 HBIG** 來預防；若 HBsAg(＋)超過 6 個月，且 Anti-HBs(－)時，則為帶原者。
   (2) Anti-HBe 在 HBsAg 消失後再出現，表示其傳染力減弱。

(3) 血清中**肝炎標記**測得順序：Anti-HBc→Anti-HBe→Anti-HBs **（最晚出現）**。

(4) B 型肝炎血清學判讀及臨床意義，詳見表 11-6。

4. 預防注射：

(1) 血液中，HBsAg(－)、HBsAb(－)、HBcAb(－)者最需注射 B 型肝炎疫苗預防。

(2) 若醫療人員不慎被 B 型肝炎患者用過的針頭扎傷，而檢驗反應為 HBsAg(－)、Anti-HBc(－)，病人 HBsAg(＋)時（表示具有傳染性），應注射 B 型肝炎第二代疫苗（作為預防用的被動免疫球蛋白）來預防，全程共三劑。

(3) 注射 B 型肝炎疫苗可同時預防 D 型肝炎。自體輸血(autologous transfusion)可以降低感染 B 型肝炎的機會。

表 11-6 B 型肝炎血清學判讀及臨床意義

血清反應			臨床意義
HBsAg	Anti-HBc	Anti-HBs	
＋	－	－	急性 B 型肝炎早期（**具有傳染力**）
＋	＋	－	急性 B 型肝炎（**具有高傳染力**）
＋	＋＋＋	－	疾病恢復早期或慢性帶原者，無不適症狀，超音波正常
－	＋	＋	B 型肝炎恢復期
－	±	－	以前感染過 B 型肝炎病毒
－	－	＋	以前感染過 B 型肝炎病毒，或是接種 HBsAg 疫苗後，有免疫力可抵抗再次感染

5. 預後：

(1) 有部分 B 型肝炎帶原者，會演變成慢性持續性肝炎(chronic persistent hepatitis, CPH)，即血液中 HBsAg(＋)及 HBeAg(－)，門脈區會有很多慢性發炎細胞浸潤。

(2) 當病人血液中 HBsAg(＋)及 HBeAg(＋)，**且其血清轉胺酶為正常值的兩倍時**，會演變為活動性慢性 B 型肝炎(chronic active hepatitis, CAH)，日後會演變成肝硬化。

6. 肝炎的醫療及護理處置：

(1) 藥物治療：**干擾素**(interferon)**可抑制病毒增生，使病毒活性降低**；Lamivudine 可降低血清中病毒的量。

(2) 提供足夠的休息與適量的活動。

(3) 黃疸照護：**黃疸期應採嚴格的臥床休息**；給予單獨房間使用，並限制訪客；室內保持柔軟的燈光，並教導戴深色墨鏡以遮其鞏膜，避免光線刺激。

(4) 保護皮膚的完整性：如果病人有黃疸，會引起**皮膚搔癢**的情形。教導病人修剪指甲避免抓傷皮膚，穿著柔軟衣物，溫水拭浴後擦上油性乳液，給予**止癢藥**，並服用 Cholestyramine 以促進膽紅素在腸內與膽鹽結合而從大便排出。

(5) 減少出血的傷害：使用孔徑小的針頭注射；用軟毛牙刷或棉棒執行口腔護理；注意凝血酶原時間，給予口服維生素 K；觀察尿液與大便有無出血現象；並告知注意安全，減少不必要的碰撞。

(6) 預防感染及藥物的毒性反應。

(7) B 型肝炎病人用過的手術器械最有效的滅菌方式是高壓蒸氣滅菌法。

(8) 少量多餐，每天 2,500~3,000 c.c.的飲水量、**高熱量(2,500~3,000 大卡)**、**中至高蛋白(75~100 gm)**、**高醣**、**低**

脂肪，以及維生素 A、B、D、E、K 食物（尤其是維生素 B 及 K），並禁止吸菸、喝酒。

(三) C 型病毒肝炎

1. **C 型病毒肝炎會導致壞死後肝硬化。anti-HCV(＋)表示曾感染過 C 型肝炎。**
2. **α 干擾素和 Ribavirin 合併治療慢性 C 型肝炎效果較好。**

(四) 肝硬化(liver cirrhosis)

1. 病因病理：所有會破壞肝臟而發生不規則斑塊新生的化學物質，或有機體均會誘發肝硬化，如病毒、酒精、清潔劑、溶劑、四氯化碳、藥物等。
2. 依結節大小分類：
   (1) 小結節型：結節大小在 3 mm 以下，**與酒精、營養不良有關，稱為雷氏肝硬化**(Laennec's cirrhosis)。
   (2) 大結節型：結節大小在 3 mm 以上，由急性肝炎所引起，肝臟縮小且不規則，稱為壞死後肝硬化。
   (3) 混合型：大小結節均有。

表 11-7 肝硬化依病因分類

分類	發生原因	症狀
酒精性肝硬化	長期酗酒、營養不良	倦怠、虛弱、腹水
壞死後肝硬化	工業化學品中毒、藥物中毒、病毒性肝炎併發症	黃疸
膽源性肝硬化	總膽管阻塞、肝性膽汁慢性滯留	脂肪便
心因性肝硬化	充血性心臟衰竭、長期窄縮性心包膜炎、心肺症、房室瓣膜病變	肝臟腫大

3. Child-Pugh **分級**：用於區分肝功能好壞的分級，包含白蛋白(albumin)、膽紅素(bilirubin)、**凝血酶原時間**(P.T.)、**腹水**(ascites)、**肝性腦病變**，得分越高，肝功能越差。

4. 臨床症狀：
   (1) 類似感冒症狀：疲倦無力、軟弱、腸胃不適、噁心、嘔吐、體重減輕、頭痛、抑鬱、尿量少、四肢水腫、腹瀉或便祕、右上腹部鈍痛。
   (2) 黃疸：當總膽紅素超過 1.5 mg/dL，會出現黃疸症狀，最先出現於鞏膜和皮膚。
   (3) 皮膚搔癢：因膽鹽沉積在皮膚上所引起。
   (4) 荷爾蒙分泌異常：**因肝臟代謝動情素功能變差，致動情素過量**則臉、手臂、前胸及腹部會出現**蜘蛛狀血管瘤**、**手掌紅斑**、**男性女乳症**、睪丸萎縮、胸毛、腋毛脫落等。
   (5) **凝血時間延長**：因為無法製造膽汁，導致維生素 K 缺乏、凝血因子製造減少、血小板減少，所以易發生傷口流血不止，皮膚出現**紫斑**等。
   (6) 貧血：由於脾臟腫大使紅血球破壞增加、紅血球製造減少、葉酸缺乏等。
   (7) **門脈高壓**：導致**脾腫大**、**腹水**、**痔瘡**、腹壁四周表層靜脈擴張、**食道靜脈曲張**等。
   (8) 水腫與**腹水**(ascites)：由於**低蛋白血症**（導致**血漿膠體滲透壓降低**，水分從血管流入腹腔）、**無法代謝留鹽激素**（**導致鈉及水分滯留增加**）、**門脈高壓**（導致**血漿流體靜力壓增加**、淋巴液流量增加）等，造成與肝臟相關的血流和淋巴流受阻，而使血液及淋巴液滲入腹腔中所導致。
   (9) 肝腎症候群：因為消化道出血、使用利尿劑及腹腔放液術而誘發。

5. 診斷性檢查：

(1) ALT (SGPT)、AST (SGOT)、膽紅素、鹼性磷酸酶值**上升**，**凝血酶原時間延長**，**白蛋白－球蛋白比**及膽固醇值**減少**。

(2) 血鈉升高、**血鉀減少**。

(3) 結合及未結合膽紅素增加、尿液膽紅素增加、尿液尿膽素原增加。

6. 醫療及護理處置：

(1) 藥物治療：

A. **給予輸注 Albumin 後，病人排尿量會增加**。

B. 每日口服 4~6 gm Neomycin，並給予 Lactulose **減少氨及含氮廢物的吸收**，酸化腸道及產生**輕瀉作用**（腸內滲透壓上升促使大量水分瀦留），以**減少腸道對氨及含氮廢物的吸收**。

C. 禁用排鉀性利尿劑、鎮靜劑。

D. 若肝硬化合併食道靜脈曲張，給予服用 Propranolol (Inderal) 以預防食道靜脈瘤破裂出血。

(2) **給予充分的休息**與適度的運動。

(3) 預防感染與中毒。

(4) 矯治液體的不平衡，並維持血中鉀離子平衡及**防止便祕**的發生，以預防肝昏迷。

(5) 對於肝昏迷病人，**血液中 ammonia 濃度升高**，需注意意識狀態，如出現意識紊亂的情形，提供適度保護性約束。

(6) 注意口腔護理，並教導避免使用具刺激性的肥皂清潔皮膚。

(7) 飲食方面：

A. **教導高熱量**、適量蛋白質（**肝昏迷者應限制蛋白質的攝取量**）**、低脂肪、低鈉飲食**。

B. 對未曾發生肝昏迷、有腹水的病人，限制蛋白質攝取量於 60~70 公克、鈉 4 公克。

C. 慢性肝硬化病人限制蛋白質攝取量於 40~60 gm。

D. 有水腫與腹水者**限制鈉**（攝取量應每日＜3 gm）**與水分**。

E. 補充維生素 A、D、E、K，並給予葉酸及鐵劑以矯正貧血。

F. 黃疸病人因脂溶性維生素 K 吸收減少，故**當凝血酶原時間(PT)延長時，可給予維生素 K**，並給予膽鹽，以維持脂溶性維生素的吸收。

(8) 腹水病人居家照護：**每日監測體重及腹圍、勿舉重物及過勞、飲食需有限制**（如限鈉）、**不可隨意服用藥品**。

(五) 門脈高壓及食道靜脈曲張

1. 病因病理：肝硬化使**門脈循環阻塞**，肝門靜脈壓力（正常為5~10 mmHg）不正常升高，**導致門脈高壓**(portal hypertension)，而產生許多併發症，如**食道靜脈曲張**(esophageal varices)出血（**為發生上消化道出血的主要原因**，可見吐血、解黑便）、腹水、肝脾腫大等。

2. 醫療及護理處置：**當食道靜脈曲張破裂出血時，首要處理方式為止血**。

(1) 藥物治療：

A. 血管收縮劑：如 Vasopressin (Pitressin)，可使小動脈收縮而降低肝門靜脈血流，但**易造成心肌梗塞，需注意病人有無胸悶不適主訴**。

B. **β 型交感神經阻斷劑**：如 Propranolol (Inderal)，能夠降低心輸出量及促使臟器血管收縮，可以預防靜脈曲張再出血。

C. Sandostatin：是體抑素，抑制內臟血流而止血

D. 瀉劑、清潔灌腸、Neomycin：可破壞腸內細菌以減少腸道內容物被細菌分解而產生氨。

E. 制酸劑：可以降低胃液的酸度，並避免胃酸反流入食道。

F. 不宜任意使用腦神經抑制劑（如鎮靜劑），以免引起肝性腦病變。

(2) 食道球（又稱桑布二氏管，Sengstaken-Blakemore tube, S-B tube）壓迫止血法：**用來壓迫賁門及出血的曲張靜脈**。

A. 向病人解說目的、方法、步驟及注意事項。

B. 協助醫師將食道球插入胃中，確定位置後，將胃球以空針注入 150~200 c.c.空氣以固定位置，夾住管子，再將管子慢慢往上拉，使氣囊緊靠在賁門食道接合處，然後再將**食道球充氣至 20~40 mmHg**，並夾住以止血。

C. 注意使用食道球止血時，需在**每條管腔標明清楚**。

D. 為避免發生食道黏膜水腫、潰瘍、壞死或肺吸入等合併症，**每 8~12 小時要將食道氣囊放氣 5 分鐘**，且留置於體內的時間，一般不宜超過 48 小時。**應定時抽吸口腔分泌物以避免吸入性肺炎**。

E. 若**胃的氣囊沒氣或破裂時**，食道球會往上滑出而阻塞病人的呼吸道，此時應立即將整個管子剪斷以放氣，以避免**呼吸道阻塞**。

F. 管子拔出後，再發生出血的機率仍然很高，需加以注意。

G. 突然的背部疼痛，可能為食道破裂，需加以注意。

(3) **內視鏡硬化治療**：透過內視鏡將硬化劑注入靜脈瘤的部位或旁邊，達到治療及預防止血的目的。需觀察病人是否出現食道潰瘍、穿孔、胸痛、吸入性肺炎等合併症。臨床上，**合併靜脈結紮法之止血效果佳**。

(4) 門靜脈分流術：目的是減少門脈血流，以預防食道靜脈曲張出血。因為肝臟疾病患者凝血功能缺損，易感染，故在術前給予維生素 K、抗生素及輸血。

(5) 冰過的血中含有不穩定化合物，水解後會使氨濃度增高，需大量輸血時，最好使用勿超過 12 小時的鮮血。**為維持病人凝血機能，必要時可輸新鮮冷凍血漿**(FFP)。

(6) 給予氧氣使用，以增加血液中的含氧量。

(7) 每 15 分鐘測量病人的生命徵象，並注意尿排出量及皮膚溫度顏色，觀察是否出現低血量休克，直到出血被控制為止。

(8) 給予口腔及鼻腔的護理，並密切監測是否發生**鼻黏膜**潰瘍、破損或**壞死**的情形。

(9) 採均衡飲食，多選用高營養、清淡、低鈉飲食，避免熱湯及刺激性食物，並給予高張葡萄糖溶液輸注，補充維生素 B、C、K。

(10) 衛教平時避免提重物、過度閉氣、用力咳嗽或解便，需要時給予輕瀉劑，以防食道靜脈曲張處因壓力過大而出血。

(六) 黃疸(jaundice)

為肝臟、膽囊及溶血疾病的一種症狀，主要是因為人體血液中的膽紅素(bilirubin)濃度增加，引起皮膚、黏膜和鞏膜等變成黃色，**常有食慾不振、疲倦、軟弱、尿中尿膽素原增加呈茶色尿、膽鹽沉積於皮膚引起搔癢，及大便顏色會變淡，甚至變成白陶土的顏色**(clay colored stool)。

表 11-8 各類黃疸的比較

	溶血性黃疸（為肝前性黃疸）	肝細胞性黃疸	阻塞性黃疸（為肝後性黃疸）
原因	當大量**紅血球被破壞**時出現的黃疸，如**輸血反應**、溶血性貧血、**嚴重燒傷**等	肝臟無法正常處理膽紅素時出現的黃疸，如肝炎、肝硬化、肝癌等	**膽管阻塞**造成肝臟無法正常排除膽紅素時出現的黃疸，如**腫瘤壓迫**、硬化性膽管炎、**胰臟癌**等
診斷性檢查	非結合型膽紅素增加，糞便及尿液中的尿膽素原增加，結合型膽紅素及**凝血酶原時間正常**	血漿中膽紅素增加（肝臟吸收能力下降所引起）	總膽紅素、血清膽固醇及血清鹼性磷酸酶增加，糞便及尿液的尿膽素原下降，**凝血酶原時間延長**（可注射維生素K），**大便呈灰白色**

(七) 腹水(ascites)

1. 病因病理：門脈循環阻塞造成門脈高壓；血漿中白蛋白(albumin)減少導致血漿膠質滲透壓減少；**留鹽激素過高導致鈉及水瀦留**；肝臟淋巴流量增加，淋巴液自肝臟流入腹腔中等。

2. 診斷性檢查：
   (1) 平躺叩診腹部上面為鼓音（氣體），周邊為**濁音**（水），聽診為流水聲。
   (2) 當血漿中白蛋白過低而導致肋膜腔積水時，進行胸腔評估最可能出現積水部位呼吸音消失。

3. 醫療及護理處置：
   (1) 藥物治療：
   A. **利尿劑**：Spironolactone (Aldactone)可預防遠端腎小管對鈉的再吸收及保留鉀。**但太快速給予利尿容易導致尿少症或腎衰竭，故使用時需仔細觀察病人反應。**
   B. 避免服用 Aspirin，以免出血。
   (2) **腹腔放液穿刺術**(abdominal paracentesis)：一次引流量不可超過 2~3 公升，以免引起**低血容積性休克**、低血壓、電解質不平衡、少尿及低血鈉的情形。執行放液穿刺術前**協助病人排空膀胱**，放液後需注意生命徵象及**意識變化**，並記錄之。
   (3) 李文氏分流(LeVeen shunt)：用於治療慢性腹水。是利用腹腔與靜脈間的壓力差，使瓣膜打開，將腹水引流入上腔靜脈中。
   (4) 站立時會刺激交感神經系統和腎素－醛固酮系統，降低腎絲球過濾率，故建議病人**臥床休息**，並協助病人翻身及更換姿勢，以防褥瘡的形成。
   (5) 教導病人適度限制鈉(200~500 mg/day)，因食用鈉會增加水分的瀦留）、水分(＜1,500 c.c./day)與蛋白質的攝取。

(6) 血漿中白蛋白的正常值為 3.5~5.0 gm/dL，當＜2.5 gm/dL 時，給予新鮮冷凍血漿(FFP)使用，可利於腹水排出。

(7) **每天測量體重**（不宜＞2 kg）、**腹圍，並記錄輸出入量**、直立時的血壓與脈搏等。

(8) 合併症：感染、出血、分流管阻塞、心臟負荷過重、肺水腫、**低血容性休克**、敗血症等。

(八) 肝性腦病變(hepatic encephalopathy)

1. 病因病理：人體無法將過多的氨代謝為尿素排出體外，而使血液及腦脊髓液中的氨值增高，導致昏迷，又稱肝昏迷(hepatic coma)。常見原因為**腸中血液**、蛋白質、細菌**增加或脫水，導致氨的濃度升高；氧量過低或代謝性鹼中毒；酸鹼不平衡併有電解質不平衡等**。

2. 分期及臨床症狀：

(1) 第一期（前驅期）：疲倦、不安、偶爾昏睡、易受刺激、理解力下降、人格改變。

(2) 第二期（逼近期）：失去定向感、意識混亂、撲翼樣震顫(asterixis)、肝臭、**嗜睡**、筆跡凌亂。

(3) 第三期（木僵期）：嚴重意識混亂、無法遵循命令、嗜睡但可喚醒、深肌腱反射增加、肌肉僵硬痙攣。

(4) 第四期（昏迷期）：昏迷、對疼痛刺激無反應、撲翼樣震顫消失、深肌腱反射缺乏、可能出現去皮質或去大腦姿勢。

3. 醫療及護理處置：

(1) 因肝臟無法處理蛋白質之代謝產物，**限制飲食中蛋白質的攝取量**(40~60 gm/day)。

(2) 減少腸胃道製造氨：

A. 給予**腸道灌洗**，或使用瀉劑，並**避免便祕**。

B. Neomycin：大量服用或留置灌腸，**減少腸道細菌，降低蛋白質被破壞及分解成氨**，因為服用後會有頻便的現象，應先告知病人。

C. Lactulose：為半乳糖及果糖的結合物，可酸化腸道抑制細菌生長，並會使腸道內滲透壓增加，減少氨及含氮廢物之吸收，具有輕瀉作用，可促使氨經腸道排出，**以降低血氨濃度**。服藥後 24~48 小時會產生作用。

D. 在葡萄糖液內加入 Sodium glutamate 及 L-arginine 可刺激尿素形成及降低血液中的氨濃度。

E. 因受傷的肝細胞無法代謝及排出藥物，所以盡量**避免使用鎮靜劑**、安眠藥、排鉀性利尿劑。

F. 限制活動、臥床休息，以免增加新陳代謝。

G. 缺氧會傷害肝細胞而助長病情，故需視病情給予氧氣治療。

H. 傷害或感染會使組織分解造成蛋白質堆積，故需避免病人受到傷害及預防感染。

(3) **執行神經學評估，如記錄每日手寫字或畫圖的樣本**。

(4) 如果出現意識混亂的情況，需給予**適度保護性約束**。

(九) 肝癌(hepatoma)

1. 病因病理：肝癌**發生率以男性居多**。由於肝臟含有豐富的血流，是各種癌細胞容易發生轉移的部位，又以 B 型肝炎帶原者、**肝硬化者**、肝膿瘍者發生率高。**黃麴毒素**(afla toxin)及 **B 型肝炎會導致原發性肝細胞癌**(hepatocellular carcinoma, HCC)，**常見於亞洲國家**。

2. 臨床症狀：早期症狀不明顯，會出現厭食、倦怠、體重減輕、貧血、右上腹疼痛、黃疸、肝硬化等症狀。

3. 診斷性檢查：
   (1) **α-胎兒蛋白**(alpha-fetoprotein, AFP)：原發性肝臟腫瘤病人血中**濃度會升高**，因此治療後常監測病人血中此項腫瘤標誌，以評估治療效果。
   (2) 肝臟組織活體切片、腹部超音波、電腦斷層、腫瘤標誌增加。
4. 醫療及護理處置：
   (1) 一般以症狀療法為主，放射及化學治療效果不佳。若只局限於單葉的未轉移癌，可做肝葉切除術。
   (2) **動脈栓塞療法：藉由動脈注入化學藥物以堵住肝門靜脈，手術後需以沙袋加壓及平躺 6 小時。副作用**包括噁心、嘔吐、**發燒**、腸阻塞、右上腹痛。禁忌症為門靜脈阻塞。
   (3) 去動脈化療法(dearterialization therapy)：可藉著結紮肝動脈或注入硬化劑造成栓塞，降低對肝臟的氧氣供應，以減少腫瘤細胞數量及活動性。

(十) 肝臟移植(liver transplantation)

1. 適應症：原發性或續發性膽道肝硬化、藥物引起的肝衰竭、先天性膽道閉鎖症、威爾森氏症(Wilson's disease)、慢性活動性病毒性肝炎、惡性肝腫瘤等。
2. 合併症：出血、肝動脈栓塞、門靜脈栓塞、膽汁滲漏、膽道阻塞、大便顏色改變、肝炎、感染、腎功能障礙、排斥反應等。
3. **排斥現象和處置**：移植的肝臟會被其身體免疫系統視為一外來的抗原，而產生排斥。常見排斥現象如下：心跳次數增加、腹部快速增大、腹痛（特別是右上腹的腹痛或鈍痛）或**右背中心發生輻射痛**、小便顏色變深變少、大便顏色變淡、**黃疸加深**、類似感冒的症狀（**發燒**持續＞37.5°C）。Imuran、Cyclosporine **及 Corticosteroids 是台灣常用的抗排斥藥**，其中 Cyclosporine

能讓身體避免產生有效的 T 淋巴球。可以用肝臟活體切片及超音波偵測可能的排斥現象。

4. 居家衛教：
   (1) 教導注意個人衛生習慣、安全及維護皮膚完整性。
   (2) 每天測量體重、體溫變化，並注意大小便顏色、性質。
   (3) 教導避免與感冒病人接觸、注意不要有感染的情形發生、要定期回院追蹤檢查等。
   (4) 每天睡眠充足養成規律的生活作習，且勿熬夜太過操勞，**費力的活動需經醫師同意才可進行**。
   (5) 準時服藥，勿服用未經醫師同意的藥物，如**出現感冒症狀不可自己服用成藥**。
   (6) **飲食大多數無需限制**，只要規律及均衡，且烹調應以新鮮全熟為宜，應禁止生食及避免食用刺激性食物。

六、膽囊疾病

(一) 膽結石(cholelithiasis, gallstone)

1. 病因病理：**又稱膽石症**，主要為**膽固醇**、**膽鹽**、**鈣不平衡**、膽汁鬱積、**感染**等因素所引起。結石的大小、位置、可動性、阻塞程度、是否有炎症反應會影響到病情的嚴重程度。**最常見的是膽固醇結石**，結石多發生於膽囊內。

2. 促發因子：
   (1) 執行**迷走神經切斷術及長期使用 TPN 者**，會造成膽囊活動力下降。
   (2) 血液惡病質，如**慢性溶血性疾病**，使膽紅素增加。
   (3) **迴腸疾病或切除**，會使膽鹽流失。

(4) 4F：**女性**(female)、**肥胖者**(fatty)、**40 歲以上**(forty)、**多次懷孕**(fertile)。

(5) 有家族病史者。

(6) **服用避孕藥、停經後服用動情素者**。

(7) 飲食中**攝入過多油脂或膽固醇者**。

3. 臨床症狀：

(1) 通常病人在吃過油膩的食物後會感到消化不良（**對脂肪食物缺乏耐受力**），**右上腹不適**；**膽絞痛**通常會突然由右上腹部正中線**輻射到右肩胛**下、右肩及背部，變換姿勢可減輕疼痛；亦會出現噁心、嘔吐、盜汗、心跳加速的症狀。

(2) 膽結石通常會阻塞膽道，使膽汁無法流入十二指腸，導致膽汁內的結合膽紅素被血液吸收，而使血液中的結合膽紅素值升高，出現黃疸，使皮膚與黏膜變成黃色，且會導致皮膚搔癢，亦會出現深茶色尿及黏土狀**灰色便**。

(3) 膽道完全被結石阻塞時，會出現凝血時間延長。

4. 診斷性檢查：**腹部超音波**（**偵測率高且執行方便**）、實驗室檢查（AST、ALT、LDH、膽紅素升高）。

5. 醫療及護理處置：

(1) 藥物治療：

A. **避免使用** Morphine，因為會**增加膽道括約肌痙攣及壓力**；多次小劑量的 Meperidine (Demerol)**是最佳的止痛劑**。

B. 使用抗痙攣藥物、Atropine 以促使膽管鬆弛。

C. 使用 Chenodiol (CDCA)、Ursodeoxycholic acid (UDCA)**可增加膽石溶解；使用** Ursodeoxycholic acid (Ursodiol)**可減少膽汁中膽固醇含量**；使用 Cholestyramine (Questran)**以結合膽道中的膽鹽**，減少膽鹽在胃腸道的再吸收。

(2) 執行體外震波碎石術(ESWL)、內視鏡移除結石、腹腔鏡膽囊切除術(laparoscopic cholecystectomy, LC)。接受腹腔鏡膽囊切除術手術前**會在腹腔內注入 3~4 公升 CO_2**，然後在腹部表面開四個小切口，連接套管、腹腔鏡、攝影機等。腹腔鏡深入腹腔分離總膽管及膽囊後，將膽囊切除移出。LC 的好處是復原期較快，**手術後若無特殊狀況 24~48 小時便可出院**，但是病人如果接受過其他的腹部手術，則不再建議採用腹腔鏡膽囊切除術。

(3) 膽結石術後若放置 T 型引流管，需維持 T 型管路通暢；觀察尿液及糞便顏色；保護引流管周圍皮膚，勿受膽汁外滲刺激；病患下床時，切勿將引流管夾住。

(4) 合併症：**結石部位若置於總膽管，可能會同時出現膽囊炎**；若未經治療，可能會出現膽囊穿孔、腹膜炎及膽囊周邊膿瘍等。

(5) 有嘔吐及疑似膽囊炎的病人，應插入鼻胃管並抽吸。

(6) **初期應採低脂肪飲食**，補充維生素 A、D、E、K，避免酒精、產氣食物。

(二) 膽囊炎(cholecystitis)

1. 病因病理：**膽結石導致膽汁通路受阻**，其餘為細菌侵入（大腸桿菌最常見）、創傷等所導致。**好發於**中老年**女性**及肥胖者。

2. 臨床症狀：

(1) **疼痛**常是突發，位置可能在上腹部、右上象限或**輻射到右肩胛下方**，在吃完大餐或高脂食物後亦會疼痛。

(2) **若深觸診病人右上腹部，病人會因腹部嚴重壓痛而在吸氣時停止呼吸，稱為默菲氏徵象（Murphy's sign(+)）**。

(3) 若病人腹膜受到刺激時，深觸診右上腹部會出現回縮痛(Blumber's sign)。

(4) 消化不良、**發燒**、**黃疸**、**噁心**、**嘔吐**、**急性炎症徵象**、皮膚搔癢、黏土色糞便、茶色尿、**脂肪痢**(steatorrfea)，故長期會導致脂溶性維生素吸收不良。

3. 生化檢查：血清轉胺酶(ALT、AST)、總膽紅素、**鹼性磷酸酶**(ALP)、γ-GT **升高**。

4. 診斷性檢查：口服膽囊攝影、白血球數目升高約 12,000~15,000/mm^3。

5. 醫療及護理處置：

(1) 藥物治療：

A. 使用抗生素保守療法，並注意體液及電解質平衡。

B. 使用止痛劑（如 Demorol），**不可用 Morphine**，**因會加劇 Oddi 氏括約肌痙攣**，而使膽汁流出更不順。

C. 給予抗副交感神經藥物，可減少膽汁分泌，預防膽囊收縮，緩解疼痛。

D. 給予抗痙攣劑，如 Pro-Banthine，以緩解平滑肌痙攣。

(2) 外科療法：膽囊切除(cholecystectomy)，並放置 T 型管。

A. 手術前護理：給予胸部 X 光檢查、膽囊 X 光檢查、心電圖檢查、生化檢查、肝功能試驗等。

B. 手術後護理：清醒後可採半坐臥，給予止痛劑，**插入鼻胃管**以減輕噁心、嘔吐感，並鼓勵做深呼吸、咳嗽及翻身。約在 24~48 小時內，若無合併症，於腸蠕動恢復後可進食全流質飲食。

(3) T 型管護理：主要目的在維持膽管通暢及**促進膽汁的引流**。

A. **採半坐臥姿勢休息**，並鼓勵下床活動。

B. 注意**引流系統低於膽囊位置（腰部以下）**，並保持管路通暢。

C. 保護 T 型管周圍的皮膚，可給予凡士林、氧化鋅等，減少膽汁對皮膚的刺激。

D. 每 2 小時**檢查引流液的顏色**、**量**、性質及氣味，**術後每日引流液**會從 300~500 c.c.**漸漸減少**，**性質會從血性引流液轉為棕綠色膽汁**。

E. **觀察病人糞便**、鞏膜、尿液的**顏色**，以了解膽汁是否自 T 型管引流出體外。

F. 若病人需要下床活動，只需固定好 T 型管，切勿將 T 型管夾住。

G. **引流出的膽汁可經由鼻胃管或加果汁調味讓病人服用**，或給予人工合成膽鹽，可幫助脂肪的消化和吸收。

H. **依醫囑在餐前及餐後夾緊 T 型管 1~2 小時**，**若無醫囑不可對 T 型管進行灌洗**、抽吸或夾緊等。

I. 拔除 T 型管，在術後 7~10 天糞便可恢復成棕黃色。

(4) 飲食方面：**急性期應禁食**，緩和或手術後**採軟質**、**低脂肪**、**高醣**、**高蛋白飲食**，**少量多餐**。依醫囑補充**維生素** A、D、E；若凝血時間延長，補充**維生素** C、K。

七、胰臟疾病

(一) 胰臟炎(pancreatitis)

1. 病因病理：**胰臟腺體**被其所分泌的消化酶**自體消化**、胰管阻塞、胰液分泌增加、缺血、藥物、創傷、酒精刺激（**如酗酒**）、**膽道結石**、**感染**或不當的醫療措施所引起。

2. 臨床症狀：

(1) 急性胰臟炎：

A. 疼痛：**因胰臟水腫刺激神經末梢引起疼痛**，**疼痛是突發且持續的**，發作 24 小時內，會從中腹上部開始放射到背部、**上**

腹部劇痛、劍突下回縮痛，**經常在飽餐後，引發腹痛**。採**膝胸臥式**可緩解疼痛。

B. **噁心、嘔吐、體溫升高**。

C. **腹脹**：腹膜炎導致麻痺性腸絞痛的症狀。

D. **休克**：為早期致死的狀況。

E. 膚色改變：血管纖維被胰蛋白分解導致出血，使造成部分皮膚顏色改變，如：寇倫氏徵象(Cullen's sign)會在腹部及肚臍周圍呈藍色；透納氏徵象(Turner's sign)會在腰窩處出現瘀斑。

(2) 慢性胰臟炎：**腹痛**、體重減輕、**脂肪痢**、**血糖上升**的高血壓症狀。

3. 診斷性檢查：

(1) 急性胰臟炎：**血清澱粉酶**(amylase)、**脂解酶**(lipase)、鹼性磷酸酶(alkaline phosphate)、白血球(WBC＞16,000/mm^3)、乳酸脫氫酶(LDH＞350 IU/L)及**血糖**(blood sugar＞200 mg/dL)皆**升高**；**血清鈣**、血清鉀、血清白蛋白皆**降低**。

(2) 慢性**胰臟炎**：血清膽紅素、鹼性磷酸酶及澱粉酶上升。

4. 醫療及護理處置：

(1) 藥物治療：

A. **由靜脈補充喪失體液與電解質**為首要醫療措施。

B. 給予 Demerol, Pentazocine 等以控制疼痛，**勿用** Morphine 以免引起 Oddi 氏括約肌痙攣。

C. 慢性胰臟炎病人手術後需終身服用胰臟酶，如 Pancreatin, Pancrelipase，可以**減少脂肪與三酸甘油酯的排泄**。

D. 使用**抗膽鹼劑**抑制迷走神經興奮、**制酸劑**緩解胃酸對胰臟的刺激、葡萄糖鈣矯正低血鈣、抗生素、類固醇等。

(2) 採側臥或半坐臥上身向前傾，以減少橫膈壓力，促進肺部擴張，**彎曲膝蓋並靠近胸部可緩解疼痛**，並促進休息。

(3) **插上鼻胃管**並使用減壓器進行抽吸引流，**抽出胃酸可以抑制胰酵素分泌，減少對胰臟刺激**，可緩解噁心、嘔吐。
(4) 視情況進行腹膜灌洗，以移除胰臟受損後所分泌的物質，進行時抬高床頭，並注意呼吸狀態、血糖、尿糖等變化。
(5) 應注意病人的血糖變化及嚴重的出血反應。
(6) 應限制酒、茶及咖啡的攝取，並避免大餐。
(7) 急性胰臟炎發病**腹痛未改善前（約 2~3 日）不宜進食**，之後採取**低蛋白、高碳水化合物、低脂肪**清淡飲食。

(二) 胰臟癌(cancer of the pancrease)

1. 病因病理：非常惡性的腫瘤，目前病因仍不明，可能與飲食習慣、大量吸菸、暴露於致癌因子有關。好發於中年人，男性略高於女性，為惡性腫瘤，預後差。最常見的原發處為胰臟頭部。
2. 臨床症狀：上腹部或左側肋緣處持續性鈍痛、噁心、嘔吐、體重減輕、黃疸（膽紅素代謝異常、血清膽紅素升高）、肝脾腫大、黏土狀糞便。
3. 診斷性檢查：血清中可驗到癌胚抗原(CEA)。
4. 醫療及護理處置：內科療法預後差，外科治療為胰臟癌唯一的治癒方法。

QUESTION 題庫練習

1. 有關急性膽囊炎相關的臨床評估，下列何者正確？(A)巴賓斯基氏徵象(Babinski's Sign) (B)布魯辛斯氏徵象(Brudzinski's Sign) (C)格林－巴利症候群(Guillain-Barre Syndrome) (D)墨菲氏徵象(Murphy's Sign)。 (106專高一)

   解析 (A)出現於脊髓或上運動神經元損傷；(B)為腦膜炎徵象；(C)是一種急性的周邊神經病變。

2. 有關消化性潰瘍主要包括的病變部位，下列何者正確？(1)口腔潰瘍 (2)食道潰瘍 (3)胃潰瘍 (4)十二指腸潰瘍。(A)(1)(2) (B)(1)(3) (C)(2)(4) (D)(3)(4)。 (106專高一)

3. 有關接受活體肝臟切片檢查病人之護理，下列何者錯誤？(A)檢查前確定病人相關凝血試驗是否在可接受範圍 (B)檢查時讓病人深呼吸數次後，於一吸氣後屏息讓醫師施針取組織 (C)檢查後讓病人採右側臥，置小枕頭或沙袋於右肋緣下方，維持此姿勢數小時 (D)檢查後1星期內避免舉重及激烈運動 (106專高一)

   解析 (B)深呼吸數次後，於一吸氣後，慢慢吐盡後，屏息讓醫師施針取組織。

4. 下列何種器官所分泌的消化酶可分解脂肪及蛋白質？(A)胃 (B)胰 (C)小腸 (D)十二指腸。 (106專高一)

   解析 胰脂解酶可分解脂肪，胰蛋白酶、胰凝乳蛋白酶可分解蛋白質。

5. 有關結腸癌之敘述，下列何者錯誤？(A)癌胚抗原(CEA)為其癌症標記 (B)以腺癌占最多 (C)右側結腸癌常出現裏急後重 (D)高脂肪、低渣且精緻食物是危險因子。 (106專高一)

   解析 (C)左側結腸癌常出現裏急後重。

解答： 1.D 2.D 3.B 4.B 5.C

6. 唐女士，口腔癌術後狀況穩定，胰島素注射一天4次，鼻胃管灌食一天6餐，消化良好，空腹指尖血糖約100~140 mg/dL，手術前糖化血色素(HbA_{1c})為9.5%。唐女士表示「我住院開刀前糖尿病是以口服藥控制，而且血糖控制很好的，我一定要注射胰島素嗎？」護理師的回答，下列何者最適切？(A)「一旦開始注射胰島素，就終生需注射胰島素，沒關係，我們會教您的！」 (B)「您手術前的糖化血色素是9.5%，血糖控制很差喔！打針比較好。」 (C)「目前胰島素注射對您的病情及血糖控制是有幫助的，您擔心的是什麼？」 (D)「您很怕打針是嗎？現在血糖控制還不錯，我會請醫師幫您調整藥物。」。 (106專高一)
7. 有關肝硬化病人會出現手掌紅斑之原因，下列何者正確？(A)門靜脈高壓 (B)細菌感染 (C)血清膽紅素堆積 (D)肝臟荷爾蒙代謝減少。 (106專高二)
8. 有關肛門瘻管手術治療後之合併症，下列何者最少見？(A)出血 (B)便祕 (C)解便失禁 (D)瘻管復發。 (106專高二)
9. 下列何者顯示結腸造口病人可能有貧血現象？(A)造口呈藍紫色 (B)造口嚴重水腫 (C)造口呈蒼白色 (D)造口呈粉紅色。

   解析 (A)造口周圍皮下靜脈擴張時，造口呈藍紫色；(C)腹壁開口過小，造口可能會嚴重水腫；(D)正常時造口呈粉紅色。

   (106專高二)
10. 有關食道癌的敘述，下列何者錯誤？(A)腺癌最常見 (B)好發在食道中後段 (C)吞嚥困難為常見症狀 (D)性別以男性居多。

    解析 鱗狀上皮細胞癌最常見。 (106專高二)
11. 分泌胃酸之部位，下列何者正確？(A)胃小彎 (B)壁細胞 (C)胃大彎 (D)主細胞。 (106專高二)

    解析 壁細胞分泌胃酸，主細胞分泌消化酵素。

解答： 6.C 7.D 8.B 9.C 10.A 11.B

12. 有關罹患膽結石的高風險族群，下列何者錯誤？(A)使用口服避孕藥者 (B)服用動情素治療的停經婦女 (C)喜歡吃蔬菜水果者 (D)肥胖女性。 (106專高二)

解析 喜歡吃蔬菜水果者，因攝取豐富的纖維質較不易罹患膽結石。

13. 有關腹水病人居家照護之敘述，下列何者錯誤？(A)每日監測體重及腹圍 (B)勿舉重物及過勞 (C)飲食不需有任何限制 (D)不可隨意服用藥品。 (106專高二)

解析 飲食需限制鈉的攝取。

14. 有關腸阻塞的敘述，下列何者正確？(A)迴腸以下阻塞會出現噁心和嘔吐 (B)全身性循環血量嚴重減少，而引起低血壓 (C)腸壓增加，腸道吸收及液體瀦留能力降低，而使尿量增加 (D)血管內鈉離子、鉀離子及白血球數均下降。 (106專高二)

15. 有關預防「傾倒症候群」的飲食指導，下列何者正確？(A)高糖、高脂肪、低蛋白飲食 (B)低糖、低脂肪、高蛋白飲食 (C)高糖、低脂肪、低蛋白飲食 (D)低糖、高脂肪、高蛋白飲食。

(106專高二補)

16. 有關唾液消化酶消化的物質，下列何者正確？(A)澱粉 (B)蛋白質 (C)脂肪 (D)蔗糖。 (106專高二補)

17. 有關肝臟功能之敘述，下列何者錯誤？(A)將葡萄糖轉換成肝醣儲存 (B)合成凝血因子 (C)儲存膽汁 (D)合成抗體。

解析 (C)膽囊有濃縮和儲存膽汁的功能。 (106專高二補)

18. 有關肝硬化引起食道靜脈曲張之敘述，下列何者錯誤？(A)為肝硬化病人發生上消化道出血的主要原因 (B)當食道靜脈曲張破裂出血時，首要處理方式為止血 (C)為維持病人凝血機能，可輸注新鮮冷凍血漿 (D)可服用鎮靜安眠藥物以維護病人安全。

解析 (D)不可服用鎮靜安眠藥物，以免引起肝性腦病變。

(106專高二補)

解答： 12.C 13.C 14.B 15.D 16.A 17.C 18.D

19. 有關橫膈裂孔疝氣之敘述，下列何者錯誤？(A)男性及瘦弱者較容易出現　(B)胃由橫膈的食道裂孔處向上疝脫至縱膈腔　(C)進餐後會心口灼熱感　(D)容易造成胃部內容物之氣體逆流。

解析 (A)50歲以上、女性、肥胖與身材壯碩者較容易出現。

（106專高二補）

20. 有關輕度大便失禁病人應減少攝取之食物，下列何者正確？(A)咖啡　(B)番茄　(C)蔓越莓汁　(D)茄子。（106專高二補）

解析 (A)咖啡中的咖啡因會刺激腸胃蠕動，應減少攝取。

21. 有關疑似闌尾炎病人之身體評估，在按壓左下腹時出現右側麥氏點(McBurney's point)疼痛之現象，下列何者正確？(A)咳嗽徵象(cough sign)　(B)洛夫辛徵象(Rovising sign)　(C)閉孔肌徵象(obturator sign)　(D)腰大肌徵象(psoas sign)。（106專高二補）

22. 下列何種腸造口病人需學習造口灌洗以建立排便型態？(A)迴腸　(B)升結腸　(C)橫結腸　(D)乙狀結腸。（106專高二補）

23. 引起急性感染性腹瀉後可能出現關節炎合併症之微生物，下列何者正確？(A) *Clostridium difficile*　(B) *E. coli*　(C) Rotavirus　(D) *Shigella*。（107專高一）

解析 志賀氏桿菌感染後會發生腹瀉、發燒和腹部絞痛，且可能導致慢性關節炎。

24. 有關傾倒症候群(Dumping Syndrome)的敘述，下列何者正確？(A)出現高血壓、心搏緩慢等心血管症狀　(B)常見於畢羅氏第二型(Billroth II)手術病人　(C)大量低張性的食糜迅速流至空腸所引起　(D)治療先從增加碳水化合物飲食開始。（107專高一）

解析 (A)出現低血壓、心搏過速等症狀；(C)高張性食糜迅速流至空腸；(D)從增加高蛋白、高脂肪、低醣飲食開始。

25. 有關潰瘍性結腸炎與區域性結腸炎之比較，下列何者錯誤？(A)前者較後者常見糞便中帶血及黏膜　(B)前者較後者常見侵犯小腸　(C)後者較前者常見脂肪痢　(D)二者均易導致腹瀉及營養缺乏。

解析 (B)潰瘍性結腸炎常見侵犯結腸。（107專高一）

解答：　19.A　20.A　21.B　22.D　23.D　24.B　25.B

26. 有關促使食道下括約肌壓力降低之物質，下列何者錯誤？(A)腸促胰素 (B)抗膽素激性藥物 (C)香菸 (D)副交感神經藥物。

解析 副交感神經藥物，會促進食道下括約肌壓力增加，使括約肌擴張。 （107專高一）

27. 有關膽囊炎處置之敘述，下列何者錯誤？(A) Atropine可預防膽道平滑肌痙攣痛 (B) Buscopan可減輕痛性痙攣 (C) Morphine可減輕膽道痙攣痛 (D) Pro-Banthine可消除平滑肌痙攣。

解析 不可用 Morphine，因會加劇 Oddi 氏括約肌痙攣，使膽汁不易流出。 （107專高一）

28. 有關C型肝炎的治療，下列何者正確？(A)干擾素加上Ribavirin是目前標準治療模式 (B)使用干擾素治療會使肝功能ALT、AST上升 (C) Lamivudine可抑制C型肝炎病毒RNA的複製 (D) Lamivudine副作用為體重增加、全血球數上升、亢奮。 （107專高一）

29. 有關肝癌病人接受動脈栓塞療法(Transcatheter Arterial Embolization, TAE)之敘述，下列何者正確？(A)不需平躺可立即下床活動 (B)副作用為發燒，於術後需監測體溫 (C)由動脈注入化學藥物以堵住肝門靜脈 (D)適用於所有肝癌之病人。

（107專高一）

解析 (A)手術後需以沙袋加壓及平躺 6 小時；(C)由動脈注入栓塞物以堵住肝動脈；(D)肝硬化嚴重或肝功能不佳的肝癌病人不適合。

30. 有關胃潰瘍的臨床症狀，下列何者正確？(A)右上腹疼痛 (B)半夜、空腹時會發生疼痛 (C)胃酸分泌量正常 (D)解黑便情形較嘔血常見。 （107專高一）

31. 手術後輸血導致出現溶血性黃疸所造成之檢驗值變化，下列何者正確？(A)肝功能指數正常 (B)凝血酶原時間延長 (C)尿膽紅素增加 (D)結合型血清膽紅素增加。 （107專高一）

解答： 26.D 27.C 28.A 29.B 30.C 31.A

32. 有關胃食道逆流的敘述，下列何者錯誤？(A)可能是下食道括約肌壓力太高 (B)心灼熱感為最常見的症狀 (C)進食後2小時內避免躺下或運動 (D)體重控制在正常範圍，以減少腹部所承受的壓力。（107專高一）

33. 有關肝性腦病變之敘述，下列何者錯誤？(A)昏迷前期的症狀為嗜睡 (B)應預防便祕 (C)為血液中氨質升高引起之中樞神經障礙 (D)使用利尿劑來促進氨的排除。（107專高二）

解析 (D)使用Lactulose促進氨的排除。

34. 與幽門螺旋桿菌(Helicobacter pylori)感染有關的胃部疾病，下列何者正確？(1)A型慢性胃炎(2) B型慢性胃炎(3)消化性潰瘍(4)急性胃炎(5)胃食道逆流。(A) (1)(2)(3) (B) (2)(3)(4) (C) (2)(4)(5) (D) (3)(4)(5)。（107專高二）

35. 有關胃食道逆流的臨床表徵，下列何者最不常見？(A)腹瀉 (B)心灼熱感 (C)反胃感 (D)吞嚥困難。（107專高二）

36. 有關胃潰瘍與十二指腸潰瘍之敘述，下列何者錯誤？(A)胃潰瘍與十二指腸潰瘍發生疼痛時均會有燒灼感 (B)十二指腸潰瘍疼痛發生時間多半在半夜、空腹時 (C)十二指腸潰瘍常見解黑便 (D)胃潰瘍的發生原因為胃酸分泌量增加。（107專高二）

解析 (D)應為幽門桿菌感染。

37. 有關結腸癌的危險因子，下列何者正確？(1)長期食用低纖維食物 (2)長期食用低脂肪食物 (3)排便習慣不正常 (4)結腸息肉。(A) (1)(2)(3) (B) (1)(2)(4) (C) (1)(3)(4) (D) (2)(3)(4)。（107專高二）

38. 王先生，25歲，今早突感肚臍周圍疼痛且有噁心、食慾不振的現象，至醫院求診，護理師評估疼痛位置轉移到右下腹，懷疑為急性闌尾炎，下列何項檢查可明確確定病人問題？(A)觸診左上腹出現反彈痛 (B)左肩出現輻射痛 (C)閉孔肌徵象(obturator sign)陽性反應 (D)墨菲氏徵象(Murphy's sign)陽性反應。（107專高二）

解答： 32.A 33.D 34.B 35.A 36.D 37.C 38.C

39. 有關肝硬化主要之合併症，下列何者錯誤？(A)腹水 (B)高血壓 (C)肝性腦病變 (D)食道靜脈曲張。 (107專高二)

40. 有關急性胰臟炎之敘述，下列何者正確？(1)最常見的病因為膽石症及酒精 (2)血清澱粉酶(amylase)及鈣(calcium)上升 (3)出血性胰臟炎會出現Rovsing sign (4)會造成電解質及酸鹼不平衡。(A)(1)(2) (B) (1)(4) (C) (2)(3) (D) (3)(4)。 (107專高二)

41. 有關口腔癌之敘述，下列何者錯誤？(A)鱗狀細胞癌最常見 (B)好發舌頭前端3分之1 (C)會有黏膜白斑症之病灶 (D)早期最常見的症狀是口腔出現紅斑(Erythroplakia)。 (108專高一)

解析 (B)好發的部位以頰部黏膜最多，其次為舌側、牙齦。

42. 下列何者為食道重建術後最嚴重的合併症？(A)傷口吻合處滲漏 (B)吸入性肺炎 (C)腹瀉 (D)吞嚥困難。 (108專高一)

43. 有關肝硬化病人服用Lactulose之敘述，下列何者正確？(A)預防腸道發生感染、壞死 (B)減少氨及含氮廢物的吸收，產生輕瀉作用 (C)降低尿液滲透壓，預防肝腎症候群的發生 (D)降低門脈高壓，減輕腹水。 (108專高一)

解析 Lactulose（乳果糖）屬於「滲透性」類瀉藥，會被腸道細菌消化成含弱酸性分子，其能中和血液內含鹼性的氨，避免因氨含量過高而引起毒性。

44. 有關膽結石引起膽囊炎合併總膽管阻塞病人的糞便顏色，下列何者正確？(A)黃色 (B)灰白色 (C)黑色 (D)深褐色。

(108專高一)

45. 有關橫膈食道裂孔疝氣的臨床表徵，下列何者錯誤？(A)心口灼熱感 (B)吞嚥困難 (C)多在飽餐1小時後才出現症狀 (D)胸頸部、背部出現緊迫感。 (108專高一)

解析 (C)多在進餐後出現症狀。

46. 有關迴腸造口手術後造瘻口的正常顏色，下列何者正確？(A)黑褐色 (B)藍紫色 (C)玫瑰紅 (D)粉白色。 (108專高一)

解答： 39.B 40.B 41.B 42.A 43.B 44.B 45.C 46.C

47. 有關痔瘡出血手術後之護理措施，下列何者不適當？(A)立即給予溫水坐浴 (B)觀察有無尿滯留現象 (C)建議攝取低渣飲食 (D)協助採側臥或俯臥。 (108專高一)

解析 (A)手術後，先給予冷敷；12小時後再行溫水坐浴。

48. 有關預防傾倒症候群的敘述，下列何者正確？(A)多進食液體 (B)用餐後需立即散步幫助消化 (C)採取少量多餐 (D)採高脂肪、低蛋白、低糖及乾性食物。 (108專高一)

解析 (A)用餐時勿進食液體；(B)進食後最好能採臥床休息；(D)採高脂肪、高蛋白、低糖及乾性食物。

49. 有關小腸阻塞的臨床表徵，下列何者正確？(A)便祕 (B)晚期才出現腹脹 (C)嘔吐頻率增加 (D)腸音增加。 (108專高二)

50. 病人抽出腹水1,500 mL後，可能出現下列何種徵象？(A)呼吸加快 (B)心跳加快 (C)體溫上升 (D)血壓上升。 (108專高二)

解析 出現低血容積性休克的徵象，如心跳加快、血壓下降、皮膚濕冷等。

51. 下列何者是造成腹膜炎常見的致病菌？(A)革蘭氏陽性菌 (B)黴菌 (C)厭氧性細菌 (D)真菌。 (108專高二)

52. 病人主訴「左上腹疼痛，吃了東西後1小時更痛」，下列何者為其最可能之診斷？(A)胃食道逆流 (B)慢性胃炎 (C)胃潰瘍 (D)十二指腸潰瘍。 (108專高二)

53. 有關上消化道出血的臨床表徵，下列何者正確？(A)大多解鮮血便 (B)常見的原因為結腸不正常的出血 (C)嚴重時會造成心搏過速、血壓不穩 (D)嚴重時會造成皮膚發熱、潮紅。 (108專高二)

解析 (A)大多解黑血便；(B)常見的原因為消化性潰瘍、食道靜脈曲張出血等；(D)嚴重時會造成皮膚蒼白及冰冷。

54. 有關闌尾炎護理措施的敘述，下列何者正確？(A)右下腹部可熱敷 (B)手術前須先灌腸 (C)術後鼓勵病人盡量床上休息 (D)術後 6 週內避免提重物。 (109專高一)

解答： 47.A 48.C 49.C 50.B 51.A 52C 53.C 54.D

解析 (A)右下腹冰敷以減輕疼痛，禁用熱敷；(B)手術前不可給予麻醉性止痛劑（以免干擾症狀判斷）、瀉劑及灌腸；(C)術後鼓勵病人早期下床活動。

55. 有關肛門瘻管手術治療後常見的併發症，下列何者正確？(1)出血 (2)腹股溝疝氣 (3)瘻管復發 (4)解便失禁。(A) (1)(2)(3) (B) (1)(2)(4) (C) (1)(3)(4) (D) (2)(3)(4)。 (109專高一)

解析 常見的併發症包括術後出血、發炎、肛門瘻管復發、手術傷及括約肌造成肛門狹窄或解便失禁。

56. 有關大腸癌病因的敘述，下列何者錯誤？(A)大腸息肉 (B)發炎性腸病變 (C)飲食習慣攝取富含植物性蛋白食物 (D)飲食習慣缺乏高纖維食物與蔬菜。 (109專高一)

解析 以植物性蛋白（如豆類）取代部分肉類當成蛋白質來源，可降低大腸癌發生。

57. 腸道檢查前一日，可以攝取之飲食，下列何者較適當？(A)溫和飲食 (B)限鈉飲食 (C)半流質飲食 (D)清流質飲食。

解析 為防止未消化食物堆積腸道，需採清流質飲食，如無米粒粥湯、魚湯、運動飲料、無渣果汁。 (109專高一)

58. 有關黃疸之敘述，下列何者正確？(A)溶血性黃疸是肝硬化所致 (B)肝細胞性黃疸之白血球數增多 (C)阻塞性黃疸之凝血酶原時間延長 (D)上述三種黃疸尿膽紅素皆增加。 (109專高一)

59. 肝穿刺切片檢查時，為避免橫膈穿孔與肝臟撕裂傷，教導病人當針頭插入肝臟時應採取的動作，下列何者正確？(A)用力深呼吸 (B)張開嘴巴說「啊」 (C)數個深呼吸後，深吸氣並摒住呼吸 (D)數個深呼吸後，深吐氣並摒住呼吸。 (109專高一)

60. 有關胃食道逆流病人之護理指導，下列何者錯誤？(A)應少量多餐 (B)睡覺前吃一點宵夜 (C)睡覺時床頭抬高 (D)避免便秘。

解析 睡前3小時應避免進食。 (109專高一)

解答： 55.C 56.C 57.D 58.C 59.D 60.B

61. 有關食道靜脈曲張藥物治療之敘述，下列何者錯誤？(A) Furosemide (B) Propranolol (C) Sandostatin (D) Vasopressin。

解析 Furosemide作用為利尿劑、治療高血壓。 （109專高一）

62. 有關闌尾炎身體評估檢查的結果，下列何者正確？(1)墨菲氏徵象(Murphy's sign) (2)麥氏點(McBurney's point)壓痛 (3)普氏徵象(Psoas sign) (4)閉孔肌徵象(obturator sign)。(A)(1)(2)(3) (B)(1)(2)(4) (C)(1)(3)(4) (D)(2)(3)(4)。 （109專高二）

63. 有關憩室炎常見的併發症，下列何者正確？(1)膿瘍 (2)出血 (3)胰臟炎 (4)形成瘻管。(A) (1)(2)(3) (B) (1)(2)(4) (C) (1)(3)(4) (D) (2)(3)(4)。 （109專高二）

解析 憩室炎併發症包括膿瘍穿孔致腹膜炎、腸阻塞、腸麻痺、出血、瘻管形成。

64. 有關大腸癌的高危險因子，下列何者錯誤？(A)有過大腸息肉者 (B)有習慣性便秘者 (C)年齡小於40歲者 (D)有大腸癌的家族史者。 （109專高二）

解析 (C)年齡大於50歲者為大腸癌的高危險因子。

65. 下列何者不是大腸鏡檢查的禁忌症？(A)便秘者 (B)嚴重心絞痛者 (C)潰瘍性結腸炎者 (D)腸息肉剛切除後者。 （109專高二）

66. 有關舌癌的敘述，下列何者正確？(A)通常屬於基底細胞癌 (B)口腔腫瘤中預後最差的一種 (C)大多發生於舌頭前段 (D)好發於中年以後的女性。 （109專高二）

解析 (A)通常屬於鱗狀上皮細胞癌；(C)常發生於舌側面；(D)好發於中年男性。

67. 有關腹膜炎病人身體評估之發現，下列何者正確？(1)腹痛輻射至背部或肩膀 (2)腹部肌肉僵硬如木板 (3)觸診腹部時出現壓痛及反彈痛 (4)腸蠕動音增強。(A)(1)(3) (B)(1)(4) (C)(2)(3) (D)(2)(4)。 （109專高二）

解答： 61.A 62.D 63.B 64.C 65.A 66.B 67.C

68. 病人主訴「餓的時候疼痛，常常半夜痛醒」，下列何者為其最大可能之診斷？(A)胃食道逆流 (B)慢性胃炎 (C)胃潰瘍 (D)十二指腸潰瘍。 (109專高二)

69. 有關刺激胃液分泌的因素，下列何者正確？(A)交感神經 (B)胃泌素 (C)三酸甘油酯 (D)核甘酸。 (109專高二)

70. 胃癌的發生可能與下列何種病毒或細菌感染有關？(A) CMV (cytomegalovirus) (B) *Escherichia coli* (C) *Helicobacter pylori* (D) HPV (human papilloma virus)。 (109專高二)

解析 幽門螺旋桿菌(*Helicobacter pylori*)是胃癌的重要致病原因。

71. 有關吸收不良症候群的臨床表徵，下列何者正確？(A)脂肪吸收不良容易出現肌肉無力 (B)碳水化合物吸收不良容易出現水腫 (C)蛋白質吸收不良容易出現體重下降 (D)維生素B_{12}吸收不良容易出現口腔潰瘍。 (110專高一)

72. 有關各種肝硬化的臨床表徵，下列何者錯誤？(A)壞死後肝硬化會出現黃疸 (B)膽源性肝硬化會出現脂肪便 (C)酒精性肝硬化會出現全身搔癢 (D)心因性肝硬化會出現肝臟腫大。 (110專高一)

73. 有關肝性腦病變之醫護處置，下列何者正確？(A)教導病人維持排便通暢 (B)需採取高熱量高蛋白質飲食 (C)服用鎮靜安眠藥以維持良好的睡眠狀況 (D)使用Lactulose抑制細菌生長以減少產生大量的氨。 (110專高一)

解析 (B)需限制蛋白質攝取；(C) 因肝細胞無法代謝及排出藥物，需避免使用鎮靜劑、安眠藥；(D)使用Lactulose以降低血氨濃度。

74. 有關口腔癌的敘述，下列何者正確？(A)早期症狀為口腔內有疼痛且不易癒合的潰瘍 (B)細胞學上以腺癌最常見 (C)術後優先護理措施是維持呼吸道通暢 (D)最常發生的部位為口腔底部。

(110專高一)

解答： 68.D 69.B 70.C 71.C 72.C 73.A 74.C

75. 有關食道弛緩不能(Esophageal achalasia)的敘述，下列何者正確？(A)好發於食道上1/3處 (B)不會引發潰瘍性食道炎 (C)晚期才會出現吞嚥困難症狀 (D)症狀會隨著情緒壓力而加劇。 (110專高一)

76. 下列何者不是結腸癌的典型臨床表徵？(A)解便習慣改變 (B)灰色便 (C)裡急後重 (D)腹脹。 (110專高一)

解析 灰色便出現於膽道阻塞。

77. 有關急性胰臟炎之相關檢驗項目的結果，下列何者正確？(A)血清鈣上升 (B)血清澱粉酶上升 (C)血清脂肪酶下降 (D)血清葡萄糖下降。 (110專高一)

解析 血清澱粉酶與血清脂肪酶皆會上升。

78. 有關膽道疾病手術後放置T型管的護理措施，下列何者錯誤？(A)引流液顏色應為棕綠色 (B)引流液的量應會逐漸減少 (C)每日需定時執行T型管沖洗 (D)活動時，引流袋位置宜低於腰部以下。 (110專高一)

解析 若無醫囑不可對T型管進行沖洗。

79. 有關胃食道逆流的居家照護注意事項，下列何者錯誤？(A)避免進行腹內壓升高的活動 (B)需戒菸、酒及咖啡 (C)避免高油脂及高熱量食物 (D)進食後需立即平躺。 (110專高一)

解析 進食後立即平躺，易受到重力的影養，造成胃酸、食物往上溢流出來。

80. 下列何者不是闌尾炎的徵象？(A)透納氏徵象(Turner's sign) (B)洛夫辛徵象(Rovsing's sign) (C)腰大肌徵象(Psoa sign) (D)閉孔肌徵象(Obturator sign) 。 (110專高一)

解析 透納氏徵象指腰窩處有青紫的瘀斑，出現於急性胰臟炎。

81. 下列何項指標可以用在術前診斷大腸癌及術後追蹤癌症是否復發？(A)癌胚抗原(CEA) (B)血紅素數值(Hb) (C) α-胎兒蛋白(AFP) (D)大便潛血反應(FOB) 。 (110專高二)

解答： 75.D 76.B 77.B 78.C 79.D 80.A 81.A

解析 高濃度的癌胚抗原(CEA)常出現在大腸癌患者。CEA可篩檢是否為大腸癌，也是術後的預後指標，以追蹤是否復發。

82. 有關腸造瘻口護理指導的敘述，下列何者錯誤？(A)觀看腸造瘻口外觀應為粉紅色　(B)觀察乙狀結腸造瘻口為成形便　(C)病人應避免進食易產氣食物　(D)術後三週內建議採高渣飲食。

(110專高二)

83. 有關肝硬化之飲食建議，下列何者正確？(A)低鈉飲食　(B)低熱量飲食　(C)高脂肪飲食　(D)高蛋白飲食。　(110專高二)

解析 採高熱量、低脂肪飲食。肝昏迷者應限制蛋白質的攝取；出現水腫與腹水者需限制鈉與水分。

84. 有關內視鏡逆行膽胰攝影的敘述，下列何者正確？(A)檢查前無須禁食　(B)檢查前須先檢測凝血功能　(C)檢查後口服硫酸鎂 30 c.c.，可促使歐迪氏括約肌鬆弛　(D)用於評估肝胰壺腹、膽道及胰臟是否病變。　(110專高二)

85. 有關上腸胃道攝影的敘述，下列何者正確？(1)檢查前無需禁食 (2)檢查前需清潔灌腸 (3)檢查後多喝開水以促使鋇劑排出 (4)檢查後2~3天可能解白色糞便，為正常反應。(A)(1)(2)　(B)(1)(3)　(C)(2)(4)　(D)(3)(4)。　(110專高二)

解析 (1)檢查前禁食至少6~8小時；(2)檢查前不需清潔灌腸。

86. 有關胃潰瘍的敘述，下列何者正確？(1)右上腹疼痛 (2)常見噁心嘔吐 (3)進食後2~3小時、半夜、空腹時發生疼痛 (4)胃酸分泌正常。(A)(1)(3)　(B)(1)(4)　(C)(2)(3)　(D)(2)(4)。　(110專高二)

解析 (1)左上腹疼痛；(3)進食後30 分鐘至 1 小時發生疼痛。

87. 接受全靜脈營養輸注的病人，突然停止輸注後容易產生的併發症狀，下列何者正確？(A)液體負荷過重　(B)高血糖症　(C)低血糖症　(D)高血鈉症。　(110專高二)

解答：　82.D　83.A　84.D　85.D　86.D　87.C

88. 李先生因胃癌接受全胃切除術，術後開始進食稀飯，約30分鐘後出現腹脹、噁心嘔吐、心悸、頭暈等現象，下列何者為其最可能造成的原因？(A)胰島素分泌太少　(B)攝入水分過多　(C)缺少胃酸　(D)食物快速進入腸道。（110專高二）

解析 因大量的食物直接進入腸道，未在胃做適當的混合、稀釋，使得細胞外液迅速移入腸道，造成循環血量降低，導致傾倒症候群。

89. 有關痔瘡術後的護理措施，下列何者錯誤？(A)手術後12小時可使用溫水坐浴，以減輕疼痛與腫脹　(B)開刀後採側躺或俯臥姿勢，避免壓迫肛門傷口　(C) 8小時若有二塊以上會陰部敷料浸溼，表示傷口出血　(D)手術後初期鼓勵病人攝取高纖維食物。

（110專高二）

90. 有關腸阻塞的臨床表徵，下列何者正確？(1)嘔吐　(2)腹脹　(3)腹部絞痛　(4)腹瀉。(A)(1)(2)(3)　(B)(1)(2)(4)　(C)(1)(3)(4)　(D)(2)(3)(4)。（111專高一）

解析 腸阻塞會出現沒有排便的情形。

91. 有關肝硬化引起腹水機轉之敘述，下列何者正確？(A)微血管靜力壓下降　(B)血清白蛋白下降　(C)血漿膠體滲透壓上升　(D)有效循環血量上升。（111專高一）

解析 肝硬化病人因為肝臟纖維化，合成白蛋白的能力下降，使血管內膠體滲透壓降低，加上門脈壓升高及血管內靜力壓上升，導致水分從微血管滲出血管外，造成周邊水腫及腹水。

92. 有關預防傾倒症候群(Dumping Syndrome)的護理指導，下列何者正確？(A)鼓勵病人少量多餐，進食時採半坐臥姿勢　(B)鼓勵病人多進食富含水分的食物　(C)治療先從增加碳水化合物飲食開始　(D)建議採高脂肪、低蛋白、高糖食物。（111專高一）

解析 建議採高蛋白、高脂肪、低碳水化合物（低醣）的乾性食物。

93. 下列何者不是食道癌常見的臨床表徵？(A)吞嚥困難　(B)食慾不振　(C)腹痛　(D)聲音沙啞。（111專高一）

解答：　88.D　89.D　90.A　91.B　92.A　93.C

解析 初期無明顯症狀，之後會逐漸出現進行性吞嚥困難、食慾不振、食物反流、嘔吐、咳嗽、聲音沙啞等症狀。

94. 有關膈裂孔疝氣的敘述，下列何者正確？(A)造成原因是胃自橫膈的食道裂孔往上進入縱膈腔內 (B)食道旁疝氣常出現反流症狀 (C)滑動疝氣發生率占所有膈裂孔疝氣的20% (D)膈裂孔疝氣的原因為橫膈肌痙攣或腹內壓降低所致。 (111專高一)

95. 有關口腔炎的分類及臨床表徵，下列何者正確？(A)單純性疱疹常因細菌感染導致 (B)缺乏維生素C會引發口角炎 (C)念珠菌感染好發於口腔衛生習慣不好者 (D)常有疼痛、吞嚥困難及口腔出血等症狀。 (111專高一)

96. 有關膽結石好發之高危險群，下列何者最不可能？(A)女性 (B)肥胖者 (C)口服避孕藥者 (D)曾接受胃部手術者。

解析 曾接受迴腸切除者，因膽鹽流失而致膽結石。 (111專高一)

97. 有關心口灼熱(Heart Burn)的敘述，下列何者錯誤？(A)是下食道括約肌異常所致 (B)病人常以痙攣痛或打結般形容此不適 (C)進食後平躺可緩解症狀 (D)是食道疾病的常見症狀。

解析 (C)進食後不要立刻平躺，宜坐直。 (111專高一)

98. 有關發炎性腸道疾病的敘述，下列何者正確？(A)好發於60~80歲 (B)男性發生比例較女性高 (C)可能與感染、食物過敏相關 (D)盛行率東方國家比歐美國家常見。 (111專高二)

解析 (A)好發於15~49歲；(B)女性居多；(D)常見於歐美，東方國家則相對少見。

99. 有關慢性胰臟炎典型徵象的敘述，下列何者錯誤？(A)腹痛 (B)脂肪痢 (C)血糖上升 (D)出現透納氏徵象(Turner's sign)。

解析 (D)透納氏徵象出現於急性胰臟炎。 (111專高二)

100. 有關肝癌的敘述，下列何者正確？(A)肝癌好發於女性 (B)原發性肝癌常見於歐美國家 (C)原發性肝癌病人常同時罹患B型肝炎 (D)血液中的β-胎兒蛋白升高。 (111專高二)

解答： 94.A 95.D 96.D 97.C 98.C 99.D 100.C

解析 (A)好發於男性，男女發生比例約為7:1；(B)常見於亞洲、非洲；(D) α-胎兒蛋白升高。

101. 有關下腸胃道攝影檢查的敘述，下列何者正確？(A)檢查前2天採正常飲食，檢查前1天採清流飲食 (B)檢查前須清潔灌腸 (C)檢查後需限制飲水1,000 mL 以下 (D)檢查後2~3天解出灰白色糞便是正常現象。 (111專高二)

解析 (A)檢查前2天採低渣飲食；(B)檢查當天早上6點予Dulcolax塞劑促進排便，若檢查前1~2小時未排便，則施行清潔灌腸；(C)鼓勵病人多喝水。

102. 有關胃食道逆流的敘述，下列何者正確？(A)心灼熱感是胃食道逆流最常見的症狀 (B)可能是因為下食道括約肌壓力太高導致逆流 (C)可使用β-block 藥物治療 (D)進食後應躺下，以緩解胃食道逆流不適症狀。 (111專高二)

解析 (B)為賁門括約肌功能障礙；(C)使用制酸劑治療；(D)進食後宜坐直。

103. 有關消化性潰瘍的敘述，下列何者正確？(A)胃酸分泌過多，破壞消化道的肌肉層 (B)胃潰瘍好發年輕人為主 (C)十二指腸潰瘍進食後30分鐘內疼痛症狀會加劇 (D)可能為幽門桿菌感染所引起。 (111專高二)

解析 (A)破壞黏膜層；(B)好發於41~60歲；(C)疼痛發生於進食後2~3小時。

104. 王先生最近感覺疲勞就醫，抽血檢驗發現血清IgG Anti-HAV為陽性時所代表的意義，下列何者正確？(A)表示感染源為血液汙染 (B)表示曾經感染A型肝炎 (C)表示目前是A型肝炎急性期 (D)表示對A型肝炎已無免疫力。 (111專高二)

解析 Anti-HAV(＋)及IgM(＋)表示急性感染；Anti-HAV(＋)及IgG(＋)表示過去曾感染，且產生終身免疫力。

解答： 101.D 102.A 103.D 104.B

105. 有關黃疸的敘述，下列何者錯誤？(A)阻塞性黃疸會使大便呈灰白色 (B)溶血性黃疸之凝血酶原時間延長 (C)膽鹽沉積於皮膚引起搔癢 (D)尿中尿膽素原增加，尿液呈茶色。 (111專高二)

解析 (B)凝血酶原時間正常。

106. B型肝炎病毒帶原者且HBeAg(+)，下列敘述何者正確？(A)目前是急性B型肝炎病毒的恢復期 (B)對於B型肝炎病毒已經有免疫力 (C)目前具有B型肝炎病毒高傳染力 (D)可能會併發C型肝炎病毒感染。 (112專高一)

解析 HBsAg(+)及HBeAg(+)時，表示具有高傳染力；與B型肝炎感染相關的是D型肝炎。

107. 進行內視鏡逆行性膽胰攝影檢查，若導管不易進入總膽管，可使用下列何種藥物讓歐迪氏括約肌(sphincter of Oddi)鬆弛？(A) Atropine (B) Buscopan (C) $MgSO_4$ (D) Xylocaine。 (112專高一)

108. 有關升結腸造瘻的敘述，下列何者正確？(A)水分需求增加 (B)糞便呈半成形狀 (C)須定期做結腸灌洗 (D)經訓練後排便可具規律性。 (112專高一)

解析 (B)糞便呈半流質狀；(C)不須定期做腸道灌洗；(D)排便無法具規律性。

109. 有關肝活體組織切片檢查，下列敘述何者正確？(A)檢查中，教導個案深呼吸，於吸氣後閉氣5~10秒進行穿刺 (B)檢查後，立即協助個案正躺，傷口以彈繃加壓 (C)檢查後，若病人主訴右肩疼痛，應懷疑橫膈下積血 (D)檢查後，除短暫下床如廁外，需臥床4~6小時。 (112專高一)

解析 (A)應教導個案執行數個深呼吸，於一大吐氣後閉氣5~10秒進行穿刺；(B)檢查後需先右側臥1~2小時，傷口以砂袋加壓；(D)檢查後，除短暫下床如廁外，需臥床24小時。

解答： 105.B 106.C 107.C 108.A 109.C

110. 有關迴腸造瘻口的護理指導，下列何者正確？(A)多吃蛋、乳酪等食物 (B)多攝食高纖維的食物 (C)記錄迴腸造瘻的引流量 (D)每天攝取不超過1,500 c.c.的液體。 (112專高一)

解析〉應避免攝入產氣、高纖維及引起腹瀉的食物，並每天至少攝取1,500 c.c.以上的液體。

111. 有關慢性胃炎之敘述，下列何者錯誤？(A) A型慢性胃炎主要與幽門桿菌的感染有關 (B) B型慢性胃炎常發生在胃竇處 (C) B型慢性胃炎的胃泌素值正常 (D) A型慢性胃炎可能形成惡性貧血。 (112專高一)

解析〉幽門桿菌的感染與B型慢性胃炎有關。

112. 有關口腔癌的敘述，下列何者錯誤？(A)致病危險因子包括壓力、不良的口腔衛生及抽菸喝酒吃檳榔 (B)黏膜出血可視為是口腔癌的前驅症狀 (C)紅斑瘤有90%會變成鱗狀細胞癌 (D)多見於舌頭及頰黏膜等部位。 (112專高一)

解析〉(B)口腔黏膜白斑症(leukoplakia)常是口腔癌的前驅症狀。

113. 有關食道憩室之敘述，下列何者錯誤？(A)臨床上常以電腦斷層掃描來確定憩室的位置 (B)症狀嚴重時，可將憩室切除後再將食道黏膜吻合 (C)不可使用食道鏡或內視鏡檢查，以避免食道穿孔 (D)病人餐後2小時勿執行劇烈運動，以避免食物逆流。

(112專高一)

解析〉(A)臨床上常以食道X光攝影檢查來確定憩室的位置。

114. 李先生因胃癌接受次全胃切除手術(Billroth II)，術後開始進食稀飯，約20分鐘出現腹脹、噁心嘔吐、心悸、頭暈等現象，下列何者為其最可能造成的原因？(A)食糜快速進入腸道，引起細胞內、外液電解質不平衡 (B)高張性碳水化合物食糜進入腸道，促使Insulin大量分泌 (C)細胞外液迅速移入腸道，快速液體移位減少了循環血量 (D)高張性脂肪性食糜進入腸道，促使Amylase大量分泌。 (112專高二)

解答： 110.C 111.A 112.B 113.A 114.C

115. 有關消化性潰瘍的治療藥物，下列何者錯誤？(A)制酸劑 (B)前列腺素合成劑 (C)質子幫浦抑制劑 (D)第一型組織胺接受器拮抗劑。 (112專高二)

解析 (D)用於治療消化性潰瘍的藥物為H_2接受器阻斷劑。其可阻斷組織胺刺激胃酸分泌，達到減少胃酸分泌的目的。

116. 有關潰瘍性結腸炎(ulcerative colitis)的敘述，下列何者正確？(1)易侵犯全腸壁 (2)易造成肛門瘻管 (3)易有裡急後重感 (4)糞便中經常帶血。(A)(1)(2) (B)(1)(4) (C)(2)(3) (D)(3)(4)。 (112專高二)

117. 有關腹膜炎常見的臨床表徵，下列何者錯誤？(A)嘔吐 (B)持續腹痛 (C)腸蠕動降低 (D)體溫持續上升。 (112專高二)

118. 有關病毒性肝炎傳染途徑之敘述，下列何者錯誤？(A) A型肝炎經由糞口 (B) B型肝炎經由血液 (C) C型肝炎經由血液 (D) D型肝炎經由糞口。 (112專高二)

解析 (D) D型肝炎與B型肝炎病毒傳染方式類似，包括暴露在血液、體液、受汙染的針、注射器、血液製劑及性行為感染。

119. 有關急性胃炎之護理措施，下列何者錯誤？(A)依醫囑給予氫氧化鋁及氫氧化鎂 (B)不需禁食，仍可正常飲食 (C)避免服用水楊酸或類固醇類的藥物 (D)要有常規的作息，避免菸、酒。 (112專高二)

解析 急性期時應禁食6~12小時。

120. 有關食道癌的病因，下列何者正確？(A)好發於食道上1/3段 (B)以腺狀細胞癌最常見 (C)喜食過熱、過鹹、刺激性食物者 (D)女性罹病率高於男性。 (112專高二)

解析 (A)好發於食道中下段1/3處；(B)以鱗狀上皮細胞癌最常見；(D)罹病率男性高於女性。

解答： 115.D 116.D 117.D 118.D 119.B 120.C

121. 下列何者為避免結腸癌的保護因子？(1)鼓勵食用紅肉 (2)不需限制油脂的攝取 (3)維持適當的體重(4)維持規律運動 (5)補充適當的纖維攝取。(A)(1)(3)(5) (B)(2)(3)(4) (C)(2)(4)(5) (D)(3)(4)(5)。 (112專高二)

解析 高脂肪、紅肉、低渣和精製食物是結腸癌的危險因子，應避免。

122. 若母親的HBsAg與HBeAg皆為陽性，其所生的新生兒於出生24小時內需接受下列何種注射？(A)干擾素 (B)類固醇 (C) B型肝炎疫苗 (D) B型肝炎免疫球蛋白。 (112專高三)

解析 若HBsAg(+)及HBeAg(+)時，表示具有高傳染力，新生兒一出生應立即施打B型肝炎免疫球蛋白(HBIG)預防B型肝炎。

123. 有關腹腔鏡檢查的敘述，下列何者正確？(A)過於肥胖為禁忌症之一 (B)檢查前測量病人的凝血酶原時間(PT)為20秒，可執行此檢查 (C)插入腹腔鏡前需請個案大口吐氣後並摒住呼吸 (D)檢查時因灌入二氧化碳會引起後腰部抽痛。 (112專高三)

解析 (B)凝血酶原時間(PT)正常值為10~15秒。(C)(D)檢查時，會灌注CO_2入腹腔，當插入內視鏡時，需教導病人深吸氣並摒住呼吸，以避免傷到腹部器官。因腹腔殘留氣體刺激膈神經，而導致肩部反射性疼痛。

124. 有關消化性潰瘍藥物治療之目的，下列何者錯誤？(A)中和胃酸 (B)促進胃排空 (C)減少胃酸分泌 (D)保護黏膜屏障。

(112專高三)

解析 消化性潰瘍乃因外來刺激、分泌過多胃酸，使消化道黏膜被破壞、胃酸中和失衡，故其藥物治療原則為減少胃酸分泌、中和胃酸、保護胃黏膜障壁。

解答： 121.D 122.D 123.A 124.B

125. 常見肝硬化形成腹水的原因，下列何者正確？(A)左心衰竭導致液體滯留 (B)血漿白蛋白不足導致血管靜水壓(hydrostatic pressure)上升 (C)醛固酮作用亢進(hyperaldosteronism)導致鈉及水滯留增加 (D)門脈高壓導致血漿膠質滲透壓(colloid osmotic pressure)上升。 (112專高三)

解析 (A)應為右心衰竭。(B)低蛋白血症，導致血漿膠體滲透壓降低，水分從血管流入腹腔）。(D)門脈高壓，導致血漿流體靜力壓增加、淋巴液流量增加等。

126. 有關急性胰臟炎的處置，下列敘述何者最不適當？(A)腹痛尚未改善前必須禁食 (B)放置鼻胃管引流以抑制胰液（酵素）分泌 (C)協助病人採取側臥彎曲膝蓋姿勢以減輕疼痛 (D)康復期飲食應採高脂肪、高蛋白質、高醣類。 (112專高三)

解析 急性胰臟炎應採取低蛋白、高碳水化合物、低脂肪清淡飲食。

127. 陳先生因肝硬化、嚴重腹水，出現呼吸急促、意識混亂的情形，由家人送往醫院接受治療，於實驗室檢查中，可能出現下列何種結果？(1)ALT：80 U/L、AST：55 U/L (2)albumin 4.0 gm/dL (3)prothrombin time 5sec (4)ammonia 120 mg/dL(A)(1)(2) (B)(1)(4) (C)(2)(3) (D)(3)(4)。 (113專高一)

解析 albumin正常值約3.5~5.5g/dL之間，Prothrombin Time約8~12秒，肝臟疾病患者要留意PT時間延長造成凝血功能異常。此個案這兩項檢驗值較不可能出現。

128. 承上題，關於陳先生的護理措施，下列何者正確？(1)限制水分與蛋白質的攝取 (2)每天測量體重與腹圍，記錄輸出入量 (3)給與利尿劑後，儘快補充Albumin (4)使用Lactulose以減少細菌分解蛋白質所產生大量氨(A)(1)(2) (B)(1)(4) (C)(2)(3) (D)(3)(4)。 (113專高一)

解析 (3)應先給白蛋白再給利尿劑；(4) Lactulose是藉由增加嗜乳酸桿菌來抑制蛋白質分解細菌。

解答： 125.C 126.D 127.B 128.A

129. 有關不同部位腸造瘻特性之敘述，下列何者正確？(A)升結腸造瘻的排便沒有規則性 (B)迴腸造瘻的大便性狀是半成形狀 (C)乙狀結腸造瘻的液體需要量需增加 (D)橫結腸造瘻不需要使用人工造口袋。 (113專高一)

解析 (B)迴腸造瘻的大便性狀是流質或半流質狀 ；(C)乙狀結腸造瘻的液體需要量不需增加 ；(D)橫結腸造瘻半流質狀的大便性狀是，需要使用人工造口袋。

130. 有關膽道疾病的敘述，下列何者錯誤？(A)膽囊炎大部分是結石造成 (B)膽道結石男性比女性發生機率高 (C)可用meperidine HCL (Demerol®)肌肉注射止痛 (D)急性膽囊炎病人會出現右上腹部疼痛。 (113專高一)

解析 膽道結石女性比男性發生機率高。

131. 有關預防傾倒症候群(dumping syndrome)的飲食建議，下列何者不適宜？(A)高醣食物 (B)適量脂肪 (C)高蛋白飲食 (D)乾性食物。 (113專高一)

解析 採少量多餐（每天吃6餐），高蛋白、高脂肪、低碳水化合物（低醣）的乾性食物，用餐時勿進食液體。

解答： 129.A 130.B 131.A

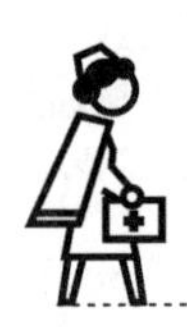

MEMO

心臟血管病人的護理

出題率：♥♥♥

解剖生理概念

診斷性檢查與治療措施

常見疾病治療與護理處置
- 心衰竭
- 冠狀動脈心臟病
- 心律不整
- 風濕性心臟疾病
- 瓣膜性心臟疾病
- 發炎性心臟疾病
- 心肌病變
- 心包填塞
- 心臟手術
- 周邊血管疾病

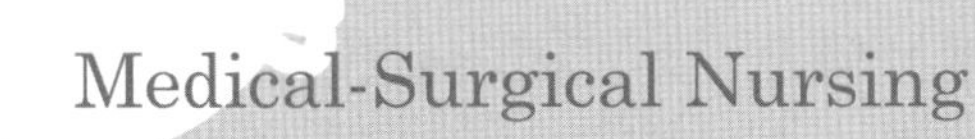

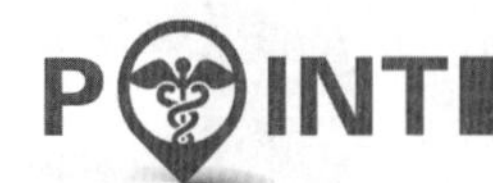

重點彙整

12-1 解剖生理概念

1. 心臟的結構：
   (1) **心尖**(apex)：**位於左鎖骨中線與第五肋間交界處**。
   (2) 心臟壁層：由內而外為心內膜、心肌、心包膜（臟層與壁層）。
   (3) 心肌：為不隨意肌，血液灌注來自主動脈的左、右冠狀動脈(coronary artery)，其中**左前降支提供左心室前壁及中隔前方的血流，左迴旋支負責左心房、左心室側壁及後壁之血流，右冠狀動脈提供右心及左心室下壁之血流**。
   (4) 腔室：心臟內部被隔成兩個上腔室，即為左心房及右心房；兩個下腔室，即為左心室（最厚的）及右心室。
   (5) 心臟瓣膜：包括主動脈瓣、二尖瓣、肺動脈瓣、三尖瓣。
2. 心臟的電氣傳導：
   (1) 竇房結(SA node)（節律點(pacemaker)）→房室結(AV node)→希氏束(His bundle)→浦金氏纖維(Purkinje's fiber)。
   (2) 傳導速率由交感神經促進及副交感神經抑制。
3. 心輸出量(cardiac output, CO)：
   (1) **心輸出量(CO)＝心搏出量(stroke volume, SV)×心跳速率(heart rate, HR)**。
   (2) 正常人 CO 約 4~8 公升／分，SV 約 70 c.c.／次，HR 約 72 次／分。
   (3) **心輸出量影響因素**：
   A. **前負荷**(preload)：是心臟收縮前，心肌纖維伸長的程度，其越長心室內容積與壓力越大。影響因素有靜脈回心血量、心臟射出量等。中心靜脈壓(CVP)是右心房前負荷的指標，肺微血管楔壓(PCWP)則是左心室前負荷的指標。

B. **後負荷**(after load)：是心肌收縮後，血液流出心室時所遇到的血管阻力。影響**左心室的因素有主動脈瓣狹窄、高血壓等；右心室的因素有肺動脈狹窄、肺高壓等。**

C. **心肌收縮力**(contractility)、**心臟節律**、心跳速率等。

4. **心輸出指數**(cardiac index, CI)＝心輸出量(L/min)／體表面積(m^2)＝2.5~4.0 L/min/m^2。

12-2 診斷性檢查與治療措施

1. 身體評估：

(1) 觸診：**左心室肥大者觸診心尖搏動增強且範圍亦較大**。

(2) 心音：四大聽診區：二尖瓣區於心尖部、三尖瓣區於胸骨左緣第 4 肋間、**主動脈瓣區於胸骨右緣第 2 肋間**、肺動脈瓣區於胸骨左緣第 2 肋間。

A. **第一心音**(S_1)：**心室收縮開始**，**房室瓣關閉聲音**，呈濁音，音調低，"Lubb"。

B. 第二心音(S_2)：**心室舒張開始**，半月瓣關閉聲音，呈銳音，音調高，"Dubb"。

C. **第三心音**(S_3)：**心室舒張前期**的奔馬音，頻率較低。**病人左側臥，用聽診器鐘面聽診心尖處最為清楚**。於心舒前期聽到第三心音，表示病人左心室功能失常。

D. 第四心音(S_4)：心室舒張後期的奔馬音，**頻率較低**。

E. **生理性分裂音：出現於第二心音、於吸氣期發生**。

(3) **心雜音**：心雜音是心臟內的血流所發出的聲音，**在心臟或大血管皆可聽到**，大部分心雜音是良性的。**通過瓣膜之血量增**

加是產生心雜音的原因之一。例如：**二尖瓣逆流(收縮全期都可出現)、二尖瓣脫垂、三尖瓣逆流等會產生心收縮期雜音**。聽診時以聽診器**膜面聆聽高頻率的心音，鐘面聆聽低頻率的心音。第四級以上的心雜音，通常伴隨著有震顫**(thrill)。

2. 心跳速率(HR)：心跳週期為 0.8 秒，正常心跳速率為 60~100 次／分。刺激交感神經會使心跳速率增加；刺激副交感神經心跳速率則會減少。

3. 血流動力學：左心房的壓力為 5~7 mmHg，右心房的壓力為 1~7 mmHg，左心室收縮壓為 80~100 mmHg，左心室舒張壓為 50~80 mmHg，右心室收縮壓為 20~30 mmHg，右心室舒張壓為 0~8 mmHg。

4. 頸靜脈壓(jugular venous pressure, JVP)：
   (1) 測量內頸靜脈搏動最高點與胸骨角間的垂直距離。
   (2) 正常頸靜脈壓搏動是胸骨上 1~2 公分，**若過高顯示可能右心房壓力偏高**。

5. 血壓(blood pressure, BP)：
   (1) 血壓＝心輸出量(CO)×周邊總阻力(TPR)。當 CO 增加、周邊血管阻力(PVR)增加或動脈管壁彈性變差時，值會上升。
   (2) 收縮壓(systolic pressure)：90~140 mmHg。表示主動脈、大動脈等阻力。
   (3) 舒張壓(diastolic pressure)：60~90 mmHg。表示末梢血管阻力；主要受到心室舒張期壓力影響。
   (4) **脈搏壓**：40~60 mmHg。**即收縮壓減去舒張壓**，表示左心室收縮力量。
   (5) **平均動脈壓**(MAP)：**70~105 mmHg**。即**舒張壓＋1/3 脈搏壓**，可反應全身組織的灌流壓。

6. 心電圖(EKG)：描述記錄心肌在去極化至再極化時發射的電流衝動。12 導程心電圖適用於檢查心臟結構變化（表 12-1）。
   (1) 12 導程包括 6 個肢體導程和 6 個胸前導程。胸前導程：V_1 貼於胸骨右緣第四肋間、V_2 貼於胸骨左緣第四肋間、V_3 位於 V_2 與 V_4 連線之中點、V_4 貼於左鎖骨中線之第五肋間、V_5 **位於左腋前線第五肋間**、V_6 位於左腋中線第五肋間。
   (2) **速度為 25 mm/s 的心電圖**，記錄紙每小格 1 mm＝0.04 秒，5 mm＝1 大格，1 分鐘即 1,500 小格。**當心跳節律規則，相連兩個 P 波間格**(PP interval)**為 3 大格，心跳速率為 100 bpm。**
   (3) **當心電圖出現心室纖維顫動時，最有致命的危險。**

表 12-1 EKG 的興奮波

波型	說明
P-wave	**心房去極說明化（0.08 秒）、心房收縮**
PR interval	**動作電位從心房（竇房結）開始去極化到心室（房室結）去極化前的時段**（0.12~0.20 秒）
QRS complex	**為心室收縮所產生，代表心室去極化（0.08 秒）**
ST segment	心室去極化完成，再極化將開始（0.12 秒）。**當呈現 ST 間段下降大於 1 mm，且 T 波倒置，表示心肌缺血**
T-wave	心室再極化（0.16 秒）。**T 波變低變寬表示低血鉀症，升高表示高血鉀症**
QT interval	**代表心室去極化及再極化的整個過程**
U-wave（不顯示）	顯示時為血鉀缺乏

7. **心電圖壓力試驗**(electrocardiographic stress testing)：又稱運動心電圖檢查、運動壓力試驗(exercise stress testing)。目的在評估病人於運動時或壓力下，**心肌缺氧的情形**，並**協助診斷胸部不適**

的原因。**最高心跳是用病人的年齡來計算；過程中要監測心肌缺氧的變化，若出現異常心電圖，代表結果是陽性的。**其護理處置包括：

(1) **檢查前 4 小時，應避免吸菸或進食刺激性食物，但不需禁食。**

(2) **檢查時，穿寬鬆吸汗透氣的衣服及運動鞋。**

(3) **檢查過程中如有胸痛的症狀需立即停止測試。**

(4) 檢查後平躺休息，每 15 分鐘測量生命徵象直至穩定，並教導勿大量進食。

8. 心導管(cardiac catheterization)：可協助診斷，以確定病變位置、**冠狀動脈阻塞程度及血流狀態**，或是測定血管內各部位的壓力及心輸出量。亦可進行**心室或主動脈攝影**，並了解血液循環的狀態。

(1) 分類：

A. 右心導管：肘前靜脈→上腔靜脈→右心房→右心室→肺動脈。

B. 左心導管：由肱動脈或股動脈逆行入主動脈→左心室、左心房。

(2) 檢查前的護理處置：填寫同意書、詢問過敏史、穿刺部位皮膚準備、禁食 4~8 小時。**需評估穿刺肢端脈搏強度，並在測量部位上做記號。**

(3) 檢查後的護理處置：

A. **觀察生命徵象**：第 1 小時內每 15 分鐘量一次，第 2、3 小時每 30 分鐘量一次，第 4、5 個小時每小時量一次，穩定後則每 6 小時或視情況需要測量一次。

B. 注意**有無出血、肢端循環不良及血腫壓迫的症狀，如蒼白、冰冷、脈搏變弱或消失等，並平躺臥床約 12~24 小時。**

C. **穿刺側肢體保持伸直，**並**以砂袋加壓傷口 4~6 小時止血。**

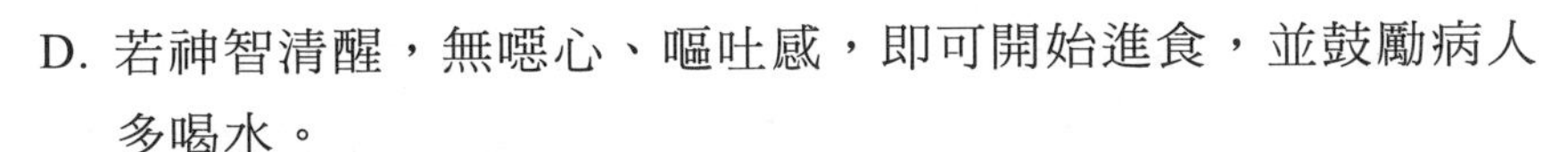

D. 若神智清醒，無噁心、嘔吐感，即可開始進食，並鼓勵病人多喝水。

E. **經股動脈心導管檢查術後護理**：應評估穿刺部位肢體遠端的溫度顏色與足背動脈跳動的次數及強度。若出現肢端冰冷、麻木或刺痛情形，為靜脈痙攣的現象，下床後即可改善。

(4) 合併症：心律不整、空氣栓塞及顯影劑熱原反應等。

9. **中心靜脈壓**(central venous pressure, CVP)：**自鎖骨下靜脈進行穿刺**，目的在**測量上腔靜脈或右心房的壓力**，以了解身體體液的負荷。測量時病人盡量採平躺姿勢，**測量計水柱零點對準腋中線與第四肋間交點**（與右心房在同等高度）。可能有感染、空氣栓塞及氣胸等合併症。其判讀如下：

(1) 水柱液面會隨**呼吸**上下波動，以波動的最高點作為判讀數值；**若病人使用呼吸器，應在吐氣末期時測量其中央凹面的數值**。

(2) 判讀：**正常值 4~12 cmH_2O**。右心衰竭、水腫、**心肌梗塞**、**二尖瓣逆流**、**心包膜填塞**、咳嗽或用力時會造成數值上升。**敗血性休克會導致中心靜脈壓會降低**。

10. **肺動脈導管**(Swan-Ganz catheterization)：可測量右心房及右心室壓力，肺動脈楔壓(PAWP)、心輸出量、血氧飽和度，並約略可知左心室末期舒張壓(LVEDP)（表 12-2）。

表 12-2 正常壓力值

項目	正常值	項目	正常值
右心房壓力(RAP)	1~7 mmHg	**肺動脈楔壓**(PAWP)	6~12 mmHg
右心室壓力(RVP)		**肺動脈壓**(PAP)	
・收縮壓	15~25 mmHg	・**收縮壓**	15~30 mmHg
・舒張壓	0~8 mmHg	・**舒張壓**	8~15 mmHg
		・**平均壓**	10~20 mmHg

11. **經食道心臟攝影超音波檢查**(TEE)：乃是將超音波探頭接於胃鏡，伸入食道來獲得心臟影像，判定心臟結構和功能。不需進入胃內、**給予 Gascon**，僅需於**檢查前禁食**、檢查中給予麻醉劑以**防作嘔反射**、**監測病人的血壓和心電圖**，以及**監測轉換器插入食道及胃部，所引起之血管迷走神經反應**。

12. **脈衝式血氧飽和儀**(pulse oximetry)：監測人體**血液中氧濃度含量**。種類包含動脈血氧濃度(SaO_2)、靜脈血氧濃度(SvO_2)、組織血氧濃度(StO_2)及脈衝式血氧濃度(SpO_2)，其中 SpO_2 被廣泛使用。此儀器可固定於**手指、耳垂、鼻樑或連接肺動脈導管**，使用時**需注意使用部位的保暖及血液循環**。

12-3 常見疾病治療與護理處置

一、心衰竭(heart failure, HF)

1. 病因病理：

(1) **係指因為心臟肌肉無法有效的收縮，會導致心輸出量下降，組織灌流減少**，導致全身靜脈系統鬱積，又稱**充血性心衰竭**(congestive heart failure, CHF)。

(2) **代償機轉：**

A. **心搏過速：**最先出現的代償機制，亦**為最差之代償機制**。藉由交感神經興奮引起心跳加速。

B. **心肌肥厚：**心肌纖維直徑增加，可增加心收縮力。

C. **心室擴張：**心肌纖維長度增加，搏出的血量增多。

2. 臨床分類及症狀：臨床上分為左心衰竭及右心衰竭，其病因及臨床症狀詳見表 12-3。

表 12-3 左、右心衰竭的比較

	左心衰竭	右心衰竭
病因	1. 缺血性或**高血壓性心臟病** 2. 主動脈瓣、**二尖瓣功能不全（易產生左心房肥厚）** 3. 急性心肌梗塞 4. 風濕性心臟病 5. 貧血、惡病質等	1. 左至右分流心臟病 2. 三尖瓣膜狹窄或感染 3. 肺動脈狹窄、心中隔缺損 4. 肺部疾病，如 COPD、肺氣腫、肺栓塞
臨床症狀	1. 活動型**呼吸困難**（最早出現）、**咳嗽**、肺水腫、**肺充血**、**組織缺血**、**肺動脈高壓**、**端坐呼吸**、**夜間陣發性呼吸困難**、**粉紅色痰液**、**肺動脈楔壓升高**、**肺部聽診兩側有囉音**(rales)**或爆裂音**(crackles) 2. **肌肉無法有效地收縮** 3. **心搏過速，出現奔馬節律的心音** 4. 腦細胞缺氧 5. PCO_2 上升、疲倦、軟弱 6. **腎血流減少（少尿）**	1. **全身靜脈系統鬱血造成血紅素和血比容減少** 2. 發紺 3. **下肢下垂性水腫（凹陷性水腫）** 4. **腹水（循環系統內壓力增加）** 5. **體重增加** 6. **肝脾充血腫大** 7. **頸靜脈怒張（陽性肝頸返流反應）** 8. **食慾不振（腸道充血）**、**噁心**、**腹痛**、四肢冰冷、焦慮

3. 臨床分級：依心臟病的功能性與治療性分級，教導病人適當的活動，詳見表 12-4。

4. 診斷方式：
   (1) 心電圖(EKG)：記錄心臟電位傳導的情形。
   (2) 胸部 X 光：檢查肺部的積水情況和觀察心臟的體積變化。
   (3) 心臟超音波：顯示心臟的大小、心臟功能及可能潛在的心臟瓣膜疾病。
   (4) 心導管：可找出血管有無阻塞的情形及狹窄程度。

表 12-4 心臟病的功能性與治療性分級

功能性分級	治療性分級
I. 執行一般的**日常生活**活動，一般不會引起任何不適	A. 身體活動不受限制
II. 執行較費力的日常活動，會引起**疲倦、心悸、呼吸困難**或心絞痛等，**休息時很舒服無不適**	B. **不需限制日常活動，但必須避免重度或競爭性活動**
III. **執行普通的日常活動，即出現疲倦、心悸、呼吸困難或心絞痛**等	C. **中度限制日常活動，並禁止費力氣的活動**
IV. 執行任何身體活動，**甚至休息時都可能有症狀發生**	D. **嚴格限制日常活動** E. **需在床上或椅子上完全休息，以減少心臟的工作負擔**

(5) 心臟生物指標(cardiac marker)：如 B 型排鈉利尿胜肽(B-type natriuretic peptide, BNP)是診斷心臟衰竭的良好指標，**若 BNP＞100 pg/mL，表示心臟衰竭**。

5. 醫療處置：

(1) **毛地黃**(Digoxin)：**使心臟的收縮更強而有力，以增加心輸出量；增加心室排空能力**；降低心跳速率以改善心衰竭；減少心肌耗氧量；利尿作用。相關注意事項如下：

A. **毛地黃中毒**：高血鈣、低血鎂、低血鉀（**EKG 出現 U 波**時）、腎功能差（主要由腎代謝）、二氧化碳過高酸血症及甲狀腺機能低下等，皆容易發生中毒狀況。

B. **中毒症狀**：腹瀉（最常見）、食慾不振、噁心嘔吐、腹部痙攣、頭痛、嗜睡、不安、神經痛、畏光、視力模糊、視覺變色（呈黃色或綠色）、心跳過慢（＜60 次／分）、心室早期收縮、心律不整等。如出現中毒徵象時應先停藥，並監測病人血鉀濃度。

C. **低血鉀症**：與保鉀利尿劑（如 Aldactone）一起使用，減少鉀排出；避免與 Furosemide (Lasix)、Thiazides 類（如 Chlorothiazide）、Ethacryic acid (Edercine)（有聽神經毒性）一起服用。

D. **測量心跳**：給藥前先測量完整 1 分鐘的心尖脈，若心跳＜60 次／分或心室早期收縮應立即停藥，並通知醫師。

E. **監測血漿濃度**：最後一次劑量後 6~8 小時抽血，**正常血漿治療濃度為 0.8~2.0 ng/mL，中毒濃度為＞2.4 ng/mL。**

F. **Phenytoin 可矯正 Digoxin 中毒所導致的心律不整。**

G. **忘記服藥**：超過 6 小時則暫停給予，下次服藥時準時服用；若未超過 6 小時則補給藥物。

H. **接受心臟手術前停用 Digoxin，以免手術後發生心律不整、房室傳導阻滯。**

(2) Furosemide (Lasix)：

A. 作用於亨利氏環，減少對鈉離子的再吸收，有利尿作用，以**減少水分液體過度鬱積（增加尿量），可降低心肌工作量的前負荷。**

B. **因易導致低血鈉、低血鉀的副作用，需注意補充鉀。**

C. **觀察尿量增加的情形，並每日定時量體重。**

(3) Dopamine：

A. **低劑量**(1~2 μg/kg/min)：可使**腎臟及冠狀動脈血管擴張**，增加腎臟血流、腎絲球過濾率及排尿量，可治療**低血容量性休克**。

B. **中劑量**(2~10 μg/kg/min)：可以**刺激 β_1 接受器，增加心跳速率**、心收縮力及心輸出量。

C. **高劑量**(＞10 μg/kg/min)：作為升壓劑，可使**末梢血管收縮以維持血壓**。

D. **副作用**：噁心、焦慮、頭痛等。

(4) Dobutamine：屬於兒茶酚胺類的藥物，作用於 β_1 接受器，較 Dopamine 更能增加心跳速率、**促進心肌收縮力及增加房室的傳導**，不會增加後負荷。

(5) Sodium nitroprusside (Nipride)：為強烈的末梢血管擴張劑，擴張靜脈**可減少前負荷**，擴張動脈**可減少後負荷**，會引起嘔吐、腹瀉及抽搐等的副作用，需**監測血壓及心電圖(EKG)的變化。因遇光會分解，點滴瓶及輸液管需用不透光錫箔紙包住。**

(6) **嗎啡**(Morphine)：可以擴張血管減少靜脈回流，**降低心臟後負荷，減輕病人**的疼痛、呼吸不適及**焦慮**症狀，需注意呼吸抑制及低血壓的副作用。

(7) **主動脈內氣球幫浦**(IABP)：

A. 由左股動脈植入頂端有 IABP 的導管到降胸主動脈，可以降低心衰竭病人心臟之後負荷及減輕心肌耗氧量。

B. 心收縮時氣球會放氣，以減少左心室阻力；心舒張時氣球會充氣，協助血液推送，增加冠狀動脈的血液灌注。

C. 用於心臟手術後發生心室功能衰竭的病人。

D. 需評估病人植入側的末梢血循，並協助鬆弛身心，以降低新陳代謝率。

5. 護理處置：

(1) 減少心臟負擔，促進肺部氣體交換。

A. **左心衰竭的病人最好採用高位半坐臥姿勢，以達降低前負荷的效果**。

B. 教導病人噘嘴及腹式呼吸，並鼓勵每 2~3 小時**多做深呼吸、咳嗽**。

C. **給予氧氣**，並持續監測呼吸型態及呼吸音。**動脈血液氣體分析或氧氣飽和度監視器**皆可作為氧療的療效指標。

D. 依臨床分級，適度安排病人的活動。

(2) 維持適當體液容積與電解質平衡。

A. 每天測量並記錄**輸出入量**、體重及水腫的情形。

B. 按時給予利尿劑(Lasix)減少心臟的前負荷，需注意補充鉀。

(3) **飲食**：給予低熱量、低鈉（減少靜脈回血量，以降低心臟負擔）、高鉀、低渣（保持排便通暢可減輕心臟負荷）飲食，**限制液體的攝入量**(1,000~1,500 c.c./day)，並採少量多餐。

6. **合併症：急性肺水腫**。

(1) **症狀**：急性呼吸困難、端坐呼吸、呼吸音出現囉音、喘鳴、心搏過速、臉發白、冒冷汗及咳出大量泡沫狀帶血痰等。

(2) **診斷性檢查**：胸部 X 光檢查（心室擴大）、肺功能檢查（肺活量下降）、中心靜脈壓上升。

(3) 醫療處置：

A. **出現時須立即給予氧氣使用**。

B. 藥物治療：支氣管擴張劑，如 Aminophylline；利尿劑，如 Lasix；鎮靜劑，如 Morphine **靜脈注射可降低呼吸速率，以減輕心肌的耗氧量**。

C. **採取直立端坐的姿勢**。

二、冠狀動脈心臟病(coronary heart disease, CAD)

1. 病因病理：

(1) 冠狀動脈狹窄、供血不足引起的心肌功能障礙或器質性病變，又稱缺血性心臟病(ischemia heart disease, IHD)。其中以冠狀動脈粥狀硬化(coronary atherosclerosis)占最多。**右冠狀動脈**(RCA)**阻塞會導致病竇症候群**(sick sinus syndrome)。

(2) 因冠狀動脈粥狀硬化常伴隨發生冠狀動脈痙攣，導致供血中斷，而引起心絞痛、心肌梗塞等心臟病變（表 12-5）。

表 12-5 心絞痛與心肌梗塞的比較

	心絞痛	心肌梗塞
原因	1. **心肌氧氣供需不平衡，出現無氧代謝現象**：如冠狀動脈硬化、太冷、緊張、吸菸 2. 心肌需氧增加：如心肌肥厚、激動、**過度活動** 3. **主動脈瓣狹窄**	1. 冠狀動脈阻塞：如**冠狀動脈粥狀硬化** 2. 冠狀動脈血流不足：如心衰竭、外傷、手術 3. **最常發生部位為左心室前壁靠近心尖處**
疼痛	**典型胸痛**：用力－疼痛－休息－緩解（用 NTG）	**嚴重胸痛**（心肌缺氧引起，最痛的深部內臟痛）、**尖銳痛感**（急性時使用 Morphine 可緩解）
部位	**胸骨下、心前區**	**胸骨下或心前區、劍突處**
輻射	**下巴**、頸部，**反射至左肩、上臂與左手**	**下巴、頸部，反射至左肩、臂與背部**
時間	**短，不超過 3 分鐘，很少超過 15 分鐘**	**長，超過 20 分鐘**
臨床症狀	**胸前有重壓感、呼吸困難、胸悶不適、緊縮、壓迫感**、噁心、嘔吐、焦慮、**盜汗、臉色蒼白**	1. 急性期最可能出現呼吸困難、肺水腫 2. **喘不過氣、臉色蒼白**、休克、低血壓、**少尿**、發燒、噁心、嘔吐、焦慮、**盜汗**、害怕、消化不良
診斷性檢查	1. EKG：ST **間段上升**、T **波倒置** 2. 運動壓力試驗（運動心電圖） 3. 放射性同位素攝影(Lium-201) 4. 冠狀動脈血管攝影 5. **聽診有陣發性 S_2 分裂音** 6. 膽固醇、三酸甘油酯增加	1. WBC 增加、ESR 上升 2. 血清酵素： (1) 急性心肌梗塞後 2~6 小時肌球蛋白(myoglobin)會上升也最快恢復正常 (2) **心肌鈣蛋白 I** (cardiac troponin I)發作後 2~8 小時會上升，**對診斷急性心肌梗塞最具專一性** (3) CPK 的輔酶 CPK-MB 4~8 小時會增加，2~3 天後回復正常

表 12-5 心絞痛與心肌梗塞的比較（續）

	心絞痛	心肌梗塞
診斷性檢查（續）		(4) AST 上升；LDH1 與 LDH2 於發作後 24~48 小時均上升，且 LDH1/LDH2＞1 (5) 心肌壞死：CK-MM 上升、ALT 上升、ESR 上升、CPK-MB 上升、多型核白血球上升、myoglobin 減少 (6) EKG：不正常 Q 波（Q 波變大、變深）可能永久存在，R 波變高，T 波倒置，ST 間段上升 (7) **鉈 201 閃爍圖(T1-201)最常用來測量**心肌血液灌流的同位素，**壞死心肌**會形成冷點(cold spots)。可在休息狀態下單獨使用，或在心電圖壓力試驗前或後執行。需注射血管擴張劑，咖啡會降低血管擴張劑的效果，需避免服用

2. 危險因素：

(1) **高血壓**：160/95 mmHg 以上。

(2) **糖尿病：因為血中糖化物質會損傷內皮細胞，增加粥瘤形成的機率。**

(3) **高膽固醇**：高密度脂蛋白(HDL)可降低血中膽固醇的含量，故 HDL 較高者危險性較低（LDL 與 HDL 之比例＜3.5：1）。可使用 Statin 類藥物以降低膽固醇。

(4) 年齡、性別：男性 40 歲以上，女性 60 歲以上（尤其**好發於停經後**），男多於女。

(5) 其他：遺傳、肥胖（BMI 維持在 18.5~24 kg/m^2 之間）、壓力、焦慮、運動缺乏、服用避孕藥、**吸菸（尼古丁會使血小板黏性提高，增加血小板凝集，加速血塊凝結，造成血液攜氧能力降低、血管收縮、心肌需氧量增加）**、交感神經受刺激分泌風濕熱（引發損害血管細胞和心肌細胞）、感染、尿酸過高、先天畸形等。

(一) 心絞痛(angina)

治療目標在緩解急性發作，其處置包括：臥床休息、給氧、減輕疼痛及治療原來疾病。

1. 分類：

(1) **變異型心絞痛**：為心肌梗塞發作前的徵兆，服用 NTG 可緩解，胸痛程度與持續時間成正比，會伴隨心電圖的變化，常見 ST 間段上升。

(2) **穩定型心絞痛**：常是因費力活動所引起，休息可緩解。

2. 醫療處置：

(1) 有機硝酸鹽類：如 Nitroglycerine (NTG)，舌下錠：

A. 作用機轉：**可擴張冠狀動脈及周邊小動靜脈**，減少心肌收縮力，而**降低動脈阻力（後負荷）**，並增加缺血部位的供氧量。

B. **使用方法：**

- 疼痛時宜立即舌下含用，1~3 分鐘可減輕疼痛，如未減輕，每隔 5 分鐘再含舌下錠 1 片，含第 3 片仍無效，即應就醫。
- 先含服 NTG 後再執行無可避免的費力活動（包括性活動），以防誘發性疼痛。
- NTG 貼劑每 24 小時更換一次。
- 以靜脈點滴方式給藥時，點滴管應使用遮光袋。

C. **注意事項：**

- 藥物存放在原有容器內，要避光，開瓶 3~6 個月後失效。
- 舌下含服時舌頭或口腔內出現辛辣刺痛感，表示藥效正常。
- 提供安全休息環境，減低焦慮及害怕，有助於疼痛緩解。
- 隨身攜帶 NTG，但要避免靠近身體溫度高的部位。

D. **副作用**：姿位性低血壓，含服時最好採臥姿或坐姿避免發生意外，並要小心監測血壓的變化。其他如頭痛、臉部潮紅、反射性心搏過速、灼熱感、噁心、嘔吐等。

(2) **β 腎上腺阻斷劑**：如 Propranolol (Inderal)：

A. **作用機轉：降低心肌收縮力及心跳速度**（監測脈搏），**減少心臟**工作量及**耗氧量**。常與有機硝酸鹽類併用，以提高藥物效果，可減少副作用。

B. 副作用：低血壓、昏睡、徐脈（可靜脈注射 Atropine 拮抗）及加重心衰竭等。

(3) **鈣離子阻斷劑**：如 Nifedipine (Adalat)，**降低竇房結和心房異位點的自動性，與增加房室結的不反應期**，阻斷鈣離子進入平滑肌、心肌細胞內，而**減緩心肌收縮力、降低心跳速率。促進冠狀動脈擴張，增加冠狀動脈灌流**，降低周邊阻力，減少後負荷，**降低心肌耗氧量。**

(4) **抗血小板凝集藥物**：如 Aspirin，預防或治療不穩定型心絞痛。

(5) **經皮穿腔冠狀動脈血管成形術** (percutaneous transluminal coronary angioplasty, PTCA)：

A. 又稱經皮冠狀動脈氣球擴張術。在股動脈或肱動脈置入氣球導管，**進入心臟冠狀動脈狹窄處，利用氣球充氣之壓力**，破壞血管壁上之粥狀硬化物，**擴張狹窄的冠狀動脈管徑**。

B. 術前須禁食 6~8 小時。

C. **術後監測**病人的生命徵象、**心電圖**等變化，**並鼓勵多飲水**。

D. 需臥床 24 小時，且於臥床前 4~6 小時**不得彎曲膝蓋**，僅能於用餐與沐浴時採坐姿。

E. 手術後 3 天於醫師許可下每日下床 3~4 次。

F. 評估穿刺肢體遠端的循環，如**監測肢體脈搏**與溫度、顏色。

G. 注意可能導致急性心肌梗塞的合併症。教導若有胸痛症狀應立即舌下含服 NTG，並告知醫護人員。

H. 服用抗凝血劑的病人，避免服用含有 Aspirin 的成藥。

I. 運動計畫：運動強度，最好由最大運動心率（220－年齡）的 65%開始，每次運動應包含 15~20 分鐘的暖身，有氧運動的時間至少 30 分鐘。

(6) **冠狀動脈血管支架置入術**(intracoronary stent)：

A. 術後最大合併症是血栓，故需長期服用抗凝血劑（如 Aspirin）抑制血小板功能，一般需服用 1~3 個月。

B. 術後穿刺部位以砂袋加壓止血，並臥床休息 6~8 小時，以預防血栓形成。

C. 置入支架後仍有可能會復發。

(7) **冠狀動脈繞道移植術**(coronary artery bypass graft, CABG)：

A. 主要針對冠狀動脈狹窄、藥物、侵入性治療等無效的病人，可於同一手術中進行多條血管移植。

B. 易形成內膜增生，造成移植血管狹窄。

C. 術後須**監測心律**，服用 Aspirin 或 Persantin。**當小便量減少時，須監測血中鉀離子濃度**；觀察縱膈腔引流管(P-R tube)引流量，**若＞100mL/hr，須監測凝血功能**，**注意是否有出血**問題。

D. 移植血管發生血栓與粥狀硬化是造成需再度手術的原因。

3. 出院衛教：

(1) 可以有一般的正常生活，但需避免情緒波動、壓力、過度的運動、用力的活動、等長活動等。

(2) **當心絞痛發生**、暈眩、嘔吐、痛苦時，**應停止運動，並盡快坐下或躺下休息。**

(3) **勿暴露於冷空氣中，並注意保暖。**

(4) **教導合適的運動可以減輕體重、降低血壓、促進心臟氧氣使用效率，有助於降低罹患冠狀動脈疾病的危險因子。**

(5) **飲食**：低脂肪（不超過總熱量 30%）、高纖維（可降低血中膽固醇及避免便祕）、低卡路里（可降低體重）飲食，飯後 2 小時避免劇烈運動，並避免刺激性食物如咖啡、菸、酒、茶等。

(二) 心肌梗塞(myocardial infarction, MI)

1. 嚴重程度分級：

(1) Killip I（第一期）：無症狀。

(2) Killip II（第二期）：輕中度左心室衰竭。

(3) Killip III（第三期）：**左心室嚴重衰竭，且產生肺水腫。**

(4) Killip IV（第四期）：心因性休克、低血壓、少尿、皮膚冰冷、神智不清等。

2. **診斷性檢查：**

(1) **肌酸磷酸激酶(CPK)升高，表示組織損傷。**

(2) **心肌旋轉蛋白(troponin I)對心肌受損具有特異性及敏感性。**

(3) 心電圖出現病理性 Q 波(pathological Q waves)。

(4) **心電圖 ST 間段及 T 波的改變可以協助判斷心肌是缺氧、缺血或壞死。**

3. **合併症：**

(1) **心律不整，占最多，為主要致死原因。**

(2) 因心臟收縮力減少而發生心因性休克(cardiogenic shock)（心跳加速、血壓下降、皮膚濕冷）。

(3) 前壁與心尖之心肌梗塞最可能發生在左前降枝冠狀動脈；下壁心肌梗塞的病人可能導致房室傳導阻滯。

(4) 肺水腫、栓塞、心臟衰竭、心肌破裂等。

4. **醫療處置：**

(1) 最初 24~72 小時內應絕對臥床休息，包括大小便、身體清潔等，以降低心肌的氧氣消耗；臥床休息時抬高床頭使下肢靜脈血回流量減少，可降低前負荷。

(2) **提供氧氣**：用氧氣套管給氧 2~4 L/min，**增加心肌供氧量**，防止組織的缺氧情形惡化。

(3) 靜脈注射 Morphine：以降低前負荷、促進支氣管擴張、止痛與抗焦慮，並減少心肌耗氧。

(4) 評估疼痛部位、性質及時間等，並監測血流動力學的變化、EKG、尿量等。

(5) **血栓溶解劑**：如 Urokinase、Streptokinase（鏈球菌激酶）、Tissue plasmiongen activator (t-PA)，使血塊溶解以恢復供血，並限制梗塞範圍，需注意有無出血狀況。

(6) **肝素：抑制凝血活素**，使血塊纖維蛋白溶解，使用過程應監測 PTT 的數值，注意有無出血傾向。

(7) Lidocaine：由靜脈注射以預防心室纖維顫動。

(8) 胰島素及鉀離子的葡萄糖溶液：發作 6 小時內，由靜脈滴注，可增加心肌血流灌注及收縮力。

(9) 交感神經阻斷劑、鈣離子阻斷劑及血管擴張劑：可減少心肌耗氧。

(10) 醫療處置：如 IABP、PTCA、CABG。

(11) 出院後，口服**阿斯匹靈**(Aspirin)**以抑制血小板凝集**；給予軟便劑，以避免用力導致心搏過緩。避免服用**維生素 K** 而影響抗凝血劑作用。

5. **復健**：心臟復健(cardiac rehabilitation, CR)運動原則：

(1) **以新陳代謝當量(metabolic equivalent, MET)指標作為活動量的指引。用餐後不宜立刻運動，運動前應暖身，並以漸進性方式增加強度。**

(2) **可做等張運動，應避免執行等長運動，並且避免在活動時摒住呼吸，以預防瓦撤閥操作(Valsalva's maneuver)效應，以免引起心搏過緩、血壓下降的問題。**

(3) **運動強度之最大心率以（220－年齡）×70~85%為原則。**

(4) **活動時的心跳速率以不超過靜態休息時的 20 次／分為原則。**

(5) **活動後血壓上升以不超過正常血壓值 25 mmHg 為原則。**

(6) 心臟復健的階段任務：

A. 第一期（住院期）至第二期（訓練期）：目的在教導病人疾病相關知識（如**疾病危險因子**）、減輕因臥床休息造成的不適與合併症，並逐漸恢復自我照顧功能。其衛教與運動有：

- **第 1 天採絕對臥床休息及依賴性的日常活動，其能量消耗值為 1 MET** (metabolic equivalents of a task)（1 MET＝3.5 mL/O_2/kg/min）。
- 最初 2 天先禁食，之後可以吃清淡、流質、溫和的食物，採少量多餐、**限鈉飲食**。
- **生命徵象穩定後，可自行在床上梳洗，漸進開始床上肢體全關節活動，活動量可逐漸由 1.5 METs 增加到 3.0 METs。**
- 逐漸可在床旁自行進食、走動、上廁所。
- **出院前能達到 3~4 METs 的活動量。**

B. 第三期（維持期）至第四期（回歸社會期）：目的在出院後6 個月內，協助病人恢復正常生活。出院衛教有：

- **教導自我照顧，如服用 β 型阻斷劑的心肌梗塞病人應自我監測脈搏、戒菸、避免便祕等。盡量避免彎曲膝部交疊雙腳，以免血栓形成。**
- **4~8 週後，可恢復性生活，性活動前不要飲用酒精、洗熱水澡、飽餐，應在熟悉的環境與伴侶進行以避免過度緊張與刺激，環境的室溫勿太冷或太熱，必要時可於性交前服用硝酸甘油(NTG)，預防胸痛不適。**
- 8~12 週可回工作崗位上班。**6 個月內可逐漸恢復正常生活。**
- **外出時應隨時攜帶** NTG。

三、心律不整(arrhythmia)

1. 病因病理與分類：

(1) 定義：指心臟跳動的速度(rate)或節律(rhythm)不正常。病人會突然發生**呼吸急促、心悸、心跳極端的不規則、頭暈**、不安、呼吸困難等症狀。

(2) **施行心臟電氣生理檢查**(electrophysiologic study, EPS)**可以了解心律不整的發生機轉。**

(3) 各種心律不整的比較詳見表 12-6。

表 12-6 各種心律不整的比較

種類	特徵與原因	處置
竇性節律		
竇性心搏過慢 (sinus bradycardia)	1. 特徵：HR＜60 次／分 2. 原因：**常見於運動員**。迷走神經興奮、缺氧、低溫、出血、休克、β **型阻斷劑**中毒	1. 無症狀不需治療 2. Atropine, Isuprel
竇性心搏過速 (sinus tachycardia)	1. 特徵：**HR 100~180 次／分，若＞160 次／分則心搏量降低，冠狀血流減少，導致心衰竭、心絞痛** 2. 原因：交感神經興奮、壓力、疼痛、發燒、休克	1. 最常發生，治療引發原因 2. 鎮靜劑 3. Propranolol (Inderal)
心房節律		
心房早期收縮 (PAC)	1. 特徵：P 波提早出現，節律不規則 2. 原因：壓力、吸菸、喝酒、冠狀動脈疾病、肺水腫	1. Quinidine, Propranolol 2. 頸動脈竇按摩
陣發性心房搏動過速(PAT)	1. 特徵：HR 150~250 次／分 2. **原因：吸菸、連續喝 2 杯咖啡**、喝酒、**中毒**、心肌梗塞	1. **頸動脈竇按摩（需確認兩側頸動脈竇無雜音）** 2. Propranolol, Verapamil, Gitalis
心房撲動(AF)	1. 特徵：**P 波呈鋸齒狀**、HR 250~350 次／分 2. 原因：心臟瓣膜疾病、冠狀動脈疾病、甲狀腺機能亢進、心臟手術	1. cardioversion ≦ 50 瓦特／秒 2. Digitalis, Quinidine, Propranolol
心房纖維性震顫 (Af)	1. 特徵：P 波呈顫動波，不規則，HR≧350 次／分 2. 原因：心包膜炎、腦梗塞、高血壓性心臟病、甲狀腺機能亢進、心臟手術	1. cardioversion 50~100 瓦特／秒 2. Digitalis, Quinidine 3. **可口服 Warfarin 以避免血栓形成**

表 12-6 各種心律不整的比較（續）

種類	特徵與原因	處置
心房心室傳導阻滯		
1. 房室傳導阻斷 (1 AV block)	1. 特徵：正常的 P-QRS-T 波，PR 間隔＞0.2 秒 2. 原因：缺氧、心肌梗塞、冠狀動脈疾病、中毒	**通常不會出現症狀，不需治療**，只要監測
2. 房室傳導阻斷 (2 AV block)	1. Mobitz I（Wenckebach 現象）特徵：PR 間隔逐漸延長，直至 P 波後不出現 QRS 2. Mobitz II 特徵：PR 間隔正常或微延長，P 波後忽然少一個 QRS 3. 原因：心肌缺氧、風濕熱	1. Atropine, Isuprel 2. **心臟節律器** (pacemaker)
3. 房室傳導阻斷 (3 AV block)	1. 特徵：心房至心室的衝動在房室結被阻斷，P 波、QRS 各自形成節律 2. 原因：中毒、心肌梗塞	1. Atropine, Isuprel 2. pacemaker
心室節律		
心室早期收縮 (VPC)	1. 特徵：**寬而大的 QRS**，無 P 波，T 波和 QRS 複合波方向相反，VPC 出現在 T 波上 2. 原因：缺氧、低血鉀、低血鈣、酸中毒、冠狀動脈疾病、中毒	1. 最常發生 2. **Lidocaine (Xylocaine)**, Quinidine, Propranolol
陣發性心室上心搏過速(PSVT)	1. 特徵：HR 150~250 次／分，QRS wave 很窄，找不到 P wave，可見於健康者，**心悸胸悶為常見症狀** 2. 原因：酒精、咖啡、單純的情緒興奮	1. **頸動脈竇按摩（需確認兩側頸動脈竇無雜音）或閉氣用力的伐氏操作 (Valsalva maneuver)** 2. Propranolol, Verapamil

表 12-6 各種心律不整的比較（續）

種類	特徵與原因	處置
心室心搏過速 (VT)	1. 特徵：寬而大的 QRS，無 P 波，HR 150~240 次／分，**出現連續 3 個以上的 VPC** 2. 原因：心肌梗塞、冠狀動脈疾病、嚴重缺氧、心衰竭、藥物中毒	1. 最易致死 2. cardioversion 或 defibrillation 3. Lidocaine, Phenytoin
心室纖維性震顫 (Vf)	1. 特徵：無法辨識 P、QRS、T 波，小鋸齒狀的顫動波線，不規則，易致死 2. 原因：急性心肌梗塞、高血鉀、高血鈣、藥物中毒	1. **最易致死** 2. CPCR 3. **靜脈注射 Morphine sulfate（最有效）** 4. **defibrillation** 100~300 瓦特／秒**或心前區重擊** 5. Lidocaine 6. Epinephrine

2. 醫療處置：

(1) 鈉離子通道阻斷劑：

A. Quinidine (Quinidex)：**能延長心肌的興奮，減低傳導速率；** 抑制迷走神經，延長心房的不反應期；並能抑制血管平滑肌，使血管擴張、血壓下降等。會引起噁心、腹瀉、金雞鈉中毒(cinchonism)、耳鳴、視覺模糊、暈眩等。

B. Procainamide (Pronestyl)：作用與 Quinidine 類似。會引起類紅斑性狼瘡、腸胃不適、噁心、嘔吐、精神錯亂等。

C. Lidocaine (Xylocaine)：治療心肌缺血導致的心室心律不整特別有效。會引起中樞神經抑制作用，如嗜睡、呼吸痙攣、神智不清、低血壓等。

D. Phenytoin (Dilantin)：常用來矯正中毒所致之心室心律不整。會引起齒齦增生、眼球震顫、運動失調、低血壓、多毛症等。

(2) β 受體阻斷劑：如 Propranolol (Inderal)具有細胞膜穩定作用，可**降低心跳**，用於治療交感神經活性增加、情緒激動所誘發的心搏過速。會引起支氣管收縮、低血壓、昏睡等，需**教導病人自我監測脈搏**。

(3) 鈣離子通道阻斷劑：如 Verapamil (Isoptin)當心跳越快則阻斷作用越強，常用於治療心房性心律不整。會引起頭痛、便祕、**低血壓**、心肌收縮力減弱等。

(4) **鉀離子通道阻斷劑**：如 Amiodarone 治療嚴重心室心搏過速合併左心室功能受損。會引起胃腸不適、頭痛、皮膚及角膜色素沉積等。

(5) 其他：

A. Adenosine 為急救心室心搏過速首選藥物，藥效極短、毒性低。會引起熱潮紅、胸痛、頭暈、低血壓等。

B. Warfarin (Coumadin)為抗凝血劑，抑制血栓形成。護理指導包括：**拔牙前，須告知醫師目前服用此藥；若忘記服藥，需應盡早於同一天補服；避免食用深綠色食物，以免降低藥效；避免補充黑木耳、銀杏等食品，以免增強藥效**。

(6) 心臟電氣轉換術(cardioversion)：

A. **當病人意識清醒時，在非危急狀況下執行時先給予短效麻醉。**

B. 塗潤滑劑或生理食鹽水紗布，增加傳導，避免灼傷。

C. 將電極板分別置於病人右鎖骨下第 2 肋骨間與左前腋中線第 5 肋間處，需與 QRS 波同步時電擊，成人電流強度為 50~200 焦耳。

D. 適應症：無慢性心臟病、心房撲動、顫動時，而發生心律不整時間不長的病人。

(7) **去纖維震顫術**(defibrillation)：

A. 去纖維震顫器測試功能時，**電擊板握把應放在兩側電擊板握把座**，若測試 100 焦耳時，轉至 100 焦耳，並按 Charge 鍵，當螢幕顯示由 0 焦耳升至 100 焦耳時，按兩個電擊板握把上的電擊按鈕，螢幕顯示由 100 焦耳迅速放電回 0 焦耳。

B. 塗潤滑劑或生理食鹽水紗布，增加傳導，避免灼傷。

C. **將電極板分別置於病人右鎖骨下第 2 肋骨間與左前腋中線第 5 肋間處**，不需與 QRS 波同步時電擊，成人**電流強度 200~300 焦耳。**

D. **適應症**：心室搏動過速、心室纖維性震顫的病人。

E. 注意事項：**使用時**應去除病人身上的金屬物、**避開氧氣帳，電擊時勿接觸病人及病床**。常見的合併症為**皮膚灼傷**。

F. 裝置植入式自動心律轉換去顫器(automatic implantable cardioverter defibrillator, AICD)：去顫器負責調控心跳節律並記錄心律資料，**發出電擊時，若觸摸病人可能有觸電感**。居家護理指導包括：**術後 4~6 週內患肢避免提重物以及劇烈肩部運動；可使用微波爐、電鍋等加熱電器用品，但應避免核磁共振檢查**。若**忽然持續打嗝**、發現電擊時不會有觸電感而只有震顫感，或沿導線部位疼痛時，**應立即就醫**。

(8) 心臟節律器(pacemaker)：分為暫時型與永久型。前者用於手術後、急性心肌梗塞後、充血性心衰竭導致房室阻斷者等；後者用於心搏出量不足、**房室傳導阻斷**、斯德克－阿丹姆斯症(Stokes-Adams syndrome)反覆發作者等。

A. 術後護理處置：

- **每 15 分鐘評估生命徵象一次**，持續 1 小時後，再 q4h 測量一次。

- 永久性心臟節律器的激搏器在**胸前（一般為左胸）皮下**，術後**立即安排 12 導程心電圖檢查**；每天至少檢查一次植入處的傷口，並記錄 12 導程的心電圖。裝設**暫時性心臟節律器**時心電圖上會出現**激搏波(pace spike)，且應該在 QRS 波之前**。
- **術後 24 小時內中度限制活動，1 週後才可以執行全範圍的關節運動；術後 24~48 小時內勿過度伸展患側手臂及避免高舉過肩**，以防導線移位。
- 每小時尿量大於 30 mL 表示節律器功能異常。
- 每日**評估植入處傷口有無發炎、血腫情形**。

B. **出院衛教：**

- **隨身攜帶識別卡**或手圈。
- 術後 6 **週內避免抬舉**大於 5 磅的**重物**，以防導程移位。
- **每天**需測量血壓，並**測量橈動脈**或頸動脈**至少 1 分鐘整**，當脈搏過低或過高即需找醫師診治。
- 遠離高壓電、磁場或放射線至少 6~12 吋以上，且與微波爐維持 5 呎以上的距離，可以使用一般家電用品。
- 行動電話開機時勿置於前胸之口袋中。
- 不可接受核磁共振檢查(MRI)。
- 穿寬鬆衣服，且不要隨意撫弄節律器的部位。
- **心律變慢時，可能是電池快沒電的徵象**。
- 植入傷口若有紅腫熱痛等感染徵象，或有胸痛、暈眩、無力、低血壓、**忽然持續打嗝**、呼吸困難等，**應立即就醫**。
- 每 3 個月回診追蹤檢查。

四、風濕性心臟疾病(rheumatic heart disease, RHD)

1. 病因病理：
   (1) **A 群 β 型溶血性鏈球菌感染**引發急性風濕熱(rheumatic fever)，爾後引起心臟瓣膜疾病，會侵犯任何瓣膜，以**二尖瓣（僧帽瓣）**最多，其次為**主動脈瓣（使左心室壓力升高，導致左心室肥厚）**和三尖瓣，而**導致關閉不全或狹窄，好發於兒童**。
   (2) **風濕熱發病之潛伏期為 1~5 週，可侵犯身體關節、中樞神經及心臟內膜等器官。**
2. 臨床症狀：
   (1) 典型症狀：**多發性關節炎、心肌炎、無痛性皮下結節、邊緣性紅斑**、舞蹈症。
   (2) 次要症狀：發燒、軟弱、關節痛、倦怠、食慾差、**ESR 上升**、白血球增加、C 反應蛋白增加、喉頭培養鏈球菌(+)。
3. 診斷標準：**瓊斯標準**(Jones criteria)，有兩個主要典型症狀；或一個主要典型症狀，加兩個次要症狀；可診斷為風濕熱。
4. 醫療及護理處置：
   (1) 藥物治療：
   A. Penicillin：預防慢性風濕性心臟病的產生。
   B. 水楊酸：解熱鎮痛。
   C. 類固醇：急性 24~48 小時大量使用，以矯正發燒與緩解關節痛。
   (2) **使用機械性瓣膜進行瓣膜置換術：**
   A. **病人需終生服用抗凝血劑** Warfarin (Coumadin)，需監測有無**血尿**、血便、**凝血酶原時間**(PT)、**血小板數目、國際正常化比例**(INR)、**皮下小出血點、瘀斑或牙齦出血等**，並盡量

避免含維生素 K 的食物及飲酒。解毒劑有：維生素 K、全血、血漿。

B. **術後 1 個月內不宜上、下樓梯，並且避免行擴胸運動。術後 6~8 週內移動上肢時，胸骨會有些微移動感。**

C. **機械性瓣膜**較生物性瓣膜的**使用期限較長。**

D. **若聽到滴答聲響，是人工瓣膜閉合開啟的聲音。若病人出現粗糙的心雜音**(murmur)**，表示人工瓣膜出現血栓栓塞**，需就醫處置。

E. **適用於年輕人。**

F. **拔牙手術前宜使用抗生素以防感染。**

(3) 充分休息，預防出血、上呼吸道及牙齒感染等合併症。

(4) 飲食方面：採高熱量、高醣、高蛋白質、高維生素、高礦物質飲食，並多攝取水分。

(5) **適當的體能活動可增加心臟的代償能力，但不可過度。**

五、瓣膜性心臟疾病

1. 病因病理：瓣膜因為病變或老化，發生瓣膜鬆脫，造成瓣膜「逆流」或「閉鎖不全」；若瓣膜發生沾粘、鈣化，使瓣膜無法順利打開，則會造成瓣膜「閉鎖」或「狹縮」的問題。常見於風濕性心臟病、退化性心臟病、感染性心臟病、先天性心臟病等疾病。可分為：

(1) **二尖瓣（僧帽瓣）狹窄：左心房壓力上升，可能導致左心房擴大；血液鬱積於左心房，造成肺部鬱血**與右心衰竭。

(2) 二尖瓣閉鎖不全。

(3) 三尖瓣狹窄或閉鎖不全。

(4) 主動脈瓣狹窄或閉鎖不全。

2. 臨床症狀：臨床表徵主要呈現為喘、無力、胸痛、下肢水腫、肺水腫等症狀。
   (1) **二尖瓣狹窄：易出現呼吸困難、端坐呼吸、咳嗽等症狀。可聽到心舒張末期的雜音。**
   (2) 主動脈瓣狹窄：病人胸骨旁第二肋間處會有震顫感。
3. **醫療及護理處置：**
   (1) 手術：如單純二尖瓣狹窄而又有症狀者，可進行二尖瓣整形手術，如有二尖瓣狹窄和閉鎖不全、或主動脈瓣狹窄和閉鎖不全，合併有心衰竭或運動耐力不佳者，可做人工瓣膜置換。人工瓣膜種類詳見表 12-7。
   (2) 避免執行重的體力勞動，或極劇烈的運動。

表 12-7 人工瓣膜種類

項目	機械性人工瓣膜	生物性人工瓣膜
適用對象	年輕人	**出血傾向者、老年人、準備懷孕婦女**
使用年限	可長期使用	只能使用 10~15 年
使用抗凝血劑	易形成血栓，需終身使用	不易形成血栓，**不需終身使用抗凝血劑**

六、發炎性心臟疾病

(一) 感染性心內膜炎(infective endocarditis)

1. 病因病理：
   (1) 指心內膜（包括瓣膜）受到感染而發炎，分為急性與亞急性兩種。常由**細菌性感染**（常見致病菌為**金黃色葡萄球菌**、鏈球菌、念珠菌屬、黴菌）、**血栓性凝集**、**心瓣膜異常**等所引起。

(2) 好發於**侵入性檢查**（如**直腸鏡檢**、**血液動力監測**）、**急性感染**、牙科治療、**開心手術後的病人**。**人工植入物是引發心內膜炎的原因之一**。

2. **臨床症狀**：感染、心臟組織受到侵犯、全身栓塞症狀（最易栓塞部位是腦）、心雜音（亞急性細菌性心內膜炎者最常出現的症狀）、**指甲床上會出現裂紋般的出血(Splinter hemorrhage)**、**視網膜出血的羅斯氏斑點(Roth's spots)（細菌性心內膜炎）**、**手指或腳趾出現疼痛性的紅色結節，稱為奧斯勒氏結節(Osler' s nodes)**，手掌、腳底、**鼻子或耳垂出現無痛性斑點－賈尼威氏病灶(Janeway's lesions)**等。

3. **醫療及護理處置**：

(1) 手術前使用預防性抗生素，以預防感染性心內膜炎的再發。

(2) 靜脈注射抗生素 4~6 週，臨床常用青黴素＋鏈黴素。

(3) 教導病人按照時間規律性的使用抗生素。

(二) 心肌炎(myocarditis)

1. 係指心肌細胞或間質組織產生局部或瀰漫性發炎反應，會併發心包膜炎，嚴重者會造成心衰竭。

2. 病因：感染（**大多是病毒**）、免疫反應、放射線、酒精等。

3. 若是病毒引起，臨床大多使用抗病毒藥物（如 Acyclovir）治療。

(三) 心包膜炎(pericarditis)

1. 病因病理：指心包膜臟層和壁層發炎所引起的一種症候群，由感染、心肌受損、代謝障礙、腫瘤等引起。分為急性與慢性，詳見表 12-8。

表 12-8 急性與慢性心包膜炎的比較

分類	說明
急性心包膜炎	乾性：最常見，常會造成心包膜炎
	滲出性：會造成心包膜積水，過多時會引起心臟填塞
慢性心包膜炎	會逐漸變成窄縮性或粘連性心包膜炎，**心包膜會纖維化，限制心臟血液填充進而引起心衰竭**

2. 臨床症狀：
   (1) 一般感染症狀，如發冷、發熱、身體不適、食慾不振、體重減輕、白血球增加等，嚴重時會出現呼吸困難、水腫、血壓下降等症狀。
   (2) 疼痛部位在心前區，會反射至頸部、肩及左手臂，坐起或身體前傾時疼痛較緩解，平躺與吸氣時疼痛會加劇，身體移動或咳嗽時胸痛會加劇。
   (3) 心前區可聽到典型的心包膜摩擦音，多見於急性乾性心包膜炎的病人。
   (4) 心臟收縮舒張動作會使心前區有壓迫感而引起呼吸困難。
   (5) **心包膜積水：出現胸痛、尖銳痛或瀰漫性鈍痛；收縮壓異常下降；心音模糊及低沉；頸靜脈怒張。**
3. 醫療及護理處置：
   (1) **教導病人半坐臥、身體向前傾、雙手置於床上桌上坐著休息，避免平躺仰臥。鼓勵病人多臥床休息，以減少心肌耗氧量。**
   (2) 依引發原因給予治療，如抗生素、非類固醇抗發炎藥或止痛劑等。
   (3) 監測心臟填塞徵象，需要時行心包膜穿刺術、切開術或切除術等。

七、心肌病變(cardiomyopathy)

1. 病因病理：因遺傳或其他因素，引發心臟肌肉病變。心肌病變可分為：
   (1) **擴張型**(dilated)：**最常見**，出現左心室或雙側心室擴大。
   (2) **肥厚型**(hypertrophic)：**多數與家族遺傳有關**，出現左心室或右心室肥厚。
   (3) 限制型(restrictive)：心肌變得僵硬，使得心臟在跳動時，沒辦法有足夠的彈性擴張來讓血液充滿心室。
2. 臨床症狀：早期無症狀，後期出現**心律不整**、**端坐呼吸**、心臟衰竭症狀，如**心輸出量減少**、呼吸困難、疲倦或腳部水腫的情形。
3. 醫療及護理處置：包括改變生活型態、藥物或手術。治療的目的多半是在症狀的緩解，有些病患會需要心臟移植。
   (1) 藥物治療；如血管收縮素轉化酶抑制劑、利尿劑、強心劑、血管擴張劑等。
   (2) 心律過低者植入心律調節器。
   (3) **限制水分攝取**。

八、心包填塞(cardiac tamponade)

1. 病因病理：因為心包膜炎、疾病、損傷等，使心包膜快速充滿大量的血液、膿或空氣，導致壓力過高，使血液無法流回心臟所引起。**易突然出現心因性休克而死亡**。
2. **臨床症狀**：
   (1) 貝克三病徵(Beck's triad)：**頸靜脈怒張**（尤其吸氣時）、**心音模糊低沉**、動脈性低血壓。

(2) **脈搏壓變窄**、**中心靜脈壓上升**、呼吸困難、皮膚發紺、血壓下降、**奇異脈**（paradoxical pulse，**吸氣時收縮壓降低＞10 mmHg**）、**心搏過速**、心輸出量減少、**尿量減少**、出汗、焦慮不安及**深吸氣時脈搏變弱**等。

3. 醫療及護理處置：

(1) 採高臥位，給予氧氣使用。

(2) **心包穿刺術**(pericardiocentesis)：立即進行，護理人員協助醫師準備 16~18 **號穿刺針**，由病人**劍突左下肋緣間刺入**。

九、心臟手術(heart surgery)

1. 種類與適應症：心臟手術依手術目的及心肌切開方式分類，詳見表 12-9。

2. 低溫術(hypothermia)：

(1) 目的：降低病人基礎代謝率、減少組織對氧的需求量、抑制細菌活性，可防止主要組織器官因血量不足而受到傷害。

表 12-9 心臟手術的種類與適應症

種類	適應症
手術目的	修復性：將缺損的心臟結構加以修補、矯正，如先天性心臟病、二尖瓣膜修補術
	重建性：如冠狀動脈繞道術
	置換性：如瓣膜置換術、心臟移植
心肌切開方式	閉鎖性心臟病：手術過程中未傷及心肌，不需使用體外循環技術，如二尖瓣膜切開術、開放性動脈導管結紮
	開放性心臟病：手術過程中需切開心肌，為使心臟中無血液循環，需使用體外循環技術，如心臟移植、瓣膜置換術

(2) 溫度：術中病人體溫維持在 **15~20℃**之間。人體體溫 28℃ 時，循環可停止 15~20 分鐘；10℃時，循環可停止 1~3 小時。

(3) 注意事項：體溫回升時易產生心室纖維顫動，需備好去纖維震顫器。

3. 體外循環(ECC)：又稱心肺繞道術(CPB)。

(1) 循環途徑：腔靜脈（如**上、下腔靜脈或股靜脈**）的靜脈血→人工心肺機進行氣體交換（去二氧化碳，氧化）→動脈（如主動脈或股動脈）→全身循環。

(2) 目的：

A. **當心肺系統在休息狀態時，代替身體進行氣體交換**，預防主要器官缺血。

B. 能過濾、加溫或冷卻全身的循環血液。

(3) **注意事項**：可使用 Heparin 預防機器內血栓的形成，手術後恢復正常血液循環時，可用魚精蛋白(Protamine)中和 Heparin 的作用。

4. **葉克膜體外維生系統**(extracorporeal membrane oxygenation, ECMO)：

(1) 原理：將體內的靜脈血引出體外，經過人工心肺旁路氧合後使人體非氧合血血液經氧合器（人工肺）靠擴散作用進行氧氣交換合成充氧血，而後經動力泵（人工心臟）及體溫熱交換器將血液主動注入病人動脈或靜脈系統，造成部分心肺替代作用，維持人體臟器組織氧合血供應；**如同體外心肺循環，執行氣體交換**。

(2) 適應症：任何需要「暫時性」心臟及肺臟支援的病人，如急性心肌炎、重度外傷、新生兒呼吸衰竭、長期慢性心衰竭、心肺移植、肺衰竭、急性心肌梗塞、冠狀動脈繞道手術、猝死時的急救等。

(3) 併發症：溶血、**出血**、感染等。

5. 醫療處置：

(1) Digoxin 停用 2 天，避免手術後**心律不整**、**房室傳導阻斷**。

(2) Inderal 停用 2 天，避免手術後心臟衰竭。

(3) Warfarin 停用 3 天，Aspirin、Trental 停用 7 天，避免手術後出血。

6. 手術後護理：

(1) 評估病人：A (airway)－呼吸道是否通暢、B (breathing)－呼吸是否對稱、C (cardiac function)－**心臟**功能是否正常、D (drug)－藥物使用是否正確、E (EKG)－**心電圖變化**是否正常、F (factor of risk)－是否出現危險因子。

(2) 監測**生命徵象**，預防術後合併症，如血管栓塞、出血、心臟填塞、低心輸出量症候群等，並促進心血管、腎臟、神經系統等功能。

(3) 監測心臟填塞的症狀：如奇異脈、低心輸出量症候群、中心靜脈壓上升、庫斯毛耳氏徵象(Kussmaul's sign)、血壓降低、尿量減少等。

(4) 監測低心輸出量症候群：**尿量**減少(＜1 c.c./kg/hr)、皮膚濕冷、四肢冰冷、煩躁不安、血壓降低、酸血症、中心靜脈壓下降等。

(5) 維持體液及電解質平衡：術後液體量以每 24 小時每平方公尺體表面積 500~700 c.c.為宜，若有低血鉀、心室早期收縮(VPC)，而無低血鈣症狀時，應先補充鉀(＜20 mEq/500 c.c.)。

(6) **胸腔引流管**(CT)**的護理**：目的在排出心包膜與縱隔腔的滲液與空氣。需每 1~2 小時使用擠壓法(milking)捏擠胸管一次，若胸管與引流管接頭鬆脫，需立即將胸管夾緊。**若引流液量＞2 mL/kg/hr 或＞100 mL/hr**、呈現鮮紅色、無引流功能、出血不止、**中心靜脈壓增加**、呼吸困難，**需立即報告處理**。

(7) 提供病人安靜的休息空間，促進舒適與減輕疼痛，並鼓勵早期活動與離床。

(8) 重建身體心像，並促進心理適應。

7. **心臟移植**(heart transplantation)**術後照護**：

(1) 護理處置同心臟手術。

(2) 住院期間**採保護性隔離**，並預防感染。

(3) **急性排斥常在術後 2~6 週出現**，使用免疫抑制劑可減少此現象。心臟移植失敗導致**死亡的主因**通常為**排斥作用**。排斥反應之徵象包括**體溫升高、心臟腫大、心臟功能指數異常**等。

(4) **免疫抑制劑**：

A. Azathioprine (Imuran)：會抑制造血功能，**宜加強預防伺機性感染。**

B. Cyclosporine：**會抑制淋巴增生，使 T 細胞無法被活化，以降低排斥作用**，需注意有腎毒性。

C. Prednisolone：會產生水牛肩、月亮臉，並增加感染機率，需小心使用。

D. FK506 (Tacrolimus)：屬於巨環類(macrolide lactone)藥物，可抑制細胞毒性淋巴球的形成，**抑制 T 細胞生長因子的產生。**

十、周邊血管疾病(peripheral vascular disease)

1. **動脈血管疾病：膚色蒼白，肢端冰冷；不會有水腫；抬高與走路時會引起疼痛加劇**，休息時可以減緩疼痛；**間歇性跛行；刺痛麻木感。**

2. **靜脈血管疾病：會出現膚色呈棕色或發紺；易有水腫**（無法使靜脈血有效回流到心臟，將使靜脈系統之靜水壓增加，水分向組織間隙移動），**抬高後會改善；站立時會引起疼痛，抬高足部能緩解；搔癢感。**

(一) 周邊動脈疾病(peripheral artery disease)

1. 病因病理：指動脈粥狀硬化(arteriosclerosis, AO)發生在冠狀動脈、腦部動脈及主動脈弓以外的血管。動脈管壁粥狀硬化阻斷血流，使組織缺血，常見於下肢動脈。與飲食習慣、高三酸甘油酯血症、肥胖、**吸菸（增加血小板凝集，加速血塊凝結）**、糖尿病、高血壓、甲狀腺機能低下、壓力過大、家族史、遺傳等有關。好發於老年人。

2. 臨床症狀：
   (1) **間歇性跛行**(intermittent claudication)：因下肢動脈粥狀硬化導致管腔狹窄，供血不足，引起行走時疼痛，休息後會好轉。
   (2) **缺血性疼痛**(ischemic pain)：下肢抬高或平放時動脈供血量減少，疼痛會加劇。
   (3) **典型症狀為 6 個 P：疼痛**(pain)、**感覺異常**(parethesias)、**冰冷**(poikilothermia)、**麻痺**(paralysis)、**蒼白**(pallor)、**無脈搏**(pulselessness)。

3. 診斷性檢查：
   (1) 上下肢血壓比(ankle brachial index, ABI)：為足踝收縮壓與手臂收縮壓的比值。
   (2) 影像學檢查、血管攝影等。

4. 醫療及護理處置：
   (1) 藥物方面：
   A. 抗凝血劑：如 Heparin 及 Warfarin (Coumadin)，以預防形成新的血栓，需定期監測**凝血酶原時間(PT)的變化**。
   B. 血栓溶解劑：如 Streptokinase，以溶解血栓。
   C. 血管擴張劑、腎上腺素阻斷劑：解除動脈痙攣和建立側枝循環。
   D. 止痛劑：如 Demerol, Morphine。
   (2) **教導病人進行柏格－艾倫氏運動**(Buerger-Allen's exercise)**以促進下肢血液循環**，減輕疼痛，改善病人之臨床症狀。
   (3) **安排床頭抬高，雙腳下垂，避免下肢高於心臟**，而影響末梢血循。
   (4) **做適度運動**，如步行，可促進側枝循環。
   (5) **因病人的血液循環不良，故勿直接於患部熱敷，宜使用乾熱或熱水浸泡，以避免損傷。**
   (6) **飲食**：食用低膽固醇及合宜熱量的食物，並避免高油脂食物或飲用含咖啡因的飲食，如咖啡、可樂、茶等。
   (7) 出院衛教：教導改變飲食習慣、**戒菸**、**控制體重**、足部護理、**注意保暖**、避免穿過緊的衣物、預防肢端受傷等。

(二) 阻塞性血栓血管炎(thromboangiitis obliterans)

1. 病因病理：**為四肢反覆發作的中小型動、靜脈漸進性發炎**而導致缺血或形成血栓的疾病，**好發在下肢**，一般是從末梢循環開始堵塞，而後漸漸往上發展，又稱柏格氏病(Burger's disease)。好發於年輕、**吸菸**男性。

2. 臨床症狀：**間歇性跛行**、患肢肢體蒼白、冰冷、休息時疼痛、發紺甚至壞死。

3. 醫療及護理處置：最重要的治療方法是戒菸。

(三) 雷諾氏病(Raynaud's disease)

1. 病因病理與臨床症狀：
   (1) **一種原發性血管痙攣障礙，侵犯兩側肢體末端動脈，天冷時手指會先變白、再變發紺、最後變紅**。嚴重的病人在肢體末端，會因為組織缺血而引起潰瘍或壞死。**好發於年輕女性**。會因**壓力、情緒或熱（冷）刺激而誘發**。
   (2) **續發於硬皮症、全身性紅斑性狼瘡**、阻塞性動脈疾病、類風濕性關節炎等結締組織，發生於單側，稱雷諾氏現象(Raynaud's phenomenon)。此症與雷諾氏病並無相關，唯症狀相似，故需予釐清。

2. 醫療及護理處置：
   (1) **減輕壓力**，並使用血管擴張劑治療，**以避免動脈收縮**。
   (2) 禁食咖啡因或巧克力，並戒菸。
   (3) 保持四肢溫暖及乾燥。
   (4) 進行交感神經截斷術，但效果不好，如果壞死時，可進行截肢。

(四) 高血壓(hypertension)

1. 定義：係指血管內的壓力高於正常值，台灣高血壓學會及中華民國心臟病學會在 2022 年將高血壓定義從≧140/90 mmHg 下修到 130/80 mmHg。高血壓防治聯合委員會(JNC)建議如有糖尿病或**腎臟病，應要控制＜130/85 mmHg**，若合併蛋白尿，則應控制在＜125/75 mmHg。

2. 臨床分類：

 (1) 原發性高血壓(essential hypertension)：占所有高血壓病人的 90%，機轉不明，**可能與遺傳**、代謝、飲食、肥胖、吸菸等有關，隨年齡增加，無法以藥物根治。

 (2) 續發性高血壓(secondary hypertension)：由其他疾病或藥物等所引起，如腎臟疾病引起的腎性高血壓、**庫欣氏症候群**、**嗜鉻細胞瘤**、高醛固酮血症、顱內壓增加、甲狀腺機能亢進、子癇症、神經性病變等。

3. 合併症：當**舒張壓超過** 120 mmHg，且嚴重威脅到主要器官時，**稱為惡性高血壓**，又稱高血壓危象(hypertensive emergency)。此時腦部失去自主調節能力，腎臟功能壞死，**血管快速退化，心臟需工作量增加以對抗血管阻力，故會出現左心室肥厚而衰竭，屬於內科急症**，需馬上解除高血壓危象的種種症狀。

4. 臨床症狀：**早期多無症狀**，之後可能會出現頸部肌肉僵硬、頭痛、頭暈、疲倦、**視力模糊（高血壓會造成動脈的傷害，以視網膜小動脈最容易觀察）**、心悸、**血管硬化**等。**後期常導致心、腦、眼睛、腎臟等器官之合併症**。

5. 醫療處置：

 (1) **利尿劑**：可促進鈉、水排出，**降低前負荷**。臨床常用 Thiazide 類、Furosemide (Lasix)等，因為會造成低血鉀、血液容積不足、高尿酸血症等副作用，需要**補充鉀離子**。Spironolactone (Aldactone)因會抑制 aldosterone，造成高血鉀，**需監測病人血鉀濃度，避免攝取含鉀豐富的蔬果**（如芭樂、香蕉），**以預防高血鉀**。

(2) 腎上腺素性阻斷劑：

A. **交感神經阻斷劑**：能刺激突觸前 α_2 受體，抑制正腎上腺素的釋放，達到降血壓效果，現已少用。**如** Methyldopa (Aldomet)會引起嗜睡、倦怠及心搏過緩等；Guanethidine (Ismelin)**會引起姿位性低血壓**、腹瀉、射精困難等。

B. **α 型阻斷劑**：鬆弛血管平滑肌，使血管擴張，達到降血壓的作用，如 Prazosin (Minipress)，因易引起昏厥、頭痛、噁心、嘔吐、**姿位性低血壓等，故改變姿勢時宜緩慢**。

C. **β 型阻斷劑**：可降低心輸出量，抑制腎素分泌，進而降低血壓，如 Propranolol (Inderal)、Atenolol，**服藥前宜先檢查心跳次數，因易引起心搏過緩**，其他副作用還有腹瀉、便祕、憂鬱及倦怠等。會引起支氣管痙攣，**有氣喘病史的高血壓病人應避免使用**。

(3) 血管擴張劑：鬆弛血管平滑肌，降低周邊血管阻力，進而降低血壓。

A. Hydralazine (Apresoline)：易引起姿位性低血壓、類紅斑性狼瘡症候群、頭痛、臉部潮紅等，目前少用。

B. Niprid：為降血壓藥中最強者，是高血壓危象急救的首選藥。易引起低血壓、頭痛、心悸等，此藥光照後會分解變色，需避光操作及儲存，配成注射液後 6 小時內未用完應丟棄。

(4) **鈣離子通道阻斷劑：可阻止鈣離子進入平滑肌細胞內，而產生周邊血管阻力降低**，達到降血壓效果。如 Nifedipine (Adalat)（作用最強）、Verapamil (Isoptin)、Nicardipine、Amlodipine，易引起**心搏過緩**、疲倦、頭暈、頭痛等。

(5) 影響血管收縮素藥物：分成兩大類，血管收縮素轉化酶抑制藥(ACEI)為最有效的降血壓藥，**抑制血管收縮素 I 轉換為血管收縮素 II**，如 Captopril，偶有**心悸、蛋白尿、顆粒性白血球減少**等；血管收縮素受體拮抗劑(ARBs)，如 Losartan。

6. 護理處置：

(1) 衛教病人有關高血壓的症狀、合併症等，使其了解疾病控制的重要性，並一起討論能配合生活習慣的治療計畫，促使能遵從醫囑。

(2) **每日固定時間測量血壓，並記錄血壓值;可能會有心跳速率降低的情形，需教導測量脈搏。**

(3) 盡可能依病人需要彈性調整返診時間，以減少不便。

(4) **教導避免熱水淋浴或蒸氣浴過久，以免暈倒。**

(5) 下床時可先穿彈性襪，改變姿勢的動作宜緩慢，以防姿位性低血壓。

(6) 避免吸菸（因導致**血管收縮**，產生**心血管合併症**）、情緒激動、焦慮、緊張、壓力等。

(7) **藥物使用注意事項：**

A. 告知病人藥物的副作用、臨床症狀及其改善方法，減少藥物帶來的不適，並**強調按時服藥的重要性，以控制血壓在期望值內。**

B. 教導若服藥後感覺頭暈，應先躺下休息，抬高下肢。

C. 第一劑量或增量時常有鎮靜、嗜睡的副作用，需告知避免開車或操作危險器械。

(8) **運動方面：**鼓勵規律運動如散步、游泳、爬山等，可減輕體重、降低血壓、增進心肺功能、增加血中高密度脂蛋白，有助血壓控制，需避免等長運動（如舉重）及肌肉用力等。

(9) **飲食：**鼓勵減輕體重，故應採低熱量、**低鈉**（避免食用番茄、花生、蘇打餅乾）、**低脂（避免高油炸食物）、高纖維食物**（如蔬果），以維持理想體重，**並限制**菸、酒（每日酒精攝取量少於 30 mL）、**咖啡因飲料**。

(五) 動脈瘤(aneurysm)

1. 病因病理：因動脈粥狀硬化（最常見導因）、感染、創傷、先天性異常、高血壓、吸菸等因素造成動脈有異常膨出。

2. 疾病分類：

   (1) 依部位分：

   A. 主動脈管壁：升主動脈、主動脈弓、胸主動脈等。

   B. 缺乏骨骼肌支撐的血管或身體經常彎曲處：腹主動脈、腸骨動脈、股動脈或膕動脈等。

   (2) 依外觀分：

   A. 囊狀動脈瘤(saccular aneurysm)：血管壁單側向外凸出成袋狀。

   B. 紡錘狀動脈瘤(fusiform aneurysm)：血管壁雙側膨出成袋狀。

   C. **剝離性動脈瘤**(dissecting aneurysm)：血管壁內膜撕裂，血液注入形成腔室。**最常發生於胸主動脈，壓迫呼吸道與食道。**

3. 臨床症狀：

   (1) 胸主動脈瘤：出現持續性與撕裂性的疼痛，壓迫到其他器官時會出現吞嚥困難、呼吸困難、聲音沙啞或失聲等。

   (2) **腹主動脈瘤：聽診發現收縮期血管嘈音、腹部腫塊、觸診發現上腹部搏動硬塊、病人主訴腹部有心跳搏動感、後背劇痛、休克症狀如血壓下降等。**

   (3) 周邊動脈瘤：可觸摸到有搏動的腫塊，動脈剝離部位以下的脈搏強度會減弱或消失，血壓較低。

4. 手術後的護理處置：

   (1) 注意生命徵象，**每小時測量脈搏，並維持收縮壓在 100~120 mmHg**。

(2) 評估有無出血、血便、腹瀉、腹脹、疼痛，**並監測小便的排出量與顏色**。

(3) **指導病人避免閉氣用力的動作**。

(4) **密切觀察動脈阻塞的徵象，手術後避免採高坐臥姿勢與屈膝姿勢，以防血管阻塞**。

(六) 靜脈曲張(varicose vein)

1. 病因病理：靜脈受損或感染、肥胖、腹內壓增加、長久站立、年長者等。

2. 臨床症狀：易疲倦、下肢有沉重感、肌肉痙攣痛或抽痛、靜脈曲張或潰瘍，常見於下肢的表淺靜脈（隱靜脈）。

3. 診斷性檢查：

(1) **特伯氏試驗**(Trendelenburg's test)：又稱逆流性充盈試驗。靜脈瓣膜異常者靜脈充填方向會由上往下，時間超過 35 秒。

(2) **杜卜勒超音波檢查：檢查血管通暢情形**。

(3) 體積描記法。

4. **醫療及護理處置**：

(1) **躺下時抬高下肢**，需高於心臟，避免維持站、坐或跪的姿勢過久。

(2) 在起床前可穿上合適的彈性襪。

(3) **鼓勵規律運動**，如散步或游泳以增加腿部收縮力。

(4) **體重過重者鼓勵減重**，並避免便祕。

(5) **避免外傷**，預防潰瘍或續發性感染；靜脈鬱積性潰瘍傷口使用藻酸鈣(Calcium alginate)敷料可吸收及清除滲液。

(6) 注射硬化劑，使靜脈閉塞。

(7) **進行靜脈結紮和剝除術**(ligation and stripping)：

A. 術後 24 小時內腿部宜抬高 15 度，以防靜脈血液瀦留。

B. 病人術後 24~48 小時即可下床做短距離的步行，下床時均應穿上彈性襪，以協助血液回流。

C. 術後應每小時提醒病人，於床上進行全關節運動。

D. 特別觀察病人是否出現感染、神經損傷等術後合併症。

(七) 深部靜脈栓塞(deep vein thrombosis, DVT)

1. 病因病理：深部靜脈受血栓阻塞，可能會引起肺栓塞造成致命性的併發症。好發於下肢表淺及深層靜脈。**搭飛機長程旅行因久坐血液鬱積，常會出現深部靜脈栓塞**。

   (1) **斐爾科三要素**(Virchow's triad)：靜脈血流停滯（如低血壓、長期臥床）、凝血能力增加（如藥物、荷爾蒙、傷口的凝血機制）、靜脈管壁損傷（如長期接受靜脈輸液），出現兩項。

   (2) 危險因素：懷孕、肥胖、長期臥床休息、骨折、充血性心衰竭等。

2. 臨床症狀：

   (1) 疼痛感、皮膚溫熱、水腫、腿圍變大、小腿腹壓痛等。

   (2) **霍曼氏徵象**(Homan's sign)：**病人足背屈曲時，腓腸肌會產生疼痛。**

   (3) 病人突然抱怨胸痛與呼吸困難，最可能出現**肺栓塞**的合併症。

3. **醫療及護理處置：**

   (1) 採血液溶解劑或抗凝血劑治療：若給予 Warfarin (Coumadin®)，**需定期監測凝血酶原時間(PT)；避免使用銀杏、當歸**等而增加抗凝血作用；**宜使用電動刮鬍刀；若出現異常出血**（如牙齦出血、**血尿**、流鼻血），**需立即就醫**。

   (2) 採手術方式取出血栓。

(3) 增進血液之回流：臥床休息，抬高患肢；下床時應穿彈性襪，以增進血液之回流。
(4) 減輕疼痛：用溼熱敷來止痛及防止痙攣發生。
(5) 預防深部靜脈栓塞之形成：穿長筒彈性襪、臥床期間做主動和被動運動、鼓勵病人早期下床、臥床時避免長期壓迫到下肢、任何姿勢勿保持過久、維持理想體重、合宜的運動等。

(八) 血栓性靜脈炎(thrombophlebitis)

1. 病因病理：是一種伴有血凝塊形成，且附著於血管壁的靜脈炎。主要是血管壁的損傷（由外傷、長時間**靜脈注射**或輸入刺激性液體）所致。
2. 臨床症狀：整條靜脈發紅、腫脹、溫度升高、疼痛，出現可觸及痛性索狀硬條的血管。
3. 醫療及護理處置：
   (1) 可給予 Aspirin 來消除疼痛。
   (2) 臥床休息並抬高患肢。
   (3) 當長時間靜脈注射出現症狀時，**應立即拔除靜脈導管，並給予局部溫敷，患肢限制其活動**。

QUESTION 題庫練習

1. 急性心肌梗塞後，下列何種心肌酶指標最快恢復正常？(A)肌球蛋白(myoglobin) (B)肌酸磷酸激酶(CPK) (C)肌鈣蛋白I (troponin-I) (D)乳酸脫氫酶(LDH)。 (106專高一)
2. 有關心衰竭病人使用多巴胺(dopamine)之敘述，下列何者正確？(A)初時應以高劑量迅速緩解病人症狀 (B)低劑量使用可增加腎臟血流量 (C)中劑量使用可使血管收縮血壓上升 (D)高劑量使用可增加心臟收縮力。 (106專高一)
3. 病人下肢出現腫脹、發紅、溫熱感且霍曼氏徵象(Homan's Sign)呈陽性反應，下列何者為其最有可能的診斷？(A)靜脈曲張 (B)周邊動脈阻塞 (C)深部靜脈栓塞 (D)右心衰竭。 (106專高一)
4. 懷疑病人罹患心內膜炎時，護理師最需要收集的資料，下列何者正確？(A)是否有心臟病家族史 (B)有無吸菸 (C)有無心臟血管手術紀錄 (D)有無體重增加情形。 (106專高二)
5. 中毒最常出現的症狀，下列何者正確？(A)噁心嘔吐 (B)視力模糊 (C)房室傳導阻礙(A-V block) (D)心搏過慢。 (106專高二)
6. 有關高血壓病人之日常生活護理指導，下列何者正確？(A)為增加血中高密度脂蛋白，應養成規律運動的好習慣 (B)為減少酒精之攝取，應酬時建議以茶代酒 (C)為抒解壓力、放鬆肌肉，建議泡溫泉或泡熱水澡 (D)為避免引起伐氏(Valsava)效應，建議運動以等長運動較佳。 (106專高二)
7. 有關心律不整之治療，下列何者正確？(A) A-V block可採去纖維震顫術改善 (B) A-Vblock可使用頸動脈竇按摩方式改善 (C) APC不需要特別治療 (D) Af可口服Heparin以避免血栓形成。

   解析 (A)(B)可裝置人工心臟節律器改善；(D)可口服Warfarin以避免血栓形成。 (106專高二)

解答： 1.A 2.B 3.C 4.C 5.A/B/C/D 6.A 7.C

8. 有關病人接受初期心臟復健運動之原則，以其活動時心跳增加速率不超過休息時多少百分比？(A) 10% (B) 15% (C) 20% (D) 25%。 (106專高二)

9. 心肌梗塞後病人所出現的心電圖變化，下列何者一旦出現最有可能永遠不會消失？(A) T波倒置 (B) ST段升高 (C)不正常Q波 (D) QRS綜合波變窄。 (106專高二)

10. 心臟衰竭病人的評估結果，下列何者最需要護理師密切觀察？(A)下肢水腫 (B)呼吸音出現囉音(rales) (C)血壓146/88 mmHg (D)微血管再填充試驗(capillary refill test)小於3秒。 (106專高二)

11. 楊先生50歲，患有高血壓超過10年，目前被診斷有慢性腎疾病，為減緩腎功能衰退，應指導其血壓控制在下列何種範圍？(A) 130/85 mmHg以下 (B) 140~145/85~90 mmHg (C) 145~150/90~95 mmHg (D)視病人情況而定。 (106專高二)

12. 有關藥物使用注意事項，下列敘述何者正確？(A)有腎臟疾病者，為中毒之高危險病人 (B)給藥前應測量脈搏1分鐘 (C)每分鐘脈搏低於60次，應暫停給藥 (D)心電圖T波升高表示低血鉀，容易造成中毒。 (106專高二補)

解析 (B)(C)給藥前應測量心尖脈1分鐘，若每分鐘低於60次，應暫停給藥；(D)出現U波時表示低血鉀。

13. 下列何者為左心室衰竭早期常見的症狀？(A)咳嗽 (B)頸靜脈怒張 (C)端坐呼吸 (D)陣發性夜間呼吸困難。 (106專高二補)

解析 (B)為右心衰竭症狀；(C)(D)於左心衰竭嚴重時出現。

14. 有關心絞痛之敘述，下列何者正確？(A)變異型心絞痛通常是因費力活動所引起，故休息可以緩解 (B)穩定型心絞痛之胸痛程度與持續時間成正比 (C)穩定型心絞痛是心肌梗塞發作前的徵兆，故可服用NTG緩解 (D)變異型心絞痛發生時會伴隨心電圖的變化，常見ST間段上升。 (106專高二補)

解答： 8.C/D 9.C 10.B 11.A 12.A 13.A 14.D

解析 (A)休息無法緩解；(B)應為變異型心絞痛；(C)心肌梗塞發作前的徵兆，應為變異型心絞痛。

15. 王先生55歲，有高血壓家族史，因工作關係經常應酬飲酒，沒有其他慢性疾病。此次因頭痛、血壓164/100 mmHg至醫院就醫，經診斷為高血壓，目前服用propranolol (Inderal)及spironolactone (Aldacton)。下列敘述何者錯誤？(A)王先生因有高血壓家族史，故推測其高血壓應為續發性高血壓 (B)王先生因經常應酬，故推論其高血壓可能是鈉及酒精攝取量過多導致 (C)王先生之高血壓可能演變為惡性高血壓，會造成心臟後負荷增加 (D)王先生之高血壓的治療目標應為維持血壓於140/90 mmHg以下。

解析 (A)應為原發性高血壓。 **(106專高二補)**

16. 承上題，有關王先生的護理指導，下列何者錯誤？(A)服用降血壓藥物需定時定量，以防反彈性高血壓 (B)每日固定時間測量血壓，並記錄血壓值 (C)可能會有心跳速率降低的情形，需教導測量脈搏 (D)需定期監測鉀離子濃度，並多攝取香蕉、柳橙、楊桃等。 **(106專高二補)**

解析 (D)spironolactone(Aldacton)會抑制aldosterone，而排出鈉離子保留鉀離子，致高血鉀，需避免攝取富含鉀質的食物。

17. 根據下圖，下列診斷何者正確？(A) 2°A-V block (B) 3°A-V block (C) APC (D) Af。 **(106專高二補)**

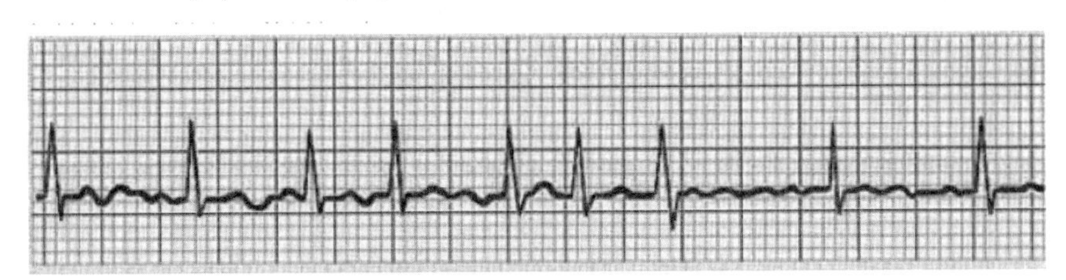

解答： 15.A 16.D 17.D

18. 林先生因胸痛入院，診斷為缺血性心臟病，接受植入冠狀動脈支架3個。出院時，林先生表示病已經痊癒，不用再吃藥了。身為主護護理師，下列反應何者錯誤？(A)鼓勵林先生說出心裡的想法，以不批判的態度傾聽 (B)了解林先生的想法，並針對其問題給予個別性指導 (C)指責其錯誤的想法，並恐嚇其若不繼續治療的後果 (D)告知血管內支架的作用，以及繼續服藥的重要性。 (106專高二補)

19. 急性心肌梗塞最典型的臨床表徵，下列何者正確？(A)胸痛持續時間小於20分鐘 (B)血壓上升 (C)服用Nitroglycerin (NTG)可以緩解胸痛 (D)休息無法緩解胸痛。 (107專高一)

解析 (A)胸痛持續時間超過20分鐘；(B)血壓下降；(C)急性時使用Morphine可緩解胸痛。

20. 有關左心室肥大評估結果之敘述，下列何者錯誤？(A)觸診心尖搏動減弱 (B)觸診心尖搏動向左下偏移 (C)心電圖出現心室早期收縮 (D)心電圖QRS波變寬。 (107專高一)

解析 (A)心尖搏動增強且範圍亦較大。

21. 有關低血壓的治療，下列敘述何者錯誤？(A)給與β_1接受器拮抗劑可以增加心跳速率，提高心輸出量 (B)給與α_1接受器促進劑可以增加周邊血管阻力，使血壓升高 (C)採頭低腳高的姿勢是為了增加前負荷，提高心輸出量 (D)使用中劑量Dopamine可以同時增加心輸出量與增加周邊血管阻力。 (107專高一)

解析 (A)可降低心收縮力及心跳速率，以減少心輸出量。

22. 有關風濕熱與風濕性心臟病之敘述，下列何者錯誤？(A)臨床表徵出現疼痛性的皮下結節，主要分布於骨突處及肌腱 (B)臨床表徵出現二尖瓣損傷 (C)可能與自體免疫有關，非細菌性炎症反應 (D)喉頭培養出A群β型溶血性鏈球菌。 (107專高一)

解析 (A)無痛性的皮下結節，主要分布於手、足、肘等關節伸側面。

解答： 18.C 19.D 20.A 21.A 22.A

23. 有關心動週期(cardiac cycle)之敘述，下列何者正確？(A)主動脈與肺動脈瓣關閉會造成第一心音 (B)正常心率下，收縮期時間較舒張期長 (C)第一心音與第二心音間為收縮期 (D)正常人的第二心音分裂音於呼氣期較明顯。 (107專高一)

24. 針對心房纖維顫動病人使用warfarin (coumadin)之目的，下列何者正確？(A)抑制心跳次數 (B)抑制血栓生成 (C)改善心悸症狀 (D)使心跳恢復規則。 (107專高二)

25. 病人主訴常有心悸的感覺，心尖脈速率98次／分鐘，節律不規則，橈動脈脈搏次數為80次／分鐘。下列何者為其最可能之診斷？(A)心房纖維性顫動 (B)心室纖維性顫動 (C)心房撲動 (D)陣發性上心室性心搏過速。 (107專高二)

26. 有關心肌梗塞使用aspirin之敘述，下列何者正確？(A)緩解心肌梗塞造成的胸痛 (B)降低心肌需氧量 (C)避免血小板凝集而產生血栓 (D)溶解冠狀動脈內之血栓。 (107專高二)

27. 有關心絞痛病人使用硝酸甘油之護理指導，下列何者錯誤？(A)應含在舌下，不可吞服 (B)含服時必須採坐姿或臥姿以避免姿勢性低血壓 (C)為方便隨身攜帶可將藥物自瓶中取出用乾淨的紙包好保存 (D)含服後可能會有頭痛、面部潮紅等情形。

解析 要存放在原有容器內，並且要避光，開瓶3~6個月後失效。

(107專高二)

28. 有關評估交通靜脈與隱靜脈瓣功能之檢查，下列何者正確？(A)逆流填充測驗(retroqrade filling test) (B)霍曼氏徵象測驗(Homans' sign test) (C)墨菲氏徵象測驗(Murphy's sign test) (D)灌注測驗(perfusion test)。 (107專高二)

解答： 23.C 24.B 25.A 26.C 27.C 28.A

29. 張先生，64歲，因呼吸喘、下肢水腫至急診求治，診斷為心臟衰竭。護理師助張先生作身體檢查與評估時，下列何項檢查因心臟衰竭而可能會有陽性反應發現？(A)墨菲氏徵象(Murphy's sign) (B)肝頸反流(hepatojugular reflux) (C)逆流填充測驗(retroqrade filling test) (D)霍曼氏徵象(Homan's sign)。 (107專高二)

30. 有關降低心衰竭病人心臟後負荷之措施，下列何者正確？(A)限制鈉的攝取 (B)採高坐臥姿休息 (C)監測每天輸出入量、體重及水腫情形 (D)依醫囑提供嗎啡製劑。 (107專高二)

31. 有氣喘病史的高血壓病人應避免使用下列何類藥物，以預防病人支氣管痙攣導致氣喘發作？(A)亨利氏環利尿劑 (B) α 型阻斷劑 (C) β 型阻斷劑 (D)鈣離子拮抗劑。 (107專高二)

解析 β 型阻斷劑為高血壓用藥，會引起支氣管痙攣。

32. 有關深部血栓靜脈炎病人之護理措施，下列何者不適當？(A)協助抬高患肢臥床休息 (B)教導穿彈性襪 (C)注意是否有肺栓塞徵候 (D)提供患肢按摩以緩解不適。 (107專高二)

33. 心臟週期的哪一階段會出現第一心音？(A)房室瓣瓣膜開啟 (B)半月瓣瓣膜關閉 (C)心舒張期開始 (D)心收縮期開始。

(107專高二)

34. 何者為可抑制血管加壓素I轉換成血管加壓素II之抗高血壓藥？(A) digoxin (lanoxin) (B) captopril (capoten) (C) nifedipine (adalate) (D) propranolol (inderal)。 (107專高二)

35. 下列何者是Heparin之解毒劑？(A) Protamine sulfate (B) Streptokinase (C) Vitamin B_{12} (D) Vitamin K_1。 (108專高一)

36. 有關心臟衰竭臨床處置之敘述，下列何者錯誤？(A)使用主動脈內氣球幫浦(IABP)，可以增加冠狀動脈血流且減少心臟後負荷 (B)毛地黃與Thiazide類利尿劑並用，可以避免發生毛地黃中毒 (C)低鹽飲食可以減少心臟前負荷 (D)使用Dobutamine可以增加心肌收縮力，提高心輸出量。 (108專高一)

解答： 29.B 30.D 31.C 32.D 33.D 34.B 35.A 36.B

解析 (B)毛地黃與Thiazide類利尿劑並用，會造成血鉀降低，進而促使毛地黃藥物毒性的發生。

37. 有關心律不整藥物之敘述，下列何者正確？(A) Phenytoin (Dilantin)可用於治療毛地黃中毒引起之心律不整 (B) Lidocaine (Xylocaine)為鉀離子通道阻斷劑，須注意高血鉀問題 (C)心房早期收縮(APC)可使用鈣離子阻斷劑治療，但須注意低血壓問題 (D) Amiodarone (Cordarone)為鈉離子通道阻斷劑，可延緩心肌去極化時間。 (108專高一)

38. 下列病人描述何者不是穩定型心絞痛疼痛之典型特徵？(A)用力解便後即感覺胸口疼痛 (B)痛的感覺好像是胸口壓了什麼東西一樣，一口氣吸不上來 (C)左邊與右邊兩邊胸口都很痛，肩膀也痛到抬不起來 (D)從吃完飯一直痛到晚上睡覺前才好一點，大概痛了3個多小時吧。 (108專高一)

解析 (D)穩定型心絞痛休息後可緩解。

39. 能降低冠狀動脈疾病病人心肌耗氧量的藥物，下列何者錯誤？(A)乙型交感神經阻斷劑 (B)硝酸鹽類 (C)鈣離子阻斷劑 (D)低劑量阿斯匹靈。 (108專高一)

解析 (D)阿斯匹靈作用機轉為減少血小板凝集，抑制凝血酶原形成。

40. 有關毛地黃中毒症狀，下列何者正確？(1)腹瀉 (2)便祕 (3)噁心嘔吐 (4)黃色視覺 (5)紅色視覺 (6)心跳變快。(A) (1)(3)(4) (B) (1)(5)(6) (C) (2)(3)(5) (D) (2)(4)(6)。 (108專高一)

解析 毛地黃中毒症狀：腹瀉、視覺變色（呈黃色或綠色）、心跳過慢。

41. 主要症狀為腹水、下肢水腫及肝脾腫大之瓣膜性心臟病病人，其最可能的瓣膜問題為下列何者？(A)主動脈瓣狹窄 (B)二尖瓣狹窄 (C)三尖瓣閉鎖不全 (D)二尖瓣閉鎖不全。 (108專高一)

解答： 37.A 38.D 39.D 40.A 41.C

42. 有關高血壓病人的護理指導，下列何者最不適當？(A)維持身體質量指數(Body Mass Index, BMI)於正常範圍 (B)飲食中攝取適當的鉀、鈣、鎂離子 (C)每日酒精攝取量少於120 mL (D)持續且規律的有氧運動。 (108專高一)

解析 (C)每日酒精攝取量少於30 mL。

43. 冠狀動脈繞道手術後病人送至加護病房時，下列何種徵象必須立即通知醫師？(A)體溫35℃ (B)血壓90/60 mmHg (C)胸管引流量200 mL/hr (D) SaO_2 90~92%。 (108專高二)

44. 有關中心靜脈壓升高之原因，下列何者錯誤？(A)心肌梗塞 (B)二尖瓣逆流 (C)心包膜填塞 (D)敗血性休克。 (108專高二)

解析 (D)敗血性休克會導致低血壓，中心靜脈壓會降低。

45. 有關急性心肌梗塞病人採限鈉飲食之敘述，下列何者正確？(A)可改善現存水腫問題，並提高心臟效能 (B)可預防因組織水腫所導致的血壓升高 (C)可避免水分滯留，以減少心臟工作負荷 (D)可產生利尿效果，並減少循環血量。 (108專高二)

46. 有關冠狀動脈疾病治療藥物之敘述，下列何者正確？(A)心絞痛使用nitroglycerin (NTG)，必須密切監測心搏出量 (B)心絞痛使用propranolol (inderal)，主要作用是擴張動脈，減輕心臟後負荷 (C)心肌梗塞使用morphine，可以減輕疼痛並且降低心臟前負荷 (D)心肌梗塞使用heparin，需要密切監測凝血酶原時間(PT)。

(108專高二)

47. 60歲的王太太是退休公務員，平日在家日常生活活動都靠家人幫忙，休息時仍感呼吸喘，晚上常因呼吸不順無法入睡，根據美國紐約心臟學會(NYHA)的心臟功能分級標準，上述情況何者正確？(A)第一級 (B)第二級 (C)第三級 (D)第四級。

解析 第四級為執行任何身體活動都會不舒服，甚至休息時，也會感覺呼吸困難、疲倦、胸悶或心絞痛。 (108專高二)

解答： 42.C 43.C 44.D 45.C 46.C 47.D

48. 針對左心室射出率(EVEF)為12%，有端坐呼吸且雙側下肢水腫厲害的心臟衰竭病人之護理，下列何者較不適當？(A)協助採半坐臥姿勢以維持呼吸順暢 (B)指導飲食限水、限鹽的方法 (C)抬高雙腳30度以上以利改善水腫 (D)監測並記錄體重變化及攝入與排出量。 (108專高二)

解析 左心室射出率越低，表示左心室收縮功能越差，最好採用半坐臥姿勢，以降低心臟負荷。

49. 評估脈搏強度時，發現「很難摸得到，脈搏明顯的減弱」，下列紀錄何者正確？(A) 0 (B) 1＋ (C) 2＋ (D) 3＋。 (108專高二)

解析 0沒有脈搏；1＋弱，如絲脈；2＋正常；3＋，如洪脈。

50. 有關風濕熱之敘述，下列何者正確？(1)最常侵犯三尖瓣 (2)須使用抗生素治療 (3)應多從事體能活動以強化心臟功能 (4)若有心衰竭症狀須採低鹽飲食。(A) (1)(3) (B) (1)(4) (C) (2)(3) (D) (2)(4)。 (109專高一)

解析 (1)最常侵犯二尖瓣；(3)適當的體能活動可增加心臟的代償能力，但不可過度。

51. 一位26歲新婚女性，有計畫懷孕，近日因心臟不適，經醫師診斷二尖瓣狹窄，並建議更換心臟瓣膜，有關瓣膜選擇與抗凝劑使用之敘述，下列何者最適當？(A)宜選用機械性人工瓣膜，並需服用warfarin (B)宜選用生物性人工瓣膜，不可服用warfarin (C)宜選用機械性人工瓣膜，不可服用warfarin (D)宜選用生物性人工瓣膜，並需服用warfarin。 (109專高一)

52. 心臟衰竭病人使用Dopamine 6 ug/kg/min，給予該劑量Dopamine之最主要目的為何？(A)增加腎臟血流量 (B)促進周邊血管收縮 (C)使心肌收縮力增加 (D)降低腎絲球過濾率。 (109專高一)

解析 低至中等劑量(2~10 ug/kg/min)的Dopamine可增強心肌收縮，增加心臟之排出量。

解答： 48.C 49.B 50.D 51.B 52.C

53. 有關心臟復健(Cardiac Rehabilitation, CR)運動原則之敘述，下列何者錯誤？(A)運動前應先暖身5～10分鐘 (B)為達到最大運動效果，可以摒住呼吸 (C)用餐後不宜立刻運動 (D)運動強度之最大心率以(220－年齡)×70～85%為原則。 (109專高一)

解析 避免摒住呼吸，以預防瓦撒閥操作(Valsalva's maneuver)效應，以免引起心搏過緩、血壓下降。

54. 下列何項檢查無法評估心輸出量？(A)心臟超音波 (B)肺動脈導管 (C)心導管檢查 (D)運動心電圖。 (109專高一)

解析 運動心電圖是了解心臟在運動負荷增加之下，心臟血液供應和心臟缺血的情形。

55. 有關冠狀動脈疾病病人接受鉈-201之檢查目的，下列何者正確？(A)監測僧帽瓣及主動脈瓣的功能 (B)觀察心室收縮及舒張的情形 (C)確定心肌受傷的部位與範圍 (D)判定心臟電氣傳導的狀態。 (109專高一)

56. 有關二尖瓣閉鎖不全或逆流所產生之心雜音，在心動周期出現的時間，下列何者正確？(A)舒張全期 (B)舒張前期 (C)收縮全期 (D)收縮末期。 (109專高一)

解析 二尖瓣閉鎖不全嚴重時會出現收縮全期雜音。

57. 下列血脂肪之檢驗值何者不正常？(A)低密度脂蛋白170 mg/dL (B)高密度脂蛋白60 mg/dL (C)總膽固醇150 mg/dL (D)低密度脂蛋白／高密度脂蛋白＝15。 (109專高一)

解析 低密度脂蛋白正常值為小於160 mg/dL。

58. 僧帽瓣逆流或狹窄的病人，易出現下列何種症狀？(1)呼吸困難 (2)下肢水腫 (3)端坐呼吸 (4)咳嗽 (5)肝腫大。(A)(1)(2)(3) (B)(1)(3)(4) (C)(2)(3)(5) (D)(2)(4)(5)。 (109專高二)

59. 心包填塞(cardiac tamponade)之臨床表徵，下列何者正確？(1)低沉的心音 (2)中心靜脈壓上升 (3)奇異脈 (4)脈搏壓變寬。(A)(1)(2)(3) (B)(1)(2)(4) (C)(1)(3)(4) (D)(2)(3)(4)。

解析 心包填塞會使脈搏壓變窄。 (109專高二)

解答： 53.B 54.D 55.C 56.C 57.A 58.B 59.A

60. 造成心因性休克的主要原因，不包括下列何者？(A)心律不整 (B)心肌梗塞 (C)瓣膜性心臟病 (D)創傷致出血過多。

解析 (D)為低血容積性休克的原因。 (109專高二)

61. 林空服員近日覺得小腿不適，護理師採取下列何項評估其深部靜脈栓塞？(A)艾倫試驗(Allen test) (B)霍曼氏徵象(Homan's sign) (C)抬腿試驗(leg raising test) (D)克尼格氏徵象(Kernig's sign)。

(109專高二)

62. 曾先生心臟衰竭住院，住院時出現臉色蒼白、冒冷汗、陣發性夜間呼吸困難及咳出大量帶有血絲的泡沫痰。請問曾先生出現哪一種合併症？(A)氣喘 (B)肺結核 (C)肺栓塞 (D)肺水腫。

(109專高二)

63. 有關心絞痛之常用藥物Nitroglycerine (NTG)之護理指導，下列何者錯誤？(A)疼痛時服用，連續5顆無效，才考慮就醫 (B)舌下含服時，舌頭會感到熱、辣 (C)平時應存放在遮光陰涼處，避免高溫 (D)使用皮膚貼片時，應每日更換貼片，並輪換部位。

解析 含第3顆仍無效，即應就醫。 (109專高二)

64. 有關抗心律不整藥物，下列何者屬於鈉離子通道阻斷劑？(A) Amiodarone (Cordarone) (B) Atropine (C) Lidocaine (Xylocaine) (D) Propranolol (Inderal)。 (109專高二)

解析 (A)為鉀離子通道阻斷劑；(B)為阻斷乙醯膽鹼的蕈毒接受器；(D)為β受體阻斷劑。

65. 有關病人心電圖VT之相關處置，下列何者正確？(A)有意識的情況下，實施去纖維震顫術，應選擇同步心臟電氣轉換術(synchronized cardioversion) (B)無脈搏的情況下，實施去纖維震顫術前，應先注射麻醉鎮靜劑 (C)有脈搏的情況下，實施去纖維震顫術，可直接使用100 焦耳 (D)心電圖從VT變Vf時，應停止實施去纖維震顫術，改心肺復甦術。 (109專高二)

解答： 60.D 61.B 62.D 63.A 64.C 65.A

66. 心衰竭病人之心電圖持續出現明顯U波，在給予藥物時，應注意下列何種藥物可能有中毒的危險？(A)利尿劑 (B)軟便劑 (C)血管擴張劑 (D)毛地黃製劑。 (109專高二)

解析 低血鉀會出現明顯的U波，當血鉀濃度降低時易引起毛地黃的毒性反應，需特別注意。

67. 王先生入院接受心導管檢查，此次檢查穿刺左側橈動脈，下列護理處置何者錯誤？(A)教導病人加壓傷口至少2小時，並觀察有無出血 (B)檢查後，第1小時應每15分鐘測量雙手血壓，並做比較 (C)以6P (pain、pallor、pulselessness、poikilothermia、paralysis、paresthesia)評估病人雙手末梢，並做比較 (D)教導病人出院後，左手禁提重物。 (109專高二)

68. 有關心肌病變(cardiomyopathy)的敘述，下列何者正確？(A)擴張性心肌病變(dilated cardiomyopathy)最常見於心肌炎病人 (B)肥厚性心肌病變(hypertrophic cardiomyopathy)多數與家族遺傳無關 (C)心肌病變病人心輸出量增加，不需限制水分攝取 (D)限制性心肌病變(restricted cardiomyopathy)最為常見。 (110專高一)

69. 有關高血壓病人的飲食原則，下列何者不適當？(A)鼓勵高鈣與高鈉飲食 (B)鼓勵攝取高纖飲食 (C)避免含咖啡因飲料 (D)避免高油炸食物。 (110專高一)

解析 高血壓病人採低熱量、低鈉、低脂、高纖維食物。

70. 下列何者最可能為腹主動脈瘤病人的病史或身體檢查與評估的結果？(A)出現腹部腫塊與血壓上升等現象 (B)聽診腹部，會聽到舒張期血管嘈音 (C)主訴腹部有心跳搏動感 (D)當疼痛轉移至下背部，表示症狀緩解。 (110專高一)

解析 腹主動脈瘤如果太大，躺下時患者會在上腹部摸到有脈博跳動感的腫塊。

71. 有關長時間靜脈注射抗生素引發靜脈炎的護理措施，下列何者錯誤？(A)抬高患肢 (B)鼓勵活動 (C)立即拔除靜脈導管 (D)給予局部溫敷。 (110專高一)

解答： 66.D 67.B 68.A 69.A 70.C 71.B

72. 預防靜脈曲張的護理指導，下列何者最適當？(1)避免外傷 (2)下肢不宜抬高 (3)不需特別控制體重 (4)應規律運動。(A)(1)(3) (B)(1)(4) (C)(2)(3) (D)(2)(4)。 (110專高一)

73. 急性心肌梗塞的診斷檢查，下列何者最具專一性？(A)心肌鈣蛋白I (cardiac troponin I) (B)鉈-201 掃描(Tl-201) (C)肌紅素(myoglobin) (D)心電圖。 (110專高一)

解析 心肌鈣蛋白I於急性心肌梗塞發作3~6小時後升高，具有組織特異性，可作為急性心肌受損指標。

74. 有關心臟血管系統的診斷檢查結果，下列敘述何者正確？(A)十二導程心電圖II, III及aVF出現ST上升，顯示心室前壁心肌梗塞 (B) B型排鈉利尿胜肽(BNP)＞100 pg/mL，表示心臟衰竭 (C)肺動脈楔壓過高，代表主動脈阻力過高 (D)高密度脂蛋白(HDL)偏高，容易罹患冠狀動脈疾病。 (110專高一)

75. 有關心臟循環動力學的敘述，下列何者錯誤？(A)心輸出量(cardiac output)＝心搏出量(stroke volume) ×每分鐘心跳次數 (B)心跳次數200次／每分鐘之心輸出量＞心跳次數80次／每分鐘之心輸出量 (C)中心靜脈導管測量的是右心房之壓力 (D)平均動脈壓＝1/3收縮壓＋2/3舒張壓。 (110專高一)

解析 (B)兩者應為相等。

76. 決定心搏出量(stroke volume)的要素，下列何者錯誤？(A)前負荷 (B)後負荷 (C)心收縮力 (D)心跳速率。 (110專高一)

77. 有關心臟衰竭合併肺水腫病人之護理措施及其原理的敘述，下列何者正確？(A)應採頭低腳高的姿勢，以增加回心血量 (B)應限制液體的攝入量，以減少心臟的後負荷 (C)必要時可以依醫囑給予嗎啡，以減輕前後負荷 (D)須限制給氧，以減輕心臟負擔。 (110專高一)

解答： 72.B 73.A 74.B 75.B 76.D 77.C

78. 使用 Warfarin (Coumadin®) 預防深部靜脈栓塞(deep vein thrombosis, DVT)之護理指導，下列何者正確？(1)需定期監測凝血酶原時間(PT) (2)鼓勵多攝取銀杏、當歸 (3)若出現血尿是正常的現象不需理會 (4)宜使用電動刮鬍刀。(A)(1)(3) (B)(1)(4) (C)(2)(3) (D)(2)(4)。 （110專高二）

解析 (2)不要同時使用銀杏、當歸，以免增加抗凝血作用，導致嚴重出血；(3)若出現異常出血（如牙齦出血、血尿、流鼻血），需立即就醫。

79. 有關高血壓病人服用Propranolol (Inderal)的護理指導，下列何者正確？(1)需確認病人有無氣喘 (2)服藥前宜先檢查心跳次數 (3)副作用有低血鈉 (4)副作用會造成脫水。(A)(1)(2) (B)(1)(3) (C)(2)(3) (D)(2)(4)。 （110專高二）

80. 有關心肌梗塞病人的護理，下列敘述何者錯誤？(A)協助採取半坐臥姿，減少心肌耗氧量 (B)教導等長運動，增加活動耐力 (C)提供氧氣，增加心肌供氧量 (D)教導必要時可於性交前服用NTG，預防胸痛不適。 （110專高二）

解析 (B)不建議執行等長或閉氣用力的阻力運動，以避免引發瓦撤閥操作(Valsalva's maneuver)效應，進而增加心臟作功負荷。

81. 有關心臟血管系統檢查評估的敘述，下列何者錯誤？(A)頸靜脈搏動最高點與胸骨角的垂直距離為5公分，顯示可能右心房壓力偏高 (B)聽診第三心音時，病人應採左側臥，以聽診器膜面聽診心尖處 (C)心尖最大搏動點之正常位置，應在左鎖骨中線與第五肋間交叉處 (D)評估脈搏應記錄速率、節律、強度，並比較左、右側的對稱性。 （110專高二）

解析 (B)聽診第三心音時，病人應採左側臥，以聽診器鐘面聽診心尖處。

解答： 78.B 79.A 80.B 81.B

82. 有關心電圖的敘述，下列何者錯誤？(A)胸導程V_5，應置放在左腋前線第五肋間 (B)T波表示心室去極化 (C)運動心電圖可評估心肌缺氧的情形 (D)相鄰的2個R波為5大格，則心跳速率為60次／分。 (110專高二)

解析 (B) T波表示心室再極化（心室舒張）。

83. 有關心律不整的敘述，下列何者錯誤？(A)心房纖維顫動(Af)容易產生血栓，可以使用Heparin來預防 (B)陣發性心室心搏過速(PSVT)可以使用按摩頸動脈竇的方式來使心律恢復正常 (C)竇性心搏過慢(sinus bradycardia)常見於運動員，不需要治療 (D) 1°房室傳導阻斷(1° AV block)，通常不會出現症狀，不需要治療。 (110專高二)

解析 (A)心房纖維顫動可使用Coumadin (Warfarin)預防血栓。

84. 有關僧帽瓣狹窄的臨床表徵，下列何者正確？(A)左心房壓力上升，可能導致左心房擴大 (B)血液鬱積於左心房造成周邊血壓上升 (C)容易產生周邊靜脈栓塞 (D)嚴重僧帽瓣狹窄會導致心收縮期雜音。 (110專高二)

85. 評估時請病人快速彎曲足背，如果出現小腿疼痛，表示為下列何種徵象？(A)霍夫曼徵象(Hoffmann's sign) (B)霍克尼氏徵象(Hochne's sign) (C)霍伯氏徵象(Hope's sign) (D)霍曼氏徵象(Homan's sign)。 (110專高二)

86. 有關心包膜積水的主要症狀，下列何者錯誤？(A)胸痛、尖銳痛或瀰漫性鈍痛 (B)脈搏壓升高 (C)心音模糊及低沉 (D)頸靜脈怒張。 (110專高二)

解析 (B)因收縮壓異常下降，導致脈搏壓下降。

87. 有關心臟復健(Cardiac Rehabilitation, CR)活動時應注意事項的敘述，下列何者錯誤？(A)活動時應以漸進性方式增加強度 (B)活動初期的心跳速率以其最大心跳的80%為原則 (C)活動時的心跳速率以不超過靜態休息時的20次／分鐘為原則 (D)活動後血壓上升以不超過正常血壓值25 mmHg為原則。 (111專高一)

解答： 82.B 83.A 84.A 85.D 86.B 87.B

88. 王先生經醫生診斷為柏格氏病(Buerger's Disease)，下列敘述何者正確？(A)與抽菸有關　(B)主要是周邊靜脈之阻塞　(C)好發在上肢　(D)走路無異狀。 (111專高一)

解析 (B)侵犯四肢的動、靜脈血管；(C)主要影響四肢，尤其是下肢；(D)走路出現間歇性跛行。

89. 有關心絞痛病人接受股動脈經皮穿腔冠狀動脈血管成形術(PTCA)之術後護理，下列何者錯誤？(A)監測雙側肢體之脈搏　(B)監測心電圖　(C)鼓勵病人多飲水　(D)鼓勵病人行下肢全關節主動運動。 (111專高一)

解析 PTCA術後需臥床24小時，且於臥床前4~6小時不得彎曲膝蓋。

90. 有關裝置心臟節律器之護理指導，下列何者錯誤？(A)心律變慢時，可能是電池快沒電的徵象　(B)每天需監測橈動脈至少1分鐘整　(C)持續打嗝時，可利用Valsalva運動減緩打嗝　(D)術後6週內避免抬重物。 (111專高一)

解析 心臟節律器功能不良出現持續打嗝時，應立即就醫。

91. 有關聽診心音之敘述，下列何者錯誤？(A)第一心音的產生是僧帽瓣與三尖瓣關閉血液撞擊所造成　(B)聽診心音的主動脈瓣區在胸骨右緣第2肋間　(C)聽到第二心音之後心動週期進入心室的舒張期　(D)心臟衰竭病人如出現第三心音會在心室的舒張末期聽到。 (111專高一)

解析 (D)第三心音會在心室的舒張前期聽到。

92. 下列血流動力學檢查結果何者正常？(A)右心房壓力130 mmHg　(B)右心室收縮壓120 mmHg　(C)左心室舒張壓40 mmHg　(D)上腔靜脈壓8 mmHg。 (111專高一)

93. 輸注下列何種藥物時，需以不透光錫箔紙包住點滴瓶及輸液管？(A) Diazoxide (Hyperstat)　(B) Dobutamine (Dobutrex)　(C) Nitroglycerin (Tridil)　(D) Nitroprusside (Nipride)。 (111專高一)

解析 Nitroprusside遇光會分解，點滴瓶及輸液管需用不透光錫箔紙包住。

解答： 88.A　89.D　90.C　91.D　92.D　93.D

94. 下列何者是心肌梗塞最常見且會導致死亡的併發症？(A)心因性休克 (B)心肌梗塞再度發生 (C)心律不整 (D)急性肺水腫。
解析 受損的心肌會干擾傳導系統，導致心律不整，嚴重時會造成猝死。 (111專高一)

95. 有關使用Spironolactone (Aldactone)藥物指導之敘述，下列何者正確？(1)須注意鉀離子濃度 (2)須注意鎂離子濃度 (3)鼓勵多食用柑橘類食物 (4)不宜食用芭樂。(A)(1)(3) (B)(1)(4) (C)(2)(3) (D)(2)(4)。 (111專高一)

96. 86歲男性，長期高血壓，近日經醫師診斷為主動脈瓣狹窄，醫師建議更換心臟瓣膜，有關瓣膜選擇與抗凝劑使用的敘述，下列何者正確？(A)宜選用機械性人工瓣膜，並需終身服用Warfarin (B)宜選用生物性人工瓣膜，不需終身服用Warfarin (C)宜選用機械性人工瓣膜，不需終身服用Warfarin (D)宜選用生物性人工瓣膜，並需終身服用Warfarin。 (111專高二)
解析 生物性人工瓣膜適用老年人，不易形成血栓，不需終身使用抗凝血劑。

97. 關於雷諾氏病的敘述，下列何者錯誤？(A)該疾病好發於年輕女性 (B)好發於近心端肢體 (C)容易因為冷的環境或壓力誘發 (D)患側肢體先變白，再轉為發紺。 (111專高二)
解析 (B)好發於肢體末梢。

98. 有關冠狀動脈繞道手術後，為維持正常心輸出量的處置，下列敘述何者錯誤？(A)使用Dobutamine，可以增加心肌收縮力 (B)使用Furosemide (Lasix)，可以降低心臟之前負荷 (C)使用Nitroglycerine，可以增加心肌收縮力 (D)使用Nipride，可以同時降低心臟之前、後負荷。 (111專高二)
解析 (C) Nitroglycerine可使血管擴張，可降低前、後負荷。

99. 有關風濕熱的主要臨床表徵，下列何者錯誤？(A)邊緣性紅斑 (B)凝血時間延長 (C)多發性關節炎 (D)皮下結節。 (111專高二)
解析 風濕熱無凝血時間延長之情形。

解答： 94.C 95.B 96.B 97.B 98.C 99.B

100. 有關心包填塞(cardiac tamponade)症狀的敘述，下列何者錯誤？(A)頸靜脈怒張 (B)心跳變快 (C)尿量減少 (D)收縮壓上升。

解析 (D)病人會有吸氣性收縮壓下降。 (111專高二)

101. 下肢周邊血管動脈疾病的護理指導，下列敘述何者正確？(A)多攝取高飽和脂肪酸食物 (B)鼓勵促進下肢血循運動 (C)鼓勵抬高患肢 (D)給予局部熱敷。 (111專高二)

解析 (A)控制體重，避免高油脂食物；(C)勿抬高患肢，避免末梢血流不足；(D)避免熱敷，以免造成燙傷甚至組織壞死。

102. 有關搭飛機長程旅行後常會出現深部靜脈栓塞的主要原因，下列何者正確？(A)靜脈內皮細胞受損 (B)血液凝固性增加 (C)血液鬱積 (D)血管收縮。 (111專高二)

103. 奇脈(paradoxical pulse)是指下列何種情況？(A)呼氣時，收縮壓下降超過10 mmHg (B)吸氣時，收縮壓下降超過10 mmHg (C)呼氣時，舒張壓下降超過10 mmHg (D)吸氣時，舒張壓下降超過10 mmHg。 (111專高二)

104. 有關心包填塞(cardiac tamponade)的徵象，下列何者錯誤？(A)奇異脈，吸氣時脈搏變弱 (B)心音模糊低沉 (C)脈搏壓變寬 (D)頸靜脈怒張。 (112專高一)

解析 (C)脈搏壓變窄。

105. 有關急性心肌梗塞的診斷檢查，下列敘述何者錯誤？(A)血液中肌酸磷酸激酶(CPK)升高可以表示組織損傷 (B)心肌旋轉蛋白(Troponin I)對心肌受損具有特異性及敏感性 (C)心電圖出現Q波表示心肌受損在表層 (D)心電圖ST間段及T波的改變可以協助判斷心肌是缺氧、缺血或壞死。 (112專高一)

解答： 100.D 101.B 102.C 103.B 104.C 105.C

106. 有關裝置植入式自動心律轉換去顫器(AICD)病人居家護理指導之敘述，下列何者錯誤？(A) AICD發出電擊時，若觸摸病人可能有觸電感 (B)發生打嗝不停的情形時，可以多飲水或重複憋氣 (C)術後4~6週內患肢避免提重物以及劇烈肩部運動 (D)可使用微波爐、電鍋等加熱電器用品，但應避免核磁共振檢查。

解析 忽然持續打嗝為異常情形，應立即就醫。 (112專高一)

107. 有關心房纖維顫動病人服用Warfarin之護理指導，下列何者錯誤？(A)拔牙前，須告知醫師目前使用Warfarin治療心律不整 (B)避免食用深綠色食物，以免降低藥效 (C)避免補充黑木耳、銀杏等食品，以免增強藥效 (D)若忘記服藥，需於次日服用雙倍劑量，以維持藥物濃度。 (112專高一)

解析 (D)若忘記服藥，應盡早於同一天補服Warfarin。

108. 有關心律不整病人照護之敘述，下列何者錯誤？(A)在施行整流術前，應給與Valium，以減少病人焦慮與不適 (B)裝置心臟節律器的病人，應隨身攜帶心臟節律器之識別卡 (C)心室上心搏過速(SVT)的病人，可教導伐氏操作法(Valsalva's maneuver) (D)服用Warfarin的病人，需定期監測部分凝血活酶時間(PTT)。

(112專高一)

解析 (D)應定期監測凝血酶原時間(PT)。

109. 靜脈注射不當造成血管紅、腫、痛是屬於下列何種血管問題？(A)靜脈曲張 (B)血栓性靜脈炎 (C)靜脈功能不全 (D)靜脈鬱滯性潰瘍。 (112專高一)

110. 下列何者最適合接受機械性人工心瓣膜置換術？(A)出血傾向者 (B)計畫生育婦女 (C) 50歲的停經婦女 (D) 80歲的女性老人。

(112專高一)

解答： 106.B 107.D 108.D 109.B 110.C

111. 有關心內膜炎周邊症狀之敘述，下列何者錯誤？(A)指甲床上會出現裂紋般的出血(Splinter hemorrhage) (B)手掌或腳底出現無痛性的紅斑，稱為賈尼威病灶(Janeway's lesions) (C)手指或腳趾出現疼痛性的紅色結節，稱為奧斯勒氏結節(Osler's nodes) (D)四肢末稍出現出血點，稱為羅氏斑(Roth's spots)。

解析 羅氏斑(Roth's spots)為視網膜出血。 (112專高二)

112 有關心肌病變臨床表徵之敘述，下列何者錯誤？(A)心律不整 (B)心搏過速 (C)端坐呼吸 (D)心輸出量增加。 (112專高二)

解析 會出現心臟衰竭症狀，心輸出量減少。

113. 有關第一期心臟復健，下列敘述何者錯誤？(A)以新陳代謝當量(metabolic equivalent, MET)指標作為活動量的指引 (B)採漸進方式的增加活動量 (C)血壓上升不超過正常血壓值25 mmHg (D)活動時增加的心跳速率至少要超過休息時的25%。 (112專高二)

114. 有關心肌梗塞急性期的治療，下列敘述何者正確？(1)從鼻套管給10 L/min氧氣 (2)給予麻醉性止痛劑止痛，如morphine (3)給予血栓溶解劑治療 (4)給予抗凝血劑治療 (5)補充維生素K。(A)(1)(2)(3) (B)(1)(4)(5) (C)(2)(3)(4) (D)(3)(4)(5)。

解析 (1)應從鼻套管給予2~4 L/min氧氣；(5)維生素K會反轉抗凝血劑效果，不宜補充。 (112專高二)

115. 有關心臟節律器放置術後護理措施之敘述，下列何者不適宜？(A)心電圖上出現心室激搏波(spike)時，應立即通知醫師 (B)每日評估植入處傷口有無發炎、血腫情形 (C)術後隔日，植入側的手臂宜避免抬高的關節運動 (D)術後第一小時應每15分鐘評估生命徵象。 (112專高二)

解析 當心臟節律器發出電流刺激心臟跳動時，在心電圖上會出現心室激搏波(spike)，此為正常現象，無須通知醫師。

解答： 111.D 112.D 113.D 114.C 115.A

116. 有關血管產生動脈粥狀硬化(atherosclerosis)的病理機轉，下列敘述何者錯誤？(A)血管內皮細胞損傷 (B)血小板凝集增加、血塊凝集 (C)交感神經受刺激分泌兒茶酚胺 (D)周邊血管擴張心肌供氧增加。 (112專高二)

117. 有關風濕熱與風濕性心臟病之敘述，下列何者錯誤？(A)好發於65歲以上女性病人 (B)主要臨床症狀為心肌炎 (C)最常侵犯二尖瓣 (D)紅血球沉降速率增加。 (112專高二)

解析 好發於兒童。

118. 有關靜脈曲張之護理指導，下列敘述何者正確？(A)建議穿著緊身衣 (B)無需維持理想體重 (C)不宜運動以避免惡化 (D)睡前可抬高患肢。 (112專高二)

119. 下列何者為永久性心臟節律器之適應症？(A)完全房室傳導阻斷 (B)心房早期收縮 (C)心室早期收縮 (D)心房撲動。

解析 (B)通常無須特別治療；(C)採藥物治療；(D)採整流術或藥物治療。 (112專高二)

120. 有關心臟去纖維震顫器使用的敘述，下列何者錯誤？(A)避免於氧氣帳內使用 (B)測試功能時，電擊板須對空進行放電 (C)放電時，不可碰觸病人或病床 (D)常見的合併症為皮膚灼傷。

(112專高三)

解析 心臟去纖維震顫器測試功能時，電擊板握把應放在兩側電擊板握把座，若測試100焦耳時，轉至100焦耳，並按Charge鍵，當螢幕顯示由0焦耳升至100焦耳時，按兩個電擊板握把上的電擊按鈕，螢幕顯示由100焦耳迅速放電回0焦耳。

121. 有關Dopamine 作用的敘述，下列何者正確？①2 μg/kg/min會增加心肌的自動性，因此可減少心室節律障礙 ②可治療低血容量性休克 ③5~10 μg/kg/min主要作用是增加腎血流量 ④大於10 μg/kg/min作用是末梢血管收縮。(A)①③ (B)①④ (C)②③ (D)②④。 (112專高三)

解答： 116.D 117.A 118.D 119.A 120.B 121.D

解析 ①1~2 μg/kg/min可使腎臟及冠狀動脈血管擴張，增加腎臟血流、腎絲球過濾率及排尿量。③2~10 μg/kg/min可以刺激β_1接受器，增加心跳速率、心收縮力及心輸出量。

122. 有關心臟衰竭病人的照護，下列何者正確？①採高坐臥姿勢可以減少心臟後負荷 ②限水限鹽分的攝取是為了減少前負荷 ③使用動脈血管擴張劑可以降低周邊血管阻力及後負荷 ④使用嗎啡可以改善呼吸喘但無法減輕心臟負荷。(A)①③ (B)①④ (C)②③ (D)②④。 (112專高三)

解析 ①最好採用高位半坐臥姿勢，以達降低前負荷的效果。④使用嗎啡可降低呼吸速率，以減輕心肌的耗氧量。

123. 有關生物性心瓣膜特性的敘述，下列何者錯誤？(A)術後須終身服用抗凝血藥物 (B)耐用性較差 (C)適合有生育計畫的婦女使用 (D)瓣膜開關時的聲音較小。 (112專高三)

解析 使用機械性瓣膜病人需終生服用抗凝血劑Warfarin。

124. 有關冠狀動脈繞道手術後護理，下列敘述何者錯誤？(A)當小便量減少時，須監測血中鉀離子濃度 (B)當縱膈腔引流管(P-R tube)引流量＞100 mL/hr，須監測凝血功能 (C)監測心律並注意傷口是否出血 (D)當凝血酶原時間(PT)延長時，須注射Protamine Sulfate。 (112專高三)

解析 Protamine Sulfate單獨給藥具有抗凝血的作用，故不能使用在出血的病人。

125. 有關心肌炎病人的護理指導，下列何者不適宜？(A)教導阻力運動，提升活動耐力 (B)教導服用類固醇藥物，需觀察大便顏色 (C)教導減少水分攝取，減少心臟前負荷 (D)教導服用毛地黃，需監測脈搏。 (113專高一)

解析 應教導進行輕度有氧運動，例如散步、慢跑，以改善心臟血管功能。

解答： 122.C 123.A 124.D 125.A

126. 有關心肌梗塞後性生活的建議事項，下列敘述何者正確？(1)應該儘量避免以免再次發作 (2)能量消耗大約與上下兩層樓相當 (3)飽餐後或酒後比較適合性行為 (4)性行為事後應預防性服用NTG (5)應在熟悉的環境與伴侶進行以避免過度緊張與刺激 (6)環境的室溫勿太冷或太熱 (A)(1)(2)(3) (B)(1)(4)(6) (C)(2)(5)(6) (D)(3)(4)(5)。 (113專高一)

解析 心肌梗塞後4~8週後，可恢復性生活，性活動前不要飲用酒精、洗熱水澡、飽餐，必要時可於性交前服用硝酸甘油(NTG)，預防胸痛不適。

127. 下列何者為冠狀動脈性心臟病人服用Aspirin之主要目的？(A)緩解發作時胸痛 (B)鬆弛血管平滑肌 (C)抑制血小板凝集 (D)減緩心跳速率。 (113專高一)

128. 有關心臟節律器之敘述，下列何者正確？(A)裝設心臟節律器術後，出現持續打嗝是正常現象 (B)永久性心臟節律器的激搏器在體外，可方便更換電池 (C)裝設暫時性心臟節律器，心電圖上不會出現激搏波(pace spike) (D)裝設永久性心律調節器後，4~6週內應避免提重物。 (113專高一)

解析 (A)出現持續打嗝應立即就醫；(B)永久性心臟節律器的激搏器在胸前（一般為左胸）皮下；(C)裝設暫時性心臟節律器，心電圖上會出現激搏波(pace spike)，且應該在QRS波之前。

129. 有關下肢深部靜脈栓塞服用Warfarin病人之護理指導，下列何者正確？(A)需監測活化部分凝血酶原時間(APTT) (B)可以自行停用藥物 (C)避免大量食用深綠色蔬菜 (D)建議補充維生素K。 (113專高一)

解析 (A)需監測凝血酶原時間(PT)；(B)不可以自行停用藥物，避免異常出血；(D)避免含維生素K的食物，因維生素K是Warfarin的解毒劑。

解答： 126.C 127.C 128.D 129.C

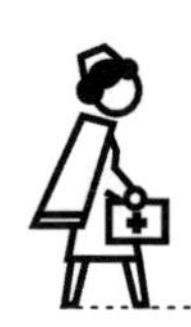

MEMO

血液系統病人的護理

CHAPTER 13

出題率：♥♥♡

- 造血系統的生理功能
  - 血漿
  - 血球
- 診斷性檢查
- 常見疾病治療與護理處置
  - 缺鐵性貧血
  - 惡性貧血
  - 鐮狀細胞貧血
  - 海洋性貧血
  - 再生不良性貧血
  - 紅血球過多症
  - 白血病
  - 何杰金氏病
  - 非何杰金氏淋巴瘤
  - 多發性骨髓瘤
  - 血友病
  - 血小板過低症
  - 特發性血小板減少性紫斑症
  - 瀰漫性血管內凝血
- 輸 血
  - 常見血液製品的種類及其功能
  - 輸血時應注意事項
  - 輸血反應
  - 輸血反應的處理

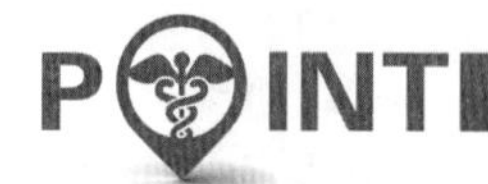

重點彙整

13-1 造血系統的生理功能

血液主要是由血漿(55%)和血球(45%)所組成。詳述如下。

一、血 漿

血漿為細胞外液之一，色淡黃，主要成分如下：

1. 水分：為血漿主要成分，約占 90%。
2. 蛋白質：約占 7~8%。
   (1) **白蛋白**(albumin)：含量最多的蛋白質，約占血中蛋白質的 50~60%，主要的功能在維持血液的膠體滲透壓及負責物質的運送，**會隨年齡增加而減少**，正常值為 3.5~5.5 gm/dL，白蛋白若過低會造成水腫。
   (2) 球蛋白(globulin)：主要功能是負責身體的免疫系統（免疫球蛋白）和體內物質的運送，正常值為 2.5~3.5g/dL。當白蛋白：球蛋白(A/G)的比值小於 1 時，可能表示有慢性肝病的現象。
   (3) 纖維蛋白原(fibrinogen)：於肝臟中合成，在人體中主要扮演著凝血功能的角色，正常值為 175~433 mg/dL。
3. 其他：礦物質 1%以及 1~2%的胺基酸、電解質、醣類、脂質、荷爾蒙和尿素等。

二、血 球

主要有紅血球、白血球、血小板三種。

(一) 紅血球(red blood cell)

1. 紅血球為無核雙凹圓盤狀。
2. 紅骨髓受到**腎臟分泌的紅血球生成素**(erythropoietin)刺激而使骨髓幹細胞製造紅血球母細胞，進而分裂為成熟的紅血球。
3. 成熟的紅血球的平均壽命約 120 天，然後在脾臟與肝臟中被破壞。紅血球的生成還會受到許多因素影響，例如：鐵、銅、鈷等金屬類濃度，以及維生素 B_{12}、B_6、C、葉酸、甲狀腺素等。
4. 紅血球的主要成分為血紅素(hemoglobin)，血紅素可與氧氣結合成為氧合血紅素，並輸送氧氣。
5. 血紅素與一氧化碳的親和力比氧氣更高，若一氧化碳與血紅素結合，則會造成細胞缺氧，形成一氧化碳中毒。

(二) 白血球(white blood cell)

白血球分成顆粒性球及非顆粒性球。

1. 顆粒性球：
   (1) **嗜中性球**(neutrophils)：**數量最多**（占 50~70%），**主要功能為吞噬及趨化作用**，急性感染時首先出現對抗外來物質。
   (2) 嗜酸性球(eosinophils)：數量在過敏時會增加。
   (3) 嗜鹼性球(basophils)：類似疏鬆結締組織中的巨大細胞，但不具吞噬作用。可分泌肝素、組織胺、血清胺等物質。
2. 非顆粒球：
   (1) 淋巴球(lymphocytes)：參與細胞的免疫反應，會製造抗體，為慢性感染時的主要細胞。
   (2) 單核球(monocytes)：在組織分化為吞噬細胞。

(三)血小板與凝血因子

1. 血小板(platelets)為無核細胞，來自巨核細胞，平均壽命約為 10 天，對血液之凝固占重要角色。**當血小板總數低於 20,000/mm^3 時，人體會有自發性的異常出血。**

2. 體內共有 12 對凝血因子以內在路徑、外在路徑及共同路徑方式負責止血作用。

13-2 診斷性檢查

◆ **全血球計數(complete blood count, CBC)**

1. **紅血球**(red blood count, RBC)：**男性460~620萬/mm^3**；女性 420~540萬/mm^3。過低者可能有貧血、骨髓抑制、出血、慢性腎衰竭等疾病，過高則可能有真性紅血球增多症、脫水、腹瀉等疾病。

2. **血紅素**(hemoglobin, Hb)：正常**男性 13~16 gm/dL**；女性 12~14 gm/dL。過低者可能有貧血、懷孕、出血等問題，過高則可能有真性紅血球增多症、慢性阻塞性肺病、心衰竭等問題。

3. **血比容**(hematocrit, Hct)：正常**男性 42~50%**；女性 40~48%。過低者可能有貧血、懷孕、出血等問題，過高則可能有真性紅血球增多症、脫水等問題。

4. 平均血球體積(MCV)：正常值為 85~98 μm^3，過低可能有小紅血球性貧血，過高可能有巨紅血球性貧血。

5. **白血球**(white blood count, WBC)：正常為 **5,000~10,000/mm^3**。升高表示體內有感染。

6. 血小板(platelet count)：正常為 15~45 萬/mm^3。過低者可能有血小板減少性紫斑、急性白血病、再生不良性貧血等問題，過高則可能有慢性顆粒性白血病、脾臟切除、肝硬化等問題。

◆ 骨髓穿刺術(bone marrow aspiration)

1. 此檢查可看出紅血球、白血球和血小板數目、大小、形狀，確定血球前驅細胞的數目及造血的變化，以作為血液系統疾病的診斷，或**協助診斷無法解釋的肝脾腫大**，亦**可決定癌症分期，作為治療依據**。
2. **成人最適宜部位為第 2~3 肋間胸骨處或前後腸骨嵴**；兒童及嬰兒則由前髂骨棘穿刺。
3. **採局部麻醉**。穿刺後**局部使用砂袋直接加壓 5 分鐘**，並保持局部乾燥。
4. 紗布覆蓋傷口至少 24 小時，需觀察傷口有無發炎情形。

◆ 昆氏試驗(Coomb's test)

1. 檢查血中是否有抗體存在。
2. 分為直接和間接兩種。直接試驗主要檢查紅血球上是否有不完全抗體，間接試驗是檢查血清中是否有游離的不完全抗體。正常為陰性反應。
3. 用以鑑別不同型態的免疫性**溶血性貧血**（新生兒或藥物誘發），測定不尋常的血型，及檢驗是否有胎兒有核紅血球症。
4. 全身性紅斑性狼瘡、類風濕性關節炎、癌症會呈陽性反應。

◆ 出血時間(bleeding time)

1. 測量傷口血流停止時間，即血小板形成血塊的速率。
2. 成人正常值應為 1~5 分鐘。
3. 出血時間延長可能為再生不良性貧血、白血病、肝硬化、血小板減少症，及服用阿斯匹靈或 Coumadin 等抗凝劑。

4. 長期服用 Coumadin (Warfarin)之病人：
   (1) **需教導避免服用乙醯水楊酸**(Acetylsalicylic acid)、**奎尼丁**(Quinidine)、**升糖素**(Glucagon)、**維生素 K（如青花椰菜、菠菜含有高維生素 K）**，以免影響藥效。
   (2) **教導病人觀察異常出血的症狀，如血尿、黑便、鼻出血**。
   (3) **教導病人觀察顆粒白血球過少引起的發炎症狀，如發燒、喉嚨痛等**。
   (4) **使用軟毛牙刷，注意牙齦出血；預防便祕；進行侵入性措施前，先與醫師討論是否停藥。**
   (5) **若使用劑量不當造成出血不止，必要時可給予 Phytonadione**。

◆ **凝血酶原時間(prothrombin time, PT)**

1. 測量纖維蛋白原（第 I 因子）、凝血酶原（第 II 因子），及第 V、VII、X 因子是否正常。
2. 正常值為 12~15 秒。
3. 若時間延長表示缺乏第 V、VII、X 因子，纖維蛋白原不足、凝血酶原活性低或**病人正在使用抗凝血劑，如 Coumadin**。
4. **肝臟疾病、缺乏維生素 K 的病人，會使第 II、VII、X 凝血因子減少，其 PT 會延長。**

13-3 常見疾病治療與護理處置

一、缺鐵性貧血(iron-deficiency anemia, IDA)

1. 病因病理：當人體對含鐵食物攝取不足、腸道無法吸收鐵質、長期出血、**胃腸道出血**、**潰瘍性結腸炎**、孕婦或哺乳期對鐵質需求增加等因素下，會造成鐵質不足而無法製造足夠的紅血球，因而形成貧血，稱缺鐵性貧血。

2. 臨床症狀：

(1) 因紅血球製造減少而導致貧血與血氧的供應不足，而產生**疲倦**、**虛弱**、暈眩、呼吸急促、心跳加快、黏膜及臉色蒼白等現象，且運動耐力低、免疫力亦會下降。

(2) **嚴重時，病人舌頭光滑且痛**、**吞嚥困難**、**舌炎**、**口炎**、**指甲薄且呈湯匙狀（湯匙狀指甲）**、呼吸困難、心悸。

3. 診斷性檢查：血紅素、血比容、紅血球數平均血容積、平均血色素、平均細胞血色素、血清鐵蛋白濃度降低。

4. 醫療及護理處置：

(1) 補充鐵劑：

A. **口服鐵劑：鐵劑會刺激腸胃道**。於酸性環境鐵劑吸收較好，茶類為鹼性，故**不建議搭配茶服用**，建議於**飯前 1 小時或飯後 2 小時**服用效果較佳，同時應**使用吸管，或口服後立刻漱口**，以減少牙齒染色，**並可與維生素 C**（如柳丁汁）**一起服用，以促進鐵劑吸收**。告知病人口服鐵劑會使大便變黑，必要時可同時使用軟便劑預防便祕。**牛奶、制酸劑會干擾鐵劑吸收，不可同時服用。不可與玉米、大麥等穀物同時服用，因為磷酸和植物酸會與鐵劑結合成不可溶的化合物，降低藥效。**

B. 肌肉注射鐵劑：在抽完鐵劑後，換新針頭，**注射時採 Z 字型注射給藥法。注射鐵劑後應避免立即拔出針頭，不可按摩。**

(2) 鼓勵病人攝取高蛋白、高鐵、**高維生素**之食物。

二、惡性貧血(pernicious anemia)

1. 病因病理：**當胃液中缺乏內在因子**(intrinsic factor)導致**維生素 B_{12} 無法被吸收**，而使紅血球發展成芽球性，因此又稱為巨球性貧血、巨赤芽球貧血，會出現在曾經**接受胃切除者**、營養失調者身上。

2. 臨床症狀：虛弱、**蒼白**、胸悶、**輕微腹瀉**、呼吸急促、體重下降、頭痛、記憶困難、頭暈、疲倦、嚴重**心悸**、**手腳麻木**、胃酸過少、胃黏膜萎縮、**舌炎**、**皮膚發黃**及腸道失調現象。

3. 診斷性檢查：
   (1) 周邊血液抹片和骨髓切片發現**紅血球呈現大且多核**、色深、**數量減少**。
   (2) 胃液分析發現**胃液量少且無鹽酸**。
   (3) 抽血檢驗維生素 B_{12} 低於 100 pg/mL、**膽紅素上升**。
   (4) **席林氏測驗**(Schilling's test)：**測試維生素 B_{12} 的吸收情形**，方法為口服放射線維生素 B_{12}，記錄其尿中排出量，正常尿中應該會有部分維生素 B_{12} 排出，但惡性貧血病人的排出量會很少。

4. 醫療及護理處置：
   (1) **終身需注射維生素 B_{12}**。
   (2) 貧血時給予輸血。
   (3) 採高鐵、高蛋白、高維生素 C 飲食。蛋、肉類、乳製品、蔬果含豐富維生素 B_{12}，建議多食用。

三、鐮狀細胞貧血(sickle cell anemia)

1. 病因病理：為遺傳導致的血色素異常疾病，因血紅素 β-球蛋白基因發生突變，造成血色素異常，形成鐮刀型紅血球，當穿過微血管時，易造成血管阻塞。

2. 臨床症狀：反覆性發作之血管阻塞疼痛，且常表現於骨頭疼痛，以及組織壞死，如：腦、腎、脾等。

3. 醫療及護理處置：
   (1) 使用青黴素和適當的免疫療法預防，以避免因其他感染而使症狀複雜化。
   (2) 必要時給予紅血球輸血。

四、海洋性貧血(thalassemia)

1. 病因病理：為隱性遺傳的溶血性貧血疾病，因基因缺損造成血紅素的胜肽鏈合成不足。
2. 臨床症狀：蒼白、黃疸、生長遲緩、骨頭畸型、肝脾腫大等。
3. 醫療及護理處置：若無症狀不需治療，嚴重則需定期輸血與給予排鐵劑。

五、再生不良性貧血(aplastic anemia)

1. 病因病理：**因骨髓被破壞或功能受到抑制**，造成造血功能衰竭，而導致紅血球、顆粒性球、血小板數量減少。造成的原因不明，可能與接觸放射線物質、肝炎或接觸有毒物質有關。
2. 臨床症狀：血球數目減少(pancytopenia)，發燒、疲倦、虛弱、出血、蒼白，**活動過度時出現呼吸短促或胸痛**、心悸、肝脾腫大，嚴重者可死於敗血症。
3. 診斷性檢查：
   (1) **各種血球數量減少**。
   (2) 骨髓切片可見造血細胞被脂肪組織取代。
   (3) 身體評估可見肝、脾、淋巴結腫大，身體有瘀斑。
4. 醫療及護理處置：
   (1) 支持療法：輸血及抗生素治療，以減少臨床感染及出血之症狀。

(2) **骨髓移植**及免疫抑制藥物治療為目前可有效控制再生不良性貧血的主要療法。

(3) **若白血球過低，需給予隔離，觀察有無感染的症狀**。當病人白血球降至 3,000/mm^3 以下時，必須執行保護性反隔離，以預防感染。

(4) **預防出血**。

(5) 若病人脾臟腫大時可考慮行脾切除術(splenectomy)。

(6) 利用雄性素及皮質類固醇以刺激骨髓功能。

(7) **宜少量多餐，進食高蛋白或富含維生素的食物**。

六、紅血球過多症(polycythemia)

1. 病因病理：紅血球過多症為紅血球與血紅素濃度增加。紅血球數目可升高至 800~1,200 萬/mm^3、血紅素可升至 18 g/dL 以上。會出現心肌梗塞、腦中風、出血等合併症。可分成兩類：

   (1) 真性紅血球過多症：屬於骨髓病變，造成**紅血球、白血球、血小板過度增生**，為惡性疾病，如同白血病一般。可能需要做化學治療或骨髓移植。

   (2) 續發性紅血球過多症：當身體需氧量增加，會促使紅血球生成素製造增加，因此使體內紅血球增多，以便攜帶更多的氧氣，常見於肝癌、慢性肺病、嚴重心衰竭或長期居住在高山者。

2. 臨床症狀：高血壓、**頭痛**、呼吸困難、**臉潮紅**、出血傾向、瘀血、肝脾腫大等。**常見的併發症包括栓塞、出血、痛風**。

3. 醫療及護理處置：

   (1) 真性紅血球過多症：可施行放血術以減少血液量與血液黏稠度；給予骨髓抑制劑、放射線治療。

(2) 續發性紅血球過多症：治療缺氧的疾病或狀況，依據各疾病治療而異。

(3) 鼓勵病人**多喝水**，每日約 3,000~4,000 c.c.，以稀釋血液。

(4) 鼓勵做**深呼吸、咳嗽運動**，以利肺擴張，增加換氣量。

(5) 坐著時應抬高下肢、穿著彈性襪。

(6) 應維持適度的運動（如散步），以促進善血液循環，減少血栓的風險。

(7) 評估跌倒的危險因子，**預防跌倒**並維護病人安全。

七、白血病(leukemia)

1. 病因病理：當白血球不正常的大量增生時，即稱為白血病。其原因可能與接觸有毒物質、遺傳有關。

2. 分類：白血病的分類以急性和慢性來區分：

(1) **急性淋巴性白血病**(ALL)：

A. 好發於 2~10 歲兒童，會影響淋巴球及淋巴器官，**白血球數量正常或偏高**，**血小板減少**，呈中度至重度的貧血現象。會出現疲倦、臉色蒼白、體重減輕、出血、容易瘀青、淋巴結腫大、**發燒**、**肝脾腫大**等症狀。

B. 分為 L_1、L_2、L_3 三型，另依據免疫學可再細分成源自 T 細胞（為 T 細胞急性淋巴性白血病）或 B 細胞（為 B 細胞急性淋巴性白血病），其中 **T 細胞急性淋巴性白血病預後較佳**。

(2) **急性骨髓性白血病**(AML)：好發於 1 歲以下嬰兒，白血球數量會增加，**不成熟白血球如巨核細胞、單核細胞過多**，血小板減少，呈中度至重度的貧血現象。會出現疲倦、易喘、骨頭痛、運動能力下降、容易瘀青和出血，並增加感染的危險等症狀。

(3) **慢性淋巴性白血病**(CLL)：**好發於 50 歲以上的成人**，白血球數量會增加，**小細胞性的成熟型淋巴球增加**，血小板減少或正常，呈輕度至中度的貧血現象，病程常在不知不覺中進行，但**易造成嚴重感染**。會出現全身倦怠、輕微發燒、心悸，呼吸喘促、臉色蒼白、夜間盜汗、不正常出血、食慾不振、體重減輕、頸部或鎖骨上窩淋巴結腫大或肝脾腫大等症狀。經由**腰椎穿刺**(lumbar puncture)**可發現中樞神經系統有芽細胞的出現。分期較早通常不需治療**。

(4) **慢性骨髓性白血病**(CML)：好發於 45 歲以下的成人，**95%病人體內有費城染色體**(Philadelphia chromosome)，**體內顆粒白血球增生**，血小板增加或正常，呈輕度貧血現象。會逐漸感到疲倦、食慾不振、體重減輕、輕微發燒、骨頭痛、夜間盜汗、**脾腫大**、淋巴結腫大、出血及感染等症狀。

3. 醫療處置：

(1) 化學治療：**治療白血病最好的方法**，尤其是針對急性白血病。約 5~10%的急性淋巴性白血病會有中樞神經受到侵犯，一般治療時，需經由髓鞘給予預防性的治療藥物，如 MTX 類之藥物。治療計畫一般分為三類：緩解誘導期(remission induction)、強固治療(consolidation)及維持期(maintenance)。**為預防中樞神經系統受侵犯，可將化學藥物直接注入腦脊髓液中**。

A. 緩解誘導期：以 Vincristine, Prednisolone, L-asparaginase, Anthracycline 為主。主要是殺死癌細胞。

B. 強固治療：Ara-C, Anthracycline, VP-16, MTX 類為主。

C. 維持期：MTX 及 6MP 為主，需治療 2~3 年。

D. 化學治療後，因快速的細胞溶解而產生急性腫瘤溶解現象(tumor lysis syndrome, TLS)，其症狀包括：

a. **高血鉀：給予陽離子交換樹脂（如 Kayexalate）**，將腸道中的鉀離子排除；或以血液透析排除鉀離子。

b. **高尿酸血症：補充大量水分**，每天約 3,000~4,000 c.c.（或以 $NaHCO_3$ 鹼化尿液）皆助於排除尿酸；**給予 Allopurinol** 抑制尿酸形成。

c. **高血磷**。

d. **低血鈣**。

E **化療後 7~10 天後會到達骨髓造血的谷底**(nadir)，**注射白血球刺激素**(G-CSF)**可增強免疫力與減少感染。**

F. **化學藥物滲漏**：抬高患肢以減輕腫脹，並依醫囑在滲漏部位四周注射解毒劑，同時避免局部重力加壓；依醫囑及藥物性質給予冷敷或熱敷。

G. **接受治療前 2 小時減少飲食量**，可減少嚴重之噁心、嘔吐副作用。

(2) **骨髓移植**：捐贈者與受贈者在移植前均需經過周延的檢查與評估。

A. **捐贈者：需尋找與病人相同的人類白血病抗原**(HLA)**之骨髓捐贈者**。最好的供應者是同卵雙胞胎，其次為兄弟姊妹，再者為父母。捐贈者在手術室抽取骨髓，**需接受全身麻醉，抽完需平躺 6~8 小時。骨髓抽取總量約每公斤病人體重 10~20 c.c.的骨髓液**。骨髓抽吸(bone marrow aspiration)較適當的來源為後腸骨、前腸骨、脊椎骨、胸骨。

B. 受贈者：將健康骨髓抽出經過濾後**靜脈注射**注入受贈者體內，新的骨髓將自行移到骨頭海綿組織，並產生造血功能。骨髓移植移植前病人需先進行全身放射線治療及化學治療，殺死癌細胞和破壞原來不正常的骨髓，以減少個體排斥現象。

C. **移植前治療**：高劑量的化學治療、人類白血球抗原配對檢查和口服腸道滅菌藥物等。

D. 合併症：

a. **肝靜脈阻塞性疾病**(veno-occlusive disease; VOD)：常於移植後 **1~2 週內**發生，**尤為曾罹患肝炎者**。因高劑量化學藥物和放射線照射造成肝臟內小靜脈阻塞和肝細胞受損，而出現黃疸、腹水、體重增加等症狀。

b. 移植物抗宿主疾病(GVHD)：常於移植後 100 天內發生，詳細內容請參考第 17 章。

c. 肺的合併症：如間質性肺炎。

d. 感染：當絕對顆粒性白血球低於 500/cumm 時，易造成感染，如於移植後 3 個月內（約 50~120 天）易感染巨細胞病毒。

(3) **周邊血液幹細胞移植**：

A. **捐贈者先接受化學治療和全身性放射線治療，再注射白血球生長激素**(GCSF)，以增加周邊血液中造血幹細胞的數量，再以血球分離收集血液幹細胞；病人（受贈者）的人類白血球抗原(HLA)配對完全吻合後，接受化療後再將分離出的血液幹細胞輸注回體內，以重建造血功能。

B. **禁忌症**：**肺部或深部靜脈栓塞病史者、懷孕或哺乳中的婦女、自體免疫疾病者**。

C. **移植期間易受到感染，且易有慢性移植物抗宿主反應(GVHD)**。

(4) 臍帶血移植：臍帶血含有豐富的幹細胞。在高劑量放射線治療或化學治療後，將本身預存或他人捐贈的骨髓移植給病人，來補充功能喪失的造血幹細胞。

(5) **支持療法：抗生素**、血小板及紅血球之輸血也都是基本治療。接受化學治療期間，給予避孕藥可預防產生**瀰漫性血管內凝血**(DIC)。

4. **護理處置：**

(1) **維持正常口腔黏膜：**避免進食粗糙、刺激性的食物，並**給予口腔護理**，教導病人每次進食後用**軟毛牙刷刷牙，避免使用牙線**，並每 2 小時使用漱口水漱口。

(2) 骨髓抑制：

A. 密切觀察生命徵象及血球數量。**若血紅素過低可補充紅血球濃厚液**。

B. **避免感染：**注意發冷或寒顫、靜脈注射部位有紅腫、小便有灼熱感等感染徵狀。**若絕對嗜中性白血球低於 500/μL，要採取保護隔離**。避免進出公共場所，若必須外出，盡量戴口罩。

C. **注意出血徵象：血小板少於 2 萬/mm^3 時，易造成自發性出血**，需輸注血小板。觀察病人的皮膚、大小便、口腔是否有出血情形。教導病人**避免擤鼻涕、挖鼻子，避免做閉氣用力的動作（例如用力排便）**，必要時可使用軟便劑；**需避免使用 Aspirin 製劑**。

八、何杰金氏病(Hodgkin's disease)

1. 病因病理：何杰金氏病為淋巴瘤的一種，是一種惡性腫瘤，其病程會由淋巴結擴散至另一個淋巴結，發生的原因不明，可能與 EB 病毒感染、罹患單核白血球增多症、免疫力下降（愛滋病患者）、長期使用生長激素有關。**好發 15~40 歲的男性**，有遺傳的可能性。

2. 分類：

(1) 結節硬化型：為最常見的型態，組織中有許多空腔細胞(lacunar cells)。

(2) 混合細胞型：次常見，組織中有許多黎特史登堡細胞(Reed-Sternberg cell)。

(3) 淋巴細胞型：較少見，組織中有許多淋巴細胞，預後好。

(4) 淋巴細胞缺損型：非常少見，組織中有許多纖維結締組織，黎特史登堡細胞最多，預後最差。

3. 分期：**疾病預後與分期有關**。

(1) stage I：單一淋巴結受侵犯。

(2) stage II：**兩個以上的淋巴結受侵犯，且在橫膈的同一側**。

(3) stage III：脾臟、橫膈兩側淋巴結受侵犯。

(4) stage IV：侵犯內臟器官及骨髓。

4. 臨床症狀：

(1) 早期會出現**皮膚搔癢症、單側頸部淋巴結無痛性腫大、夜汗及發燒**。

(2) **會侵犯淋巴結（如頸部淋巴結）、肝臟及脾臟，出現脾腫大、肝腫大**。

(3) 背痛、疲倦、**體重減輕**、全身發癢、呼吸困難、咳嗽、咳血或胸悶。

(4) 組織切片檢查可見到**黎特史登堡細胞**(Reed-Sternberg cell)。

(5) 抽血檢驗：嗜伊紅性白血球增加、血小板減少、紅血球沉降速率(ESR)升高、血清鹼性磷酸酶升高、乳酸去氫酶升高。

5. 醫療處置：

(1) **stage I、II 的病人可使用化學治療或放射線治療**。

(2) stage III、IV 的病人使用複和式化學治療，常用藥物有 Mustargen, Oncovein (Vincristine), Procarbazine, Prednisolone。

(3) 若病人胸腔有出現大型腫瘤，不論哪一期則合併使用化學治療與放射線治療。

6. **淋巴瘤國際預後指數**(international prognostic index, IPI)：年齡、腫瘤分期、血清 LDH 濃度、日常體能狀態、淋巴結外的疾病數目。

九、非何杰金氏淋巴瘤(non Hodgkin's lymphoma, NHL)

1. **好發於中老年男性病人**。
2. 分期：同何杰金氏病。
3. 臨床症狀：**不對稱的無痛性淋巴結腫大**（尤其是頸部、腋下或腹股溝），發燒、夜間盜汗、體重減輕、倦怠感或無力感、皮膚癢疹等。
4. **醫療處置**：目前可採取放射線治療、化學治療、骨髓移植或免疫治療。化療前接受 HBsAg 篩檢，並使用 Lamivudine，以防 B 型肝炎急性發作。**身體功能狀態不佳、淋巴結外受侵犯、血紅素值低，則預後不佳**。

十、多發性骨髓瘤(multiple myeloma)

1. 病因病理：多發性骨髓瘤是一種始於**漿細胞的白血球癌化病變**，並非骨癌，因為有多發性病灶，故稱為多發性骨髓瘤。好發於 65 歲以上的成年人，以非裔美國人最常見，亞洲人少見。
2. 臨床症狀：常見的症狀有背部或肋骨的骨頭痛，**X 光顯示病患骨頭有瀰漫性病灶**，也可能有骨頭碎裂、無力、疲倦、體重減輕、貧血、反覆感染、發燒、噁心、嘔吐、便祕、**高血鈣**、排尿問題、β_2-microglobulin 上升、**尿中出現本瓊氏蛋白質**(Bence Jones protein)。

3. 醫療及護理處置：
   (1) 醫療處置：接受化學治療、放射線治療，或骨髓移植、幹細胞移植。
   (2) 護理處置：
   A. **鼓勵病人多喝水**（約 3,000 c.c./day），以降低血鈣濃度。
   B. 避免不必要的侵入性治療。
   C. 維護環境安全，**避免接觸感冒的親友**。
   D. **適當運動**，減少骨鈣流失，造成病理性骨折。
   E. **建議穿上背架，減輕骨骼壓力**。

十一、血友病(hemophilia)

1. 病因病理：**A 型和 B 型血友病為性聯隱性遺傳疾病，絕大多數只有男性表現出症狀**，女性一般不發病，但可以攜帶致病基因。缺乏凝血因子的協助，會導致凝血功能障礙，使得出血時間延長，不易止血。
2. 分類：
   (1) A 型血友病：缺乏第八因子。最常見，約占 80~85%。
   (2) B 型血友病：缺乏第九因子。
   (3) C 型血友病：缺乏第十一因子。
3. 臨床症狀：
   (1) 體表的傷口所引起的出血通常並不嚴重，而內出血則常常危及生命。
   (2) 最常出血的是膝關節、肘關節和踝關節。
   (3) 依凝血因子缺乏情形，症狀分為輕型、中型和重型：
   A. 輕型：對日常生活影響不大，一般只在外科手術、拔牙或嚴重外傷後出血不止。

B. 中型：常常由小創傷導致出血，例如運動傷害。關節出血一般在外傷後發生。

C. 重度：時常發生出血，常常在沒有明顯原因的情況下發生，稱為自發性出血。關節出血很普遍。

(4) **出血時間正常、凝血時間延長**，自 30 分至數小時。

4. 醫療及護理處置：

(1) 局部出血時按壓受傷的部位，並敷 Gelfoam 或是纖維蛋白泡沫。

(2) 輸血治療，包括全血和血漿輸注缺乏的凝血因子，尤其是 A 型血友病所缺乏的抗血友病球蛋白(AHG)，適用於輕型、中型出血。**拔牙或手術前可預防性輸注第八凝血因子**。

(3) 凝血因子補充治療，如新鮮冷凍血漿(fresh frozen plasma, FFP)、冷凍沉澱品(cryoprecipitate)、凝血因子製劑。

(4) 注射維生素 K 以增進肝臟形成凝血酶原。

(5) **關節出血時**，可**冰敷患部**。依醫囑使用止痛劑和腎上腺皮質類固醇以減輕腫脹及疼痛。

(6) **避免使用 Aspirin 類製劑，或抗凝血劑**。

(7) **減少不必要的侵入性檢查**。

十二、血小板過低症(thrombocytopenia)

1. 病因病理：**指血小板小於 100,000/mm^3**，可能與骨髓製造血小板的功能減少、血小板在周邊血液被破壞增加有關。

2. 臨床症狀：**會有顱內壓上升、頭痛、意識改變等中樞神經系統異常症狀，且黏膜或皮膚容易出現紫斑或瘀斑**。

3. 醫療及護理處置：

(1) 若**血小板大於 30,000/mm^3，沒有嚴重的出血，通常不需要治療**。

(2) **未經醫師同意勿任意服用藥物**，包括：未經處方開立的阿斯匹靈或其他止痛藥，以免影響血小板功能。

(3) 避免便祕，**教導病人避免做閉氣用力的動作**。

(4) 減少口腔及黏膜受傷：用軟毛牙刷來清潔牙齒，**避免使用牙線**；避免於黏膜處做侵入性的動作，如：挖鼻孔、用力擤鼻涕，以無酒精成分的漱口劑漱口，使用凡士林潤滑嘴唇，防止乾燥及龜裂。

十三、特發性血小板減少性紫斑症 (idiopathic thrombocytopenia purpura, ITP)

1. 病因病理：血小板不足造成，原因不明，**可能與自體免疫有關**。急性 ITP **常見於兒童**，慢性 ITP 發生於成人，尤其是 20~40 歲的女性為主。

2. 臨床症狀：

(1) 血小板低於 200,000/mm^3 時身體四肢容易出現紫斑或瘀斑、流鼻血或牙齦出血。

(2) 血小板低於 100,000/mm^3 時，口腔或黏膜處可能會出現血腫，骨髓抽吸含有或增加的巨核細胞。

(3) 血小板低於 5,000/mm^3 時，可能會出現蜘蛛膜下腔出血、顱內出血、下腸胃道出血，而有致死可能。

(4) **月經血量過多**或特別頻繁。

(5) 若有腹部創傷，則易導致嚴重內出血。

(6) **止血帶試驗顯示微血管脆性增加**。

(7) **血小板抗體篩檢為陽性反應**。

(8) **骨髓檢查可發現巨核細胞增加**。

3. 醫療處置：

(1) 可靜脈注射 Steroid 或免疫球蛋白。

(2) 緊急時可**輸血或血小板，以維持血小板濃度達 20,000/mm^3**，待血小板數量上升後可口服類固醇。
(3) 嚴重出血時可行**脾臟切除術**，可減少血小板被破壞。

4. 護理處置：
(1) 急性期時**避免使用阿斯匹靈**(Aspirin)或非類固醇抗發炎藥物。
(2) 避免劇烈運動、不必要的手術，以減少出血機會。
(3) 脾臟切除術後血小板會快速增加，為避免血栓發生，必須施行肢體運動，並注意病人是否出現血栓靜脈炎。
(4) **依醫囑給病人軟便劑，以預防發生便祕**。
(5) 血小板過低時，可使用**軟毛牙刷或避免用牙刷刷牙**造成出血，必要時給予口腔護理。
(6) 輸血或注射治療後**注射後需輕按針孔**，避免傷害血管。
(7) 給予均衡飲食，以增強血管的抵抗力。
(8) **衛教患者出門時隨身攜帶血友病的識別卡**。

十四、瀰漫性血管內凝血 (disseminated intravascular coagulation, DIC)

1. 病因病理：一種凝血活化機轉的病變，通常是疾病產生的反應，造成身體內的血管、器官產生血塊，等血塊形成後將體內的**凝血蛋白與血小板消耗完之後，正常的凝血功能即被破壞**，並**產生出血現象**，而導致組織壞死，如皮膚、消化道、呼吸道、傷口等部位。發生的原因大多數是因懷孕產生的併發症，如胎盤早期剝離、死胎滯留、子癇前症、羊水栓塞、癌症、大手術、**感染、敗血症**等因素。**急性腎衰竭**是常見的合併症。

2. 臨床症狀：
   (1) 鼻腔、口腔、靜脈穿刺等身體部位部位出現**廣泛性出血，甚至休克**。
   (2) **身體出現大範圍的紫斑或瘀點**。
   (3) 可能因為內毒素性休克或羊水栓塞而突然發作。
   (4) 血漿中**纖維蛋白原**(fibrinogen)**濃度、血小板數值降低下降，凝血酶原時間**(PT)**延長、部分凝血酶原時間**(PTT)**延長**。
   (5) 微血管阻塞。
   (6) 靜脈注射部位嚴重出血。
3. 醫療與護理處置：
   (1) 治療潛在的疾病。
   (2) **補充**凝血因子、**新鮮冷凍血漿**、纖維蛋白原、**血小板**。
   (3) 緊急時可輸注抗凝血酶原，使用**肝素**(Heparin)控制血管內凝血情形。
   (4) **預防出血（不用力咳嗽、擤鼻、解便，用電鬍刀、軟毛牙刷等）**，避免不必要的侵入性治療或檢查。
   (5) **觀察出血跡象**或出血量。
   (6) **監測生命徵象、腎功能和血液動力學**。

13-4 輸血

一、常見血液製品的種類及其功能

輸血是依病人所需的血液成分進行輸注，血液成分則是利用全血經由分離技術並儲存於適當環境下，**一般保存在 4~6℃的溫度，新鮮冷凍血漿**(FFP)**要保存在-18~-20℃**。

表 13-1 常見的血液製品

血液製品	內含物	適應症
全血 (whole blood)	紅血球、全部血漿、部分失去活性的白血球及血小板	‧出血性休克 ‧**急性大量失血** ‧失血量大於總血量 30% ‧換血 ‧**補充血液容積，增加血紅素**
濃縮紅血球 (packed RBC)	主要為紅血球（占 75%），少量血漿及失去活性的白血球、血小板等	‧補充血液容積 ‧**嚴重慢性貧血**或紅血球功能不良 ‧Hct＜21%，Hb＜7 g/dL ‧輸注紅血球（1 單位）能提升多少 gm 的血紅素，原則上沒有一定值，因為病人內在失血的原因若未矯治，則光只有輸血並未能有效提升 Hb 的量
血小板濃縮液 (platelet concentrate)	主要為血小板，少量紅血球及白血球	‧因缺乏血小板或血小板病變所引起的出血
白血球濃縮液 (leukocyte concentrae)	主要為白血球，部分的血小板及紅血球	‧顆粒球減少症或顆粒球機能異常 ‧新生兒敗血症 ‧再生不良性貧血併發骨髓衰竭
新鮮冷凍血漿 (fresh frozen plasma, FFP)	含血漿及全部的凝血因子，無血小板及白血球	‧血友病 ‧瀰漫性血管內凝血 ‧嚴重外傷、燒傷、肝硬化

二、輸血時應注意事項

1. 輸血時應執行二人雙重交叉核對資訊的步驟。
2. 輸血前要**評估病人有無輸血及過敏病史**，並再次與病人核對姓名、生日及**血型**。

3. 血液製品解凍時不可加熱再輸給病人，溫度升高會使血紅素對氧的親和力漸減，易造成紅血球溶血，使氧一血色素解離曲線右移；應置於流動的冷水中解凍。
4. 輸注紅血球、血小板、顆粒性球、新鮮冷凍血漿等血液製品時，均需使用具有過濾器之輸血套管，以過濾纖維蛋白凝塊。
5. 當病人同時輸注全血(whole blood)、新鮮冷凍血漿(FFP)及血小板(PLT)時，應**優先輸注血小板**。**FFP 解凍後應立即輸注**，如解凍後未立即輸注應置於 1~6℃保存並於 24 小時內輸畢。
6. 靜脈輸注通路以 18~22 號的針頭留置。輸血前後應使用 **0.9%生理食鹽水**維持靜脈輸液灌注，以確保體內細胞濃度一致。
7. 開始輸血的前 15 分鐘，速度約為 20~40 gtt/min，確認病人無輸血反應後，再依醫囑調整輸血速度，約為 40~60 gtt/min。輸血速度太快可能導致體液容積過量。**輸注血小板輸注速度要快，以病人可以耐受為準，一般每分鐘 80~100 滴，若反覆多次輸注血小板效果不佳，可考慮使用單一供血者的血小板**。
8. 輸血期間至少每 30 分鐘、輸血後每 1 小時應監測病人生命徵象。
9. 每單位血液製品應於 4 小時內輸注完畢。
10. 輸血加壓袋壓力應**小於 300 mmHg**，以避免破壞血球細胞。
11. 輸血中、輸血後都要密切注意病人有無輸血反應。

三、輸血反應

(一) 溶血反應(hemolytic reaction)

1. 原因：受血者之抗體與供血者紅血球發生抗原抗體反應，而導致溶血，通常於輸入 20~30 c.c.時即可能發生。**屬於細胞毒性過敏反應**。

2. 臨床症狀：**頭痛、呼吸困難、焦慮不安、脈搏減緩後變快速而深沉、血壓下降、畏寒、黃疸、少尿或無尿**、血紅素尿、異常的出血、甚至休克、死亡。

3. 治療：**立即停止輸血**，並靜脈給予 5% Mannitol 25 gm，以維持血壓，及腎臟的灌流，避免休克之發生。

(二) 熱原反應(pyrogenic reaction)

1. 原因：病人血中帶有 HLA 抗體、血小板或顆粒球之特異抗體，與輸入之抗原作用而釋出能發熱的 cytokines (IL-1)。

2. 臨床症狀：輸血後約 30 分鐘先發冷，可能伴隨有寒顫，約 30 分鐘後再發高燒，並出現噁心、嘔吐、頭痛、呼吸困難。

3. 治療：**立即停止輸血**，採症狀治療，給予退燒藥。

(三) 過敏反應(allergic reaction)

1. 原因：與供血者血漿含過敏原有關。

2. 臨床症狀：**會引起第 II 型過敏反應**。頸部及上軀幹出現紅腫、搔癢，氣喘發作、胸痛、**血壓下降、蕁麻疹、噁心、嘔吐、血尿、腰背疼痛**。

3. 治療：**有過敏反應病史，可在輸血前給予注射抗組織胺。若出現出現蕁麻疹及哮喘，需監測生命徵象的變化、維持呼吸道暢通、給予 Epinephrine 及 Aminophylline，但不需停止輸血**。

(四) 循環過度負荷(circulatory overload)

1. 原因：24 小時內的輸血量超過該病人全身血量。若少量但急速的輸血，也會使心臟負擔太重。

2. 臨床症狀：**血壓上升**、頸靜脈膨脹、肺水腫、**心跳加快、頭痛、咳嗽**、粉紅色痰液，嚴重時**呼吸困難**，甚至死亡。

3. 治療：
   (1) 讓病人改採坐姿。
   (2) 急性心衰竭時，應給予 Morphine 及利尿劑，以減輕肺水腫。
   (3) 給予氧氣，以減輕呼吸困難。

(五) 細菌性反應

原因為**在血液輸注過程中，血製品被汙染所致**。

四、輸血反應的處理

1. **立即停止輸血**。
2. **以生理食鹽水維持靜脈管路**。
3. 告知醫師處理。
4. **密切監測生命徵象**。
5. 收集下列檢體送驗：
   (1) 輸血器及剩餘血液。
   (2) **病人血液**標本。
   (3) **輸血反應後之尿液**。
6. 依醫囑處理症狀及治療。
7. 持續觀察病人輸血反應變化。
8. 詳細**記錄輸出入量**及所有輸血相關資料。

QUESTION 題庫練習

1. 有關男性成人抽血檢查結果，下列何者為正常？(1)RBC 350萬/μL (2)Hct.45% (3)Hb 15 gm/dL (4)WBC 12,000個/μL (5)絕對嗜中性白血球(ANC) 2,000/μL：(A)(1)(2)(3) (B)(1)(4)(5) (C)(2)(3)(5) (D)(3)(4)(5)。 (103專高一)

   解析 (1)RBC：460~620萬/mm^3；(4) WBC：5,000~10,000/mm^3

2. 有關骨髓惡性腫瘤病人接受骨髓移植前的檢查與治療，下列何者錯誤？(A)高劑量的化學治療 (B)局部骨髓的放射線治療 (C)人類白血球抗原配對檢查 (D)口服腸道滅菌藥物。 (103專高一)

3. 會影響紅血球生成素製造導致貧血之器官障礙，下列何者正確？(1)肺臟 (2)肝臟 (3)腎臟 (4)胰臟：(A)(1)(2) (B)(1)(4) (C)(2)(3) (D)(3)(4)。 (103專高一)

4. 有關何杰金氏病症狀之敘述，下列何者錯誤？(A)會出現發燒、夜間盜汗或體重減輕 (B)會出現頸部疼痛性的淋巴結腫大 (C)喝酒會造成結節腫大疼痛 (D)會出現皮膚搔癢。 (103專高一)

   解析 (B)會出現單側無痛性的頸部淋巴結腫大。

5. 當病人出現絕對嗜中性白血球數低下時，為持續化學治療，可給予下列何種生物調節劑？(A)干擾素(interferons) (B)顆粒球群落刺激因子(granulocyte-colony-stimulating factors) (C)間質素－2(interleukin-2) (D)抗淋巴球蛋白(anti-lymphatic globulin)。

   (103專高一)

6. 有關輸血反應之敘述，下列何者正確？(A)溶血反應與Rh不相容無關，與血型不相容有關 (B)過敏反應通常在輸血2天後發生 (C)細菌性反應是在血液輸注過程中，血製品被汙染所致 (D)熱源反應是受血者體內有對抗輸注紅血球的抗體。 (103專高一)

   解析 (B)輸血24小時後發生；(D)有對抗輸注血小板或顆粒球的抗體。

解答： 1.C 2.B 3.C 4.B 5.B 6.C

7. 有關周邊血液幹細胞移植病人護理之敘述，下列何者錯誤？(A)人類白血球抗原配對檢查需吻合 (B)施打白血球生成激素可增加周邊血液之幹細胞 (C)輸注幹細胞時要使用有濾網的輸血用輸液套 (D)移植前病人要接受化學治療和全身性放射線治療，以破壞免疫力。 （103專高一）

8. 有關白血病病人接受化學治療之敘述，下列何者錯誤？(A)絕對嗜中性白血球低於500/μL要採取保護隔離 (B)化學治療後3天病人就會達到骨髓造血的谷底(nadir) (C)注射白血球刺激素(G-CSF)可增強免疫力與減少感染 (D)教導病人避免做閉氣用力的動作。 （103專高二）

解析 (B)一般7~10天後會達到骨髓造血的谷底(nadir)。

9. 有關瀰漫性血管內凝血之敘述，下列何者錯誤？(A)微生物感染和惡性疾病是可能的病因 (B)PT, PTT 時間縮短 (C)出血是常見的症狀 (D)可採補充血小板或新鮮冷凍血漿及肝素之治療。 （103專高二）

10. 有關急性大出血造成低血容積休克之敘述，下列何者錯誤？(A)失血40%以上會造成休克 (B)躺臥姿勢宜頭低腳高 (C)紅血球數目會降低 (D)應輸注濃縮紅血球。 （103專高二）

解析 (D)低血容積休克應輸注全血，可補充血液容積。

11. 有關骨髓抑制病人的保護隔離措施，下列何者錯誤？(A)絕對嗜中性白血球低於500/μL應採保護隔離 (B)使用負壓的單人病房 (C)依醫囑給予預防性抗生素治療 (D)衛教選擇有完整果皮包覆的水果。 （103專高二）

12. 有關輸血導致循環過度負荷症狀之敘述，下列何者正確？(1)收縮壓上升 (2)呼吸困難 (3)寒顫 (4)蕁麻疹 (5)黃疸：(A) (1)(2) (B) (2)(3) (C) (3)(4) (D) (4)(5)。 （103專高二）

解答： 7.C 8.B 9.B 10.D 11.B 12.A

13. 急性骨髓性白血病病人，住院接受化學治療期間，出現下列那些情形，需立即告知醫護人員？(1)有發冷或寒顫 (2)排軟便兩次 (3)呼吸22次／分 (4)靜脈注射部位有紅腫 (5)小便有灼熱感：(A) (1)(2)(4) (B) (1)(3)(5) (C) (1)(4)(5) (D) (2)(3)(4)。

解析 (1)(4)(5)的症狀出現時可能為感染，需密切注意。 (103專高二)

14. 有關最常造成白血病病人死亡的原因，下列何者正確？(1)疼痛 (2)出血 (3)過敏 (4)感染：(A) (1)(2) (B) (2)(3) (C) (2)(4) (D) (3)(4)。 (104專高一)

15. 接受周邊血液幹細胞收集後，捐贈者出現嘴唇麻刺感、手腳抽筋、頭昏眼花或發冷等症狀，可能的原因為下列何者？(A)低血鈣 (B)高血鈣 (C)低血鉀 (D)高血鉀。 (104專高一)

16. 有關紅血球過多症病人之敘述，下列何者錯誤？(A)紅血球、血色素及血球容積常是高於正常值 (B)病人應臥床休息不可下床 (C)鼓勵病人增加飲水量 (D)要觀察病人是否出現頭痛、呼吸困難、抽搐等栓塞現象。 (104專高一)

解析 應鼓勵病人適度活動以預防栓塞。

17. 執行輸血前，可用以沖洗輸血用管路之溶液，下列何者正確？(A)0.9%生理食鹽水 (B)0.45%生理食鹽水 (C)5%葡萄糖水 (D)10%葡萄糖水。 (104專高一)

解析 (B)會因滲透壓而破裂；(C)會造成溶血。

18. 有關輸血治療，下列何者錯誤？(A)如果發生過敏反應，通常在輸血50 mL內發生 (B)發燒(＞38℃)為急性溶血性輸血反應最常見的徵象 (C)Rh(-)血液可以給予Rh(+)或(-)的接受者 (D)因輸血反應而暫停輸血時，應給予林格氏液以保持管路暢通。

解析 林格氏液會造成凝血。 (104專高一)

解答： 13.C 14.C 15.A 16.B 17.A 18.D

19. 有關溶血性輸血反應可能的原因與表徵，下列何者正確？(A)多起因於輸入血液中的物質引起之過敏反應 (B)多起因於輸入之血液血型與病人血型不合 (C)溶血性輸血反應的表徵多出現在輸完血後2~3天 (D)溶血性輸血反應常見之表徵為皮膚搔癢。

(104專高一)

20. 執行輸血時，下列哪些動作必須避免？(A)輸血前，必須雙重核對血袋資料與病人資料 (B)輸血時，血袋應掛在心臟上方1公尺左右之高度 (C)輸血時應注意病人生命徵象之變化 (D)病人失血過多必須立即輸血，並使用輸血加壓袋加壓至360 mmHg。

解析 輸血加壓帶壓力應小於300 mmHg，以免破壞血球。

(104專高二)

21. 謝先生，58歲，主訴最近1個月感到全身倦怠，皮膚出現許多紅點和瘀斑，醫師懷疑可能罹患急性骨髓性白血病，其最優先的診斷性檢查為下列何者？(A)肝功能檢查 (B)骨髓抽吸和骨髓切片 (C)腰椎穿刺 (D)尿酸檢查。 (104專高二)

解析 骨髓抽吸和骨髓切片可看出紅血球、白血球和血小板數目、大小、形狀以及造血的變化，做為診斷血液系統疾病的診斷。

22. 有關血液科病人接受化學治療後立即出現的副作用，下列何者錯誤？(A)噁心、嘔吐 (B)骨髓抑制 (C)口腔炎 (D)出血性膀胱炎。 (105專高一)

23. 有關收集周邊血液幹細胞之敘述，下列何者正確？(A)收集周邊血液幹細胞時捐贈者要全身麻醉 (B)捐贈者只在收集幹細胞當天靜脈施打白血球生成激素 (C)收集幹細胞後捐贈者稍事休息後無不適即可返家 (D)周邊血液幹細胞可長期保存於-40℃液態氮中。 (105專高一)

解析 (A)捐贈者不需全身麻醉；(B)捐贈者須接受化學治療和全身性放射線治療，再注射白血球生成激素；(D)保存於攝氏2~6度，但須盡快植入受髓者體內，以不超過36小時為原則。

解答： 19.B 20.D 21.B 22.B 23.C

24. 輸血時，病人出現發高燒、寒顫及呼吸困難等輸血反應，應立即執行之措施，下列何者正確？(A)呼叫病人的姓名以確認病人的意識狀況 (B)立即通知醫師給予抗組織胺脈注射 (C)立即給予病人氧氣以協助減緩呼吸困難 (D)立即停止輸血。（105專高一）

25. 有關免疫球蛋白特性之敘述，下列何者錯誤？(A)IgE可通過胎盤 (B)影響B細胞分化的是IgD (C)IgA可透過母乳提供新生兒免疫保護能力 (D)感染細菌或病毒後最先出現的抗體是IgM。

解析 IgG可通過胎盤。（105專高一）

26. 有關急性特發性血小板減少紫斑症的特性，下列何者錯誤？(A)好發於兒童經歷病毒感染後 (B)病程少於6個月 (C)會復發 (D)自發性痊癒機會高。（105專高二）

解析 慢性型才會易復發。

27. 有關發生溶血性輸血反應時之處置，下列何者錯誤？(A)立即停止輸血 (B)暫停任何輸液 (C)觀察小便量 (D)注意體液電解質的變化。（105專高二）

解析 須立即停止輸血並輸注生理食鹽水。

28. 有關再生不良性貧血之敘述，下列何者錯誤？(A)紅血球數目會減少，白血球或血小板則不受影響 (B)可採用血液幹細胞移植的治療 (C)活動時出現胸痛或呼吸短促可能是活動過度所致 (D)宜少量多餐，進食高蛋白或富含維生素的食物。（106專高一）

解析 (A)紅血球、白血球及血小板數目皆會減少。

29. 有關缺鐵性貧血口服鐵劑護理措施的敘述，下列何者錯誤？(A)鼓勵與牛奶共食 (B)鼓勵與果汁一起服用 (C)避免同時服用制酸劑 (D)應於二餐之間服用。（106專高二）

解析 與茶、咖啡、牛奶等同時服用會阻礙鐵質吸收，造成腸胃不適。

30. 下列何種疾病有90%的病人體內可發現費城染色體(Philadelphia chromosome)？(A)急性骨髓性白血病 (B)慢性骨髓性白血病 (C)急性淋巴性白血病 (D)慢性淋巴性白血病。（106專高二）

解答： 24.D 25.A 26.C 27.B 28.A 29.A 30.B

31. 有關發生急性溶血性輸血反應處置之敘述，下列何者錯誤？(A)密切監測生命徵象 (B)輸血不能中斷 (C)收集血液及尿液標本送檢 (D)記錄輸出入量。 (106專高二)

解析 (B)需立即停止輸血。

32. 有關血小板減少症臨床表徵之敘述，下列何者錯誤？(A)血小板過低症是指血小板小於100,000/mm^3 (B)血小板大於30,000/mm^3，沒有嚴重的出血，通常不需要治療 (C)可能會有顱內壓上升、頭痛、意識改變等中樞神經系統異常症狀 (D)黏膜或皮膚不容易出現紫斑或瘀斑。 (106專高二補)

解析 (D)黏膜或皮膚容易出現紫斑或瘀斑。

33. 有關急性瀰慢性血管內凝血病人之實驗室檢查結果，下列何者錯誤？(A)血小板減少 (B)凝血酶原時間(PT)及活化部分凝血活酶時間(aPTT)延長 (C)纖維蛋白原(fibrinogen)濃度上升 (D)纖維蛋白分解物(FDP)濃度增加。 (106專高二補)

解析 (C)纖維蛋白原(fibrinogen)濃度下降。

34. 溶血性之輸血反應是屬於下列哪一種過敏反應？(A)免疫複合體性過敏反應 (B)過敏性休克反應 (C)遲發性過敏反應 (D)細胞毒性過敏反應。 (106專高二補)

35. 針對長期口服Warfarin (Coumadin)病人，應定期監測下列何項檢驗值？(A)凝血酶原時間(prothrombin time, PT) (B)活化部分凝血酶原時間(activated partial thromboplastin time, APTT) (C)部分凝血酶原時間(partial thromboplastin time, PTT) (D)活化凝血時間(activated coagulation time, ACT)。 (107專高一)

36. 有關輸注血小板的注意事項，下列敘述何者錯誤？(A)輸注血小板速度應愈慢愈好，因可避免血小板凝集產生血栓 (B)輸注血小板後，若出現過敏反應，可依醫囑給與抗組織胺、類固醇等藥物 (C)當反覆多次輸注血小板後，若出現輸注效果不佳，可考慮使用單一供血者的血小板 (D)輸注血小板後，若出現寒顫、發燒是輸血之熱原反應。 (107專高一)

解答： 31.B 32.D 33.C 34.D 35.A 36.A

解析 (A)輸注速度要快，以病人耐受度為準，一般每分鐘80~100滴。

37. 有關急性溶血性輸血反應之症狀，下列何者最不可能出現？(A)寒顫、發燒 (B)下背痛 (C)血管怒張 (D)急性腎衰竭。
(107專高一)

38. 有關淋巴瘤的國際性預後指標，下列何者錯誤？(A)診斷時的年齡 (B)乳酸脫氫酶(LDH)數值 (C)性別 (D)腫瘤分期。
(107專高一)

39. 有關白血病檢查與治療之敘述，下列何者錯誤？(A)嗜中性白血球是免疫力的指標 (B)化學治療是主要的治療方式 (C)可將化學藥物直接注入骨髓以預防中樞神經系統受侵犯 (D)化學治療後兩週左右，白血球會降到最低。 (107專高二)

解析 將化學藥物注入腦脊髓液來預防中樞神經系統受侵犯。

40. 有關缺鐵性貧血病人鐵劑補充之敘述，下列何者錯誤？(A)指導病人鐵劑可與維生素C一起服用 (B)植物性鐵劑較動物性鐵劑容易吸收 (C)鐵劑注射要採Z型注射法 (D)鐵劑注射後要觀察是否發生過敏現象。 (107專高二)

解析 (B)動物性鐵劑吸收率為植物性的3倍，更因植物中的植酸、草酸可能阻礙吸收，更降低了植物性鐵劑的補充效果。

41. 有關惡性貧血之敘述，下列何者錯誤？(A)觀察病人是否出現手足針刺麻木感或運動協調能力變差 (B)一般會出現蒼白、呼吸困難或心悸的症狀 (C)可採用費城染色體檢查以確定診斷 (D)病人需終生肌肉注射維生素B_{12}。 (107專高二)

解析 (C)費城染色體檢查主以確定診斷慢性骨髓性白血病。

42. 關於瀰漫性血管內凝血病人的敘述，下列何者代表護理師需要重新指導預防出血的方法？(A)可以用力解便 (B)可以使用電鬍刀刮鬍子 (C)不要用力咳嗽及擤鼻涕 (D)不用牙線，使用軟毛牙刷刷牙。 (107專高二)

解答： 37.C 38.C 39.C 40.B 41.C 42.A

43. 汪小姐，血小板數目為40,000/mm^3，下列敘述何者正確？(1)非常容易引起自發性出血 (2)避免使用Aspirin 或 Heparin (3)肌肉注射的給藥方式最佳 (4)給予軟便藥物可減少排便腸黏膜受傷。(A)(1)(2) (B) (1)(3) (C) (2)(4) (D) (3)(4)。 (108專高一)

44. 維生素B_{12}缺乏造成的惡性貧血，可透過下列何種試驗或檢查進行鑑別？(A)直接庫姆氏試驗(direct Coombs' test) (B)間接庫姆氏試驗(indirect Coombs' test) (C)席林試驗(Schilling's test) (D)尿液本斯-瓊司氏蛋白檢查(Bence-Jones protein)。 (108專高一)

45. 王太太50歲，診斷為急性白血病，入院行高劑量Ara-C化學治療後，白血球3,500/cumm、嗜中性球為13%，下列敘述何者正確？(A)王太太屬輕度白血球低下，應提供居家照護護理指導後辦理出院 (B)王太太正處於嗜中性白血球低下(neutropenia)的階段 (C)王太太沒有發燒、呼吸急促或解尿困難等症狀，表示未感染，出院後自行觀察即可 (D)王太太的口腔黏膜、肛門黏膜和侵入性導管置入處不可能會發生感染。 (108專高一)

46. 有關非何杰金氏淋巴瘤之治療，下列何者正確？(A)病人常接受低劑量類固醇 (B)周邊血液幹細胞移植法不適用於復發病人 (C)在化療後一個月取出病人骨髓，除去癌細胞後儲存 (D)化療前接受HBsAg篩檢，並使用lamivudine，以防B型肝炎急性發作。

(108專高一)

47. 有關惡性貧血病人特徵之敘述，下列何者錯誤？(A)紅血球數目減少 (B)紅血球外觀小且形狀不規則 (C)膽紅素上升 (D)舌炎、皮膚發黃。 (108專高二)

解析 紅血球呈現大且多核。

48. 病人的皮膚黏膜蒼白、舌頭發炎呈紅色平滑狀，指甲萎縮、變薄呈湯匙狀，可能罹患下列何種貧血？(A)葉酸缺乏性貧血 (B)缺鐵性貧血 (C)惡性貧血 (D)再生不良性貧血。 (109專高一)

解答： 43.C 44.C 45.B 46.D 47.B 48.B

49. 依據安阿伯(Ann Arbor)臨床分期系統，下列何者屬於何杰金氏淋巴瘤第 II 期？(A)侵犯多個淋巴結以外的器官或組織 (B)侵犯單一淋巴結區域外器官 (C)侵犯橫膈膜同側2個以上淋巴結區域 (D)侵犯橫膈膜兩側淋巴結區域。 (109專高二)

50. 下列何者不是骨髓檢查之目的？(A)評估化學治療效果 (B)診斷血液系統疾病 (C)確定血球前驅細胞的數目 (D)評估骨髓壓力狀況。 (109專高二)

51. 醫師告知王先生罹患多發性骨髓瘤，王先生問護理師這是什麼病，下列何者是護理師最適當的回覆？(A)不正常的白血球過度增生 (B)骨髓中的漿細胞惡性分化且過度增生 (C)不正常的紅血球過度增生 (D)不正常的淋巴球過度增生。 (109專高二)

52. 真性紅血球增多症的臨床表徵，下列何者錯誤？(A)眼結膜充血 (B)臉色蒼白 (C)皮膚發癢 (D)頭痛。 (109專高二)

解析 (B)應為臉色面紅。

53. 有關貧血病因的敘述，下列何者正確？(A)海洋性貧血，因造血骨髓被破壞或功能受到抑制 (B)鐮狀細胞貧血，因血小板被破壞所致 (C)再生不良性貧血，因骨髓被破壞或功能受到抑制 (D)缺鐵性貧血，因血紅素的結構異常所致。 (110專高一)

54. 下列何者不是紅血球過多症常見的併發症？(A)栓塞(thrombosis) (B)出血(bleeding) (C)痛風(gout) (D)過敏(allergy)。 (110專高一)

55. 有關慢性淋巴性白血病的敘述，下列何者錯誤？(A)好發於50歲以上成人 (B)分期較早通常不需治療 (C)小且異常的不成熟淋巴球增生 (D)容易造成嚴重感染。 (110專高一)

解析 慢性淋巴性白血病為小細胞性的成熟型淋巴球增生。

56. 有關血小板減少症照護的敘述，下列何者正確？(A)病人可使用非類固醇抗發炎之止痛藥物 (B)教導病人使用牙線代替牙籤 (C)教導病人避免做閉氣用力的動作 (D)鼻黏膜乾燥不適，不可塗抹凡士林。 (110專高一)

解答： 49.C 50.D 51.B 52.B 53.C 54.D 55.C 56.C

57. 下列何者不是嚴重缺鐵性貧血病人常見的症狀？(A)吞嚥困難 (B)舌炎、口炎 (C)湯匙狀指甲 (D)手足有麻木感。 (110專高一)

解析 惡性貧血會出現手足麻木感。

58. 有關骨髓抑制病人之敘述，下列何者錯誤？(A)絕對嗜中性白血球下降容易導致感染 (B)血小板低於50,000/μL容易引起自發性出血 (C)絕對嗜中性白血球低於500/μL要採取保護隔離 (D)血紅素過低可補充紅血球濃厚液。 (110專高一)

解析 血小板低於20,000/μL易引起自發性出血。

59. 有關抗凝劑Warfarin使用的注意事項，下列何者錯誤？(A)需教導病人觀察異常出血的症狀，如血尿、黑便、鼻出血等 (B)需觀察顆粒白血球過少引起的發炎症狀，如發燒、喉嚨痛等 (C)鼓勵服用含有高維生素K的食品，如青花椰菜、菠菜 (D)若使用劑量不當造成出血不止，必要時可給予Phytonadione。 (110專高一)

解析 飲食中攝取大量的維生素K，會減弱Warfarin的藥效。

60. 有關何杰金氏淋巴瘤的敘述，下列何者錯誤？(A)淋巴組織切片中可發現瑞德－史登伯氏細胞(Reed-Sternberg cell) (B)會侵犯淋巴結、肝臟及脾臟 (C)好發於女性老年人 (D)疾病預後與分期有關。 (110專高二)

解析 (C)好發15~40歲的男性。

61. 有關席林試驗可協助診斷的貧血類別，下列何者正確？(A)缺鐵性貧血 (B)惡性貧血 (C)溶血性貧血 (D)再生不良性貧血。

(110專高二)

62. 有關缺鐵性貧血病人的護理措施，下列何者正確？(1)教導病人使用吸管吸食液態鐵劑 (2)鼓勵病人飯後服用鐵劑以增加鐵的吸收 (3)鼓勵病人多攝取富含維生素C的食物 (4)注射鐵劑後應避免立即拔出針頭。 (A)(1)(2)(3) (B)(1)(2)(4) (C)(1)(3)(4) (D)(2)(3)(4)。 (111專高一)

解析 於飯前1小時或飯後2小時鐵劑吸收較好。

解答： 57.D 58.B 59.C 60.C 61.B 62.C

63. 林先生接受骨髓移植後2週出現黃疸、腹水、體重增加，下列何者為最可能發生之合併症？(A)感染　(B)間質性肺炎　(C)肝靜脈阻塞疾病　(D)慢性移植物對抗宿主疾病。　（111專高一）

64. 有關白血病病人接受異體骨髓移植後出現合併症之敘述，下列何者錯誤？(A)移植前曾罹患肝炎者會增加肝靜脈阻塞的機率　(B)急性移植物對抗宿主疾病以皮膚、腸胃道及肝臟為主　(C)慢性移植物對抗宿主疾病的發生率與年齡有關　(D)移植後2星期內的感染以巨細胞病毒感染最常見。　（111專高一）

解析 巨細胞病毒感染常出現於移植後50~120天。

65. 有關特異性血小板減少性紫斑症之敘述，下列何者正確？(1)可能與自體免疫疾病有關　(2)骨髓檢查可發現巨核細胞增加　(3)須避免使用Aspirin的藥物　(4)經常發生於細菌感染後。(A)(1)(2)(3)　(B)(1)(2)(4)　(C)(1)(3)(4)　(D)(2)(3)(4)。　（111專高一）

66. 病人輸血10分鐘時出現蕁麻疹及哮喘之處置，下列何者錯誤？(A)需密切監測生命徵象的變化　(B)暫停輸血5分鐘，再繼續進行輸血　(C)維持呼吸道暢通　(D)給予Epinephrine及Aminophylline。

解析 (B)不需要停止輸血，給予抗組織胺。　（111專高一）

67. 有關多發性骨髓瘤病人的護理指導，下列何者錯誤？(A)避免接觸感冒的親友　(B)避免運動以預防病理性骨折　(C)建議穿上背架減輕骨骼壓力　(D)鼓勵飲水以降低血鈣濃度。　（111專高二）

解析 (B)可適當運動，減少骨鈣流失，造成病理性骨折。

68. 有關補充鐵劑的敘述，下列何者正確？(A)鐵劑不會刺激腸胃道可空腹服用　(B)維生素E有助於鐵劑吸收　(C)口服後立刻漱口可減少牙齒染色　(D)鐵劑注射後要按摩以加速吸收。　（111專高二）

解析 (A)鐵劑經常造成消化系統副作用，可於飯後服用以減少不適；(B)維生素C有助於鐵質吸收；(D)注射後不可按摩，以免鐵劑滲漏至皮下組織造成發炎。

解答：　63.C　64.D　65.A　66.B　67.B　68.C

69. 林先生在輸血過程中出現頭痛、咳嗽、呼吸困難、心跳加快及血壓升高等情形，最有可能是出現下列哪一種輸血反應？(A)急性溶血反應 (B)循環過度負荷 (C)過敏反應 (D)輸血相關之急性肺損傷。 (111專高二)

解析 循環過度負荷是輸血量超過受血者心臟所能負荷，導致肺水腫與循環衰竭，出現乾咳、收縮壓上升、呼吸困難、發紺、充血性心衰竭、心跳加速等症狀。

70. 下列何者不是接受周邊造血幹細胞移植治療的禁忌症？(A)血小板數目＞150,000/mm^3 者 (B)有肺部或深部靜脈栓塞病史者 (C)懷孕或哺乳中的婦女 (D)自體免疫疾病者。 (111專高二)

71. 有關非何杰金氏淋巴瘤預後不佳的因素，下列何者正確？(1)年齡小於50歲 (2)身體功能狀態不佳 (3)淋巴結外侵犯 (4)血紅素值小於 12 g/dL。 (A)(1)(2)(3) (B)(1)(2)(4) (C)(1)(3)(4) (D)(2)(3)(4)。 (112專高一)

72. 有關瀰漫性血管內凝血的敘述，下列何者正確？(1)與感染有關 (2)常出現凝血症狀 (3)檢查時纖維蛋白原下降 (4)常出現出血症狀。(A)(1)(2)(3) (B)(1)(2)(4) (C)(1)(3)(4) (D)(2)(3)(4)。 (112專高一)

解析 其病理機轉為凝血蛋白與血小板消耗完之後，正常的凝血功能被破壞，產生出血現象，非凝血症狀。

73. 有關異體周邊血液幹細胞移植之敘述，下列何者正確？(A)捐贈者捐贈時不需施打白血球生成激素 (B)受贈者的人類白血球抗原(HLA)配對不需完全吻合 (C)宿主較易有慢性移植物抗宿主反應(GVHD) (D)宿主不易受病毒感染。 (112專高一)

解析 (A)捐贈者需施打白血球生成激素，以增加周邊血液中造血幹細胞的數量；(B)受贈者的HLA配對需完全吻合；(D)移植期間受贈者易受到感染。

解答： 69.B 70.A 71.D 72.C 73.C

74. 有關骨髓抽吸檢查之敘述，下列何者錯誤？(A)執行時可採局部麻醉 (B)對於無法解釋的肝脾腫大不具診斷功能 (C)成人常見抽吸部位可在第2~3肋間胸骨處或前後腸骨嵴 (D)檢查結果可決定癌症分期，作為治療依據。 (112專高一)

75. 下列哪一類白血病的預後最好？(A) T細胞型急性淋巴性 (B) B細胞型急性淋巴性 (C)血小板缺乏的慢性淋巴性 (D)芽細胞期慢性骨髓性。 (112專高一)

76. 王小姐最喜歡吃速食，餐餐吃都不膩，最近出現口炎、吞嚥困難且指甲萎縮變薄呈湯匙狀，醫師告知為貧血，王小姐最有可能罹患哪一種貧血？(A)缺鐵性貧血 (B)惡性貧血 (C)葉酸缺乏性貧血 (D)再生不良性貧血。 (112專高二)

77. 王先生因疲倦、蒼白、呼吸困難至醫院求治，檢查發現白血球數值為30萬／μL，骨髓檢查發現費城染色體，最有可能罹患下列何種疾病？(A)急性淋巴性白血病 (B)慢性淋巴性白血病 (C)急性骨髓性白血病 (D)慢性骨髓性白血病。 (112專高二)

解析 慢性骨髓性白血病的症狀包含體內有費城染色體、顆粒白血球增生，血小板增加或正常，呈輕度貧血現象。會逐漸感到疲倦、食慾不振、輕微發燒、骨頭痛、淋巴結腫大、出血及感染等症狀。

78. 病人初次確診為缺鐵性貧血，醫囑須服用鐵劑，下列護理指導何者正確？(A)可以正常喝茶 (B)鐵劑建議在兩餐之間空腹服用 (C)服用鐵劑時可以搭配牛奶一起使用 (D)服用鐵劑可以同時吃玉米。 (112專高三)

解析 鐵劑於酸性環境吸收較好，建議於飯前1小時或飯後2小時服用效果較佳。茶類為鹼性，故不建議搭配茶服用。牛奶、制酸劑會干擾鐵劑吸收，不可同時服用。不可與玉米、大麥等穀物同時服用，因為磷酸和植物酸，會與鐵劑結合成不可溶的化合物，降低藥效。

解答： 74.B 75.A 76.A 77.D 78.B

79. 有關何杰金氏病(Hodgkin's Disease)的敘述，下列何者正確？(A)安阿伯(Ann Arbor)臨床分期系統第II期指侵犯橫膈膜兩側的淋巴結區域　(B)淋巴結切片可能發現梨特史登堡氏細胞（Reed-Sternberg Cell, RS細胞）　(C)常見症狀包含吞嚥困難、肝脾腫大　(D)血清生化值可發現C反應性蛋白(CRP)、鈣離子下降。

（112專高三）

80. 病人剛接受骨髓移植2週，主訴右上腹痛，評估有黃疸、腹水，下列何者是病人最有可能發生的問題？(A)感染　(B)急性移植物抗宿主疾病(GVHD)　(C)肝靜脈阻塞(Veno-occlusive disease, VOD)　(D)腸阻塞。（112專高三）

解析 肝靜脈阻塞(Veno-occlusive disease, VOD)常於移植後1~2週內發生，尤為曾罹患肝炎者。因高劑量化學藥物和放射線照射造成肝臟內小靜脈阻塞和肝細胞受損，而出現黃疸、腹水、體重增加等症狀。

81. 李先生45歲，日前因頸部右側不對稱腫塊到醫院求診，經淋巴切片檢查診斷為何杰金氏症，下列何者不是此病常見的症狀？(A)淋巴系統發現有腫大、但無壓痛情形　(B)皮膚系統發現有搔癢情形　(C)腸胃系統有嘔吐、排便習慣改變的情形　(D)呼吸系統發現有呼吸困難、咳嗽咳血或胸悶。（113專高一）

82. 王小明，體重50公斤，接受組織配對成功為供髓者，下列護理措施何者正確？(A)骨髓抽取時採半身麻醉　(B)骨髓抽取量約100 c.c.　(C)骨髓抽取後不需平躺　(D)骨髓抽出過濾後可立即輸注至受髓者體內。（113專高一）

解析 捐贈者在手術室抽取骨髓，需接受全身麻醉，抽完需平躺6~8小時。骨髓抽取總量約每公斤病人體重10~20 c.c.的骨髓液。

解答： 79.B　80.C　81.C　82.D

83. 有關紅血球增多症病人之護理措施，下列何者錯誤？(A)教導病人深呼吸及有效咳嗽，促進肺部擴張及通氣 (B)告知病人儘量臥床休息，避免活動造成出血 (C)鼓勵病人增加飲水量，每日至少3,000~4,000 mL (D)評估跌倒的危險因子並維護病人安全。

（113專高一）。

解析 紅血球增多症的病人應維持適度的運動（如散步），以促進善血液循環，減少血栓的風險。

解答： 83.B

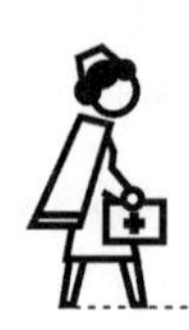

MEMO

泌尿系統病人的護理

出題率：♥♥♥

- 解剖生理概念
- 診斷性檢查
  - 血液檢查
  - 尿液檢查
  - 靜脈注射腎盂攝影
  - 腎動脈攝影
  - 逆行性腎盂攝影
  - 膀胱鏡檢查
  - 腎臟活體組織切片檢查
  - 尿路動力學檢查
- 常見治療與護理處置
  - 血液透析
  - 腹膜透析
  - 腎臟移植
- 常見疾病治療與護理處置
  - 感　染
  - 多囊性腎病
  - 免疫性疾病
  - 尿路結石與腎結石
  - 腫　瘤
  - 腎衰竭
  - 尿失禁

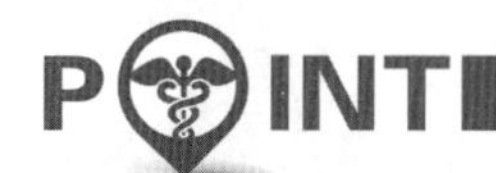

重點彙整

14-1 解剖生理概念

1. 腎元：腎元為腎臟的基本功能單位，由腎小體（含腎絲球與包氏囊）之血管系統與腎小管所組成，每一個腎約有 100~125 萬個腎元。**當 80%腎元被破壞時，會失去調節液體及維持電解質平衡的功能。**
2. 腎臟的血流供應：腎臟的血流供應來自左、右腎動脈（為主動脈之分支），腎臟血流每分鐘約有 600~1,300 c.c.，占心輸出量的 20~25%。
3. 腎盂：腎盂是位於腎門的空腔，呈囊狀，具有收集尿液的功能。
4. 腎臟功能：
   (1) 水分平衡：藉由腎絲球的過濾作用、腎小管的分泌再吸收作用（**約 80%的 Na^+、K^+、水分在近側腎小管進行再吸收**），形成尿液。
   (2) 電解質的平衡、酸鹼平衡。
   (3) 代謝廢物：如尿素氮、肌酸酐、尿酸。
   (4) 分泌荷爾蒙：如活性維生素 D_3（可調節鈣的平衡）、**紅血球生成素、腎素、前列腺素**。
   (5) 調節血壓。
5. 排尿動作：
   (1) 排尿動作是隨意與不隨意的神經衝動聯合作用。
   (2) **當尿液積存約 300 c.c.時，膀胱壁上的伸張感受器將神經衝動傳至薦椎之排尿中樞，引起尿意。**

(3) 薦椎之排尿中樞(S_2~S_4)使副交感神經興奮，刺激**逼尿肌收縮**、**尿道內括約肌鬆弛**、**骨盆底肌肉鬆弛**，形成排尿動作。
(4) 大腦皮質發出神經衝動，有意識的控制**尿道外括約肌鬆弛**，排出尿液。

6. 排尿型態：
(1) 正常尿量：1,200~1,500 mL/24hrs。
(2) 多尿(polyuria)：尿量＞1,500 mL/24hrs。
(3) **少尿**(oliguria)：**尿量 100~400 mL/24hrs**。
(4) **無尿**(anuria)：**尿量＜100 mL/24hrs**。

14-2 診斷性檢查

一、血液檢查

主要為尿素氮(BUN)與血清肌酸酐(serum creatinine)檢查：

1. 尿素氮與肌酸酐是蛋白質於肝臟代謝的產物。高蛋白飲食及部分藥物皆會影響尿素氮和肌酸酐數值，故抽血前**需禁食**、空腹 6~8 小時。
2. 尿素氮的正常值是 5~15 mg/dL，肌酸酐的正常值是 0.8~1.7 mg/dL，可藉此得知腎臟排泄、代謝廢物的能力。當腎絲球過濾率下降，肌酸酐會累積在血液，因此**尿中肌酸酐排泄減少時**，血中的**肌酸酐會增加**。
3. **尿素氮與肌酸酐的正常比為 12~20：1**，此值可反應腎臟功能的恢復情形。**脫水、發燒、嚴重腹瀉會導致比值上升；肝衰竭則會比值下降**。
4. **血清肌酸酐因不易被出血、脫水、高蛋白飲食或液體攝取量所影響**，比尿素氮更**適合做為腎功能評估之指標**。

二、尿液檢查

1. 尿液分析(U/A)：
   (1) 以收集清晨第一次排出的尿液作為標本最佳。
   (2) **男病人排尿時，將包皮向上拉起**。
   (3) 正常尿液之 pH 值為 4.8~7.5、比重為 1.010~1.030，具有類似氨的特殊芳香氣味。
   (4) 白蛋白(albumin)是血漿中的正常成分，其顆粒大無法通過血管壁，當腎絲球基膜通透性增加時，尿中含量會增加。**蛋白尿為 24 小時由尿液中之蛋白質含量超過 150 mg**。
2. **尿液培養**(U/C)：用於診斷是否有泌尿道感染及確定感染菌種。
   (1) **取中段尿作為標本**；有留置導尿管時，不可由蓄尿袋抽取尿液，應用無菌空針以**無菌技術**從導尿管遠端抽取尿液。
   (2) 每毫升尿液中含菌數＞10^5 個(＞10^5 CFU/mL)表示有菌尿。
3. **24 小時尿液檢查：可評估尿中蛋白質含量**。尿液採集方式：
   (1) 請病人先排空膀胱，此次尿液不收集。
   (2) 24 小時內每次尿液都要收集，且不可被糞便汙染。
   (3) 尿液儲存於特定容器內，且最好冷藏以預防產生變化。
   (4) 24 小時時間到達時，應請病人再次排空膀胱，進行最後一次尿液收集。
   (5) 若任何一次尿液未收集到，必須從隔日重新開始收集。
4. **肌酸酐廓清率**(creatinine clearance rate, CCr.)：
   (1) **用於測量腎絲球過濾率(GFR)，為了解腎功能的最佳指標**。
   (2) 收集 24 小時尿液，同時抽血測量血漿中肌酸酐量。
   (3) 計算公式＝$\frac{\text{尿液中肌酸酐值}(\text{mg/dL})\times 24\text{小時尿量}}{\text{血中肌酸酐值}(\text{mg/dL})\times 60\text{分鐘}\times 24\text{小時}}$
   (4) **正常 CCr.為 60~120 mL／分鐘**。

5. **酚紅試驗**(phenosulfonphthalein test, PSP)：
   (1) **用於測量腎臟過濾與排泄功能**。
   (2) 檢查前 1~1.5 小時多喝水，以幫助排尿。

三、靜脈注射腎盂攝影(interavenous pyelography, IVP)

1. 可檢查泌尿器官部位之位置、形狀、大小，**結構異常**與阻塞位置，腎臟的排泄功能。腎功能不全（當肌酸酐(Creatinine)>2.0mg / dl），顯影劑可能會積聚在腎小管，引起急性腎衰竭，故**需先檢查病人的腎功能**，**腎功能不全患者**、**血清肌酸酐值升高者避免執行**。
2. 檢查前護理：
   (1) **詢問碘的過敏史**（對甲殼類動物、貝、蝦、蟹的過敏），**填寫同意書**。
   (2) **檢查前一天採低渣飲食**，前晚 9 am **服用瀉藥 Castor oil**，**前晚午夜禁食**。
   (3) 檢查當日使用塞劑 Ducolax，或**口服 Ducolax 2 顆**、**Gascon 6 顆**，**以減少腸道氣體與糞便**；**檢查前清潔腸道**排空膀胱。
   (4) 抽取 1 c.c.顯影劑做測試。
3. 檢查時護理：
   (1) 注射顯影劑可能會使病人有短暫臉部潮紅、口內有鹹味。
   (2) 若出現任何過敏反應，有癢、蕁麻疹、哮喘、呼吸窘迫時，需立即停止注射，給予組織胺藥物、腎上腺素(Bosmin)、氧氣等。
4. 檢查後護理：不需臥床休息，**教導病人多喝水**。

四、腎動脈攝影(renal arteriography)

1. 檢查前護理：填寫同意書、檢查部位剃毛、前晚午夜禁食、**需先檢查病人的腎功能**。
2. 檢查後護理：
   (1) 注意導管穿刺部位有無出血、水腫，監測生命徵象。**測量肢端脈搏的血液循環，以檢查有無於插入檢查導管所致之血管破裂**。
   (2) 為預防出血，需絕對臥床休息至少 6 小時。
   (3) 教導病人多喝水，以促顯影劑排出。

五、逆行性腎盂攝影(retrograde pyelography, RP)

1. **檢查前排空膀胱**。將導管經膀胱鏡由下泌尿道插入腎盂，注入顯影劑做檢查。**使用的顯影劑不會進入血流**。
2. 檢查後注意病人排尿情形，有無**血尿**、**感染**、**尿滯留**；**教導病人多喝水**，以促顯影劑排出與維持泌尿道通暢、預防感染。

六、膀胱鏡檢查(cystoscopy)

1. 可作為觀察膀胱與輸尿管病灶、**取結石**、切片，或施行逆行性腎盂攝影來了解腎臟情形。
2. 檢查前護理：填寫同意書，前晚予以瀉藥或灌腸以做腸道準備，可採局部麻醉或全身麻醉（需**禁食** 6~8 小時）。
3. 檢查時：採截石術臥姿。
4. 檢查後護理：
   (1) 觀察出血與感染合併症。告知病人檢查後一天內可能**有血尿**與疼痛情形，出現血塊為異常情形，需通知醫生。

(2) **教導病人多喝水**，以稀釋尿液，可預防與減輕對黏膜組織刺激、排尿灼熱感。

七、腎臟活體組織切片檢查(renal biopsy)

1. **透過超音波導引**穿刺針頭經皮膚穿刺入腎臟，**取出組織做檢查，以了解腎臟實質疾病**，來診斷病因。
2. 檢查前護理：填寫同意書，做抽血檢查了解出血時間與**凝血時間有無異常，以及暫停使用含 Aspirin 成分之藥物**。
3. 檢查時：採俯臥姿，請病人吸氣後憋氣，**於第 12 根肋骨與腸骨嵴中間穿刺**，取出組織後加壓傷口數分鐘，以紗布覆蓋、膠布固定。
4. 檢查後護理：
   (1) 檢查後一天內最常出現出血合併症，故**需觀察出血**、監測生命徵象，同時**請病人仰臥、24 小時內應臥床休息，砂袋加壓傷口 6~8 小時**。
   (2) **觀察尿液量及顏色**。衛教病人檢查後一天內，尿液中可能有少量血液，**為減少血塊生成導致尿瀦留，應多喝水，不要用力咳嗽**或解便等會造成腹壓增加之活動，尿液中出現血塊需通知醫生。
   (3) **檢查後 6 小時無出血情形，可下床解尿。正常情況下，可於 24 小時後恢復一般活動**。
   (4) 衛教病人為避免發生內出血，**檢查後 2 週內不要提重物、做劇烈運動**。

八、尿路動力學檢查

1. 可評估膀胱與尿道功能。
2. 檢查前護理：填寫同意書，**檢查前 2 小時多喝水以膨脹膀胱**，有服用自主神經藥物者需先停藥。
3. **檢查後護理：多喝水以減少尿路感染發生**，衛教病人檢查後一天內有解尿困難或頻尿的情形為正常。
4. **禁忌症**：月經來潮會影響判讀；**尿路感染者**會使感染擴散。
5. 檢查項目：
   (1) **膀胱容積壓力檢查**。
   (2) 尿道外括約肌肌電圖。
   (3) **尿道壓力檢查**：能檢查出潛在尿失禁或尿瀦留。
   (4) **尿流速檢查**：盛尿器接上監視器，請病人在盛尿器上解尿，由監視器繪出尿流速圖。**最大尿流速若低於 10 mL／秒，即顯示尿道出口有阻塞現象**。
   (5) 餘尿量檢查：請病人解尿後，以導尿管或超音波測餘尿量，**正常餘尿量應少於 50 c.c.**。

14-3 常見治療與護理處置

一、血液透析(hemodialysis, HD)

1. 原理：運用人工半透膜**藉著滲透（水的移動）、擴散（分子的移動）與超過濾的方式**，來取代腎臟以排除代謝廢物。
2. 適應症：
   (1) 急、慢性腎衰竭。
   (2) 小分子藥物中毒，如 Aspirin、鋰鹽、**巴比妥類**。
   (3) 頑固性**水腫**、無尿。

(4) 電解質失衡，尤其是**高血鉀**。

(5) **酸中毒**。

3. 血管通路：

(1) 暫時性者（數週）使用經皮穿刺留置導管；需長期血液透析者則於皮下將動靜脈吻合形成動靜脈瘻管(A-V shunt)，讓動脈血液能流至靜脈，使靜脈充盈，以利透析，通常**血管選擇非慣用手**的頭靜脈至肱動脈（手腕）、頭靜脈至臂動脈（上臂）。

(2) 衛教動靜脈瘻管術後注意事項：

A. 術後 6~8 週瘻管才可使用。

B. **術後將有瘻管的手抬高**，減少腫脹。

C. 伸直有瘻管的手，保持血液通暢，防止血栓。

D. 加強保護有瘻管的手，**禁止做任何治療**（抽血、**量血壓**）、**不提重物**、**不要壓迫**（**戴手錶**或飾物）、不睡向有瘻管的手，以防發生感染或血栓。

E. **做手握軟球運動**，可強化瘻管，**促進血管通暢**。

F. 檢查血流是否通暢，聽診有血管嘈音「沙沙聲」(grade IV)，觸診有**震動**感「沙沙的流動感」（第 IV 級以上）。

4. 護理：

(1) 透析前後需量體重（以測定喪失的液體量），測 BUN、creatinine、電解質。

(2) 透析時，動脈血進入透析器之前必須加入抗凝血劑 Heparine，以防血液凝固，當透析血液回到靜脈前必須加入 Protamine（拮抗 Heparine 作用），以防發生自發性出血。

(3) **透析後 4~6 小時應避免侵入性治療**，並**謹防跌倒意外**。

(4) 請病人配合飲食、藥物控制，**液體攝取量以兩次透析間體重增加 1.0~1.5 公斤為限（不超過其乾體重 5%）**。

(5) **透析前暫停給任何藥物**，透析後視需要再給予。

5. 合併症：

(1) **低血壓（最常見）**：

A. 因透析血流速過快、脫水、貧血、失血等原因所致。

B. 若於透析時出現低血壓，應減慢血流量、降低脫水量，予以輸注 0.9%生理食鹽水 100~300 mL，拿掉枕頭或頭放低以增加腦血流量，若病人有嘔吐感，則將頭移向一側。

C. 若為貧血所致，予以**補充鐵劑或紅血球生成素**(EPO)。

(2) **不平衡症候群**：

A. **因透析時血中尿素氮減少速度比腦部快速，產生滲透壓不平衡所致**，引起大腦水腫、顱內壓增加，造成**頭痛**、**噁心**、**嘔吐**、**不安**、**意識程度降低**、**抽搐**、昏迷，甚至死亡。

B. **常發生於透析時或透析後 24 小時，以做最初幾次透析的病人最常見。**

C. 在透析時，降低透析速度可預防發生。

(3) 感染。

(4) 貧血或出血：**有貧血問題時，於血液透析後靜脈注射 EPO**。

二、腹膜透析(peritoneal dialysis, PD)

1. 以腹膜為透析膜，將透析液（**1.5~4.25%葡萄糖液，濃度越高效果越好**能移除越多水分，**通常透析液還含有鈉、鈣、碳酸鹽等物質**）注入腹腔，運用擴散、滲透作用移除廢物。**一般成人在整個透析過程中最多交換 40 公升液體**。

2. 腹膜透析之**小分子透析率、水分排除比血液透析差**，腹膜透析無法藉助半透膜兩側壓力差來脫水，而是利用透析液中的葡萄糖製造的滲透差將水分脫除，因吸收透析液中的葡萄糖，所以**血中脂質、三酸甘油酯易增加**。

3. 為增強清除的效果，可增加更換透析液的頻率，但**易使蛋白質**、胺基酸大量**流失**而造成負氮平衡的情形。
4. 具有活動性與獨立性佳、**對生活干擾較少**、可於在家使用、**飲食限制較少**、無相容性問題、不需使用抗凝血劑、**使用時持續且穩定**、**不易出現低血壓**或不平衡症候群、**噁心嘔吐比較不會發生**、**對於心血管負荷較小**等優點。但**需擔負較多的自我照顧活動**。
5. 分類：
   (1) 間歇性腹膜透析(IPD)：每次灌入 1.5~2 公升透析液，停留 15~30 分鐘。
   (2) 持續性活動型腹膜透析(CAPD)：透析液至少停留於腹腔內 30 分鐘，**一般停留 4~8 小時**。
   (3) 持續性循環型腹膜透析(CCPD)：於晚間睡眠時間進行透析。
6. 護理：
   (1) 透析時若液體流動不順暢、透析液回流不足，可將引流袋置於腹部下、改變姿勢或走動、予以加壓腹部、抬高床頭，以促進引流。如因阻塞或移位造成，則重放導管。
   (2) 透析時若出現腹部疼痛，可能是液體灌入太多或太快所致，應減緩灌入速度，**維持透析液溫度與體溫相近**。
   (3) 注意**回流液若混濁**、顏色改變，可能為感染、腸穿孔、膀胱穿孔。
   (4) 飲食需少量多餐，要有充足的熱量與蛋白質，**每日應攝取 2,000~2,500 Kcal 碳水化合物**。
7. 合併症：
   (1) **腹膜炎：最常見**，會出現腹痛、透析液混濁（透析液中白血球升高）症狀。處理方式為每 20 分鐘用一袋透析液迅速灌洗腹腔（不超過 3 次），第一袋流出之混濁液需做細菌培養，之後使用抗生素（越早越好）；每次透析時嚴格遵守無菌技術原則為預防腹膜炎的方式。

(2) 脫水。

(3) 高滲透性高血糖性非酮酸血症：處理方式是當透析時間較長，給予胰島素。

表 14-1 血液透析(HD)與持續性活動型腹膜透析(CAPD)之比較

治療種類	血液透析 (HD)	持續性活動型腹膜透析 (CAPD)
執行者	醫護人員	病人或主要照顧者
透析通路	動靜脈瘻管(A-V shunt)	腹膜透析導管
治療方法	每次皆須在動靜脈瘻管上扎兩針，一端將血液抽出體外進行血液淨化，一端將淨化後的血液送回體內	經導管注入透析液，留置腹腔 4~8 小時以淨化血液，之後將透析液引流出來，再注入新鮮透析液
治療時間表	照醫院安排。每週 3 次，每次治療時間為 4~5 小時	可依自己的作息彈性調整。每日執行 4~5 次換液，每次換液約 20~30 分鐘，24 小時持續進行透析。**需承擔較多的自我照顧活動**
殘餘腎功能維持	維持較短	維持較久
飲食	· 需限鉀、磷、鹽和水分 · 蛋白質適量，醣類攝取無特別限制（糖尿病除外）	· **限磷、醣類** · 不限鉀與水分（嚴重高血壓和水腫除外） · **蛋白質流失較多**，鼓勵高蛋白質飲食
血壓控制	透析前後血壓差異較大	持續緩慢脫水，血壓較易控制
治療時引起之不適情形	需扎針，快速移除毒素及水分，透析後易出現**不平衡症候群**	不需扎針，透析過程不會有不適感

三、腎臟移植

1. 受腎者條件：親屬捐贈之手術成功率較高（活體親屬捐贈須為五等親以內）、受腎者最好小於 65 歲、無精神疾病、無酒癮或藥癮、無嚴重之全身感染或尿路感染、無草酸鹽沉積症 (oxalosis)。病人術前需再進行血液透析移除體液與毒素，且交叉試驗陰性才可以進行腎臟移植。
2. 合併症：
   (1) 移植腎通常置於**受腎者下腹部，不須切除原來的腎臟**，可保留原有的腎臟。**排斥作用為腎臟移植最常見之合併症**（表 14-2），常發生於移植後 3 個月內，以類固醇與免疫抑制劑治療。
   (2) 感染：術後要服用抗排斥藥物，免疫功能會降低，易發生感染，例如**肺部感染**。
   (3) 其他：術後高血壓可能因為**腎動脈狹窄**。使用大量類固醇易導致**胃潰瘍**。
3. **護理：**
   (1) 每天須量體溫、體重、血壓。
   (2) 免疫功能降低易發生感染，故需加以防範，如保護性隔離、限制訪客、進入病房者需戴口罩、保持規律排便習慣、注意口腔衛生。
   (3) 穿著寬鬆衣物，以避免壓迫植入的腎臟。
   (4) 手術後 3 個月內，避免接觸禽鳥類。
   (5) 當尿量穩定增加時，代表植入的腎臟已發揮功能。

表 14-2 排斥作用的分類

	超急性排斥 (hyperacute rejection)	加速性排斥 (accelerated rejection)	急性排斥 (acute rejection)	慢性排斥 (chronic rejection)
發生時間	移植後數分鐘至數小時（48 小時內）	移植後 2~5 日	**最常見，預後較佳**，出現於移植後 1 週~6 個月	移植後數月或數年
機轉	體液免疫反應	血液形成**抗體**拮抗腎臟抗原	為細胞免疫反應，病人會**出現少尿、水腫、體重增加、血壓增高、發燒、腎臟腫大與壓痛**、尿液血液檢查異常（如 serum creatinine **值升高**）	緩慢的體液免疫作用（細胞免疫部分參與），病人可能會**出現尿量減少、蛋白尿、高血壓、體重增加、腎移植處壓痛等情形**
處理	為不可逆，給予大劑量靜脈注射類固醇，無效時，**需將移植腎臟切除**	使用大量**類固醇或血漿去除術**	為可逆反應，增加**類固醇**劑量或使用**免疫抑制劑** ALG、ATG 以及 OKT-3	使用**類固醇**或**免疫抑制劑**

14-4 常見疾病治療與護理處置

一、感 染

下泌尿道感染為尿道炎與膀胱炎，上泌尿道感染為腎盂腎炎。**尿路感染常見的菌種有大腸桿菌**(*E. coli*)、**念珠菌**(*Candida*)、**沙雷氏菌**(*Serratia*)等。

(一) 尿道炎與膀胱炎

1. 病因病理：
   (1) **感染：通常是上行性（逆行性）感染所致，以大腸桿菌最常見**。女性較男性易發生的原因為尿道較短、尿道口近肛門與陰道、停經使**動情素減少**而造成尿道萎縮、會陰清潔方式不正確。
   (2) 使用類固醇或免疫抑制劑、長期使用抗生素、放射線或化學藥物治療、免疫疾病（如 SLE）、**糖尿病（血糖控制不佳者）**、留置導尿管者（使用導尿管是院內泌尿道感染主因）或膀胱黏膜損傷（膀胱鏡檢查）、老化等免疫力降低者。
   (3) **尿路阻塞**或**尿瀦留**：懷孕、男性常於 40 歲後前列腺肥大阻塞尿流所致。
   (4) 膀胱神經損傷。
   (5) **排便失禁**。
2. **臨床症狀**：排尿疼痛或燒灼感、急尿、頻尿、解尿困難，急性膀胱炎者可能會有恥骨上部下墜感。
3. 診斷性檢查：尿液檢查可見**尿液混濁**、**pH 值偏鹼**、**白血球含量多**、每毫升乾淨尿液中**含菌數＞10^5 個**(＞10^5 CFU/mL)。
4. 治療與護理處置：
   (1) **藥物治療**：出現菌尿時，需要**抗生素治療 7~10 天**，服用磺胺類 Sulfisoxazole 時至少要喝一杯水，持續按時服藥勿自行停藥，若有過敏反應需立即就醫；尿路防腐止痛劑 Pyridium (Phenazopyridine)能制止尿路內細菌滋生、鎮痛、減少排尿燒灼感、緩和頻尿狀況，服用時尿液顏色呈橘紅色。
   (2) 手術治療：針對尿路結石或前列腺肥大者。

(3) **飲食治療：**

A. **鼓勵喝水，至少 3 公升／天**。

B. 進食**酸性食物**以酸化尿液，如**蛋**、**肉**、**梅子**、**李子**、**柑橘**、蔓越莓汁、**全穀類食物（如燕麥、玉米）**、富含維生素 C 或氯磷硫食物。

(4) **衛教：**

A. 持續服藥的重要性。

B. 勿憋尿，計畫液體攝取與排尿時間表。

C. 女性病人如廁後由前往後（由尿道口向肛門的方向）擦拭、採淋浴、性交後排尿與多喝水、勿於會陰部使用清潔劑以免改變 pH 值。

D. 穿著乾淨乾燥之棉質內褲，避免穿著緊身褲或牛仔褲。

E. 復發性膀胱炎可採溫水坐浴減輕局部不適。

(二) 腎盂腎炎

1. 病因病理：腎盂發生感染後會水腫，腎組織的炎症反應逐漸擴散，使腎組織纖維化，形成疤痕組織、結締組織，導致腎臟功能下降。慢性腎盂腎炎可能會發展成慢性腎衰竭而有高血壓、尿毒症。

2. 分類：

(1) **急性腎盂腎炎：上行性感染**、侵入性檢查或治療所致，常見感染菌為大腸桿菌、變形菌、假單孢菌等。

(2) **慢性腎盂腎炎**：尿路結石或阻塞、神經肌肉病變引起感染。

3. **臨床症狀**：發燒、寒顫、頻尿、排尿燒灼感、**肋骨脊柱角疼痛**輻射至輸尿管或腹部。

4. 診斷性檢查：

(1) 尿液檢查：尿中含白血球、圓柱體、細菌。

(2) 血清學檢查：**紅血球沉降速率**(ESR)與 **C-反應蛋白**(CRP)**升高**。

(3) 放射線影像檢查：如腎－輸尿管－膀胱 X 光檢查(KUB X-ray)、靜脈注射腎盂攝影(IVP)、超音波掃描攝影。

5. 治療與護理處置：

(1) 藥物治療：依尿液培養結果使用抗生素，為避免發生抗藥性、疾病復發，不可自行停藥。

(2) **增加液體攝取量**，每日約 2,000~3,000 mL；鼓勵**多攝取富含維生素 C 的食物**。

(3) 臥床休息，**避免劇烈運動**。

(三) 腎結核

1. 病因病理：多續發於肺結核感染之後，由血液、淋巴管和直接蔓延到達腎臟，可經由尿液汙染而感染其他部位。高度纖維化為其特點，晚期會造成皮質阻塞性缺血性萎縮，有些病人出現腎性高血壓。90%為單側病變。70%發生在 20~40 歲的青壯年，男性居多，腎臟出現乾酪性病變。

2. 臨床症狀：尿頻、尿急、尿痛、腰酸、腰痛、血尿、酸性膿尿、頻尿、盜汗等為結核菌造成的全身症狀。

3. 診斷性檢查：**取連續 3 天晨起第一次排尿之中段尿做培養**；X 光檢查發現腎臟如蟲蛀般；腎臟活體切片檢查呈乾酪性病變。

4. **治療與護理處置**：

(1) 須合併多種結核藥物治療至少 2 年。

(2) 長期追蹤至少每 6 個月做一次尿液細菌檢查。

(3) 指導病患定期服用藥物及門診追蹤。

(4) 平日病患應得到適當營養及充足休息。

二、多囊性腎病

1. 病因病理：第 16 對體染色體顯性**遺傳疾病，好發於 40 歲**。於腎組織發生許多葡萄狀囊泡，會破壞腎元導致腎功能變差，甚至腎衰竭。
2. 臨床症狀：腰椎鈍痛及**後腰窩絞痛**。
3. 診斷性檢查：**可由腎超音波確認囊腫**。
4. 治療與護理處置：
   (1) 藥物治療：如止痛劑（禁用 Aspirin）、降血壓藥、利尿劑、抗生素。
   (2) 飲食治療：低鹽、低蛋白飲食。
   (3) 透析治療或腎臟移植。
   (4) **避免感染**：泌尿道感染是常見的合併症，需避免發生感染，以減少腎臟負擔。

三、免疫性疾病

(一) 急性腎絲球腎炎

1. 病因病理：**是抗原抗體反應造成的免疫性疾病**：
   (1) **感染**：對病原體的免疫反應，最常見的是呼吸道或皮膚感染 A 群 β 溶血性鏈球菌，主要好發於兒童。人體的免疫反應機轉被活化後，發生抗原抗體反應使腎絲球發炎增生。
   (2) 原發性腎絲球病。
   (3) 續發性：與全身性疾病有關，如全身性紅斑性狼瘡(SLE)。
2. 臨床症狀：**少尿**、臉部與眼眶周圍**水腫**、可能有高血壓、發燒、寒顫、虛弱無力、噁心、嘔吐。

3. 診斷性檢查：
   (1) **尿液檢查：血尿**、尿中含有紅血球圓柱、**蛋白尿**。
   (2) 血清**肌酸酐**正常或**升高**、**血尿素氮**(BUN)**增高**、**腎絲球過濾率**可能**下降**至 50 mL/min。
   (3) 抗 O 型鏈球菌溶血素升高、**C3 與 C4 補體減少**。
4. 治療與護理處置：
   (1) 藥物治療：**抗生素**、類固醇、免疫抑制劑。
   (2) 透析治療。
   (3) 飲食治療：
   A. 為減輕腎臟負擔，**採高碳水化合物、低蛋白飲食**，最佳蛋白質來源為雞蛋，其次為牛奶、魚、肉類。
   B. 為減輕水腫，採低鈉飲食且**限水**（500~1,000 c.c.／天）。
   C. **為避免少尿造成高血鉀，需限鉀**。
   (4) **臥床休息**，以免活動促進代謝、增加腎臟負擔，直至血尿、蛋白尿、高血壓有改善。
   (5) 每日正確記錄輸出輸入量、體重，並檢視水腫狀況。

(二) 慢性腎絲球腎炎

1. 病因病理：全身性疾病（如 SLE、高血壓、糖尿病）之腎臟病變、急性腎絲球腎炎、感染等造成。腎臟被瘢痕組織、纖維組織取代，**可見腎絲球有玻璃樣變性**，腎功能、腎絲球過濾率降低，長期發展後會造成尿毒症。
2. **臨床症狀**：排尿型態改變、水腫、高血壓、頭痛、體重下降、呼吸困難等。
3. 診斷性檢查：
   (1) 尿液檢查：蛋白尿、尿中有紅血球與圓柱體。
   (2) **腎臟活體組織切片**：可早期診斷慢性腎絲球腎炎。

(3) **肌酸酐清除率(CCr.)數值下降、血清肌酸酐升高、血尿素氮(BUN)增高。**

4. 治療與護理處置：症狀治療，其他治療與護理處置見「急性腎絲球腎炎」。

(三) 腎病症候群

1. 病因病理：腎絲球出現瀰漫性破壞，致**腎絲球通透性增加使蛋白質流失，而導致白蛋白減少**。可能由腎絲球疾病、全身性疾病（如 SLE、糖尿病）、過敏、藥物等所造成。

2. **臨床症狀**：

(1) **蛋白尿**。

(2) 水腫：腎絲球通透性增加，**血清膠體滲透壓下降**，使液體流向組織間隙而水腫，全身水腫，病人皮膚呈現蒼白如蠟。

(3) **低蛋白血症**。

(4) **高血脂**：肝臟因蛋白質流失使脂肪合成增加。腎病症候群會導致高血脂，使得與心血管疾病的共病機率增加。

(5) 腎靜脈血栓。

3. 診斷性檢查：24 hrs 尿蛋白＞3.5 gm。

4. 治療與護理處置：

(1) **藥物治療**：使用類固醇(Prednisolone)緩解蛋白尿；給予利尿劑(Lasix)控制水腫；使用抗凝劑預防腎靜脈血栓，**需指導病人抗凝劑使用的注意事項，如出血徵兆**。衛教病人按時服藥，即使症狀緩解也不可自行停藥。

(2) 飲食治療：

A. 腎絲球過濾率(GFR)**正常者採高蛋白質**（動物性蛋白為主）、**高熱量飲食，當 GFR 過低時則需採低蛋白飲食**，以減輕腎臟負擔。

B. 限鈉，以減輕水腫。

(3) **水腫嚴重時要臥床休息**，抬高肢體減輕四肢水腫。

(4) **每日監測輸出輸入量，量體重與腰圍，以監測體液平衡**。

四、尿路結石與腎結石

1. 尿路結石分成上尿路結石（包括腎結石、輸尿管結石）與下尿路結石（包括膀胱結石、尿道結石），其中**以腎結石最常見**。**男性發生率為女性 4 倍，易發生於 30~50 歲**。

2. 病因病理：

(1) 高尿鈣：小腸對鈣吸收增加。

(2) **腎小管缺損**，使再吸收鈣功能下降。

(3) **高血鈣**：如制動（術後、慢性病長期臥床）、攝取過多維生素 D、副甲狀腺機能亢進(PTH)。

(4) 尿瀦留。

(5) **脫水**、使用利尿劑。

(6) **痛風**：使尿酸(uric acid)增加。

(7) **尿液 pH 值變化**：磷酸鈣結石、磷酸胺鎂結石易於鹼性尿液中形成；尿酸結石、胱胺酸結石易於酸性尿液中形成；草酸鈣結石不受尿液 pH 值影響。

3. 臨床症狀：**腎臟或輸尿管結石常會伴隨後背腰部疼痛、血尿、噁心嘔吐、寒顫、發燒**。以下是尿路結石常見的臨床症狀：

(1) **疼痛**：常是尖銳性劇痛，疼痛部位由後背腰部到兩側腰部，疼痛輻射至陰囊；輸尿管至膀胱有三處狹窄，分別是輸尿管離開腎盂處、輸尿管進入膀胱處、輸尿管橫過在骨盆上緣的腸骨動脈處，使結石不易通過、造成疼痛；若輸尿管因結石阻塞而積水，會擴張產生攣縮、劇痛；有時合併腹痛、腹脹。

(2) 頻尿、尿急、排尿疼痛、**血尿**、噁心、嘔吐、**蒼白**、**盜汗**。

4. 治療與護理處置：

(1) **藥物治療**：屬突發性、尖銳的疼痛應依醫囑使用止痛劑緩解疼痛；使用平滑肌鬆弛劑緩解輸尿管痙攣；使用黃嘌呤抑制劑減少尿酸形成，然藥物無法溶解草酸鈣結石。

(2) **手術治療**：如開刀取出結石、經內視鏡體內碎石術、體外震波碎石術(ESWL)。

A. 膀胱結石的治療可採膀胱結石術，直接開膀胱取出，或是經尿道內視鏡膀胱碎石術。術後**常用廣效性抗生素預防感染，並鼓勵多喝水，監測輸出入量與尿液顏色、氣味等**。

B. 體外震波碎石術適用於腎結石或輸尿管上部結石、結石小於 2 公分者；在治療過程中，需以心電圖監測心跳節律，震波要與心電圖 R 波同步；碎石後血尿的情形會維持數天，術後 2 小時若無不適即可進食，鼓勵多喝水、下床活動，以利碎石排出（約 2~5 天），可用紗布過濾尿液以確定碎石排出。

(3) **飲食治療**：

A. 結石小於 0.5 公分且無限制的病人，**鼓勵多喝水（每日 3~4 公升**，持續喝水較一次大量喝水效果佳），尤其在飯後 2 小時、運動後、睡前較易缺水，更需補充水分，確保每日尿量於 2 公升以上，**以利結石排出**、減少結晶形成。

B. 依據結石型態之飲食治療（表 14-3）。

(4) **記錄輸出入量，觀察其是否平衡**，以評估腎臟功能。

(5) **控制潛在問題，如泌尿道感染**。

表 14-3 各種結石之飲食治療

	結石型態	飲食治療
鈣結石	磷酸鈣結石	· **促使尿液酸性化**：肉、蛋、魚、李子、蔓越莓、梅子 · 減少攝取高鈣食物：牛奶、乳製品 · 避免攝取維生素 D
	草酸鈣結石 **（與尿液 pH 值無關）**	· **避免攝取草酸食物：波菜、蘆筍、番茄**、甘藍菜、茶、咖啡、可樂、**啤酒**、巧克力、**豆類**、花生、**柑橘類水果**、蘋果、葡萄 · **避免攝取維生素 C**
非鈣結石	磷酸胺鎂結石 （為感染性結石，如**鹿角結石**）	· 促使**尿液酸性化，可預防復發** · **限制高磷酸食物**：乳製品、紅肉、內臟、全穀類 · **避免碳酸飲料**
	尿酸結石	· **促使尿液鹼性化**：牛奶、**水果**（李子、蔓越莓、**梅子除外**）、**綠色蔬菜、海帶** · $NaHCO_3$ 可鹼化尿液 · **減少攝取高嘌呤食物：香菇、豆類、海鮮、內臟**、肉汁、紅酒，減少尿酸形成
	胱胺酸結石	· 促使尿液鹼性化 · **增加柑橘類的攝取**

五、腫 瘤

(一) 腎細胞癌

1. 病因病理：**腎細胞癌**（腺癌）**是最常見的腎臟惡性腫瘤**，致病因素可能為**吸菸**、環境及職業因素（如**暴露於鎘**），**常轉移至肺臟、骨骼**。分為四期：

(1) 第一期：位於腎被囊內。

(2) 第二期：侵入腎周圍的脂肪。

(3) 第三期：擴展至腎靜脈或淋巴結。

(4) 第四期：侵入鄰近器官或轉移至較遠組織。

2. 臨床症狀：早期無症狀。之後可能會有**無痛的間歇性血尿**、後腰部疼痛、可觸診到之腹部腫塊為主要徵狀，其他如體重下降、發燒、高血壓、貧血等。腎細胞癌患者之癌細胞會分泌副甲狀腺素、紅血球生成素、人類絨毛膜性腺素等荷爾蒙引發腫瘤附屬症候群，如紅血球過多症、高血鈣、高血壓、性慾降低、第二性徵改變等。

3. 治療與護理處置：

(1) **手術治療**：主要為**根除性腎切除術**(radical nephrectomy)，切除整個腎臟及鄰近腎上腺、腎動脈與腎靜脈、淋巴結與其周圍筋膜、脂肪。**術後 24~48 小時需監測輸出入量與維持尿量 30~50 mL/hour**，**並注意有無腎上腺功能不足之症狀，如尿量減少、低血鈉、低血壓、意識程度改變**。

(2) **放射線治療**：用於緩和腎細胞癌轉移至骨骼、肺的病變。

(二) 膀胱癌

1. 病因病理：泌尿道最常發生的癌症，男性為女性的三倍。**危險因子為吸菸、吸二手菸、大量使用止痛劑**(Phenacetin)、暴露於某些物質或環境中（如**染劑**、**有機溶劑**、金屬、油漆、橡膠副產品、有機化合物）、抗癌藥物、游離輻射線等。**好發於膀胱側壁、其次是膀胱三角，以移行細胞癌**(TCC)**占最多數，腺癌占最少**；轉移時以淋巴轉移最常見，**常轉移至腹部與骨盆腔淋巴結**，其次是肺臟、肝臟、骨骼。根據 Marshall 分期系統可分為以下幾期，以 C、D 期預後較差：

- 0 期：局限黏膜層。
- A 期：黏膜下層。
- B_1 期：肌肉層一半以內。
- B_2 期：肌肉層。
- C 期：超過肌肉層。
- D_1 期：轉移至骨盆淋巴結。
- D_2 期：轉移超出骨盆腔。

2. **臨床症狀：無痛性血尿**是常見的早期症狀、排尿困難、頻尿。
3. **診斷性檢查：尿液細胞學檢查是確認惡性細胞最方便的方式，膀胱鏡檢查則是確診和定期追蹤的主要方式**，其他還有泌尿道攝影等檢查方式。
4. **治療與護理處置：一般採手術治療，化學治療與放射線治療為輔助治療**。**化療藥物可經靜脈注射如 Cisplatin、Doxorubicin、Vinblastine**，而**膀胱內化學灌藥適用於未侵犯肌肉表淺性腫瘤**，其是利用膀胱導管將藥物灌入膀胱內，常用的灌注藥物包括 **BCG（卡介苗）**、Thiotepa 等。手術治療依侵犯程度分為部分膀胱切除術與完全膀胱切除術，完全膀胱切除術後需行尿道改道(diversion)：

   (1) 兩側皮膚的輸尿管造口術。

   (2) 雙筒狀輸尿管造口術。

   (3) 膀胱造口。

   (4) 腎臟造口。

   (5) **迴腸導管**(ileal conduit)：

   A. **取一段迴腸，一端封閉，一端造口於腹壁，將輸尿管植於此節迴腸，尿液即自輸尿管經此節迴腸送至腹部造口。**

   B. 術後若排出鮮紅色血尿是異常情況，尿液若混濁可能是感染現象。

C. **術後鼓勵多喝水**，以避免發生感染導致腎盂腎炎、腹膜炎。

D. **鼓勵食用酸性飲食以酸化尿液**，可抑制細菌生長，預防感染。告知**避免攝取蘆筍、乳酪**等使尿液味道強烈的食物。告知可服用**維生素 C**，以抑制尿液的異味。

E. **約 5~7 天更換一次集尿袋，至少每隔 8 小時或尿袋內尿液超過 1/3 即需排空**，以避免發生感染。

F. 造口周圍皮膚護理：**正常造口外觀為粉紅色、潮濕樣**，若呈發紺或紅、**有分泌物時，需通知醫師處理**；以中性肥皂清洗局部皮膚，保持乾燥；**使用水與醋酸的稀釋液(1:2)清洗造口周圍皮膚的結晶物**；發生感染時依醫囑使用抗生素藥膏。

(6) **寇克氏可控制性迴腸囊**(Kock's continent ileal reservoir)：利用腸套疊形成的瓣膜來防止尿液流到體外，並具有使儲尿容量增大且對內部壓力小、抗尿液逆流、**排尿可控制性（似正常排尿）**三項優點。

(7) 結腸輸尿管吻合術。

六、腎衰竭

(一) 急性腎衰竭

1. 病因病理：為腎臟排泄功能急遽衰退，使腎絲球過濾率降低、導致血清含氮廢物存留，呈現急性症狀，通常為可逆性的。

(1) **腎前性**：腎臟血流不足、**低血容積**、**心輸出量減少**、血管內鬱血、**腎血管阻塞**、**燒傷**。

(2) **腎因性**：腎實質性疾病，如急性腎絲球腎炎，以急性腎小管壞死最常見；**惡性高血壓**；**使用藥物如抗生素**、**Gentamicin 也是原因之一**。

(3) **腎後性**：輸尿管腫瘤、尿路阻塞，如結石、**前列腺肥大**。

2. 臨床症狀：

(1) **乏尿期**：因腎絲球過濾率降低引起少尿（**尿量少於** 400 c.c.**／天**），發生於開始的 1~7 天內。因腎前性與腎性因素造成的少尿原因不同，在血液檢查中 BUN/Creatinine **之比值為腎前性**＞20~40:1；腎性則是＜10~15:1。此期會出現**尿毒症**，而有噁心、嘔吐、**厭食**、腦病變（如嗜睡、表情呆滯等神經學症狀），以及**氮血症**、酸血症、體液電解質不平衡（**高血鉀**、**高血磷**、**低血鈉**）、血小板功能障礙、貧血、**低血壓**、腸胃症狀。**高血鉀為致命的合併症，會造成心電圖** T **波變高**及 QRS **波變寬**、**心律不整**、心跳停止。

(2) **利尿期**：高尿量是因高尿素濃縮的滲透利尿作用與腎小管的濃縮力不足造成，此期可持續 1~3 週。此期尿毒仍嚴重，可由低肌酸酐清除率與高血清肌酸酐、高血尿素氮反應出，需注意是否有低血鈉、低血鉀與脫水情形。**尿液比重介於** 1.008~1.012。

(3) 恢復期：始於腎絲球過濾率增加，**若無腎臟損傷，數月至 1 年可恢復正常**。

3. 診斷性檢查：表 14-4 結果可用來作為急性腎衰竭鑑別診斷之依據。

表 14-4 急性腎衰竭的鑑別診斷

項目	腎前性	腎因性	腎後性
尿鈉濃度(mEq/L)	＜20	＞40	－
肌酸酐	增加	增加	增加
尿素氮與肌酸酐比	＞20：1	＜20：1	－
尿滲透壓(mOsm/L)	＞500	＜350	－
尿比重	＞1.015	＜1.015	－

4. 治療與護理處置：
   (1) 矯正引起急性腎衰竭的潛在疾病，如高血鉀症、酸血症、血磷過高。**可口服或灌腸離子交換樹脂**(Kayexalate)，**將鉀離子由腸道排出**；或靜脈注射葡萄糖和胰島素、葡萄糖鈣、**重碳酸鈉**等治療高血鉀症。
   (2) 乏尿期應給予**高熱量、限制蛋白質**(1 gm/kg)、**限鉀、限鈉、低磷飲食**。
   (3) 利尿期的問題為低血容積與電解質喪失，故要注意脫水問題，依血液生化值補充鈉與鉀。
   (4) 透析治療。
   (5) **血漿減除術**(plasmapheresis)。
   (6) 預防合併症發生，如水分滯留與感染，續發性感染為主要死因。

(二) 慢性腎衰竭(CFR)

1. 病因病理：為進行性，腎臟功能逐漸降低，而出現血液中代謝廢物與水分過多。**腎絲球疾病**、腎小管疾病、腎臟血管疾病、先天性腎臟異常、感染、全身性血管疾病（特發性**高血壓**為慢性腎衰竭最主要原因、**糖尿病病變**）、代謝性腎疾病、免疫疾病（如**全身性紅斑性狼瘡**）。

2. 臨床症狀：
   (1) 初期：尿液濃縮不足、多尿。
   (2) 末期：腎功能完全喪失。末期腎疾病(end-stage renal disease; ESRD)為**慢性腎臟病**(CKD)最嚴重的疾病狀態，**病人需接受透析或腎移植**。
      A. 腎功能逐漸降低時會呈現尿量不足，而處於體液過量的危險。
      B. 血鉀**血磷增高、代謝性酸中毒**、低血鈣。

C. 軟骨症與骨質疏鬆：因鈣離子流失、體內磷聚積造成低血鈣、缺乏維生素 D 活化素所致。

D. **氮血症（血清肌酸酐、血清尿素氮增加）**、尿酸增加，甚至造成尿毒性腦病變，如嗜睡、意識不清、混亂、譫妄、Kussmaul 氏呼吸。

E. **血紅素下降、貧血**：因紅血球生成素減少、尿毒症造成紅血球存活期縮短、鐵質與葉酸缺乏、凝血時間延長造成**腸胃道出血**所致。補充鐵劑時**不可同時服用制酸劑**，會干擾鐵劑吸收。

F. **副甲狀腺機能亢進**：使胃酸分泌增加**造成腸胃道出血**。

G. **厭食、噁心、嘔吐**：腎絲球過濾率降低，使**肌酸酐廓清率**(Ccr)**減低**，造成肌酸酐增加，引起腸道過度分解尿素為氨所致。

H. 高血壓、不正常出血、心衰竭等各系統之全身性症狀。

I. 皮膚因尿黃質色素堆積而變得暗黃、**因鈣磷沉積而搔癢，沐浴後使用 Calamine 乳劑、修剪指甲避免抓傷**。

J. 因脂質代謝異常，造成高血脂。

K. 性功能改變；女性可能會出現**月經不規則**。

L. 出現腿部不安症候群(restless leg syndrome)。

(3) 慢性腎臟病(chronic kidney disease; CKD)為持續至少 3 個月的腎功能降低和／或腎損傷。依照腎絲球過濾率(GFR)，可分為五期（表 14-5）。

表 14-5 慢性腎臟病的分期

分期	腎絲球過濾率 (ml/min/1.73m^2)	類型	腎臟功能	治療方式
第一期	≧90	腎功能正常，但出現蛋白尿、血尿	仍有正常人的 60% 以上，且出現蛋白尿、血尿或水腫等	維持腎臟功能： 1. 健康飲食、規律作息 2. 控制血糖和血壓 3. 定期做腎功能檢查
第二期	60~89	輕度腎衰竭且出現蛋白尿、血尿		
第三期	30~59	中度腎衰竭	僅有正常人的 15~59% 以上，出現水腫、高血壓、貧血和疲倦等	減緩進入末期衰竭： 1. 健康飲食、規律作息 2. 採低蛋白、低磷飲食 3. 改善水腫：避免攝取過多液體及鹽分
第四期	15~29	重度腎衰竭		
第五期	<15	末期腎疾病	剩下正常人的 15% 以下，無法排除體內代謝廢物和水分	**準備接受透析或移植**： 1. 使用藥物改善食慾不振及噁心 2. 治療貧血：注射紅血球生成素或鐵劑 3. 預防高血鉀 4. 減少心、肺積水 5. **介紹透析治療通路**

3. 治療與護理處置：

(1) 藥物治療：

A. 維生素與礦物質補充劑：若病人有接受透析，於透析後給予。

B. 氫氧化鋁：降低血中磷濃度。

C. 磷結合劑（鈣片）：可結合食物中的磷酸根，減少食物中磷的吸收量，抑制磷在小腸之吸收，以控制血中磷濃度。

D. **抗高血壓藥**：服用**血管收縮素轉化酶抑制劑(ACEI)可預防蛋白尿**之產生，**易有乾咳、低血壓、高血鉀**等副作用。

E. **靜脈點滴注射葡萄糖、胰島素和重碳酸鈉，以處理高血鉀**(hyperkalemia)**症狀**。

F. 利尿劑：多用於早期。

G. 軟便劑或輕瀉劑，需注意避免使用含鎂的輕瀉劑。

H. **貧血時給予紅血球生成素**(EPO)。末期腎疾病(ESRD)病人，因貧血接受紅血球生成素治療之準則，包括**血紅素至少要達到 11 g/dL、血清鐵蛋白應大於 200 ng/mL、運鐵蛋白飽和度應大於 20%、無惡性高血壓**。

(2) 飲食治療：

A. **限水**：依據前一天尿量加 500~800 mL 之無感性喪失、或兩次透析間體重增加以不超過其乾體重 5%，即為本日應攝取的液體量。可嚼口香糖，以刺激唾液分泌。

B. **控制鈣與磷**，低磷、**限鈉**、**限鉀**、**低蛋白**、**高熱量**、低嘌呤飲食，**不採用代鹽製品；採取高熱量低蛋白的飲食，主要是預防營養不足並減少因含氮廢物的產生而加速腎臟衰竭**。

C. 限制蛋白質攝取並非完全不吃蛋白質，**蛋白質的限制依血液生化檢驗值結果而定，而蛋白質最好來自高生物價蛋白質，例如奶類製品、蛋類、肉類**。

D. **需攝取足量之碳水化合物及脂肪**，補充鈣質、鐵質、維生素 B_{12}、維生素 D、葉酸，以加強血球製造，產生足夠熱量。

E. 全靜脈營養時**不能以脂肪取代蛋白質**，油脂類可以**植物性油脂**，如橄欖油等**取代動物性油脂**。

(3) 透析治療。**末期腎疾病(ESRD)病人需接受透析治療的指標**：持續噁心嘔吐（嚴重尿毒症狀），CCr＜10 mL/min，serum creatinine＞10 g/dL，BUN＞100 mg/dL。

(4) **減緩皮膚搔癢：洗溫水澡、塗抹潤膚霜或 Calamine 乳劑潤滑皮膚**、輕拍皮膚。**指甲須剪短，以避免抓破皮膚。**

七、尿失禁

1. 尿失禁的分類及其病因病理：參考表 14-6。

2. **診斷性檢查：**尿路動力學檢查、1 小時棉墊試驗、尿道壓力檢查。

表 14-6 尿失禁的分類及其病理機轉

類型	病理機轉	相關因素
壓力性 (stress)	**尿道或周圍肌肉組織、骨盆肌肉虛弱**，尿道膀胱角度改變，使得當腹內壓力增加時，造成少量尿液不自主流出來	**肥胖、搬重物大笑、咳嗽、打噴嚏、生產或多次懷孕、動情素降低或停經、前列腺切除後**
急迫性 (urgency)	逼尿肌受刺激後產生收縮，為高張力膀胱	膀胱結石、泌尿道結石、脊髓損傷、情緒壓力
溢出性 (overflow)	**男性常出現的尿失禁型態，常見於老人，因出口阻塞**或逼尿肌力不足，當尿瀦留過多，少量尿液不自主流出來	膀胱過度充盈、自主神經病變（如 DM）、膀胱頸阻塞（如 BPH）、糞便填塞、脊髓損傷
功能性 (functional)	生理、環境與心理因素	缺乏如廁的協助、憂鬱或退化
完全性 (total)	神經性疾病	多發性硬化症、巴金森氏症、腦血管意外(CVA)

3. 治療與護理處置：

(1) 壓力性尿失禁：

A. 藥物治療：增加尿道括約肌阻力的藥物包括三環抗鬱藥（如 amitriptyline HCl）、β 腎上腺素藥物（如 Propranolol, Inderal，其對心血管有強的效力，老年人需小心使用）。

B. **手術治療**：如恥骨後懸吊術、經陰道懸吊術。

C. **飲食治療**：以減輕體重為原則，避免膀胱刺激物如酒精或咖啡。

D. **運動治療**：骨盆底肌肉運動，即凱格爾氏運動(Kegel's exercise)，可加強骨盆底、會陰肌肉強度，以增加尿道阻力，方法為收縮會陰肌肉 3~10 秒後放鬆 3~10 秒，每日至少做 30~45 次。或運用陰道圓錐體物置入的肌肉收縮運動、生理回饋合併骨盆底肌肉運動。

E. 其他：如**養成排尿習慣**等。

(2) 急迫性尿失禁：

A. 藥物治療：控制逼尿肌受刺激造成不自主性收縮的藥物，如抗交感神經劑、平滑肌鬆弛劑**減少膀胱壁肌肉收縮的抗膽鹼激素**(anticholinergics)。

B. **膀胱訓練**：建立排尿的型態，於白天每小時開始**增加膀胱容量**，安排排尿時間，之後逐漸拉長排尿時間間隔。

C. 運動治療：屬於可逆性且可治療的，要多做骨盆底肌肉運動（**凱格爾氏運動**），強化骨盆底肌肉。

D. **避免食用刺激膀胱的食物，如咖啡、茶或酒**。

(3) 溢出性尿失禁：

A. 手術治療：若是出口阻塞可行人工尿道括約肌植入術。

B. 間歇性導尿：適於逼尿肌力不足時。

C. **膀胱訓練**：可促進膀胱收縮，如**克萊台氏法**(Cred's method，**為膀胱外壓縮**)、瓦撒爾氏操作法（Valsalva's maneuver，深吸氣後摒氣、用力增加胸內與腹內壓）、double-voiding techniques（排空膀胱後再行第二次膀胱排空）。

(4) 完全性尿失禁：使用外在裝置、尿布或棉墊、導尿管。

(5) 一般尿失禁護理：

A. 可服用蔓越莓錠劑。

B. 少喝咖啡及茶、避免喝酒，以減少膀胱刺激。

C. 鼓勵病人於白天**多喝水**，讓充足的尿液刺激排尿。

QUESTION 題庫練習

1. 臨床上最可以早期診斷慢性腎絲球腎炎之檢查，下列何者正確？(A)靜脈腎盂攝影(IVP) (B)酚紅試驗(PSP) (C)肌酸酐廓清試驗(CCr) (D)腎臟活體組織切片。 (106專高一)
2. 有關BUN與Serum Creatinine比值的敘述，下列何者正確？(A)正常比值是30/1 (B)脫水會導致比值上升 (C)發燒會導致比值下降 (D)嚴重腹瀉會導致比值下降。 (106專高一)

   解析 (A)正常比值是12~20/1；(C)(D)會導致比值上升。
3. 關於膀胱癌的敘述，下列何者錯誤？(A)與長期暴露於吸菸的環境有關 (B)與大量使用止痛劑(Phenacetin)有關 (C)初期會有疼痛性血尿 (D)通常藉膀胱鏡檢查(Cystoscopy)來診斷。

   解析 (C)初期會出現無疼痛性血尿。 (106專高一)
4. 下列何者為檢測腎絲球過濾率的最佳指標？(A)尿液培養 (B)腎臟、輸尿管、膀胱攝影 (C)肌酸酐廓清率 (D)酚紅試驗。

   (106專高二)
5. 下列何種藥物可以直接灌注於膀胱內以治療膀胱癌？(A) BCG (B) cisplatin (C) methotrexate (D) vinblastine。 (106專高二)

   解析 BCG（卡介苗）灌洗效果佳，另外Doxorubicin、Epirubicin以及Mitomycin亦是常用的灌注化學藥物。
6. 與尿液pH值無關之尿路結石成分，下列何者正確？(A)尿酸 (B)磷酸鈣 (C)草酸鈣 (D)胱胺酸。 (106專高二)
7. 正常成年人，若膀胱容積壓力正常，最大尿流速低於下列何者即顯示尿道出口有阻塞現象？(A) 40 mL／秒 (B) 30 mL／秒 (C) 20 mL／秒 (D) 10 mL／秒。 (106專高二)
8. 有關腎前性急性腎衰竭之檢驗數據，下列何者錯誤？(A)血液尿素氮與肌酸酐的比＞20：1 (B)尿鈉離子濃度＞40 mEg/L (C)尿比重＞1.015 (D)尿滲透壓增加至500 mOsm/L。 (106專高二)

解答： 1.D 2.B 3.C 4.C 5.A 6.C 7.D 8.B

解析 因為體液容積不足，腎小管會盡力回收鈉離子，致尿鈉離子濃度降低至20 mEq/L以下。

9. 有關末期腎疾病(ESRD)病人，因腎性貧血接受紅血球生成素(EPO)治療之準則，下列何者錯誤？(A)血球比容至少要達到35% (B)血清鐵蛋白應大於200 ng/mL (C)運鐵蛋白飽和度應大於20% (D)無惡性高血壓。 （106專高二）

解析 血紅素至少要達到11 g/dL。

10. 有關膀胱癌化療藥物，下列何者較不宜經靜脈給予？(A) Cisplatin (B)Doxorubicin (C)Thiotepa (D)Vinblastine。

解析 (C)Thiotepa直接以導管滴注癌症部位。 （106專高二補）

11. 病人接受體外震波碎石術時，震波須與下列何心律波同步？(A) P (B) Q (C) R (D) T。 （106專高二補）

12. 有關急性間質性腎炎之敘述，下列何者錯誤？(A)常因對某些藥物（如抗生素）過敏而發生 (B)可能出現急性腎衰竭 (C)必須長期接受透析治療 (D)通常停用導致過敏的藥物後，腎功能可恢復正常。 （106專高二補）

解析 (C)若導致急性腎衰竭，必要時視狀況予透析治療。

13. 有關末期腎疾病(ESRD)病人之液體攝取量的估計原則，下列何者最適當？(A)前一日尿量加300~500 mL／天 (B)兩次透析間體重增加宜控制在2.0公斤 (C)取決於血壓之變化 (D)兩次透析間體重增加以不超過其乾體重5%。 （107專高一）

14. 有關應力性尿失禁的處置方式，下列何者的治療效益有限？(A)藥物 (B)骨盆底肌肉運動 (C)生理回饋訓練 (D)生活型態修正。 （107專高一）

15. 末期腎疾病(ESRD)病人需接受透析治療的指標，下列何者錯誤？(A) CCr＜10 mL/min (B) Serum Creatinine＜5 g/dL (C) BUN＞100 mg/dL (D)持續地噁心嘔吐。 （107專高一）

解答： 9.A 10.C 11.C 12.C 13.D 14.A 15.B

16. 有關腎盂腎炎之敘述，下列何者錯誤？(A)常見於下泌尿道上行性感染 (B) C-反應蛋白質(C-Reactive Protein, CRP)值會增高 (C)常見有肋骨脊柱角處疼痛 (D)急性期時應限制液體攝取量。 （107專高一）

17. 有關急性腎絲球腎炎之敘述，下列何者錯誤？(A)常由β型溶血性鏈球菌感染引起 (B)是抗原抗體反應造成的疾病 (C) C3與C4補體值會上升 (D)需長期接受 Penicillin 治療。 （107專高一）

18. 有關早期慢性腎臟病病人服用血管收縮素轉化酶抑制劑(Angiotensin Converting Enzyme Inhibitors, ACEI)之敘述，下列何者錯誤？(A)可預防蛋白尿之產生 (B)易有乾咳副作用 (C)可能導致低血壓 (D)可能導致低血鉀。 （107專高一）

19. 慢性腎臟病(CKD)病人抽血檢查結果：GFR：20 c.c./min/1.73 m^2、serum creatinine: 8.0 mg/dL，依此結果，病人處於CKD第幾期？(A)第二 (B)第三 (C)第四 (D)第五。 （107專高一）

20. 有關預防尿路結石復發的護理指導，下列何者正確？(A)無特殊限制下每日喝水3,000~4,000 mL (B)喝水時應一次喝足為佳 (C)可以用茶、啤酒及飲料代替開水 (D)為了減少鈣結石應避免攝取所有含鈣食品。 （107專高二）

解析 (B)持續喝水較一次大量喝水效果佳；(C)茶、啤酒草酸含量高，會促進草酸鈣結石；(D)鈣攝取不足會增加尿液中草酸含量，也會促使人體將骨中的鈣釋放至血液，而提高結石機會。即使是結石的患者，應適量攝取鈣質而不過量。

21. 有關腎移植後產生的排斥現象，下列何者預後最佳？(A)慢性 (B)急性 (C)超急性 (D)加速型。 （107專高二）

22. 有關鹿角結石之敘述，下列何者錯誤？(A)結石的部位是位於輸尿管至膀胱結合處 (B)結石之形成與尿路感染有關 (C)結石的成分多為磷酸銨鎂結晶 (D)疼痛為常見的症狀。 （107專高二）

解答： 16.D 17.C 18.D 19.C 20.A 21.B 22.A

23. 有關急性腎絲球腎炎病人之護理指導，下列何者正確？(A)出現喉嚨痛或皮膚感染時應早期接受治療　(B)出現上呼吸道感染時即須服用抗生素　(C)須長期服用預防性抗生素以避免疾病復發　(D)須監測呼吸情況，因疾病會侵犯呼吸道黏膜引起呼吸衰竭。

（107專高二）

24. 下列何者為確立無痛性血尿是否為膀胱癌之最佳診斷檢查？(A)膀胱鏡暨切片　(B)尿液細胞學檢查　(C)核磁共振檢查　(D)靜脈腎盂攝影術。（107專高二）

解析 膀胱鏡檢查可確切檢查出病灶的大小型態、位置分布，並可同時作切片檢查，確定病理診斷。

25. 有關預防膀胱癌之護理指導，下列何者不適當？(A)不吸菸並遠離二手菸　(B)不吃含防腐劑和化學添加劑的食物　(C)避免接觸染劑及有機溶劑　(D)每天服用維生素E及相關之抗氧化製劑。

（107專高二）

26. 梁先生每週一、三、五下午1點至5點接受血液透析，因腎性貧血服用維生素C與葉酸，其服用時間下列何者正確？(A)中午12點與中餐一起服用　(B)下午1點開始透析時服用　(C)下午3點透析中服用　(D)下午5點透析結束時服用。（107專高二）

27. 有關血液透析不平衡症候群之敘述，下列何者正確？(A)最常發生於多次透析療程之後　(B)可能因血液中尿素氮減少的速度比腦部慢所致　(C)會產生滲透壓不平衡，導致腦脫水、缺氧　(D)會出現神經症狀，如不安、意識程度降低、抽搐。

解析 (A)常發生於透析時或透析後24小時，以做最初幾次透析的病人最常見；(B)可能因血液中尿素氮減少的速度比腦部快所致；(C)導致大腦水腫、顱內壓增加。（107專高二）

28. 有關慢性腎衰竭典型之合併症，不包括下列何項？(A)貧血　(B)胃腸出血　(C)月經不規則　(D)副甲狀腺功能低下。（107專高二）

解析 (D)副甲狀腺功能會亢進，促使胃酸分泌增加造成腸胃道出血。

解答： 23.A　24.A　25.D　26.D　27.D　28.D

29. 膀胱癌的初期臨床表徵，下列何者正確？(A)體重減輕 (B)頻尿 (C)無痛性血尿 (D)食慾不振。 (108專高一)

30. 下列何者是男性較常出現的尿失禁型態？(A)應力型 (B)急迫型 (C)滿溢型 (D)功能性。 (108專高一)

31. 有關腎病症候群病人之處置，下列何者錯誤？(A)採低鈉、低鉀、低蛋白飲食 (B)使用Prednisolone以緩解蛋白尿 (C)給予Furosemide (Lasix)用以控制水腫 (D)使用抗凝劑預防腎靜脈血栓。 (108專高一)

32. 有關急性腎絲球腎炎(AGN)急性期之護理指導，下列何者正確？(1)多下床活動以避免下肢水腫 (2)採高碳水化合物、低蛋白飲食 (3)預防感染措施 (4)鼓勵多喝水。(A) (1)(2) (B) (1)(4) (C) (2)(3) (D) (3)(4) 。 (108專高一)

33. 有關接受腎移植而服用免疫抑制劑cyclosporine之敘述，下列何者錯誤？(A)避免進出公共場所 (B)可能會出現肝、腎毒性 (C)長期服用易致癌症 (D)腎功能維持穩定正常後，即可停藥。

解析 (D)免疫抑制劑應遵照醫師的指示服藥，切勿自行突然停藥，否則可能產生排斥作用。 (108專高一)

34. 有關GFR為15 mL/min/1.73 m^2之慢性腎臟病病人之護理指導，下列何者最適當？(A)介紹阻緩腎功能惡化的措施 (B)介紹腎臟疾病相關知識 (C)介紹透析治療通路 (D)介紹透析治療合併症。

(108專高一)

35. 成人在正常飲水狀況下，日間平均解尿次數超過8次之現象，下列何者正確？(A)解尿困難 (B)頻尿 (C)夜尿 (D)尿失禁。

(108專高二)

36. 下列何項實驗室檢查結果最能顯示腎臟功能受損？(A)血中尿素氮升高 (B)血清肌酐酸升高 (C)尿中鈉離子升高 (D)尿中鈣離子升高。 (108專高二)

解答： 29.C 30.C 31.A 32.C 33.D 34.C 35.B 36.B

37. 有關腎盂腎炎的敘述，下列何者錯誤？(A)糖尿病、尿路結石是其危險因子 (B) C反應蛋白質(CRP)值會增高 (C)會有肋骨脊柱角處疼痛 (D)急性期時應限制液體攝取量。 (108專高二)

解析 腎盂腎炎應鼓勵多攝取液體。

38. 蔡先生因急性腎衰竭而住院，正處於少尿期，下列何項護理指導正確？(A)應採低熱量飲食 (B)應限制高鈉高磷之食物 (C)應採高蛋白飲食 (D)採高鉀飲食。 (109專高一)

39. 有關急性腎盂腎炎之敘述，下列何者正確？(1)常見於下泌尿道上行性感染 (2)常見有肋骨脊柱角處疼痛 (3)紅血球沉降速率(ESR)下降 (4)急性期時應大量攝取液體。(A) (1)(2)(3) (B) (1)(2)(4) (C) (1)(3)(4) (D) (2)(3)(4)。 (109專高一)

40. 血液透析病人之液體攝取量的估計原則，下列何者最適當？(A)前一日尿量加排汗量 (B)取決於下肢水腫程度 (C)兩次透析間體重增加以不超過其乾體重5% (D)兩次透析間體重增加必須控制在20公斤以內。 (109專高一)

41. 有關尿液檢查的敘述，下列何者錯誤？(A)尿液分析是泌尿系統最簡便的例行檢查 (B)細菌培養若細菌數＞10^5 CFU/cc表示泌尿道感染 (C)尿中肌酸酐和尿素氮是評估腎功能最佳指標 (D)清晨第一次尿液是尿液分析時最佳檢體。 (109專高一)

42. 張先生，68歲，罹患糖尿病、高血壓，冠心症長期服用降血糖藥物、抗凝血劑及高血壓藥物，但血壓仍維持在150～170／90～110 mmHg。近日因血尿、下肢水腫、發燒而入院，住院期間病人不宜接受下列何項診斷性檢查？(A)靜脈腎盂攝影 (B)酚紅試驗 (C)肌酸酐廓清試驗 (D)腎臟活體組織切片。 (109專高一)

43. 有關高血磷病人的護理指導，下列何者正確？(1)少吃堅果類與糙米飯 (2)多補充維生素D (3)監測小便量與肝功能 (4)注意下床活動安全 (5)服用磷結合劑。(A) (1)(2)(3) (B) (1)(4)(5) (C) (2)(3)(4) (D) (3)(4)(5)。 (109專高一)

解答： 37.D 38.B 39.B 40.C 41.C 42.D 43.B

44. 有關膀胱癌的敘述，下列何者錯誤？(A)初期最常見的症狀是無痛性間歇或持續血尿 (B)好發於膀胱外側壁、膀胱三角，以泌尿上皮癌最多 (C)橡膠製造業、美髮業與吸菸者都是高危險族群 (D)以腎臟與淋巴轉移最為常見，主要轉移到胸腔淋巴結。

解析 (D)常轉移至腹部與骨盆腔淋巴結。 (109專高二)

45. 有關壓力性尿失禁的治療與照護，下列何者錯誤？(A)肥胖者要接受飲食療法來適當減輕體重，以減少腹壓 (B)透過骨盆底肌肉運動強化肌肉功能，協助關閉尿道口 (C)限制每天水分攝取量並配合排尿計畫，執行膀胱訓練 (D)使用α-腎上腺致效劑，增加尿道出口阻力。 (109專高二)

46. 有關導致腎病症候群病人全身水腫之病理機轉，下列何者正確？(A)因鈉離子滯留導致血管內靜力壓上升 (B)因腎上腺功能不足而使醛固酮(aldosterone)分泌減少 (C)腎絲球過濾率下降導致水分滯留 (D)腎絲球通透性增加使蛋白質流失而導致白蛋白減少。

(109專高二)

47. 有關腎病症候群病人之診斷性檢查之典型發現，下列何者正確？(1)血尿 (2)菌尿 (3)蛋白尿 (4)血清白蛋白濃度下降 (5)血糖上升 (6)血清膽固醇上升 (7)血清三酸甘油酯上升 (8)血清鈣上升。(A)(1)(2)(4)(8) (B)(1)(5)(6)(8) (C)(2)(3)(5)(7) (D)(3)(4)(6)(7)。

(109專高二)

48. 關於膀胱癌接受膀胱切除及輸尿管造瘻術術後病人之護理措施，下列何者不適當？(A)教導病人及照顧者觀察造瘻口之顏色、大小、形狀 (B)集尿袋尿液達80%才需排空 (C)鼓勵每日攝取液體2,000～3,000 mL (D)鼓勵病人表達感受，傾聽病人給予心理支持。

(109專高二)

解析 至少每隔8小時，或尿量超過尿袋容量的1/2~2/3即需排空尿袋。

49. 腎臟肌酸酐清除率(CCr)正常值範圍是多少mL/min？(A) 25~55 (B) 65~85 (C) 95~135 (D) 145~165。 (109專高二)

解答： 44.D 45.C 46.D 47.D 48.B 49.C

50. 有關腎臟所製造荷爾蒙的生理功能，下列何者正確？(A)前列腺素(prostagalndins)有抑制抗利尿荷爾蒙(ADH)的作用 (B)抗利尿荷爾蒙(ADH)可增加遠曲小管及集尿管的水分再吸收 (C)活化維生素D可抑制腸道對鈣的吸收及加速鈣的排除 (D)腎素(rennin)在血壓上升時會刺激分泌以加速水分排除。 (109專高二)

51. 關於持續可攜帶式腹膜透析(CAPD)與血液透析(HD)治療的比較，下列何者正確？(A) CAPD治療需要較嚴格的飲食控制 (B) CAPD需擔負較多的自我照顧活動 (C) CAPD易出現頭痛、噁心、嘔吐、低血壓症候群 (D) CAPD對心臟血管方面的影響較大。 (109專高二)

解析 (A) HD治療需要限鉀、磷、鹽和水分，飲食控制較嚴格；(C) HD易出現頭痛、噁心、嘔吐、低血壓症候群；(D) HD對心臟血管方面的影響較大。

52. 有關血液透析(HD)與持續可攜帶式腹膜透析(CAPD)治療的敘述，下列何者錯誤？(A) HD較CAPD蛋白質流失較多 (B) CAPD需承擔較多的自我照顧活動 (C) CAPD易發生血中三酸甘油脂增加 (D) HD過程，易發生低血壓及頭痛、抽筋不平衡症候群。

解析 CAPD蛋白質流失較多，因在清除尿素及其他代謝廢物的同時，亦會流失蛋白質。 (110專高一)

53. 有關尿液檢查目的之敘述，下列何者正確？(A)尿液細菌培養是泌尿道疾病初步常規檢查 (B) 24 小時尿液檢查可以評估尿中蛋白質含量 (C)酚紅試驗是測定腎絲球對外排除的能力 (D)肌酸酐廓清率是檢驗腎小管尿液濃縮的能力。 (110專高一)

54. 泌尿道結石成分為尿酸時之處置與照護，下列何者正確？(A)可使用Probencid降低血中尿酸值，避免復發 (B)攝取鹼性食物（如肉類、乾梅或穀類等），促使尿液鹼化 (C)避免攝取香菇、豆類、海鮮與內臟等，減少尿酸形成 (D)需維持每日尿量，可多飲用開水、茶或啤酒等，增加尿量。 (110專高一)

解答： 50.A 51.B 52.A 53.B 54.C

55. 有關膀胱癌的診斷檢查與治療，下列何者錯誤？(A)尿液細胞學檢查是確認惡性細胞最方便的方式 (B)以化學治療與放射線治療為主，外科切除為輔 (C)膀胱鏡檢查是確診和定期追蹤的主要方式 (D)膀胱化學灌藥適用於未侵犯肌肉表淺性腫瘤。

(110專高一)

解析 膀胱癌主要的治療方法為手術切除腫瘤，再以膀胱內化學藥物灌注法為輔。

56. 有關腎病症候群之照護措施，下列何者錯誤？(A)嚴重水腫時，鼓勵多下床活動，增加水分排除 (B)當腎功能正常時，可採高蛋白、高熱量飲食 (C)指導抗凝劑使用的注意事項，如出血徵兆 (D)每日需監測輸入輸出量、體重及腹圍變化。 (110專高一)

解析 嚴重水腫時，儘量臥床休息。

57. 有關BUN與Serum Creatinite比值的敘述，下列何者正確？(A)正常比值量40:1 (B)發燒會導致比值下降 (C)嚴重腹瀉會導致比值下降 (D)肝衰竭會導致比值下降。 (110專高二)

解析 (A)正常比值量12~20:1；(B)(C)皆會導致比值上升。

58. 急性腎衰竭病人血清鉀為7.2 mEq/L，下列處置何者正確？(1)靜脈注射中長效胰島素及5%葡萄糖溶液 (2)口服或灌腸給予Kayexalate (3)靜脈注射重碳酸鈉 (4)鼓勵多食用香蕉、柳丁。(A)(1)(3) (B)(1)(4) (C)(2)(3) (D)(2)(4)。 (110專高二)

59. 有關急性腎絲球腎炎的敘述，下列何者錯誤？(A)是抗原抗體反應造成的免疫性疾病 (B)會出現蛋白尿、血尿 (C)補體(C3與C4)值會上升 (D)腎絲球過濾率(GFR)會下降。 (110專高二)

解析 (C)補體值會下降。

解答： 55.B 56.A 57.D 58.C 59.C

60. 有關膀胱癌進行尿路改道手術後之照護，下列何者正確？(A)鼓勵多進食酸性食物，以酸化尿液可預防感染 (B)造瘻口周圍皮膚結晶物可用稀釋碳酸氫鈉清除 (C)需控制每日水分攝取量，以避免產生尿液滲漏 (D)造瘻口應為暗紅色、乾燥，出現黏性分泌物需返診。 (110專高二)

61. 下列何者於檢查後，不會出現血尿情況？(A)膀胱鏡 (B)腎臟切片 (C)尿流速 (D)逆行性腎盂攝影術。 (110專高二)

62. 下列何種疾病的常見臨床症狀不包括血尿？(A)輸尿管結石 (B)腎絲球腎炎 (C)前列腺肥大 (D)膀胱癌。 (110專高二)

63. 有關急迫性尿失禁的護理措施，下列何者最不適當？(A)需減重與避免增加腹壓的活動，如提重物 (B)避免食用刺激膀胱的食物如咖啡、茶或酒 (C)指導凱格爾運動來訓練強化骨盆底肌肉 (D)協助擬訂排尿計畫作膀胱訓練增加容量。 (110專高二)

解析 (A)為壓力性尿失禁的護理措施。

64. 有關腎移植後的急性排斥徵候，不包括下列何者？(A)血壓上升 (B)尿量減少 (C)血清肌酸酐值升高 (D)體重下降。 (110專高二)

解析 (D)體重會突然增加。

65. 林小姐食慾不振，嚴重水腫，無法平躺睡覺，至某醫學中心就診，抽血檢查結果血清 Creatinine=13.8 mg/dL，eGFR=9.2 mL/min/1.73 m^2，依此結果，林小姐是處於慢性腎臟病(CKD)的第幾期？(A)第二期 (B)第三期 (C)第四期 (D)第五期。 (111專高一)

解析 第五期為末期腎衰竭，eGFR＜15 mL/min/1.73 m^2。

66. 承上題，下列何項為林小姐接下來的重要處理目標？(A)減緩腎功能惡化 (B)尿毒症相關之護理指導 (C)建立血管通路 (D)開始透析治療或腎移植。 (111專高一)

解答： 60.A 61.C 62.C 63.A 64.D 65.D 66.D

67. 梁太太規律接受血液透析，因腎性貧血服用葉酸，其最恰當的服用時間為何？(A)透析前半小時服用 (B)開始透析時立即服用 (C)透析當中服用 (D)透析結束後服用。 (111專高一)

解析 透析前及透析時，暫時停止服用，透析後再繼續服用。

68. 有關腎臟活體組織切片檢查之敘述，下列何者錯誤？(A)透過超音波導引取出組織切片，以確認腎實質疾病之病因 (B)通常穿刺時採俯臥姿，部位大約於第12肋骨與脊椎交角中間 (C)檢查前需確認凝血功能，以及暫停使用含Aspirin成分之藥物 (D)檢查後24小時內應臥床休息，避免下床活動。 (111專高一)

解析 (B)於第12根肋骨與腸骨嵴中間穿刺。

69. 有關慢性腎衰竭的典型臨床表徵，下列何者錯誤？(A)氮血症 (B)高血脂 (C)低血磷 (D)代謝性酸中毒。 (111專高一)

解析 因腎臟功能受損，磷離子排除受到阻礙，致高血磷。

70. 王先生因慢性腎臟病正服用血管收縮素轉化酶抑制劑(ACEI)，有關ACEI的敘述，下列何者錯誤？(A)可預防蛋白尿之產生 (B)易有乾咳副作用 (C)可能導致低血壓 (D)可能導致低血鉀。 (111專高二)

解析 (D)可能導致高血鉀。

71. 有關腎臟結石常見的臨床症狀，下列何者錯誤？(A)後背腰部疼痛 (B)頻尿、尿急 (C)噁心、嘔吐 (D)寒顫、發燒。 (111專高二)

72. 有關膀胱結石的治療與照護措施，下列何者錯誤？(A)建議使用體外震波碎石術治療，較不具侵入性 (B)結石成分為尿酸時，指導避免食用內臟、香菇等 (C)預防感染通常會先用廣效性抗生素 (D)術後鼓勵多喝水並監測輸出入量與尿液顏色、氣味等。 (111專高二)

解析 體外震波碎石術適用於腎結石或輸尿管上部結石、結石小於2公分者。

解答： 67.D 68.B 69.C 70.D 71.B 72.A

73. 有關腎臟癌的敘述，下列何者正確？(A)以腎細胞癌(renal cell carcinoma)最常見 (B)最常轉移部位是腦部 (C)腹脇部疼痛是最早期的症狀 (D)抽菸與暴露在汞是可能的致病因。 (111專高二)

74. 有關腎臟癌治療和照護的敘述，下列何者錯誤？(A)根除性腎切除是初期最有效的治療方式 (B)放射線療法可有效緩和骨頭轉移的病變 (C)化學治療和荷爾蒙療法會有顯著的效果 (D)術後需監測輸出入量與維持尿量30~50 mL/hour。 (111專高二)

75. 有關多囊性腎病的敘述，下列何者錯誤？(A)是一種遺傳性疾病 (B)大多數在青春期發病 (C)常見症狀為後腰部鈍痛 (D)通常可由腎超音波確認囊腫。 (111專高二)

解析 可分為成人發病型和幼兒發病型兩大類；成人發病型好發於40歲左右。

76. 下列何者可能出現膀胱容量增加？(A)膀胱發炎 (B)膀胱纖維化 (C)上運動神經元受損 (D)慢性膀胱出口阻塞。 (111專高二)

77. 有關透析治療之適應症，下列何者不適宜？(A)急性高血鉀 (B)急性肺水腫 (C)急性腎衰竭利尿期 (D)急性巴比妥類中毒。

(112專高一)

78. 有關膀胱炎之敘述，下列何者最適宜？(A)尿液檢驗值每毫升尿液菌數大於10^5個表示正常 (B)服用抗生素Neomycin，可給予維生素C酸化尿液 (C)反覆性泌尿道感染須連續使用3~5天抗生素 (D)指導病人每天攝取至少3,000 c.c.以上液體。 (112專高一)

79. 有關泌尿道感染病人應多攝取之酸灰性食物，下列何者錯誤？(A)肉類、蛋 (B)燕麥、玉米 (C)梅子、李子 (D)牛奶、柑橘。 (112專高一)

解析 牛奶屬鹼性食物。

80. 有關壓力性尿失禁之敘述，下列何者錯誤？(A)導因為膀胱肌肉張力欠佳 (B)好發於多產次婦女 (C)可能與雌激素缺乏有關 (D)肥胖或搬重物會加重症狀。 (112專高一)

解答： 73.A 74.C 75.B 76.D 77.C 78.D 79.D 80.A

解析 導因為尿道或周圍肌肉組織、骨盆肌肉虛弱，尿道膀胱角度改變，使得腹內壓力增加時，少量尿液便會不自主流出來。

81. 有關逆行性腎盂造影術之敘述，下列何者正確？(1)檢查前評估病人有無銀劑過敏病史 (2)檢查前衛教病人勿排空膀胱 (3)此檢查使用的顯影劑不會進入血流 (4)檢查後監測病人有無尿瀦留、感染、血尿情形。(A)(1)(2) (B)(1)(4) (C)(2)(3) (D)(3)(4)。

(112專高一)

82. 有關輸尿管結石常見之臨床症狀，下列何者錯誤？(A)腰部、會陰疼痛 (B)噁心、嘔吐 (C)頻尿、尿急 (D)寒顫、發燒。

(112專高一)

83. 吳先生，85歲，因全身水腫，呼吸喘至急診求治，診斷為急性腎衰竭，下列敘述何者正確？(A)腎臟超音波檢查結果雙側腎臟大小有變小 (B)測量24小時尿量約350 c.c.，此為少尿型腎衰竭 (C)出現高血鉀且心電圖出現T波低而寬 (D)可能因為前列腺肥大導致腎性急性腎衰竭。 (112專高一)

84. 有關多重共病腎衰竭病人之服藥注意事項，下列何者錯誤？(A)糖尿病腎病變病人的胰島素使用量可能需要減量 (B)毛地黃使用要注意頭痛、心律不整等中毒症狀 (C)貧血時補充鐵劑要合併制酸劑使用避免腸胃症狀 (D)腸胃不適避免使用含鎂離子的制酸劑或胃乳制劑。 (112專高二)

解析 制酸劑會干擾鐵劑吸收，不可同時服用。

85. 有關慢性腎絲球腎炎之敘述，下列何者正確？(1)肌酸酐清除率(CCr.)數值異常上升 (2)血尿素氮及血肌酸酐的數值會異常升高 (3)可由經皮腎臟組織切片檢查早期確診 (4)腎皮質變厚及腎臟變大。(A)(1)(2) (B)(1)(4) (C)(2)(3) (D)(3)(4)。 (112專高二)

解析 (1)肌酸酐清除率(CCr.)數值下降；(4)腎臟被瘢痕組織、纖維組織取代，可見腎絲球有玻璃樣變性。

解答： 81.D 82.C 83.B 84.C 85.C

86. 有關腎病症候群之臨床表徵，下列何者正確？(1)高白蛋白血症 (2)出現蛋白尿 (3)高血脂症 (4)血中膠體滲透壓上升。(A)(1)(4) (B)(2)(3) (C)(1)(2) (D)(3)(4)。 (112專高二)

解析 (1)低白蛋白血症；(4)血中膠體滲透壓下降。

87. 有關急迫性尿失禁之照護，下列敘述何者正確？(1)可給予副交感神經藥物 (2)指導膀胱訓練法 (3)指導病人使用尿失禁輔助用品如護墊或尿布 (4)施行人工尿道括約肌植入術。(A)(1)(2) (B)(1)(4) (C)(2)(3) (D)(3)(4)。 (112專高二)

88. 下列何者會出現間歇性無痛血尿之症狀？(1)尿道炎 (2)輸尿管結石 (3)膀胱癌 (4)腎臟癌。(A)(1)(2) (B)(1)(4) (C)(2)(3) (D)(3)(4)。 (112專高二)

89. 有關腎臟移植之合併症，下列敘述何者不適當？(A)最常見的合併症是感染、出血 (B)使用免疫抑制劑常出現肺部感染 (C)術後高血壓可能因為腎動脈狹窄 (D)出現胃潰瘍是因使用大量類固醇。 (112專高二)

90. 慢性腎臟病第四期病人解血尿懷疑是腎臟結石，下列診斷檢查何者最適當？(A)腹部超音波 (B)腎動脈攝影 (C)逆行性腎盂攝影 (D)膀胱鏡檢查。 (112專高三)

91. 有關腎臟功能血液檢查，下列敘述何者正確？(A)尿素氮升高可能是脫水，不一定是表示腎臟功能不佳 (B)尿素氮和肌酸酐不受飲食影響，檢查不需要空腹抽血 (C)尿中肌酸酐排泄減少時，血中的肌酸酐也會隨之降低 (D)當尿素氮值升高時，表示腎功能已喪失達50%以上。 (112專高三)

解析 (B)高蛋白飲食及部分藥物皆會影響尿素氮和肌酸酐數值。(C)當腎絲球過濾率下降，肌酸酐會累積在血液，因此尿中肌酸酐排泄減少時，血中的肌酸酐會增加。(D)雖然血液尿素氮濃度愈高，腎絲球濾過率會愈低。但當高蛋白飲食、身體體液容積不足身體組織創傷、腸胃道出血時，都會導致尿素氮值升高。

解答： 86.B 87.C 88.D 89.A 90.C 91.A

92. 腎衰竭病人的飲食護理指導，下列敘述何者正確？(A)採取高熱量低蛋白的飲食，主要是維持適當血糖穩定 (B)低蛋白應採用低生物價值蛋白質來攝取必需胺基酸 (C)降低腎臟代謝負擔，故避免蛋白質成為熱量主要來源 (D)採全靜脈營養時，僅需要以脂肪為主取代蛋白質即可。 (112專高三)

解析 採取高熱量低蛋白的飲食，主要是預防營養不足並減少因含氮廢物的產生而加速腎臟衰竭。所以限制蛋白質攝取並非完全不吃蛋白質，而是蛋白質最好來自高生物價蛋白質，如奶類製品、蛋類、肉類，所以全靜脈營養時不能以脂肪為主取代蛋白質，油脂類可以植物性油脂，如橄欖油等取代動物性油脂。

93. 有關腎臟移植發生排斥時的主要處置，下列敘述何者錯誤？(A)超急性排斥因血管栓塞壞死，必須儘快移除植入的腎臟 (B)加速性排斥因血液中產生抗體，使用大量類固醇或血漿移除術來控制 (C)急性排斥時發生水腫、高血壓，使用利尿劑控制 (D)慢性排斥臨床症狀包含蛋白尿、高血壓、體重增加等，通常採保守治療方式。 (112專高三)

解析 急性排斥為細胞免疫反應，屬於可逆反應，可增加類固醇劑量或使用免疫抑制劑。

94. 有關腎臟移植過程之敘述，下列何者錯誤？(A)病人術前需再進行血液透析移除體液與毒素 (B)交叉試驗陰性才可以進行腎臟移植 (C)移植腎多是植入於下腹部腔膜外的腸骨窩處 (D)必須先移除原來腎臟再將新的腎臟做尿道接合。 (113專高一)

解析 移植腎通常置於受腎者下腹部，不須切除原來的腎臟，可保留原有的腎臟。

95. 下列那些檢查前需要確認病人腎功能？(1)腎動脈攝影術 (2)腎臟、輸尿管、膀胱X光檢查 (3)腎臟超音波 (4)逆行性腎盂攝影術 (5)靜脈注射腎盂攝影術 (A)(1)(2) (B)(1)(5) (C)(2)(3) (D)(4)(5)。 (113專高一)

解答： 92.C 93.C 94.D 95.B

解析 腎功能不全（當肌酸酐(Creatinine)＞2.0mg / dl），顯影劑可能會積聚在腎小管，引起急性腎衰竭。因為腎動脈攝影術、靜脈注射腎盂攝影術會注射顯影劑，故需先檢查病人的腎功能。

96. 有關透析治療比較之敘述，下列何者正確？(A)血液透析的飲食限制，較腹膜透析嚴格　(B)血液透析的蛋白質流失量，較腹膜透析多　(C)血液透析發生高血脂比例，較腹膜透析高　(D)血液透析對於心血管負荷，較腹膜透析少。（113專高一）

解析 (B)腹膜透析易使蛋白質、胺基酸大量流失；(C)腹膜透析因吸收透析液中的葡萄糖，所以血中脂質、三酸甘油酯易增加；(D)血液透析對於心血管負荷較大。

解答：　96.A

生殖系統病人的護理

出題率：♥♡♡

解剖生理概念

診斷性檢查

常見疾病治療與護理處置
- 更年期
- 卵巢癌
- 子宮疾病
- 骨盆腔炎
- 感染性疾病
- 前列腺疾病
- 睪丸癌

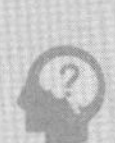

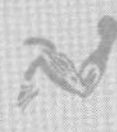
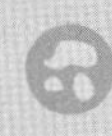
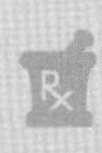
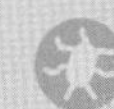

Medical-Surgical Nursing

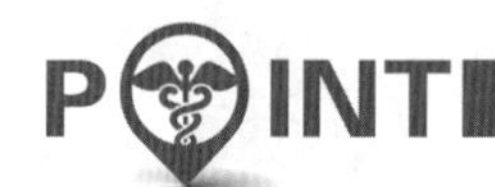

重點彙整

15-1 解剖生理概念

1. 男性生殖系統：主要功能為製造精子，並藉由陰莖與女性性交時，將精子射入女性體內的器官。
   (1) 內生殖器官：包括睪丸、副睪丸、輸精管、射精管及尿道，其中副睪丸的功能是分泌部分的精液、幫助精子在此成熟，並且具有儲存精子的功能。
   (2) 附屬腺體：包括精囊、前列腺及尿道球腺體，其中前列腺由腺體及肌肉所組成，位於尿道上方，直徑約 4 公分，重約 20~30 公克，分泌含鋅、鈣及檸檬酸等微酸性液體（pH 值 6.5），於男性生殖道中保護精子。
   (3) 外生殖器官：包括陰莖及陰囊。

2. 女性生殖系統：主要功能為產生卵子，並在受精後滋養及保養發育中的胚胎，直到胎兒娩出為止。
   (1) 內生殖器官：
   A. 卵巢(ovaries)：由卵巢動脈供應血液。可製造卵子及使卵子濾泡成熟，並兼具儲存及排出卵子的功能。可分泌**動情素**（estrogen，又稱雌性素）**及黃體素**（progesterone，又稱助孕酮），以促進並調節月經週期，並促使女性第二性徵的成熟。
   B. **輸卵管**(uterine/fallopian tubes)：由漏斗部、**壺腹部（精子及卵子在此處受精，為子宮外孕好發處）**及峽部（結紮手術在此處執行）組成。輸卵管壁由漿膜層、漿膜下層、肌肉層及黏膜層組成。可提供溫暖潮濕的環境使受精卵適合生存，其**肌肉蠕動運動及纖毛運動可幫助受精卵送入子宮。**

C. 子宮(uterus)：由子宮動脈及卵巢動脈供應血液。分為子宮體、子宮頸及子宮峽部。其中子宮體由漿膜層、肌肉層（外層為縱走肌、中層為斜走肌、內層為環狀肌）及黏膜層構成。

D. 陰道(vagina)：前壁上段與膀胱相鄰，後壁與道格拉斯氏陷凹(Douglas pouch)（又稱直腸子宮凹(uterorectal cul-de-sac)）相鄰，子宮外孕發生時可在此抽到不凝集積血，以作為鑑別性診斷。陰道桿菌能將肝醣分解成乳酸，使陰道 pH 值呈酸性，約在 4.2~5.3 之間；青春期前及更年期後 pH 值會上升至 7.0。

(2) 外生殖器官：陰阜、大陰唇、小陰唇、陰蒂、前庭、會陰。

(3) 月經週期(menstrual cycle)：月經週期平均 28 天，始於月經發生的第一天，結束於下次月經來臨的前一天。**月經來潮約 3~7 天，約 30~120 mL**（表 15-1）。

表 15-1 月經週期之腦下垂體、卵巢與子宮的變化

月經週期	腦下垂體	卵巢	子宮
增殖期	FSH 繼續分泌，在排卵前 24 小時下降；LH 分泌至最高峰	濾泡持續成熟，約在月經週期第 14 天，卵子排出，此時體溫急遽下降，24 小時內會上升 0.2~0.6℃，維持至下次月經來前 2~3 天	子宮內膜開始增生與發育，腺體分泌黏液，使精子易於生長；子宮頸黏液呈鹼性，pH 值約為 7.5

表 15-1 月經週期之腦下垂體、卵巢與子宮的變化（續）

月經週期	腦下垂體	卵巢	子宮
分泌期	LH 繼續分泌數日後快速降低，動情素降低，刺激 FSH 分泌	破裂的濾泡發展出黃體，並產生大量黃體素與少量動情素；接著約在排卵後第 8 天，黃體萎縮產生白體，使動情素與黃體素分泌減少	血管充盈及腺體體積增大，分泌及儲存肝醣、脂質及蛋白質，作為滋養受精卵用（未受精：內膜表層細胞缺血、死亡，使整個功能層逐漸脫落，最後月經來潮）
月經期	FSH 分泌	卵巢濾泡開始逐漸成熟	子宮內膜剝落

15-2 診斷性檢查

1. 子宮頸抹片檢查(papanicolaou's smear, Pap smear)：
   (1) 目的：在發現子宮頸細胞是否變性及其變性程度，只要是輕微細胞變性的病人都需再做活體切片檢查，其偽陽性機率約 10%。
   (2) **使用棉棒採取陰道及子宮頸剝落的細胞為標本**，並用 95%酒精固定。
   (3) **建議年滿 18 歲及性生活頻繁的婦女每年做一次此檢查**。
   (4) 巴氏細胞分類法：
   A. 第一級：正常鱗狀細胞。
   B. 第二級：非典型鱗狀細胞，但不懷疑是腫瘤，可能是發炎。
   C. **第三級：有中度發育不良細胞**，疑似腫瘤。
   D. 第四級：強烈懷疑是腫瘤。
   E. 第五級：確定是惡性腫瘤細胞。

2. 陰道鏡(colposcopy)：
   (1) 目的：利用視覺上放大的效果來檢查子宮頸，當發現有問題時，則可直接在有變化區域行鋏鉗子(punch forceps)之小切片檢查。
   (2) 在異常的子宮頸塗抹醋酸後會變化成不同的白色區塊，越白的地方異常程度越嚴重，代表子宮頸的異生就越嚴重。
   (3) 主要視診：陰道壁的顏色、堅硬、分泌物與皺摺的存在情形；子宮頸的位置、大小、形狀、撕裂、糜爛、囊腫與對稱性等。
3. 子宮擴張刮除術(dialation & curettage, D&C)：
   (1) 目的：診斷及治療數種可能造成嚴重或異常陰道出血的狀況。
   (2) 妊娠週數少於 12 週才可執行，術後陰道會出現少量的粉紅色分泌物，然後變為暗紅色或暗褐色，且可能出現月經週期不正常的情形。
   (3) 如需從事費力的活動、性交等，需先徵詢過醫師的意見，如有發燒、分泌物增加或氣味難聞、有其他不尋常的症狀時，需立即就醫診治。

15-3 常見疾病治療與護理處置

一、更年期(climacteric period)

1. 定義：
   (1) 更年期：是指一個人從有生育能力的階段步入不能生育的階段。大約發生在 47~52 歲的女性，會經歷**月經不規則或停經**的症狀。

(2) **停經**(menopause)：是指月經停止，代表卵巢功能完全退化，**動情素與黃體素分泌逐漸減少至沒有**，此為更年期的重要徵象之一。

2. 臨床症狀：

(1) **泌尿生殖道**：因卵巢退化而使動情素分泌大量減少，會使生殖系統 pH 值增加（偏向鹼性），易受感染。

(2) 神經系統：因女性荷爾蒙急遽降低，中樞神經系統一時無法適應，而引起交感及副交感神經障礙，會出現噁心、嘔吐、頭暈、頭痛及失眠等症狀。

(3) **心臟血管系統**：因卵巢退化而使動情素分泌大量減少，會導致高密度脂蛋白(HDL)減少，造成動脈血管粥狀硬化。此外，因動情素的缺乏，讓體內無法抑制促濾泡成熟素之分泌而使血管擴張，易造成熱潮紅及流汗。

(4) **骨骼肌肉系統**：造骨細胞減少及鈣流失，易導致骨質疏鬆、骨折。另因女性荷爾蒙降低，軟組織開始萎縮退化，形成骨盆底肌肉鬆弛，而引發壓力性尿失禁、膀胱脫垂、子宮脫垂、直腸脫垂等現象。

(5) 心理方面：會出現記憶力減退、注意力不集中、情緒不穩定、憂鬱、神經質、疲倦、消沉等。

3. 醫療及護理處置：

(1) 治療方面：如荷爾蒙補充療法(hormonal replacement therapy, HRT)可補充動情素，以減少熱潮紅，改善睡眠品質；增加膠原製造速度可增進皮膚彈性與厚度，預防泌尿道上皮組織萎縮、陰道壁變薄、尿急、頻尿、尿失禁、膀胱脫垂、性交疼痛等症狀；可提升 HDL，並抑制嗜骨細胞對鈣離子的吸收，以預防骨質疏鬆症。動情素在**停經後 3~5 年起規律服用**，有預防骨質疏鬆效果；**動情素和黃體素需配合使用，以預防子**

宮內膜增生；服用期間需定期檢查子宮內膜及乳房；子宮內膜癌病患，不可採用動情素，以預防骨質疏鬆症。

(2) 適當處理症狀與自我照護：更年期症候群是一種身心症，應讓病人了解及知道如何處理更年期的症狀，以免過度擔心與焦慮。如對於熱潮紅的症狀，教導避免穿緊身高領厚重的衣物。

(3) 飲食方面：多攝取蛋白質及鈣質以減緩骨質疏鬆的症狀，對於太辣及太燙的食物、酒精、濃茶、咖啡都會加重熱潮紅的症狀，應避免食用。

(4) 養成良好的健康習慣：教導每週至少運動 3 次，執行會陰收縮運動，戒菸及酒，並定期做健康檢查。

二、卵巢癌(cancer of ovary)

1. 病因病理：好發年齡，小自 7~8 歲常見的生殖細胞癌，老到 70~80 歲常見的上皮細胞癌，尤其是停經前後的婦女最易發生，死亡率是婦科癌症中最高。

2. 臨床症狀：腫瘤若非大到可由腹部觸摸到，其實並不易發現。常見症狀如下腹不適、噁心、厭食與胃腸疾病症狀類似，因此病人極少早期發現。大部分被診斷出來時，已是晚期轉移的病灶，因此預後大多不佳。

3. 診斷性檢查：電腦斷層掃描、**陰道超音波檢查、抽血測動情素及 CA-125**。卵巢組織切片是唯一可以確定診斷的檢查。

4. 醫療及護理處置：

(1) 卵巢良性腫瘤經手術切除後，即可完全痊癒。

(2) 卵巢癌的手術通常會移除卵巢、子宮及輸卵管。早期發現、腫瘤生長速度慢且想要再生育的年輕患者，則可能只移除有癌細胞的卵巢，但即使手術已完全切除病灶，仍需追加輔助的化學治療或放射治療。

三、子宮疾病

(一) 子宮內膜異位症(endometriosis)

1. 病因病理：主要由於荷爾蒙的刺激，使子宮內膜生長到子宮腔以外之處，最常發生的部位是卵巢、子宮薦骨韌帶和骨盆腔腹膜的下垂部分。好發於 30~40 歲及未生產且不孕的婦女。
2. 臨床症狀：常見月經不順、痛經、經血過多、性交困難、不孕等症狀。
3. 醫療及護理處置：
   (1) 若無症狀只要每半年追蹤觀察，或給予藥物緩解症狀。
   (2) 採荷爾蒙治療，如口服避孕藥或黃體素造成假性懷孕狀態，或使用抑制排卵藥造成假性停經狀態，嚴重者則使用手術的方式。
   (3) 鼓勵病人懷孕，即可改善症狀。

(二) 子宮頸炎(cervicitis)與子宮頸糜爛(cervical erosion)

1. 病因病理：
   (1) 子宮頸發病原因很多，如受各種致病因素侵襲，或受外傷、產傷及放射線的影響等。分為急性和慢性，以慢性者多見，且多發生在已婚婦女，但未婚無性生活史者也可能發生。
   (2) 子宮頸糜爛是慢性子宮頸炎的一種現象，表現為子宮頸口周圍有鮮紅或粉紅色斑點。
2. 臨床症狀：
   (1) 可發現有黃色濃狀分泌物從子宮頸流出，子宮頸上的柱狀表皮也顯得特別紅腫充血及脆弱，容易出血。

(2) 急性子宮頸炎會出現大量的白帶，甚而呈現橙黃或黃綠色、乳樣、濃稠性分泌物，導致異味、疼痛、搔癢等症狀。

3. 醫療及護理處置：

(1) 子宮頸炎可給予抗生素治療，而子宮頸糜爛及慢性子宮頸炎則可採用上皮腐蝕劑、電燒灼術、冷凍治療術或雷射治療等方法破壞柱狀上皮，其中冷凍治療術是一勞永逸的治療方式。

(2) 冷凍治療術(cryotherapy)：

A. 最好在月經完後一週內馬上做，可避免妊娠，且選擇在增殖期施行，此時細胞再生活化能力較強，癒合較快。

B. 使用揮發性氣體（如液態氮、二氧化碳等）使子宮頸組織降溫至 0~－50°C 後，將整個病變區冷凍，一次約 2~3 分鐘，連做 2 次。約 4~6 週後可痊癒，在此期間禁絕性交。

C. 治療後需靜養，不宜做粗重工作、過度戶外活動、避免盆浴（可淋浴），更不可自行灌洗陰道。

(3) 藥物治療：避免服用類固醇、避孕藥等。

(4) 飲食方面：避免海鮮、甜食、醃漬、油炸、花生及發酵等食物，多吃蔬果等高纖維食物。

(5) 選用純綿質、寬鬆內衣，避免穿著緊身內衣。

(6) 保持良好衛生習慣，性行為最好暫停或使用保險套以減少復發機會及交叉感染。

(三) 子宮肌瘤(uterus myomas)

1. 病因病理：此為婦女骨盆腔最常見又生長緩慢的良性實心性腫瘤，是由肌肉與纖維交雜組織成的，最常發生於卵巢、子宮薦骨韌帶和骨盆腔腹膜的下垂部分，發生率約 20~30%。懷孕或服用避孕藥會加速其變大。好發於 35~45 歲間，停經後往往會退化。

2. 臨床症狀：通常沒有症狀，最初以月經過多為主，一般要到肌瘤長大到壓迫子宮才會出現壓迫感、子宮出血、頻尿、腹痛、不孕、流產等。

3. 醫療及護理處置：

(1) 如果沒有任何臨床徵兆，可以不用立即治療，但需每 3~6 個月定期複檢一次。不想懷孕的婦女可採子宮全切除術。

(2) 手術後護理：

A. 保持外陰部清潔乾燥，並觀察有無異常分泌物。一般術後 1~2 週陰道會有微量淡紅或紅褐色分泌物是正常的。

B. 術後 10 天才可沐浴，傷口完全癒合及陰道沒有出血才可坐浴。

C. 手術 6 週內，切不可陰道灌洗或放衛生棉塞，以防逆行性感染。

D. 手術後 6~8 週內避免提重物，若提物品可使用束腹帶，以避免震動所引起的疼痛。

E. 3 個月內勿行三溫暖及游泳等泡在水裡的活動。

F. 3 個月內避免腿部及骨盆激烈活動，如騎馬、騎機車及腳踏車、劇烈跳舞、久坐及長時間開車，以免骨盆腔充血不適。

G. 經醫師檢查子宮頸切除後之傷口，癒合良好即可正常性生活。

H. 維持均衡飲食，少量多餐，每天攝取 2,000~3,000 c.c.水分，避免食用刺激性食物，多攝取高蛋白及高纖維食物。

I. 若有發燒、腹部劇烈疼痛、陰道有異常分泌物或不正常出血、解尿困難、頻尿或有燒灼感，需回門診就醫。

(四) 子宮頸癌(cervical cancer)

1. 病因病理：
   (1) 我國婦女癌症及生殖道癌症中發生率最高的疾病。**好發在子宮頸的鱗狀細胞及柱狀細胞接合處**，95%為鱗狀上皮細胞癌或類上皮細胞癌。
   (2) **危險因子：感染人類乳突病毒(HPV)、衛生習慣不佳、多位性伴侶、缺乏葉酸者**、慢性子宮頸炎及糜爛、初次性交年齡在 20 歲以下、性交頻繁、多次懷孕、社會階層低者等有關。
2. 臨床階段（FIGO 分類法）及醫療處置：
   (1) 第 0 期（原位癌）：癌症局限於上皮層，無侵襲的證據；欲生育的婦女可採子宮頸圓錐切除術，不欲生育者可行子宮全切除術。
   (2) 第 I 期：癌症局限在子宮頸；採手術合併放射線治療或化學治療。
   A. 第 IA 期：微侵入癌，及早期侵入間質。癌細胞侵犯深度＜5 mm。
   B. 第 IB 期：癌細胞侵犯深度大於 5 mm，但仍局限在子宮頸。
   (3) **第 II 期：癌細胞侵犯至子宮頸外之上陰道 1/3**，但未延伸到骨盆壁；採手術合併放射線治療或化學治療。
   A. **第 IIA 期：僅陰道擴散，但未侵犯子宮旁組織**。
   B. 第 IIB 期：明顯波及子宮旁組織。
   (4) 第 III 期：癌細胞侵犯至下陰道 1/3，或侵犯單側或雙側骨盆壁，可明確的觸摸到骨盆壁淋巴結；採放射線治療。
   A. 第 IIIA 期：僅擴散至下陰道 1/3，未延伸到骨盆壁。
   B. 第 IIIB 期：骨盆壁可觸摸倒轉移的癌細胞。

(5) 第 IV 期：有轉移現象，癌細胞超過真骨盆或臨床上波及膀胱或直腸黏膜；採放射線治療。

A. 第 IVA 期：出現膀胱陰道瘻管或由膀胱鏡檢可證明侵犯至鄰近器官。

B. 第 IVB 期：癌症擴散出真骨盆至其他器官，有強烈惡化跡象。

3. **臨床症狀**：早期通常無症狀，**晚期常出現暗色帶惡臭陰道分泌物，且可能出現直腸或膀胱受壓迫、疼痛。**陰道不規則出血及大量水樣分泌物為最主要的二個症狀。

4. 診斷性檢查：子宮頸抹片檢查**是檢查子宮頸癌最簡單且有效的方法。**

5. 醫療及護理處置：

(1) **治療原則**：依病變的分期而定，對於早期（第 II 期以內）的子宮頸癌主要以手術治療為主，其餘大部分侵入癌是以放射線治療為主。

(2) **化學治療時注意事項**：

A. 放置化學藥物廢棄物之容器，應隨時保持緊密。

B. 接觸過病人排泄物和嘔吐物的床單應與其他床單分開清洗。

C. 當皮膚或黏膜碰到化學藥物，立刻用大量的清水沖洗。

D. 不可直接接觸化學藥物廢棄物，以防吸收藥物。

E. 廢棄之針頭、針筒及玻璃空藥瓶應集中棄置於標示有「細胞毒性垃圾」之防滲漏容器。

(3) **化學藥物滲漏處理方法**：

A. 應迅速停止藥物注射，不要拔除針頭，以空針在原針頭處抽出殘餘藥物。

B. 依醫囑在滲漏部位四周注射解毒劑。

C. 抬高患肢 3 天，避免局部重力加壓。

(4) 化療後如併發腫瘤溶解症候群(tumor lysis syndrome)，其生化檢驗值包括：[PO_4^{2-}]↑、[K^+]↑、[UA]↑、[Ca^{2+}]↓。

(5) 放射線治療：

A. 治療後實施陰道灌洗，必要時使用陰道棒或藉性交時陰莖插入擴張陰道以避免粘連。

B. 治療期中，病人會覺得易疲倦，應多休息，且多攝取水分及服用抗生素以預防尿道感染，並可使用止瀉劑以控制腹瀉。

C. **後荷式**(after loading)**體內放射線治療**：即是將放射性射源經由機器導管自動導入至預定治療之正確位置，並停留一段時間至預定之劑量。**照護措施**：穿鉛衣以降低接觸輻射線的暴露量；若放射源脫落，用長柄鑷子夾起再放入鉛桶中；採集中護理，以減少暴露放射線的危險。

(五) 絨毛膜癌(choriocarcinoma)

1. 病因病理：屬於快速增生、轉移的致死性病變。最常轉移侵犯處為肺、腦、肝、骨盆及陰道等。病因尚未清楚，但孕婦年紀太輕（小於 20 歲）或太大（大於 45 歲）、2 次以上連續自然流產的婦女容易發生。

2. 臨床症狀：

(1) 月經過期、劇烈孕吐、陰道異常出血、腹痛。

(2) 子宮比正常懷孕同樣週數的子宮大，兩側卵巢腫大，且聽不到胎心音。

(3) 若有遠處轉移者，會出現咳嗽、咳血、氣胸、血胸、呼吸困難、肺栓塞、腹腔內出血、骨盆疼痛、血尿及神經系統方面的症狀。

3. 診斷性檢查：超音波、血中 hCG 濃度分析（＞100,000 mIU/mL）、組織病理診斷。

4. 醫療及護理處置：
   (1) 可積極給予強力的化學治療，常用如 Methotrexate，因為此藥可經由尿液排泄，故需注意腎臟功能。
   (2) 若轉移病灶有出血或感染的併發症，可以考慮加上手術治療；若腦部轉移，要加上放射線治療。
   (3) 治療中及治療後都需追蹤 hCG 指標。起初每週一次，到完全正常 3 次後改為每月追蹤一次，共一年。一年內要以保險套或口服避孕藥避孕，若懷孕也要接受超音波及 hCG 檢查，以免復發而不自知。

(六) 子宮內膜癌(endometrial cancer)

1. 病因病理：發生在生育年齡後的任何一個年齡層，尤其是更年期或停經後的婦女。與**長期受動情素刺激**最有關，其他與肥胖、高血壓、經期較晚、過遲停經、年輕但長期無排卵的婦女、高蛋白質及脂肪飲食、糖尿病有關。

2. 臨床症狀：不正常陰道出血，尤以更年期及停經後的婦女出現此症狀要特別注意。

3. **診斷性檢查**：刮取子宮內膜的組織做病理分析是最可靠的檢查方式。

4. 醫療及護理處置：
   (1) 治療方法：手術治療、雷射治療、冷凍治療術、電燒灼術、放射線治療及黃體素使用，化學治療效果不好。
   (2) 復發大多數發生在診斷後的 3 年內，90%發生在 5 年內。有一半的復發發生在骨盆腔及陰道；其餘以肺部、上腹部、骨骼比較常見。對於局部復發可以用放射線治療，擴散型則要靠荷爾蒙或化學治療。

四、骨盆腔炎(pelvic inflammatory disease, PID)

1. 病因病理：指上行性骨盆腔感染，即上生殖道感染（子宮頸以上）。由葡萄球菌、鏈球菌、淋病雙球菌所造成。可能會造成急性輸卵管炎、腹膜炎、卵巢膿瘍或不孕等。
2. 臨床症狀：發燒、嘔吐、**下腹部逐漸持續疼痛**、陰道有不正常原因出血或膿性分泌物等。
3. 醫療及護理處置：
   (1) 由陰道做子宮頸抹片檢查，使用抗生素，如反應不佳需剖腹檢查，有膿瘍需切開引流，並採半坐臥以利引流及使炎症局部化。
   (2) **在急性期後可採溫水坐浴或腹部熱敷，促進循環，以減輕疼痛**。
   (3) 治療期間勿使用衛生棉塞，勿行會陰灌洗，宜用淋浴，並保持會陰清潔。

五、感染性疾病

(一) 梅毒(syphilis)

1. 病因病理：致病菌是**梅毒螺旋體**(*Treponema pallidum*)，**性交是最常見的傳染方式**。潛伏期約 3~8 週，在外陰部、陰道或子宮頸可見下疳或原發性病灶。病菌亦會通過胎盤造成胎兒先天性感染。
2. 臨床分期：
   (1) 第一期：出現硬性下疳及淋巴病變，約 4~6 週後自動消失。
   (2) **第二期**：皮膚出現斑丘紅疹，外陰部周圍出現無痛性的扁平濕疣。

(3) 第三期：不經由直接性接觸傳染，但會經由血液傳染。

(4) **晚期梅毒：非傳染期**，會造成不可逆性的病變。

3. 診斷性檢查：

(1) 暗視野檢查：第一、二期病人下疳處的滲出物可見到梅毒螺旋體。

(2) 梅毒血清檢查(STS)：初次感染後約 8 週成陽性。

(3) 梅毒檢驗(VDRL)：為非特異性抗體反應試驗，多在梅毒發作後 4~6 週才會呈現陽性，是最普遍的梅毒篩檢方法。

(4) 螢光螺旋體抗體吸收實驗(FAT-ABS)：當 VDRL 呈現陽性反應時，再以此確定診斷。

(5) 腦脊髓液檢查：主要針對晚期梅毒感染。

4. 醫療及護理處置：

(1) 給予 Penicilline 大量注射，對此藥過敏者可口服紅黴素和四環黴素。

(2) 第一、二期病人治療後一個月內禁止性生活，性伴侶需要一起接受檢查與治療。

(二) 淋病(gonorrhea)

1. 病理機轉：經由性器官接觸、口交或肛交等直接性接觸的細菌感染，革蘭氏陰性奈塞氏淋病雙球菌(*Neisseria gonorrhoeae*)為致病菌。

2. 臨床症狀：

(1) 早期症狀為局部性，包括頻尿、排尿燒灼感、排尿困難、會陰疼痛。

(2) 女性症狀較輕微，甚至無症狀；男性以**急性排尿疼痛**和尿道分泌大量黃色膿性分泌物最明顯。

(3) **病人大都會因為分泌大量黃色分泌物而求診**。

3. 醫療及護理處置：
   (1) 藥物治療：Penicillin 及 Tetracycline 都已具有抗藥性，故臨床建議 Cefixime 或 Ceftriaxone(Rocephin)肌肉注射與口服 Doxycycline 合併使用。
   (2) 治療期間 2~4 週內禁止性行為和禁酒。性伴侶需要一起接受檢查與治療。
   (3) 孕婦若受到感染，生產時新生兒的眼睛如果接觸到產道內的病菌，又沒及時治療，嚴重者會造成失明，故建議剖腹生產。

(三) 念珠菌感染(candidiasis)

1. 病因病理：白色念珠菌(*Candida albicans*)是引起陰道發炎中最常見的原因。一般在月經期前後、停經期或生產後，當陰道酸度減少，黴菌和細菌間正常的平衡被破壞時發生，稱為念珠菌陰道炎(vulvovaginal candidiasis)。口服高劑量的避孕藥、長期使用抗生素、糖尿病及孕婦更容易感染。
2. 臨床症狀：
   (1) 開始為紅色丘疹，後變為水泡，水泡破裂後呈現濕而紅的黏液膜。
   (2) **典型的病人其分泌物為濃、白色凝乳狀，類似發酵的氣味。**
   (3) **陰道及女陰唇會紅且腫，並常有嚴重的搔癢及疼痛。**
   (4) **病人會抱怨解尿疼痛**、頻尿、**有燒灼感**，及性交疼痛等症狀。
3. 醫療及護理處置：
   (1) 藥物治療：以 Nystatin (Mycostatin)栓劑、錠劑或乳膏於睡前塞入陰道中或塗抹於外陰部，需使用 10~14 天，以減少再感染或復發的機率。

(2) 性伴侶需要一起接受檢查與治療。

(3) 大多是衛生習慣不良所引起，因此要教導婦女穿著棉質透氣的內褲，保持會陰部清潔及乾燥，勤換衛生棉與護墊，盡量不用公用毛巾等。

(四) 滴蟲感染(trichomoniasis)

1. 病因病理：主要由性行為傳染，陰道滴蟲(*Trichomonas vaginalis*)為致病菌。停經後婦女感染率較其他年齡層高。

2. 臨床症狀：

(1) 陰道**有大量惡臭及黃綠色**或灰白色**泡沫狀分泌物**。

(2) **急性期時病人會抱怨會陰部嚴重的疼痛及搔癢**。

(3) 排尿及性行為時會產生疼痛感。

3. 醫療及護理處置：

(1) **口服** Metronidazole(Flagyl)，每次 250 mg，每天 2~3 次，治療 10 天。**口服時口腔會有金屬味道**。治療期間避免飲用酒精性飲料以免有噁心、嘔吐感。有致畸胎的可能性，故**孕婦禁用**。

(2) 性伴侶需要一起接受檢查與治療。

(3) 注意個人衛生習慣，治療期間性行為應戴保險套。

(五) 生殖器疱疹(genital herpes)

1. 病因病理：常見為**第二型單純疱疹病毒感染**，通常是經由**性行為**時的分泌物或皮膚接觸而感染，95%侵犯在腰部以下生殖器官。初次感染沒有症狀，但病毒會潛伏於宿主的神經節，終身均可能復發。子宮頸炎及愛滋病人是高危險群。

2. 醫療及護理處置：

(1) 藥物治療：如口服或塗抹 Acyclovir(Zoviraz)，塗抹時注意需戴上手套，以免自體接觸或傳染他人。

(2) 孕婦感染後 4 天內出生的新生兒症狀最嚴重，因此若在生產前 5 天或產後 2 天內發現此病會建議剖腹生產，並給予新生兒疱疹免疫球蛋白。

(3) **避免擠壓患部水疱**，潛伏期少於 2 週，**發病後 7~10 天避免性行為**。

六、前列腺疾病

(一)良性前列腺肥大(benign prostatic hypertrophy, BPH)

1. **病因病理：**

(1) 因尿道長期受到前列腺（或稱攝護腺）壓迫，而使尿道阻力增加、**尿液流速減低**、逼尿肌壓力升高以代償，導致排尿不順、膀胱形成憩室、**餘尿量大**。長期的餘尿殘留可造成膀胱及尿路的結石與感染，嚴重者會影響到腎臟及輸尿管，進而導致腎功能缺損、尿毒症等病變。

(2) 良性前列腺肥大是前列腺體的**增生**所致，與老化過程中，動情素及雄性素比例升高有關；發生率隨著年齡的增加而上升，是中老年男性常見的現象。

2. **臨床症狀：**

(1) 病人最早出現的症狀為夜尿，其他包括**頻尿**、急尿、排尿困難、尿瀦留或溢出性尿失禁、尿流變細而且微弱無力、滴尿、尿液混濁、血尿等。

(2) 長期**排尿困難**會造成**尿瀦留**情形，而導致**尿路感染**、腎盂積水、腎功能衰退、**膀胱結石及尿毒症**等。

3. 診斷性檢查：血液及尿液分析檢查、**肛門指診**（可以摸到變大、變硬的前列腺）、腎臟及膀胱超音波檢查、膀胱內視鏡檢查、餘尿量測定、**最大尿流速＜10 mL/s（代表阻塞）**等。

4. 醫療處置：

(1) 保守治療：

A. 對於不適合手術者，給予 α_1 阻斷劑及 5α-還原酶抑制劑合併治療，以縮小前列腺體積及增加尿流速。

B. 教導熱水坐浴、前列腺按摩、插放導尿管或行人工膀胱造瘻術等。

(2) **手術治療**：為緩解 BPH 症狀最有效的方法。

A. 適應症：腎水腫合併腎功能不良、餘尿量在 100 c.c.以上、持續血尿、復發的尿路感染、膀胱結石、症狀無法藉由藥物改善等。

B. **可行經尿道前列腺切除**(TURP)：腹部無傷口、恢復快，**為最常用的方法**。

a. 合併症：**出現尿液混濁、精液射入膀胱中**等；**出血是最常見的合併症，術後需要持續用生理食鹽水做膀胱灌洗；若尿道內括約肌有受損，可能導致性行為高潮時出現逆行性射精**。

b. **若手術過程吸收過多沖洗液，容易引起腦水腫需注意病人意識狀態**。

C. 其他手術治療還包括：**經膀胱前列腺切除、膀胱外前列腺切除、會陰前列腺切除**（易引起感染及**造成勃起功能障礙的合併症**）**等治療**。

5. 護理處置：

(1) 平常不可憋尿；無需限制喝水，但睡前不宜飲水過多，以減少夜尿；咖啡因和酒精則盡量避免。

(2) 部分含交感神經促進劑和抗膽鹼特性的藥物，會使膀胱括約肌過度收縮，造成尿瀦留，應小心服用。

(3) **手術後護理**：

A. **需立即監測**病人的生命徵象、攝入及排出量，**以避免出血情況與休克的合併症**。

B. 教導病人平躺、雙腳平直 6~8 小時，勿壓到或扭曲管子以維持導尿管暢通，並評估尿液引流狀況，可能會有血尿情形，此為正常現象，會逐漸澄清。

C. **使用三叉導尿管**(3-way Foley's catheter)以無菌 0.9%生理食鹽水連續灌洗膀胱，主要是避免血塊阻塞。需注意病人是否有體液過量（如水中毒），以及體液、電解質不平衡現象（如低血鈉）。

D. **不可自行坐浴或熱敷腹部，以避免因血管擴張而導致出血。**

E. 因為尿道內括約肌遭到破壞，使精液逆流入膀胱而與尿液混合，因此需告知病人發生**性行為時仍有勃起與高潮，但易發生逆行性射精，故會有無射精現象且尿液混濁的情形發生。**

F. 移除導尿管後，如有尿急、**尿失禁**、小便次數多、小便疼痛或輕微血尿等，是**手術後暫時的現象**，會逐漸消失。

(4) **預防術後合併症：**

A. 鼓勵下床活動，並避免久站、久坐，以預防出血；**避免上樓梯，以免因腹內壓增加而出血**。

B. 教導配合呼吸時收縮腹肌、臀肌、會陰肌肉運動，以恢復尿道括約肌張力。

C. **3 個月內需避免費力的活動及運動**，如提重物、**騎腳踏車**、**跑步**、長途旅行等。

D. 6~8 週才可以恢復性生活。

E. 攝取高纖食物（如蔬菜、水果等）及足夠的水分，以預防便祕及尿路阻塞。

F. 預防泌尿道感染。

(二) 前列腺癌(prostatic cancer)

1. 病因病理：好發於**前列腺後葉**，原因尚未確定，但可能與遺傳、年齡（越大機率越高，好發在 50 歲以上男性）、種族（白人及黑人罹病率高）、男性荷爾蒙、攝取過多紅肉類和高脂乳酪食品、病毒感染或化學致癌物等有關。

2. 臨床症狀：初期可能沒有症狀，但當腫瘤越變越大壓迫鄰近器官時，會出現**頻尿**、**排尿困難**、**尿瀦留**、疼痛或**血尿**等，如果腫瘤擴散到鄰近的淋巴腺、骨盆或其他器官時，會感覺**背痛**、**腰痛**、虛弱、食慾減退、**血鈣異常**等。

3. 診斷性檢查：

 (1) 最直接、最有效的診斷方法為**直腸指診**。

 (2) 直腸超音波與電腦斷層攝影：可評估前列腺的大小、形狀。

 (3) **前列腺特異抗原(PSA)：正常值為 4 μg/mL，升高時可懷疑罹患前列腺癌**，可作為追蹤及治療指標，並經由切片檢查確立診斷。

4. **醫療及護理處置**：

 (1) 前列腺癌的治療因癌的分期、年齡和健康情況而有所不同，包括觀察治療、前列腺根治切除術、放射線治療（如**體外放射治療**）、荷爾蒙療法降低男性荷爾蒙濃度（如**雄性激素阻斷劑**、雌激素、黃體素促進激素）、化學治療。

 (2) **預防篩檢**：前列腺癌早期症狀不明顯，40 歲以上男性應每年接受一次直腸指診檢查，以助早日對該項疾病予以認明。

七、睪丸癌(testicular cancer)

1. **最主要的危險因素是隱睪症，其機率是正常人的 30 倍。**

2. 初期無明顯症狀，通常是由性伴侶或受到傷害時發現。如果腫塊壓迫到血管、淋巴或出現轉移，會有咳嗽、頭痛、下肢浮腫等症狀。

3. 接受手術、化學或放射線治療後，預後佳，仍需定期接受追蹤檢查。

QUESTION 題庫練習

1. 下列何者可用來偵測前列腺癌的治療及復發的指標？(A)AFP (B)CEA (C)PAP (D)PSA。 (105專高一)

2. 陳小姐日前因出現泡沫狀、惡臭的陰道分泌物、陰唇腫脹、發癢、起疹子而來醫院看診，下列何者為其最可能之診斷？(A)披衣菌感染 (B)陰道滴蟲症 (C)尖型濕疣 (D)嗜血桿菌感染。 (105專高二)

3. 有關腫瘤溶解症候群之臨床表徵，下列何者錯誤？(A)高血鉀 (B)高血鈣 (C)高尿酸 (D)高血磷。 (105專高二)

4. 人類乳突病毒(HPV)感染與下列何種癌症有關？(A)乳癌 (B)胃癌 (C)子宮頸癌 (D)卵巢癌。 (106專高一)

5. 有關睪丸癌最主要的危險因子，下列何者正確？(A)隱睪症 (B)精索曲張 (C)長期接觸金屬物 (D)無精蟲症。 (106專高二)

6. 有關子宮頸癌行後荷式(after loading)體內放射線治療之照護措施，下列何者錯誤？(A)穿鉛衣，可降低接觸輻射線的暴露量 (B)若放射源脫落，用長柄鑷子夾起再放入鉛桶中 (C)病人尿液要放入鉛桶，待過了半衰期再處理 (D)採集中護理，以減少暴露放射線的危險。 (106專高二補)

7. 因前列腺肥大導致膀胱變化之敘述，下列何者錯誤？(A)膀胱內小樑形成 (B)膀胱內結石形成 (C)假性憩室形成 (D)膀胱壁組織增厚。 (106專高二補)

8. 有關接受前列腺切除術病人之護理措施與指導，下列何者錯誤？(A)手術前2天採清淡低渣液體飲食 (B)放置三叉導尿管作為引流尿液及膀胱灌洗的通路 (C)以蒸餾水進行膀胱灌洗 (D)手術後第一天可能會出現鮮紅色尿液。 (107專高二)

解析 (C)以無菌0.9%生理食鹽水連續灌洗膀胱。

解答： 1.D 2.B 3.B 4.C 5.A 6.C 7.B 8.C

9. 有關生殖器疱疹的敘述，下列何者錯誤？(A)為性交傳染 (B)教導病人避免擠壓患部水疱 (C)發病後7~10天避免與他人親密性接觸 (D)由帶狀水痘病毒感染所引起。 (108專高一)

解析 (D)由單純疱疹病毒感染所引起。

10. 尿流速之檢查結果，最大尿流速為8 mL／秒，下列何者為最可能之診斷？(A)急性腎絲球腎炎 (B)前列腺肥大 (C)腎病症候群 (D)急性尿路感染。 (108專高二)

解析 正常男性尿流速為20~25 mL／秒，有前列腺肥大，尿流速可能會降低到10 mL／秒以下。

11. 有關接受經尿道前列腺切除術病人之護理指導，下列何者錯誤？(A)逆行性射精為術後常見暫時性的問題 (B) 3 個月內應避免騎腳踏車或跑步 (C)避免上樓梯，以免因腹內壓增加而出血 (D)避免坐浴或熱敷下腹部，以減少出血機會。 (110專高一)

解析 術後約有15~63%會出現永久性逆行性射精的現象。

12. 有關良性前列腺肥大的合併症，下列何者錯誤？(A)尿毒症 (B)膀胱結石 (C)壓力性尿失禁 (D)尿道炎。 (110專高一)

解析 前列腺肥大可能造成下泌尿道阻塞、膀胱憩室、膀胱結石、尿道發炎，進而影響上泌尿道，造成腎水腫及腎功能受損，導致尿毒症。

13. 有關前列腺癌之敘述，下列何者正確？(A)藥物治療大多使用雄性素 (B)放射線治療時最常使用鈷60放射源 (C)鹼性磷酸酶值過高與前列腺癌之診斷有關 (D)前列腺特異性抗原(PSA)濃度可做為治療效果的參考。 (111專高一)

14. 有關經尿道前列腺切除術的敘述，下列何者錯誤？(A)透過電刀切除前列腺，是良性前列腺肥大第一線最常用的治療方式 (B)若手術過程吸收過多沖洗液，容易引起腦水腫需注意病人意識狀態 (C)出血是最常見的合併症，術後需要持續用生理食鹽水做膀胱灌洗 (D)若尿道內括約肌有受損，可能導致性行為高潮時出現逆行性射精。 (111專高一)

解析 (A)經尿道內視鏡前列腺刮除手術(TURP)是最常用的治療方法。

解答： 9.D 10.B 11.A 12.C 13.D 14.A

15. 有關前列腺肥大與前列腺癌的敘述，下列何者錯誤？(A)排尿困難、頻尿與尿瀦留等是常見症狀　(B)前列腺癌與雄性素有關，好發於前列腺中葉　(C)前列腺肥大經常會合併膀胱結石、尿路感染　(D)直腸指診和前列腺特異抗原是篩檢的診斷方法。

（111專高二）

解析 (B)好發於前列腺後葉。

16. 有關前列腺癌之敘述，下列何者錯誤？(A)排尿困難、頻尿、血尿與尿瀦留是常見的症狀　(B)直腸指診和前列腺特異抗原是篩檢的診斷方法　(C)轉移時最常出現背痛、腰痛、血鈣異常　(D)前列腺癌與雄性素有關，好發於前列腺的中葉。（112專高二）

解析 好發於前列腺的後葉。

17. 有關良性前列腺肥大(BPH)之敘述，下列何者錯誤？(A)是男性常見的老年疾病，是前列腺體的細胞本身肥大所致　(B)尿路動力學檢查時發現病人的最大尿流速會減低　(C)病人常主訴頻尿或餘尿感（解不乾淨）　(D)肛門觸診可以評估前列腺肥大的程度。（113專高一）

解析 良性前列腺肥大是前列腺體的增生所致，並非肥大。

解答：　15.B　16.D　17.A

MEMO

内分泌系統病人的護理

出題率：❤❤❤

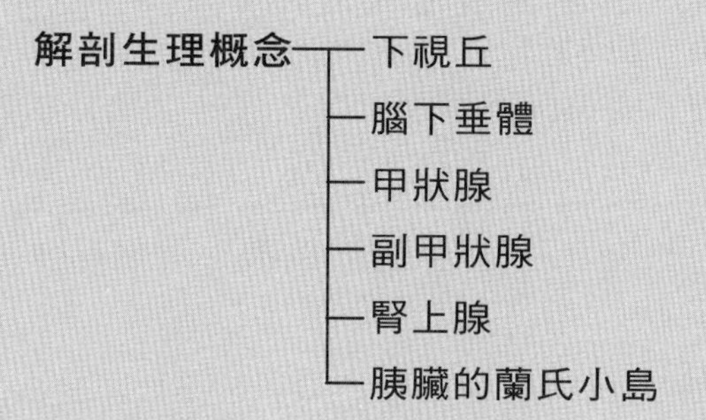

診斷性檢查

常見疾病治療及護理處置
- 腦下垂體機能障礙
- 甲狀腺機能障礙
- 副甲狀腺機能障礙
- 腎上腺機能障礙
- 糖尿病

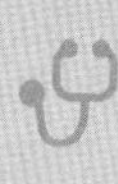
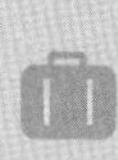

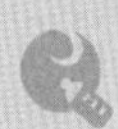

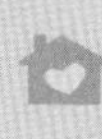
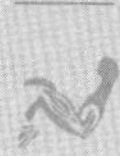
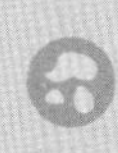
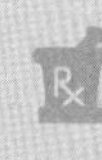
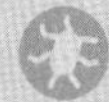

Medical-Surgical Nursing

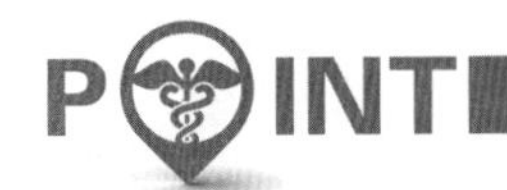

重｜點｜彙｜整

16-1 解剖生理概念

一、下視丘

1. 解剖位置：位於間腦視丘下方，腦下垂體上方。
2. 生理功能：
   (1) 為**體溫調節中樞**，下視丘前半部負責控制散熱；下視丘後半部負責控制產熱。
   (2) 調節食物的攝取，為**進食及飽食中樞**。
   (3) 刺激或抑制**腦下垂體前葉與後葉激素的釋放**。
   A. 刺激激素包括：皮釋素(CRH)、性釋素(GnRH)、甲釋素(TRH)、生長激素釋素(GHRH)。
   B. 抑制激素包括：泌乳素抑制激素(PIH)、生長激素抑制激素(GHIH)或稱體制素(somatostatin, SS)。
   (4) 是維持清醒狀態及睡眠類型的中樞之一。
   (5) **視叉上核接受日光刺激**，可以推動**生物節律（生物時鐘）**。

二、腦下垂體（腦下腺）

1. 解剖位置：位於**蝶骨**的蝶鞍內，藉由垂體柄連接下視丘，視神經交叉位於其前上方。腦下垂體可分為前葉與後葉。
2. **腦下垂體前葉**分泌的激素：
   (1) **生長激素(GH)：與青春期的生長關係最為密切**，運動可促進其分泌，受 GHRH、GHIH 的調控。其生理功能包括：
   A. 可加速蛋白質同化作用以促進生長。
   B. 抑制脂肪沉積以加速脂肪異化（分解）作用。

C. 促使肝醣分解、抗胰島素作用，**增加血糖濃度**。

D. **刺激軟骨上骨骺的有絲分裂**，其過程需藉助於**體制素**、類胰島素生長因子。

(2) **泌乳素**(PRL)：於產後引發乳汁分泌。

(3) **甲促素**(TSH)：可促進甲狀腺的生長及發育，刺激甲狀腺分泌三碘甲狀腺素(T_3)及甲狀腺素(T_4)。**甲釋素**(TRH)可藉由**醣化作用**，增加 TSH 的生物活性；**體制素**會抑制 TSH 的分泌。

(4) **黑色素細胞刺激素**(MSH)：可造成皮膚的色素沉著。

(5) **腎上腺皮促素**(ACTH)：可促進腎上腺皮質部的生長及發育，刺激腎上腺皮質分泌糖皮質固醇（glucocorticoids，或稱糖皮質素）。另外，人體之**日夜週期**與 ACTH 之分泌有關。

(6) **濾泡刺激素**(FSH)：受 GnRH 的調控，可刺激原始卵泡（濾泡）發育及成熟、**刺激**卵泡鞘細胞**分泌動情素**。

(7) **黃體刺激素**(LH)：受 GnRH 的調控，其生理功能包括：

A. 與 FSH 共同作用，使卵泡完全成熟及**排卵**。

B. 刺激黃體形成，並促使分泌**黃體素**（progesterone，或稱**助孕酮**）。

C. 刺激男性睪丸的間質細胞發育及分泌睪固酮(testosterone)。

3. **腦下垂體後葉**儲存的激素：

(1) **抗利尿激素**(ADH)：由下視丘視上核分泌的，**可刺激遠曲小管及集尿管對水分的再吸收**。亦可**促使血管收縮**，故又稱為**升壓素**（vasopressin，或稱血管加壓素）。

(2) **催產素**(OT)：由下視丘視旁核分泌的，於產前大量分泌，可刺激子宮平滑肌收縮。

三、甲狀腺

1. 解剖位置：位於喉部正下方，甲狀軟骨兩側，左右二葉中間相連處較窄短稱峽部，峽部橫跨第二~四氣管環。
2. 生理功能：
   (1) **三碘甲狀腺素**(T_3)、**甲狀腺素**(T_4)：由濾泡細胞分泌，可刺激細胞耗氧率增加，亦即促使 BMR 上升；**T_3 的效力較 T_4 強**；甲狀腺荷爾蒙的分泌受荷爾蒙**負回饋系統的控制**。與 GH 一起支持孩童的**骨骼肌肉生長並促進發育**，及性成熟之發育。刺激蛋白質同化作用、醣類耗用及脂肪異化作用，降低血糖。可提升神經系統的反應性，促使心跳加速、血壓上升、腸蠕動增加，對孩童的神經系統發育極為重要。
   (2) **降鈣素**：由濾泡旁細胞分泌，可降低血鈣濃度，其分泌受血鈣濃度的影響。

四、副甲狀腺

1. 解剖位置：位於氣管及甲狀腺後面，正常情形下，左右兩側各有二個。
2. **生理功能**：副甲狀腺的主細胞分泌**副甲狀腺素**(PTH)，其分泌受血鈣濃度的影響，其作用與降鈣素相反，主要在提升血鈣濃度。PTH 於骨中、腸內及腎臟方面的作用包括：
   (1) 骨：**活化破骨細胞**，刺激骨鈣分解，造成 Ca^{2+}及 HPO_4^{2-}滲入血循中。
   (2) 腸：加速 Ca^{2+}從腸內吸收。
   (3) 腎：加速腎小管對 Ca^{2+}的再吸收及血中 HPO_4^{2-}從腎小管排出。此外，可刺激腎臟內酵素活性，使維生素 D_3 製造增加。

五、腎上腺

1. 解剖位置：位於腎臟頂端，分為皮質及髓質。
2. 生理功能：皮質分泌礦物質皮質酮，如**醛固酮**、**糖皮質固醇**、**性激素**；髓質由**嗜鉻細胞**所組成，受交感神經控制，可分泌**腎上腺素與正腎上腺素**。
   (1) **醛固酮**(aldosterone)：可加速腎小管對 Na^+、**水分的再吸收**及 K^+、H^+**的排出**。其分泌受到網狀活化系統(RAA)及血鉀濃度的影響。當體內血量不足、血壓下降時，會活化 RAA 系統，以使血量增加（留鹽激素留 Na^+留水所致）、血壓增高（血管加壓素所致）。
   (2) **糖皮質固醇**：主要為皮質醇(cortisol)、皮質酮(cortisone)。皮質醇(cortisol)的分泌具**日變週期**，在每日 **8 am 時濃度最高**，**4 am 濃度最低**。糖皮質固醇的生理功能包括：
   A. 促進正常的醣類代謝，**加速肝臟糖質新生作用**，以**增加血糖濃度**。和 GH 相同，可使組織具抗胰島素作用。
   B. 促進蛋白質代謝，以產生負氮平衡。
   C. 促進正常脂肪代謝，加速脂肪異化作用。
   D. **促進血管對神經傳導物質之敏感性**。
   E. 抑制淋巴球及嗜中性球之活性，**具抗發炎作用**。
   F. **增加胃酸分泌**，易引發胃潰瘍。
   G. **抑制造骨細胞的活性**，易造成骨質疏鬆。
   (3) 腎上腺素(epinephrine, Epi)與正腎上腺素(norepinephrine, NE)：作用類似交感神經，可應付危急狀況。此外，可促進糖質新生作用，**增加血糖濃度**。

六、胰臟的蘭氏小島

1. 解剖位置：胰臟位於胃後方，其分泌腺有：外分泌腺－腺泡（分泌消化液至十二指腸）、內分泌腺－蘭氏小島（分泌升糖素、胰島素及體制素）。

2. 生理功能：
   (1) **升糖素**(glucagon)：由 α 細胞分泌，可**加速肝醣分解**，**以升高血糖**。此外，升糖素**可增加心肌收縮力**。
   (2) **胰島素**：由 β 細胞分泌，可**促成肝醣合成**，以**降低血糖**；促進葡萄糖轉換成肝醣儲存；**促進脂肪及蛋白質的合成**；抑制酵素分解脂肪。此外，胰島素會促**使葡萄糖進入骨骼肌肉，增加肌肉對酮體的攝取，以減少酮體生成**。
   (3) **體制素**：由 δ 細胞分泌，可同時**抑制升糖素與胰島素的分泌，以降低血糖**。

16-2 診斷性檢查

1. 健康史收集：個人史、家庭史（特別是**家族傾向或遺傳疾病**，如：甲狀腺機能亢進、糖尿病等）、社會史（注意，**多種內分泌疾病與壓力呈正相關**）。

2. 身體評估：甲狀腺可經由視診、觸診、叩診及聽診的評估，了解病人是否有顫抖、凸眼、多汗及甲狀腺腫大的情形。

3. 腦部 X 光檢查及電腦斷層攝影(CT)：用以診斷腦下垂體疾病。

4. 甲狀腺攝影：以**超音波掃描最為常用**，用以評估甲狀腺的結構、大小及其功能，鑑別診斷甲狀腺癌、甲狀腺囊腫、甲狀腺機能亢進等。

5. **放射性碘吸收試驗**：藉由服用 ^{131}I（放射性碘）來檢測甲狀腺之機能。由於 ^{131}I 會自尿液中排泄，故**需收集病人 24 小時的尿量**（需禁食 6~8 小時），以了解其吸收率（正常值為 5~35%）。
6. 副甲狀腺攝影：診斷原發性副甲狀腺亢進及副甲狀腺腺瘤。
7. 腎上腺攝影：包括腎上腺動脈攝影術及腎上腺電腦斷層攝影術。前者藉由腎上腺動脈的分布以診斷腫瘤的惡性與否、兩側增殖情形等；後者則用以偵測腎上腺腫瘤、兩側增殖情形及愛迪生氏病。
8. 血糖檢查：
   (1) **空腹血糖值：禁食 6~8 小時**後，檢驗血中葡萄糖含量，**正常值為 80~120 mg/dL。若＞140 mg/dL，則可能為糖尿病**。
   (2) **飯後 2 小時血糖值**：飯後 2 小時，檢驗血中葡萄糖含量，**正常值為＜140 mg/dL**。若＞200 mg/dL，表示糖尿病病人的療程效果不理想，需加做口服葡萄糖耐受性試驗。
   (3) **口服葡萄糖耐量試驗**(oral glucose tolerance test, OGTT)：評估葡萄糖代謝能力最敏感的方法。
   A. 適用於空腹血糖值或飯後 2 小時血糖值 100~150 mg/dL（臨界值），或糖尿病高危險群。
   B. **檢查前 3 天**，病人**每天需採高醣飲食**(150~250 gm/day)**以激活胰島素分泌細胞**。並於檢查**前一天晚上 12 點過後禁食（開水除外）**至隔天早上 7 點半。接著抽血後，讓病人服用 300 c.c.內含 75 gm 的葡萄糖水，請病人保持安靜且避免活動，在第 30、60、90、120 分鐘時再抽血。
   C. 正常情況下，第 30、60、90 分鐘的血漿葡萄糖濃度＜200 mg/dL；第 120 分鐘時的血漿葡萄糖濃度＜140 mg/dL（**若≧200 mg/dL，就可診斷為糖尿病**）。

(4) **糖化血色素值**(HbA$_{1c}$)：**為糖尿病的診斷標準之一，不受禁食、驗血時間影響。葡萄糖與血色素結合的反應**，可持續至紅血球壽命結束（約 120 天左右），因此可用於評估糖尿病病人**過去 2~3 個月內血糖控制的情形**。糖尿病病人之 HbA$_{1c}$ 約在 6~22%；**若≦10%，表示控制良好。檢查前不需禁食**。

9. 血液檢查：

(1) 無機磷鹽與鹼性磷酸酶若上升表示腦下垂體機能亢進。

(2) 睪固酮與雌性素若下降表示腦下垂體機能低下。

(3) **TSH 的正常值為 0.3~5.4 μU/mL，T$_3$ 的正常值為 60~195 μg/dL，T$_4$ 的正常值為 5.0~12.0 μg/dL**。若 T$_3$、T$_4$ 值偏高且 TSH 偏低，表示甲狀腺機能亢進。

10. 尿液檢查：

(1) 尿糖與酮體檢查：當血糖濃度升高至 180 mg/dL 即超過腎閾值，**尿中會出現葡萄糖**；若**糖尿病**有**惡化**情形，則病人的**尿中會出現酮體**。

(2) 兒茶酚胺(catecholamine)及其代謝產物檢查：**香草杏仁酸**(vanillylmandelic acid, VMA)是兒茶酚胺的主要代謝產物，**收集病人 24 小時的尿液檢體**以檢測兒茶酚胺及其代謝產物的含量是否過高（兒茶酚胺的正常值為 14 g/dL；VMA 正常值為<8 mg/dL），**用於診斷嗜鉻細胞瘤**。檢查前 3 天禁食**香草、高鉀食物、阿斯匹靈、巧克力、茶、酒、咖啡**等。

16-3 常見疾病治療及護理處置

一、腦下垂體機能障礙

(一) 腦下垂體腫瘤(pituitary tumor)

1. 病因病理：最常見為泌乳激素瘤，多數的腦下垂體腫瘤是從腦下垂體的前葉長出來，幾乎都是良性，惡性腫瘤較少見。
2. 臨床症狀：
   (1) 症狀依腫瘤所分泌荷爾蒙而異。
   (2) 腫瘤體積造成壓迫症狀：導致頭痛、視力模糊、複視、突然視力喪失，或頭暈、昏厥。**若壓迫到視交叉，則會出現雙顳側視野及視力變差**。
   (3) **若腫瘤壓迫於蝶鞍處，導致內部壓力上升，則會造成腦下垂體中風**，而出現頭痛、嘔吐、視力受損等症狀。
3. 醫療及護理處置：
   (1) 採藥物治療以縮小腫瘤，及降低血中異常荷爾蒙濃度。**若服用 Cortisone 類藥物，必須於飯後服用**。
   (2) 伽馬刀療法：為放射線手術治療，將伽馬射線聚焦治療腦部腫瘤。此術**無手術傷口、不流血、病人不會感到疼痛**。
   (3) 當超過 1 公分，有繼續變大情況，建議開刀切除。若經由蝶骨切除腦下垂體腫瘤，**術後不可用力擤鼻涕、打噴嚏、咳嗽、解便、做彎腰動作**。
   (4) 會影響荷爾蒙分泌的腫瘤，則視腫瘤而做不同處理。

(二) 腦下垂體機能低下

1. **病因病理**：常因腦下垂體腫瘤致使其機能低下，導致生長激素(GH)分泌、甲促素(TSH)、性腺激素分泌不足。

2. **臨床症狀**：骨骼、軀幹生長發育遲緩、體形停滯於兒童期、身材矮小（侏儒症）、怕冷、皮膚乾燥且有皺紋，常伴有生殖器官發育障礙，但不影響智力發育。
3. 醫療及護理處置：
   (1) 以放射線照射下垂體，縮小或破壞腫瘤。
   (2) 永久性荷爾蒙補充療法：皮下注射 Somatropin (Genotropin®) 以補充 GH。給予病人服藥指導，並告知病人需定期返診追蹤荷爾蒙濃度。

(三) 腦下垂體機能亢進

1. 病因病理：因**腦下垂體腫瘤**致使其機能**亢進**，導致 GH **分泌過多，造成巨人症和肢端肥大症**。
2. 臨床症狀：
   (1) **巨人症：發生於青春期前**，骨骺未閉合，當 GH 分泌過多時，導致各組織、器官、骨骼過度生長，身材異常高大，但生殖器官發育不全。
   (2) **肢端肥大症：發生於青春期後**（通常發生於 20~50 歲），成人的骨骺合閉，當 GH 分泌過多時，導致**多毛症**、**多汗症**、**皮膚油膩**、**眶上嵴突出**、**下巴往前突出（頷凸畸形）**、**手腳變得寬大**、軟組織、骨骼及**內臟**器官**增大**、**關節痛**、**肌肉無力**、**聲音粗厚**、**葡萄糖耐受性差**、月經稀少甚至停經、性功能障礙。
   (3) 罹患**催乳激素瘤**之男性可能會有**性慾降低**、**溢乳症**、**陽萎**。
3. 醫療及護理處置：
   (1) **腦下垂體切除術**：切除腦下垂體以減緩 GH 過度分泌，並給予荷爾蒙補充多可恢復正常。

A. **術前護理：**

- 提供術後護理指導：指導病人做深呼吸運動。衛教術後避免打噴嚏、咳嗽、彎腰、用力排便等活動。**術後執行口腔護理以預防感染，傷口完全癒合方能使用牙刷刷牙**。
- 與病人討論術後需接受荷爾蒙補充療法之可能，並減輕其焦慮。

B. 術後護理：

- 監測術後合併症：**腦脊髓液滲漏**（易致腦膜炎，可能自鼻流出）、尿崩症（尿量＞200 mL/day 或尿比重下降）、**低血容性休克**等。若出現尿崩症，予 Pitressin。
- 發現病人**流鼻水**時，需**用尿糖試紙測試**之，以確認是否為腦脊髓液(CSF)外漏。
- **抬高床頭約 30 度，維持 72 小時**，防止腦壓升高、緩解頭痛。
- **預防感染：注意是否體溫上升、大量排尿、口渴**。
- **顱內壓上升**(IICP)：監測病人是否出現脈搏減少、脈搏壓上升、呼吸型態改變、血壓上升等。

(2) **藥物治療**：注射 Octreotide (Sandostatin®)後，可降低生長激素且縮小腫瘤；Bromocriptine 除了緩解經前症候群的乳房腫脹不適以外，亦可減少腦下垂體腫瘤分泌 GH（需終生服用）。

(3) 放射線治療：可使腫瘤變小，為輔助治療，傳統的放射治療劑量為 4,500~5,000 cGy，需數月至數年才能達療效。

(四) 尿崩症(diabetes insipidus, DI)

1. 病因病理：因腦下垂體後葉細胞的缺損，使後葉**分泌抗利尿激素**(ADH)**過少**，腎小管喪失吸收水分之功能，導致尿液無法濃縮的疾病。

2. **臨床症狀**：劇渴、**尿比重下降**(＜1.005)、尿顏色淡、**血清鈉濃度上升**（＞125 mEq/L）、**尿量增加**（約 4~20 L/day）、**血漿滲透壓升高**(＞300 mOsm/L)。病人因**尿液滲透壓極低**(65 mOsm/L)、血清滲透壓升高而易引起**脫水與低血容性休克**，故會出現血壓下降、CVP 值低於正常值。

3. 診斷性檢查：可利用**水分剝削試驗**(water deprivation test)**協助診斷**，病人限制飲水後，注射抗利尿激素，每小時採血液與尿液檢體，觀察病人的生命徵象、尿量、血液滲透壓與體重變化。

4. 醫療及護理處置：
   (1) 中樞性尿崩症者：給予鼻噴液－人工 ADH 類似物(DDAVP)**增加水分再吸收**。
   (2) 腎因性尿崩症者：給予非荷爾蒙製劑治療，如：Thiazide, Chlorpropamide。
   (3) **預防脫水及低血容性休克的發生**，因此每天需測量與記錄體重和 I/O、**監測每小時尿量**（**維持尿量＜200 c.c./hr**）、每次解尿的尿比重及體液與電解質的平衡。
   (4) **鼓勵多攝取高纖維食物，預防便祕**。若病人血鈉濃度過高，則採**低鈉飲食**。
   (5) 教導病人維持良好睡眠，如：於晚上服藥，減少夜間排尿次數；維持病室安靜，以促進睡眠。
   (6) 保護病人免於受到感染。
   (7) 病人出院護理指導包括：**教導自我注射藥物的方法、告知隨身攜帶識別卡、教導維持與測量體液狀態的方式**。

(五) 抗利尿激素分泌不當症候群(SIADH)

1. 病因病理：主要是**因惡性腫瘤造成** ADH 分泌的負回饋調節異常所致。當 **ADH 分泌增加**時，**腎小管對鈉與水的再吸收就會增加**，使**水分瀦留**，細胞內液與外液容積皆過量。

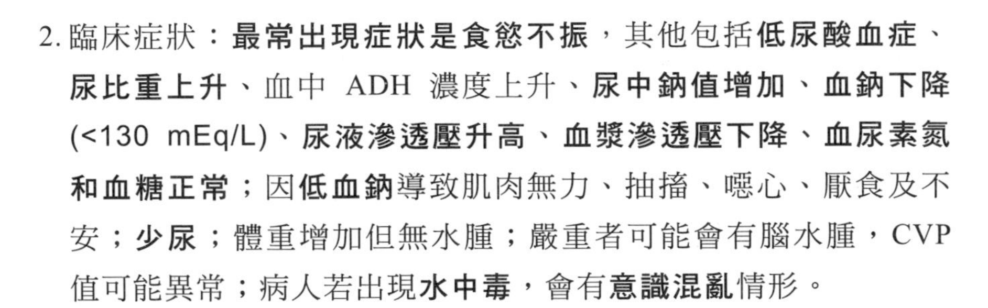

2. 臨床症狀：**最常出現症狀是食慾不振**，其他包括**低尿酸血症**、**尿比重上升**、血中 ADH 濃度上升、**尿中鈉值增加**、**血鈉下降(<130 mEq/L)**、**尿液滲透壓升高**、**血漿滲透壓下降**、**血尿素氮和血糖正常**；因**低血鈉**導致肌肉無力、抽搐、噁心、厭食及不安；**少尿**；體重增加但無水腫；嚴重者可能會有腦水腫，CVP 值可能異常；病人若出現**水中毒**，會有**意識混亂**情形。

3. **醫療及護理處置：**
   (1) 給予**高鉀**、**高鈉**、**高纖飲食**，**限制液體的攝取（500~1,000 mL／天）**，或是**注射高張的 3%氯化鈉溶液**，改善低血鈉之症狀。
   (2) **記錄 I/O 並監測體重變化**，必要時給予利尿劑。
   (3) **監測血鈉**及血鉀**濃度**，預防因低血鈉導致肌肉無力等潛在性傷害。必要時依醫囑予**低容積**、**高滲透性液體灌腸**。
   (4) **密切監測血壓**、**中心靜脈壓**、**尿比重**、**尿液顏色**、**血漿與尿液滲透壓的變化**。
   (5) **評估**病人**神經功能及意識程度之變化**，並維護其安全。
   (6) 監測病人有無出現**肌肉抽搐與昏迷**的中樞神經性傷害。
   (7) 病人平躺時需將**頭部放平**，**防止發生腦水腫**情形。

二、甲狀腺機能障礙

(一) 甲狀腺機能低下

1. 病因病理：
   (1) **由腦下垂體或下視丘功能不良**、先天性甲狀腺發育不全、甲狀腺機能亢進之治療、**甲狀腺炎所引起**，導致**甲狀腺漸進性萎縮**，**直至功能完全喪失**。
   (2) 發生於任何年齡層，於新生兒時期發生者，稱為**呆小症**(cretinism)；成年期發生者，稱為**黏液性水腫**(myxedema)。

2. **臨床症狀：**
   (1) BMR↓、體溫過低、怕冷、脈搏減緩、低血壓、體重增加、臉部及四肢水腫、掉髮、皮膚乾燥而有鱗屑、易感疲倦、貧血、便祕、糞石填塞、性慾減低、動作緩慢、深腱反射(DTR)減弱、低血鈉、T_3與 T_4下降、TSH 濃度上升、甲狀腺自體抗體價數上升、**周邊血管阻力增加、聽診心臟有分裂音、惡性（巨球性）貧血**等。
   (2) **黏液水腫昏迷：**為甲狀腺機能低下的嚴重合併症，常發生於中年婦女。誘發因素有腸胃道出血、酗酒及低溫環境。會出現**全身性組織間隙非凹陷性水腫、體溫過低、低血壓、低血糖、低血鈉、高血脂、高膽固醇、血清中甲狀腺素下降、TSH 上升**等徵象。

3. 醫療及護理處置：
   (1) 藉由補充 TSH 製劑(Levothyroxine)以使新陳代謝回復正常。
   (2) **左旋甲狀腺素是一種合成的甲狀腺素，半衰期約為 8 天，一般每日服用一次，因會受食物干擾致吸收效果變差，因此建議在空腹服用。需終身服用，不可自行停藥或更改劑量。**
   (3) 服用甲狀腺素製劑需注意：
   A. **觀察是否有心絞痛、心律不整、血糖升高。**心臟病人者，服用時必須由**小劑量**開始；並**監測血糖變化**。
   B. **會增加毛地黃、麻醉劑（如 Ketamine）及抗凝血劑藥物作用。若同時服用毛地黃，教導應監測中毒徵象。**
   C. **對安眠藥、鎮靜劑與麻醉劑的敏感性增加，應避免使用。**
   D. **新生兒或嬰幼兒，應儘早採高劑量治療，以避免發育遲滯。**
   (4) 鼓勵每日**攝取足夠水分**(2,000~3,000 mL)，並多攝取**高蛋白、低熱量、高纖維（以防便祕）、低脂**的食物，**注意體重變化**。

(5) **注意保暖**：以喝熱飲、增加被蓋和衣著的方式來保暖；**不可使用電毯或熱水袋**，以免造成需氧量增加，血管擴張，致使循環不良情形更加惡化。

(6) **病人對冷的耐受度低**，床位不要排在近通風口處。

(7) 保護病人免受感染。

(8) 病人皮膚乾燥，**不宜使用肥皂洗澡**。

(二) 甲狀腺機能亢進

1. 病因病理：不明病因造成**甲狀腺素過度分泌**，甲狀腺機能呈亢進狀態。為**遺傳性的自體免疫疾病**，可因壓力或感染而誘發，年輕女性的發病率最高。於青春期前發病者，性發育有延遲現象。甲狀腺機能亢進以**格雷氏病**(Grave's disease)最為常見，若未治療會產生甲狀腺風暴(hyperthyroid crisis)，最後因心臟衰竭而死亡。

2. 臨床症狀：**瀰漫性甲狀腺腫大**（**格雷氏病**最常見）、**凸眼**（格雷氏病可見雙側性凸眼）、**食慾增加**、**體重減輕**、**脛前黏液水腫**、**皮膚溫暖潮濕**、**心跳過速（心悸）**、**腸胃蠕動變快**、**BMR 增加**、**熱耐受力差**、毛髮細軟、指甲變脆、**指甲遠心端鬆脫**、**對壓力的耐受力降低**、**神經質**、**易緊張**、**情緒波動大**、**震顫導致動作無法協調**、**月經減少或停經**、**性慾減低**、血中出現甲狀腺刺激免疫球蛋白(TSI)、**T_3 及 T_4 升高**、**TSH 濃度因受抑制而下降**等。

3. 醫療及護理處置：

(1) 口服 Methimazole (Tapazole)或 Propylthiouracil (PTU)，以抑制 TSH 的合成。使用**抗甲狀腺硫醯胺類(thionamides)先用大劑量再逐漸減量**，通常 2~3 星期可見症狀改善，1~3 個月後可使甲狀腺機能控制到正常，**症狀消失後仍需繼續服**

藥。少數病患會出現顯著副作用，以**顆粒球減少症**最為嚴重，其症狀為**喉嚨痛**、**發燒**、口腔潰瘍。

(2) 口服**碘製劑**，如：Lugol's solution、**飽和碘化鉀溶液** (SSKI)，**以抑制 T_3 及 T_4 合成**。**第三孕期婦女禁止服用**，避免造成胎兒甲狀腺腫與呆小症。

A. 通常**於甲狀腺手術前與抗甲狀腺素藥物合併使用，目的在增加甲狀腺素在腺體內之儲存，減少甲狀腺體積、血管分布及充血情形，用以預防術後出血，治療甲狀腺風暴**。

B. 告知病人**需以吸管飲用，防止牙齒被染色**。此外，**碘製劑可與牛奶或果汁混合飲用，以掩蓋其鹼味**。

C. **服用時間不可超過 2 週，以免發生甲狀腺逸脫**(escape of thyroid)，使大量甲狀腺素進入循環加重症狀。

(3) 口服 Inderal（β 腎上腺阻斷劑），以**控制心悸、焦慮或對熱耐受力差的症狀**。氣喘及心臟疾病患者**禁止服用**。

(4) 口服**放射性碘製劑**(^{131}I)，藉由**破壞甲狀腺組織**，以抑制甲狀腺素的合成與分泌。**多數服用高劑量者在 10 年後易出現甲狀腺功能低下症**。放射性碘製劑的**治療反應慢**，需約 2~3 個月，不適用於嚴重甲狀腺亢進病人。其注意事項包括：

A. 水溶性 ^{131}I 若放在紙杯內飲用，紙杯上的蠟會吸收 ^{131}I，故**宜置於玻璃杯或塑膠杯中服用**。

B. **服用後應增加水分的攝取**，以稀釋尿液。

C. **服用後 48 小時內，使用馬桶後宜沖水 2~3 次**。

D. 接受**大劑量放射性碘製劑治療**的病人，**必須隔離數日並限制訪客**；接受低劑量放射性碘製劑治療的病人不需要住院。

E. 服藥期間要監測**血中甲狀腺素濃度、血小板及白血球數值**。

(5) 格雷氏病病人的凸眼照護：

A. **限制鹽分的攝取**，以減輕眼部水腫。

B. 教導病人**多做眼外肌運動**，以避免複視。

C. 睡覺時**搖高床頭**，以減輕眼眶四周的水腫。

D. 出門時可配戴太陽眼鏡，以減少畏光的不適。

(6) 病人**易出現多汗，應提供舒適而清涼的環境**。

(7) **甲狀腺切除術：為維持正常的甲狀腺功能，一般採用次全甲狀腺切除**。**術前持續服用抗甲狀腺素藥物**，矯正甲狀腺功能，避免造成體內原儲存之甲狀腺素大量進入循環中（即甲狀腺逸脫），而在術後發生**甲狀腺風暴**。

A. 術前注意事項：

- 安排安靜的舒適環境，避免吵雜。
- 協助病人減輕焦慮及放鬆心情。
- 向病人說明手術過程及術後運動，如：可做**深呼吸與咳嗽運動，以利分泌物的排除**。
- 告知病人於術後會有暫時性的說話困難。

B. 術後注意事項：

- 減少病人傷口縫線的牽扯、監測是否發生抽搐、減除喉痛或氣管刺激的不適。
- 密切監測生命徵象，若**術後體溫升高，可能是甲狀腺風暴的徵象**。
- 協助病人**採半坐臥**，以避免牽拉傷口縫線。
- 教導病人**保持頭頸部固定不動**，必要時以手固定頸部、避免過度彎曲或伸展頸部，以防牽拉傷口。待傷口癒合後，才可進行頸部屈曲伸展運動。
- 教導病人**改變姿勢時，以雙手支托頭頸部**。
- 建議病人攝取**高熱量**、**高蛋白質及高碳水化合物**的食物，避免發生負氮平衡。

- **鼓勵飲用冰涼液狀食物，以減輕傷口水腫不適。**

C. 術後合併症的預防：

- **傷口出血**：多於**術後 12 小時內發生**，需密切觀察病人的生命徵象、頸部及床單，並檢視敷料狀況。
- **呼吸困難**：**聲門水腫**、**傷口脹滿感**（**可能是傷口血腫而壓迫氣管**所致）。故需監測有無**呼吸道阻塞**之徵象。
- **聲音嘶啞**：因**喉迴返神經受損**所致。故需每小時評估說話聲音是否異常。
- **低血鈣**：因手術**不慎切除副甲狀腺**所致。術後一週內需評估病人是否出現**手、嘴角及腳趾周圍有麻刺感**、肌肉抽搐、**有無 Chvostek's 及 Trousseau's 徵象**。若出現此症狀，可以**靜脈注射**方式給予**葡萄糖鈣**(Calcium gluconate)以矯正之。

(三) 甲狀腺風暴

1. 病因病理：為 T_3、T_4 的合成與**分泌過多**所致，是指**所有甲狀腺亢進的症狀與表徵急速惡化**，併發症包括肺水腫、休克、心律不整。未適當治療會引起心臟衰竭而死亡。誘發因子包括：壓力、外傷、感染、敗血症、生產或是**甲狀腺切除術前，未服用足夠的抗甲狀腺素藥物**等。
2. 臨床症狀：**體溫過高(＞38℃)**、**心搏過速**、盜汗、皮膚溫暖而潮濕、肌肉震顫及軟弱無力、噁心、嘔吐、腹痛、腹瀉、**脫水**、**意識改變（譫妄）**、**暴躁不安**等。
3. 診斷性檢查：主要是藉由臨床症狀診斷。臨床檢驗可能會出現**血中游離甲狀腺素(free T_4)上升**、**TSH 下降**。

4. 醫療及護理處置：
   (1) 口服 Propylthiouracil (PTU)、Methimazole (Tapazole)，以抑制甲狀腺素合成。若病人對碘敏感，可使用鋰鹽(Lithium)治療。
   (2) **給予β-腎上腺素阻斷劑(Propranolol)，以降低心搏速率**。
   (3) **發高燒時**，採取降低體溫措施，如：給予冰塊、**冰枕**、**溫水拭浴**或**口服** Acetaminophen，並密切監測體溫變化。切記**不可用 Aspirin 降低體溫**，因為它會使甲狀腺素結合球蛋白置換 T_4、T_3，而使游離甲狀腺素濃度升高。
   (4) 補充液體，**靜脈注射補充生理食鹽水及維生素 B_1，密切監測呼吸速率和尿液排出量**。
   (5) 保護病人避免於情緒激動期間發生自傷行為，必要時予以約束。
   (6) **維持安靜的治療環境**，並協助減輕病人的焦慮。

三、副甲狀腺機能障礙

副甲狀腺的生理功能是**促進骨頭釋出鈣**、**增加血鈣濃度**，並促進骨質正常新陳代謝。

(一) 副甲狀腺機能低下

1. 病因病理：因自體免疫疾病、副甲狀腺萎縮或進行甲狀腺手術時不慎切除，致使**副甲狀腺素分泌不足**，造成**破骨細胞之活性降低**，出現**低血鈣**、**高血磷**現象，而導致**鹼中毒**，出現手足抽搐。
2. 臨床症狀：
   (1) 因水晶體鈣化導致**白內障**。
   (2) 可能因水瀦留引發乳突水腫，出現頭痛、不安、**嗜睡**等。
   (3) **神經及肌肉應激性增加**，出現肌肉呈**強直性痙攣**（初期有刺痛及麻木感）、腹瀉等。

(4) 腎臟分泌磷減少，造成**尿鈣增加**、**尿磷減少**。
(5) **沃斯德克氏徵象**(Chvostek's sign)(+)：輕敲耳前面頰時，會出現**顏面肌肉痙攣**現象。
(6) **特魯索氏徵象**(Trousseau's sign)(+)：將血壓計的壓脈帶綁於上臂，緩慢充氣至血流阻斷後 1~5 分鐘，會出現腕部痙攣現象。

3. 醫療及護理處置：
(1) **急性期密切觀察呼吸道是否通暢**，並**於病床邊放置氣切包、10%葡萄鈣**(Calcium gluconate)。若病人發生手足抽搐時，應鬆解其衣物，使其側臥，靜脈注射方式給予 **10%葡萄鈣**，並預防舌頭咬傷及呼吸道梗塞之發生。
(2) 口服鈣鹽、鈣製劑或注射副甲狀腺製劑，以改善低血鈣症狀。
(3) 教導病人以紙袋罩住口鼻呼吸，提高血中碳酸含量。
(4) **採集中護理，密切監測體溫偏低、低血壓的情形**。
(5) 維持安靜及合宜亮度的病室環境，避免增進神經肌肉的應激性。**白天可適度活動，當中安排充分休息**。
(6) 病人代謝降低，會體重增加、便祕，應採**低熱量**、**低飽和脂肪**、**低膽固醇飲食**。衛教病人**不宜攝取高磷的乳酪**、**奶類製品**、**蛋黃**、**花椰菜**、**豆類**、**肝臟**等。
(7) 鼓勵病人多攝取富含鈣量的食物及補充維生素 D，以促進腸胃道對 Ca^{2+}的吸收。

(二) 副甲狀腺機能亢進

1. 病因病理：
(1) 原發性：多由副甲狀腺細胞瘤導致，病人以女性居多。
(2) 續發性：如**慢性腎衰竭**會引發副甲狀腺功能亢進會刺激副甲狀腺的代償性增生。

2. 臨床症狀：

(1) 破骨細胞活性增加使**血鈣升高**，易出現**鈣結石**、腎結石；**低血磷**、高尿磷；鈣質流失，致使 X 光片上呈現瀰漫性的骨質稀少，易產生病理性骨折、**骨質疏鬆**。

(2) **神經肌肉興奮性降低**，故出現肌肉無力、易疲倦、**便祕**。

(3) **噁心**、**心律不整**、**高血壓**。

3. 醫療及護理處置：

(1) 手術治療：切除副甲狀腺腫瘤，至少留下 1/2 個副甲狀腺以維持血中 PTH 濃度。

A. 術前需維持血鈣濃度於正常值，並教導深呼吸技巧與咳嗽動作。

B. 術後需監測病人生命徵象是否穩定、傷口出血情形、呼吸道是否通暢、有否吞嚥障礙等問題，若出現手與口周圍針刺感及手足抽搐症狀，可能是因**低血鈣**引起的，可靜注 10%葡萄糖鈣改善之。

(2) 藥物治療：口服磷酸鹽製劑（降低血鈣）、使用利尿劑 Lasix®（減少腎小管對 Ca^{2+}的再吸收）、靜脈灌注 N/S（增加血量促進尿鈣排泄）、**肌肉注射降鈣素**等。

(3) **預防病人發生跌倒或碰撞**而導致病理性骨折。

(4) 鼓勵病人**多下床活動**，降低對骨的破壞，防止骨質疏鬆惡化。

(5) 鼓勵病人**多喝水**、多飲用**酸性果汁**（如梅汁），且**禁飲牛奶**，以預防結石發生。

(6) 鼓勵病人**多攝取高纖食物**，以預防便祕發生。

四、腎上腺機能障礙

(一) 腎上腺皮質機能低下

1. 病因病理：因腎上腺皮質功能不全致留鹽激素降低、鈉排泄增加、糖質新生作用降低。分為原發性腎上腺皮質機能低下（**愛迪生氏病**）與續發性腎上腺皮質機能低下，以下為愛迪生氏病之簡述。

2. **臨床症狀**：噁心、厭食、**體重減輕**、**全身倦怠**、**長期軟弱無力**、皮膚顏色變深（**青銅色之色素沉著**）、女性病人腋毛與陰毛減少、低血糖（常見主訴晨起時疲倦無力）、**低血壓**、低血鈉、高血鉀。

3. **愛迪生氏危機**(Addisonian crisis)：又稱為**急性腎上腺危機**，症狀為全身軟弱無力、下腹部或背部或腿部突發性疼痛、嚴重嘔吐、**高血鉀**、**低血鈉**、**低血壓**、**低血糖**、低血容積及腹瀉、脫水及昏迷，若未即時治療，將因腎衰竭而導致死亡。

4. 診斷性檢查：
   (1) ACTH 刺激試驗：無 17-hydroxycorticosteroids（17-烴皮質類固醇）且皮質酮抑制試驗（以 Dexamethasone 為試驗物）無反應，即為愛迪生氏病。
   (2) 24 小時尿液收集試驗：17-hydroxycorticosteroids、17-ketosteroids（17-酮類固醇）的含量減少。

5. 醫療及護理處置：
   (1) Cortisol：**配合 cortisol 晝間變化之生理節律給藥**，早上劑量多於晚上。此藥**需與食物或制酸劑併服**，以降低對胃的刺激，**教導觀察大便性質和顏色**。服藥後會逐漸產生皮質類固醇的副作用－**體重增加**、**月亮臉**等，應告知病人及其家屬注意之。

(2) 使用人工合成的 Fludrocortisone 取代礦物皮質酮的功能時，應教導病人增加鹽分攝取。

(3) 告知病人務必長期按時規律服藥，不可擅自調整劑量或停藥。**拔牙時，告訴醫師，以便增加類固醇藥物的劑量**。

(4) **預防感染及外傷發生**。

(5) **維持體液電解質平衡：監測生命徵象、輸出入量、電解質濃度**，並注意傷口是否有出血情形。

(6) 測量心尖脈，注意脈動節律。

(7) 教導病人**於大量流汗或運動後，應補充水分及鹽分**。

(8) 衛教病人遵守**高蛋白**、**低鉀**、**高鈉**的飲食原則，**多攝取高醣**、**高蛋白食物**以維持血糖、**增加鹽分攝取**，並**避免食用高鉀食物**，如：**南瓜**、**香蕉**、**乾果**等。

(二) 腎上腺皮質機能亢進

◆ 庫欣氏症候群(Cushing's syndrome)

1. 病因病理：因**腎上腺皮質增生**、腎上腺瘤、長期服用糖皮質固醇(glucocorticoids)、腦下垂體**分泌過多** ACTH 所致，使得糖皮質固醇與皮質醇異常分泌增加。

2. 臨床症狀：

(1) 血中及尿中的 cortisol 含量增加。

(2) **糖質新生作用導致高血糖**，**使胰島素分泌增加**；**脂肪新生且重分布不均**，造成**圓月臉**、**水牛肩**、**軀幹肥胖**、**四肢較細**，呈**中央型肥胖**。

(3) **微血管脆弱而易致瘀青**。

(4) 鈣質吸收異常，致使**鈣流失**，易致**骨質疏鬆**、軀幹脆弱彎曲；尿鈣升高，易出現**鈣結石**。

(5) 因體內的**鈉與水瀦留**、排鉀，造成**高血鈉**、**低血鉀**、下肢**水腫**、**高血壓**、充血性心衰竭、**體重增加**。

(6) **蛋白質異化作用增加**與膠原流失，使**皮膚變細**、**傷口癒合緩慢**；負氮平衡導致**肌肉軟弱無力**，常感軟弱、疲憊。

(7) **淋巴球減少**、**對感染的抵抗力弱**。

(8) 其他：**憂鬱**、女性陰蒂肥厚、男性女乳症、無月經、頭髮稀疏等。

3. 診斷性檢查：**24 小時尿液游離皮質醇排泄量** 17-hydroxycorticoids、17-ketosteroids 之含量上升。

4. 醫療及護理處置：

(1) 腎上腺切除術：術前給予類固醇用藥並停服抗高血壓藥物；術後需監測生命徵象、輸出入量，評估神經、心血管及腎臟功能，慎防休克發生。此外，需預防病人出現醛固酮過少或高血鉀情形。

(2) 藥物治療：包括 Aminoglutethimide, Metyrapone (Metopirone®), Miootane (Lysodren®)。與放射線治療併用，主要在抑制皮質醇的製造。

(3) 避免病人受到感染，**預防皮膚受損（因蛋白質異化過度，組織修復功能已減退）**。

(4) 維持正常體液電解質平衡。

(5) **監測血鉀濃度**，注意低血鉀症狀－肌肉軟弱無力、腹脹、心律不整等。

(6) **注意骨質疏鬆狀況及出血傾向**。

(7) 每天**測量血壓**，預防心衰竭發生。

(8) 給予飲食衛教：**採低熱量**、**低鈉**、**高鉀**、**高蛋白飲食**，多攝取**高鈣**及富含維生素 D 的食物。

(9) 依病人的耐力安排適當的活動。

(10) 協助病人接受身體的改變。

(11) 監測情緒反應，並**避免病人接觸壓力情境**。

(12) 衛教病人移除家中不必要的家具、浴室鋪以防滑裝置，平時多把家裡的門窗打開，以保持空氣流通。

◆ 康氏症候群(Conn's syndrome)

1. 病因病理：又稱為原發性皮質醛固酮分泌過多症，好發於 30~50 歲女性。因腎上腺瘤導致**醛固酮(aldosterone)分泌過多**，增進腎小管的再吸收，造成體內**鈉水瀦留**、排鉀增加、**細胞外液容積增加**。
2. 臨床症狀：**高血鈉、高血壓、水腫、低血鉀、多尿、夜尿、肌肉軟弱無力、疲倦、麻痺、強直性痙攣、呼吸抑制、心律不整**、代謝性鹼中毒、手足抽搐等。
3. 醫療及護理處置：
   (1) 腎上腺切除術：為單側腎上腺瘤的首選治療方式。
   (2) 藥物治療：給予抗醛固酮製劑、Aldatone®改善高血壓症狀。
   (3) 維持體液電解質平衡，並監測血鉀濃度變化。
   (4) **每天量血壓並記錄**。
   (5) 教導病人噘嘴呼吸與深呼吸的技巧，必要時給予呼吸輔助器使用。
   (6) 衛教病人遵守**低鈉飲食**原則。
   (7) 協助被動運動，並鼓勵病人常下床活動，以增進肌肉彈性。

◆ 腎上腺髓質疾病－嗜鉻細胞瘤(pheochromocytoma)

1. 病因病理：起源於**腎上腺髓質**、交感神經節或其他部位的嗜鉻細胞，90%為良性腫瘤，好發於 20~50 歲男性。主要是因**病人情緒激動導致腫瘤突然釋放大量兒茶酚胺（如腎上腺素、正腎上腺素**、多巴胺等），**促使肝醣轉換為葡萄糖，並造成交感神經過度活化**。

2. 臨床症狀：**持續性高血壓**（主要症狀，乃因腎上腺素與正腎上腺素分泌過多所致）、**頭痛、視力改變、胸痛、意識混亂**、噁心、嘔吐、**發熱**、BMR↑、**糖尿**等。急性發作時可見**高血壓**、四肢冰冷的情形。5P **症狀：高血壓、疼痛、心悸、蒼白、多汗**。

3. 診斷性檢查：血中兒茶酚胺濃度上升；經由 **24 小時尿液測定結果可見香草杏仁酸**(vanillylmandelic acid, VMA) **含量 > 8 mg/dL**。注意，VMA **檢查的前 2 天需禁食巧克力、咖啡、酒精性飲料**。

4. 醫療及護理處置：著重於**控制血壓於正常範圍內**。
   (1) **手術治療**：以手術摘除腫瘤是最佳的治療方法。
   A. 術前注意事項：停服類固醇，以防因免疫力下降而發生感染，另一方面，利於術後確實調整血中類固醇濃度；口服 α 腎上腺素受體阻斷劑(Doxazosin®)以**維持血壓於正常範圍內：口服 β 腎上腺素受體阻斷劑**(Propranolol, Inderal®)或鈣離子阻斷劑(Isoptin®)，並告知病人禁止飲用含咖啡因的飲品，以**降低心率**。
   B. 術後注意事項：為避免發生立即性合併症－**低血壓，給予靜脈輸注液以維持血液容積**、升壓劑以維持血壓。並且**密切監測傷口出血情形、生命徵象（尤其是血壓）、尿量**（**<30 c.c./hr 易發生腎衰竭**，需立即報告醫師）**及腸蠕動狀態、腸音等變化**。此外，可教導病人穿彈性襪，促進靜脈血液回流。
   (2) 護理處置：
   A. 抬高床頭以促進血循，緩解高血壓引發的頭痛症狀。
   B. 維持舒適的病室環境並給予病人情緒支持。
   C. 依病人的血糖及尿糖檢驗值調整飲食內容。可採**高熱量、高蛋白、高維生素、高礦物質、低糖、低鈉飲食**。

D. 教導病人**避免喝咖啡和茶**、平日休閒活動勿突然執行增加腹壓的動作、**充分休息，避免壓力發生**。

五、糖尿病(diabetes mellitus, DM)

1. 胰島素在肝細胞的作用：促進肝醣之合成、減少酮體之生成、促進蛋白質之合成。

2. 病因病理：糖尿病是一種體內胰島素不足，或標的細胞對胰島素敏感下降，或胰島素的結構缺陷導致醣類、脂肪及蛋白質代謝障礙的慢性疾病。依病因區分為第 1 型糖尿病、第 2 型糖尿病、其他特異型、妊娠性糖尿病（表 16-1）。

(1) **第 1 型糖尿病**(type 1 diabetes mellitus)：為幼年型糖尿病，約占糖尿病的 10%。病人體型大多較瘦，發病年齡常小於 30 歲（**好發於青少年**，約 10~12 歲時），**病因為體內抗體與 β 細胞結合產生自體免疫反應**，常與其他自體免疫疾病並存。胰臟 β 細胞嚴重受損，使**胰島素嚴重缺乏**所致，因此**需終生注射胰島素**來控制血糖。

(2) **第 2 型糖尿病**(type 2 diabetes mellitus)：為成年型糖尿病，約占糖尿病的 90%。一般**與飲食或肥胖有關**，其病程慢，多發生於中年人，**具有家族遺傳傾向**。疾病初期可藉由飲食、運動來控制病情，而後可併用降血糖藥。若後期有明顯的胰島素不足或腎臟病變時，仍需注射胰島素。

(3) 其他型糖尿病：如基因缺陷、染色體變異、胰臟疾病、內分泌系統病變、藥物、糖皮質素、β 腎上腺素促效劑）或化學物質影響、感染所導致的。

(4) 妊娠性糖尿病(gestational diabetes mellitus, GDM)：根據美國糖尿病協會(ADA)的定義為：在懷孕時出現葡萄糖耐受性不良症的症狀即稱之。美國糖尿病協會建議，在懷孕 24~28 週時可做 GDM 篩檢。

表 16-1 第 1 型與第 2 型糖尿病的特徵比較

	第 1 型糖尿病	第 2 型糖尿病
好發年齡	**常小於 30 歲**，病人體型大多較瘦	40 歲以上的中老年人，**病人體型大多為肥胖**
DM 家族史	少有	**常見**
發生率	約占糖尿病中的 10%	**約占糖尿病中的 90%**
病因病理	因胰臟 β 細胞受到自體免疫性反應的破壞，造成**胰島素缺乏**所致	因胰臟 β 細胞分泌的**胰島素不足**，或是**對胰島素有抵抗性**所致
危險因子	· **免疫遺傳因子** · 季節：好發於秋冬季 · 感染、免疫反應或物理和化學傷害 · 家族成員中有第 I 型糖尿病病人	· **年齡在 45 歲以上** · **具有糖尿病家族史** · **體重過重或肥胖** · **葡萄糖耐受性不良或空腹血糖異常** · 沒有運動習慣 · 高血壓(>140/90 mmHg) · 高血脂（HDL<35 mg/dL 及／或三酸甘油酯>250 mg/dL） · 曾有妊娠性糖尿病或多囊性卵巢症候群之婦女
症狀嚴重度	**急性發作，症狀嚴重**	病程慢，症狀輕微或無症狀
合併症	**糖尿病性酮酸中毒(DKA)**	**高血糖高滲透壓狀態(HHS)**
醫療處置	· **終生注射胰島素**，輔以飲食控制 · 若病人血糖>200 mg/dL 時，需衛教病人自我測試尿糖、減少飲食量，並增加注射胰島素之劑量 · 若病人未適當補充胰島素，可能因胰島素極度缺乏，導致身體**脂肪迅速分解**，而**使血液及尿液中的酮體增加**，形成**代謝性酸中毒**	· **以飲食控制**為主，視情況**口服降血糖藥物**或胰島素治療，**不需終生依賴胰島素**，並維持適度運動

3. 診斷性檢查：臨床上糖尿病的**診斷標準**有三，只要**出現任一項即可診斷**為糖尿病：

(1) 出現典型的**三多一少症狀**，而其**任意血漿葡萄糖濃度有兩次≧200 mg/dL**（如果血糖極高，一次即可診斷）。

(2) **空腹血糖檢查：空腹 8 小時以上，其血漿葡萄糖濃度有兩次≧126 mg/dL**（正常值＜100 mg/dL，若介於 100~126 mg/dL 之間為葡萄糖耐受性不良。

(3) **口服葡萄糖耐量試驗**(OGTT)：**2 小時血漿葡萄糖濃度≧200 mg/dL**（二次）（正常值＜140 mg/dL 以下，若介於 140~200 mg/dL 之間為葡萄糖耐受性不良。

此外，**第 1 型糖尿病病人的抽血檢查可測得胰臟細胞抗體與細胞表面抗體；第 2 型糖尿病病人的血清 C-peptide 濃度會上升**。

4. 臨床症狀：

(1) 當血糖濃度超過腎臟再吸收閾值(≧180 mg/dL)時（**高血糖**），糖分即從尿液中排出（**糖尿**），使得**尿液滲透壓上升**，大量水分及電解質流失增加，使細胞脫水，導致**尿多、喝多、吃多、體重減輕（三多一少）**等典型症狀。

(2) 尚會出現夜尿、手腳麻木、視覺模糊、疲倦、傷口癒合不良、皮膚搔癢（尤其是女性外陰部）等症狀。

(3) **糖尿病性酮酸中毒**(diabetic ketoacidosis, DKA)：**第 1 型糖尿病易發生**，其病理生理變化為（表 16-2）：

A. 胰島素極度缺乏，**易引起代謝性酸中毒**（電解質不平衡）。

B. 因血中高濃度的葡萄糖造成滲透性利尿（脫水）。

C. 因酮酸中毒及高滲透壓造成**意識狀態改變（昏迷）**、口渴、**呼吸有丙酮味**（似爛蘋果的味道），呼吸深而快**（庫司莫耳氏呼吸**，Kussmaul's breathing**）**。

表 16-2 糖尿病性酮酸中毒與高血糖高滲透壓狀態

	糖尿病性酮酸中毒(DKA)	高血糖高滲透壓狀態(HHS)
病人屬性	**第 1 型糖尿病病人**(IDDM)	**第 2 型糖尿病病人**(NIDDM)
外觀方面	**黏膜乾燥**、眼球凹陷、**皮膚溫暖且潮紅**	呈**嚴重脫水**狀態(唇舌乾燥、眼球凹陷、皮膚彈性↓)、面潮紅、體重↓
生命徵象方面	· 體溫過高 · 心搏過速 · 脈搏微弱而呈絲脈 · **呼吸深而快(庫司莫耳氏呼吸)**且**有丙酮味** · 過度換氣 · 低血壓	· 體溫偏低、肢體冰冷 · **脈搏快**而呈絲脈 · **血壓**正常但**偏低**,可見姿位低血壓 · **出現脫水、皮膚與黏膜乾燥** · **出現電解質不平衡** · 只有輕微酮酸中毒(pH>7.3, HCO_3^->15 meq/L),故不會出現庫司莫耳氏呼吸
神經與感覺方面	· 嗜睡、**昏迷** · 反射↓ · 手足強直、震顫	· 可見意謝改變、失語症、半側麻痺或感覺異常 · 巴賓斯基氏徵象(Barbinski's sign)呈陽性反應
肌肉骨骼方面	· 肌肉軟弱無力 · 肌肉張力↓	· 肌肉軟弱無力 · 小腿痙攣
消化方面	煩渴、噁心、嘔吐、腹痛	煩渴、噁心、嘔吐
泌尿方面	夜尿、尿多	尿多
診查數據	· **血糖**<800 mg/dL · **血酮或尿酮在已經稀釋的檢體中皆呈陽性反應** · 血鈉↓;血鉀↑、正常或下降 · **血液 pH 值↓** · EKG:P 波↑、T 波倒立或變平、QT 間距延長	· 高滲透壓(>350 mOsm/L) · **血糖**>800 mg/dL · **血酮或尿酮在未經稀釋的檢體中呈少量**→亦即**無酮體存在** · 血鈉↑、血鉀正常或↑ · 血尿素氮↑ · 白血球↑

表 16-2 糖尿病性酮酸中毒與高血糖高滲透壓狀態(續)

	糖尿病性酮酸中毒 (DKA)	高血糖高滲透壓狀態 (HHS)
醫療處置	・**最初 2~3 小時內由靜脈輸注生理食鹽水以矯正脫水**、維持體內電解質的平衡,預防低血容性休克,脫水情況改善後,**點滴中應加入氯化鉀** ・當**血液 pH≦7.1 時,以重碳酸氫鈉溶液($NaHCO_3$)矯正血液 pH 值** ・使用適當量的胰島素(**將 RI 加入大量點滴滴注;皮下注射 NPH** 加入大量點滴滴注),避免血糖及血鉀過低的情形;**尿液排出量充足時需補充鉀離子**	靜脈注射大量 0.45% NaCl,**投予胰島素**及矯正電解質不平衡

D. 糖尿病病患接受開顱手術後給予利尿劑(如 Glycerol)使水分由細胞內移至細胞外,鈉、鉀、氯離子流失,但脂肪分解不受影響,於是脂肪酸產生、酮體積蓄,最後導致酮酸性昏迷。

(4) **高血糖高滲透壓狀態(hyperglycemic hyperosmolar state, HHS):**

A. 美國糖尿病學會提出 HHS 取代 HHNK,強調有效滲透壓和允許有輕度的酮酸中毒。為**第 2 型糖尿病**易見的急性合併症,致病機轉為**胰島素缺乏**,使**高血糖引發滲透性利尿**,病人出現會出現**脫水(出現皮膚與黏膜乾燥)**、**血液容積減少(出現心搏過速、低血壓)**、**電解質不平衡**,**因嚴重脫水**、有效滲透壓改變而造成意識狀態改變。其死亡率高,**多由感染所誘發,亦可因服藥不當、急性疾病所致**。

B. 診斷標準：**血清有效滲透壓>320 mOsm/kg H_2O；血糖>600 mg/dL**；硝基普魯士酸鹽反應(nitroprusside reaction)測驗血中酮體呈現不同程度陽性反應，動脈血酸鹼值>7.3 且重碳酸鹽濃度>15 mEq/L，或**血中酮體反應為陰性**。

5. 急性合併症：

(1) 糖尿病性昏迷：因血糖過高（如酮酸中毒）或血糖過低（低血糖）所致。

(2) 易受細菌感染而導致肺炎、尿道炎、結核病。

6. 慢性合併症：

(1) 神經系統病變（最為常見的，也是**下肢截肢最大的元兇**，主要是與**高血糖**有關）、腦血管病變**（中風）、心血管病變**（動脈粥狀硬化）、**周邊血管病變**（以間歇性跛行及足部潰瘍為其特徵）、**糖尿病足**。

(2) **視網膜病變：**

A. 糖尿病失明主因，**因血糖控制不良**，進而破壞視網膜血管產生病變。

B. **可藉由直接觀察視網膜，區分增殖性或非增殖性視網膜病變；視網膜眼底檢查可見微血管瘤，是屬於非增殖性視網膜病變。**

C. **視網膜新生血管破裂出血，液體從血管滲出，會造成黃斑部水腫。黃斑部病變可利用雷射治療，降低嚴重視力喪失的可能性**。

(3) **腎臟病變：糖尿病主要死因，第 1 型及第 2 型糖尿病人均可發生**。**腎絲球基底膜增厚，導致過濾率增加**，腎病變初期為微量蛋白尿期，**每日尿液排出之白蛋白量為 31~300 mg**。

7. 醫療及護理處置：糖尿病的治療可分為飲食控制加上運動、口服降血糖藥物、注射胰島素三種。

(1) 飲食控制：以達維持理想體重（增加胰島素受體的數目）、預防飯後血糖過高及維持血脂於正常值內之目的。

A. 每日熱量分配：應視病人的性別、標準體重及工作負荷而定。依衛生福利部之建議，**醣類應占每日熱量的 50~65%、脂肪應占 25~35%、蛋白質應占 10~15%**。

B. 採**清蒸**、**水煮**、涼拌、燉、烤、滷、燒之烹調方式。

C. 均衡飲食，並採**少油**、**少鹽**、**低糖**、**低熱量**之清淡飲食。**禁吃油炸、油煎及油酥物**。

D. 烹調用油宜選用富含較高之不飽和脂肪酸的**植物油**，如：橄欖油、芥花油、菜籽油，以降低血脂。

E. **鼓勵病人攝取含水溶性纖維的多醣類食物**，如：燕麥、蘋果、紅蘿蔔。

F. 衛教病人**少量多餐**，避免飯後血糖上升得太快。

G. 告知病人勿任意攝取含澱粉高的食物，如：果凍、芋頭、紅豆。

H. 衛教病人**少吃膽固醇含量高之食物（膽固醇每日攝取量低於 300 mg），如內臟類、蛋黃、魚卵等**，並**避免加工罐頭與醃漬食品之食用**。

I. 衛教病人避免濃湯、加糖食物及純糖類的攝食，砂糖、蜂蜜、冰糖、甘蔗汁等，**可適量使用人工代糖**。

J. **鼓勵病人戒菸及戒酒**，以維持血糖合宜濃度。若有小酌嗜好者，**含糖量高的酒精須避免**，例如玫瑰紅酒、紅露酒、水果酒、水果啤酒或是日本清酒等，會越喝血糖越高。

K. 糖尿病飲食主要預防飯後血糖過高及維持血脂於正常值內，所以進食的食物份量才是控制血糖與總熱量的關鍵。**升糖指數**是指人體食用含醣食物後，血中葡萄糖反應的速度和強度；低 GI 飲食能減緩血糖上升但不代表熱量比較低。**糖尿病人要選擇低升糖指數食物**，較有飽足感，且能降低血中胰島素，減少熱量產生和脂肪形成，例如**乳品類、全穀類食物**升糖指數較低。

(2) 運動：**運動可維持理想體重**，此外，**可以氧化醣類的方式來降低血糖**，並可增加 HDL、降低血脂。如：慢跑、舞蹈、**使用大肌肉群**之類的有氧運動。其注意事項如下：

A. **每週 3 次、每次 20~30 分鐘**的規律運動，且運動量應使**心跳速率達到（220－年齡）×60~90%之範圍**。

B. **飲食量及胰島素注射量需與運動量配合。若有額外運動，應於運動前、中補充食物。運動的內容及項目應逐漸增加**。

C. **建議病人隨身攜帶糖果或果汁**，可於運動量大時快速補充糖分，以免造成胰島素性休克(insulin shock)。

D. 衛教病人**勿於空腹、胰島素注射後 1 小時內及作用高峰期時運動**，最好選在**飯後 1~2 小時或 RI 注射 2 小時以後**。

E. 若病人**血糖＞300 mg/dL**、發燒或其他疾病未受控制，皆**不宜進行運動**。

(3) 口服降血糖藥物：屬於非胰島素製劑，**適用對象為第 2 型糖尿病病人、罹患糖尿病少於 5 年者、未曾注射胰島素者**。**宜於飯後服用**，服藥期間需密切監測尿糖與血糖，以預防低血糖現象之發生。此外，衛教病人勿隨意停藥，以免引起高血糖，以及勿任意加藥，避免低血糖發生。若出現副作用，需立即報告醫師。**以口服降血糖藥物進行血糖控制之糖尿病病人，手術前一日午夜禁食後，須暫停給予口服降血糖藥物，直到術後再依血糖變化給予。**

A. **磺胺尿素**(Sulfonylurea)**類：可促進胰臟 β 細胞分泌胰島素**，減少肝臟葡萄糖產生，應於餐前 30 分鐘服用，如：Gluburide (Euglucon®)、Glipizide，**藥物過量**或服藥後延遲進食易**造成低血糖**。

B. **雙胍**(Biguanide)**類：可抑制肝臟的糖質新生作用**、增強肝臟和肌肉對胰島素的敏感性、減少小腸對葡萄糖的吸收，如：Metformin (Glucophage®)。**在飯後或與食物一起服用效果佳**。**有心臟、肝臟與腎臟疾病等病人，需要謹慎用藥**，常見副作用為**胃腸道刺激**（**噁心**、**嘔吐**、**食慾減退**、腹瀉、**維生素 B_{12} 缺乏**）、**乳酸中毒**等。

C. Meglitinide 類：可促進胰島素的分泌，如：Repaglinide、NovoNorm、Starlix。適於腎功能不全者，最常見的副作用為低血糖。

D. α-葡萄糖酶抑制劑：可抑制小腸絨毛上的 α-葡萄糖酶(α-glucosidase)，防止澱粉或雙醣分解成葡萄糖，延緩醣類在小腸消化及吸收的速度，**應與食物併服**，如：Acarbose (Glucobay®)。本藥幾乎不被人體吸收，常見副作用為腹脹、腹瀉。

E. 胰島素受體增敏劑(Thiazolidinedione)：增強胰島素受體的敏感性、抑制肝臟葡萄糖再生，如 Rosiglitazone (Avandia®)。由於本藥不會促進胰島素分泌，故不會發生低血糖現象。常見副作用為體重增加、水腫。心臟疾患盡量避免使用本藥。

(4) 注射胰島素(Insulin)製劑：**適於第 1 型糖尿病病人**，或是胰島素分泌不足且用飲食控制與口服降血糖藥物之療效不彰時。注射劑量通常以「**單位**」表示。標準化的胰島素注射針筒，**每一刻度為 0.01 c.c.**。

A. 一般**於餐前半小時注射**。胰島素的種類包括：

- Insulin lispro（超短效胰島素）：起始時間為 15 分鐘內，故**注射後需立即進食**。高峰時間為 30~90 **分鐘**，作用時間達 3~4 小時。
- RI（短效／常規胰島素）：採**靜脈滴注**，唯有**澄清的 RI 可採靜脈注射**。**可使用幫浦進行持續皮下注射**。起始時間為 30 分鐘，高峰時間為 **2~4 小時**，如：**早上注射 RI，易於午餐前發生低血糖**現象。作用時間達 6~8 小時。

- NPH（中效胰島素）：採皮下注射，起始時間為 3~4 小時，高峰時間為 **8~12 小時**，作用時間達 18~24 小時。
- PZI（長效胰島素）：採皮下注射，起始時間為 4~6 小時，高峰時間為 **14~20 小時以上**，作用時間達 36 小時。

B. 各部位對胰島素的吸收速度不同，**腹部＞手臂外側＞大腿前側**。若**注射在運動量多的肢體上，會使其快速吸收**，而造成低血糖現象。吸收速率：**注射處局部活動>注射處不動**、體溫升高>體溫下降。**當身體有感染、發燒時，會加速胰島素藥效的吸收**。

C. 胰島素治療後的合併症有**低血糖（為最可能發生的急性合併症）**、胰島素抗藥性、過敏、注射部位皮下組織增厚或萎縮等。以下簡述低血糖的發生、症狀及其處置：

- 教導病人隨時攜帶方糖或果糖，若感覺有低血糖症狀可立即取用。**出國旅遊勿將胰島素置於飛機行李艙**。
- 胰島素過量或運動過度皆可引起低血糖(≦60 mg/dL)症狀，包括：飢餓、**冒冷汗**、顫抖、**抽搐**、不安、**口唇及手指發麻刺痛、皮膚濕冷、心搏過速**、頭暈、噁心及意識改變等。
- 發現**病人出現低血糖症狀且意識清楚時**，可立即給予補充糖分，如：糖果、方糖 3~4 個、180 c.c.**果汁**或含糖飲料，或者立即給予 50 c.c.的 50%葡萄糖溶液(Dextrose)治療；若意識不清者，則給予 50%葡萄糖溶液、靜脈注射或舌下含葡萄糖糊。

(5) 使用胰島素治療的護理處置：

A. **未開罐**的胰島素可在攝氏 4℃**冰箱**中冷藏儲存，**使用中**的胰島素可置於**室溫**下保存；**開罐前若發現藥瓶內出現顆粒可能變質，不應使用**。

B. 為預防冰冷的胰島素造成注射部位脂肪病變，取出冷藏的胰島素，抽取正確劑量後，需置於室溫中恢復常溫後再注射。

C. 需同時注射中、短效胰島素時，應先抽取澄清狀之短效胰島素(RI)，再抽混濁狀的中效胰島素(NPH)。

D. 衛教病人注射胰島素時，應避免連續在同一部位使用，**若要在同一部位注射時，每次應相距 1 吋遠**。

E. 胰島素注射後 1 小時內及作用高峰期，皆不適合進行運動。

(6) 蘇莫吉作用(Somogyi effect)：

A. 發生機轉：**使用高劑量胰島素後**，身體對低血糖產生反應，致使體內分泌升糖素及兒茶酚胺，造成血糖升高的情形。

B. 臨床症狀：病人會出現盜汗、頭痛（夜間）、不安等。

C. 主要處置：依醫囑逐漸減少胰島素劑量，或將胰島素劑量分次於不同時間注射。

(7) 糖尿病病人的足部護理指導：

A. 教導執行伯格－艾倫運動(Buerger-Allen exercise)：請病人平躺，將兩腿上舉 30~60 度 2 分鐘。接著坐於床緣，兩腳自然下垂，擺動 3 分鐘。再平躺休息 5 分鐘，蓋被保溫。每日至少執行 3~4 次，每次重複 3~6 回，以促進下肢血循環及改善肌肉強度。

B. **糖尿病病人之冷熱感較不敏感，清潔足部或洗澡前先以前臂或手肘測試水溫。避免用熱水袋、小電毯、烤燈等保暖足部**，以防燙傷。

C. **每日可用溫水浸泡清洗足部 10~15 分鐘；清潔足部後可擦拭中性乳液**，增加皮膚溼度，**但趾間不可塗抹乳液**：若足部發汗可在清洗拭乾後擦爽身粉。

D. **趾甲邊緣直線修剪：維持甲面高於甲床，並磨平趾甲緣**。

E. **選擇棉襪和圓頭之包鞋**，**不能過大或過緊；不可赤足走路；穿鞋前要先檢視鞋內有否異物**。

F. **若足部有傷口，先將傷口沖洗後，消毒敷料覆蓋，紙膠固定，應儘速就醫**。

(8) 腎臟病變的護理指導：

A. **採低蛋白（＜0.8 g／天）**及限鹽飲食，並減輕體重、戒菸和戒酒。

B. **將糖化血色素控制在 7%以內，血壓控制在 130/80 mmHg 以內，可依醫囑給予血管收縮素轉化酶抑制劑(ACEI)控制血壓**。

QUESTION 題庫練習

1. 有關甲狀腺切除後可能發生的合併症，下列何者正確？(A)高血鈣 (B)低血磷 (C)體溫過低 (D)喉返神經受損。 (108專高一)
2. 有關庫欣氏症候群的診斷檢查，下列何者最具特異性？(A) 24小時尿液游離皮質醇排泄量 (B)核醫腎上腺皮質掃描 (C)標準二天類固醇抑制試驗 (D)蝶鞍核磁共振影像檢查。 (108專高一)
3. 有關剛接受腦下垂體切除術後病人的護理措施，下列何者錯誤？(A)密切觀察有無低血容積與休克現象 (B)密切觀察有無顱內壓升高的症狀 (C)保持平躺，減少下肢靜脈回流，減輕頭痛現象 (D)密切觀察有無腦脊髓液外滲的情形。 (108專高一)
4. 有關抗利尿素分泌不當症候群(SIADH)病人的護理措施，下列何者錯誤？(A)遵守與執行限制液體措施 (B)密切監測血壓、中心靜脈壓及血漿滲透壓的變化 (C)監測有無出現肌肉抽搐或昏迷等中樞神經傷害 (D)預防與高血鈉有關的潛在性傷害。

   解析 (D)預防因低血鈉導致肌肉無力、抽搐、噁心、厭食及不安等的潛在性傷害。 (108專高一)
5. 有關糖尿病酮酸中毒(DKA)之處置，下列何者錯誤？(A)建立靜脈輸液，給予0.9%生理食鹽水 (B)皮下注射大劑量短效胰島素 (C)當血糖降至300 mg/dL，應補充葡萄糖溶液 (D)監測血中鉀離子濃度變化。 (108專高二)
6. 下列何種內分泌機能低下會造成黏液性水腫？(A)甲狀腺 (B)副甲狀腺 (C)腎上腺皮質 (D)腦下垂體前葉。 (108專高二)
7. 有關甲狀腺切除後病人的護理措施，下列何者正確？(1)注意有無聲音嘶啞 (2)禁止深呼吸、咳嗽運動 (3)喝溫開水減輕傷口不適 (4)觀察口部刺痲感。(A)(1)(2) (B)(1)(4) (C)(2)(3) (D)(3)(4)。 (108專高二)

解答： 1.D 2.A 3.C 4.D 5.B 6.A 7.B

8. 長期口服或注射類固醇病人最可能出現的副作用，下列何者正確？(A)低血鈉 (B)高血糖 (C)高血鉀 (D)低血壓。

解析 副作用包括高血鈉、低血鉀、高血壓。 (108專高二)

9. 有關副甲狀腺機能亢進病人之護理指導，下列何者正確？(A)鼓勵攝取乳製品 (B)鼓勵攝取高鈣食物 (C)鼓勵攝取低纖維食物 (D)鼓勵攝取蔓越莓製品。 (108專高二)

解析 多喝水、多飲用酸性果汁、多攝取高纖食物，但需避免攝取含磷食物，包括奶類與乳製品

10. 有關下視丘之敘述，下列何者正確？(A)位於腦下垂體之下，是間腦的一小部分，受到蝶骨蝶鞍部分的保護 (B)會分泌調節因子來刺激或抑制腦下垂體後葉激素的分泌 (C)下視丘分泌的調節因子直接由血管叢送達目的地 (D)下視丘藉發出的神經衝動來控制腦下垂體前葉的激素分泌。 (108專高二)

11. 有關水分剝削試驗(Water Deprivation Test)之敘述，下列何者錯誤？(A)主要用來診斷尿崩症 (B)病人限制飲水後，每小時採血液與尿液檢體 (C)檢測檢體中滲透壓、鈣離子與鉀離子濃度 (D)試驗期間需觀察病人的生命徵象、尿量、血中滲透壓與體重變化。 (108專高二)

12. 甲狀腺機能亢進之臨床表徵，下列何者正確？(1)月經減少或停經 (2)深肌腱反射減弱 (3)指甲遠心端鬆脫 (4)皮膚潮紅乾裂 (5)脛前黏液水腫 (6)指尖有刺麻感。(A) (1)(2)(3) (B) (1)(3)(5) (C) (2)(4)(6) (D) (4)(5)(6)。 (109專高一)

13. 長期使用類固醇製劑而導致愛迪生氏症(Addison's disease)之病人所呈現的臨床表徵，下列何者錯誤？(A)皮膚與黏膜都會呈現褐色的色素沉著 (B)漸進性的疲累、軟弱無力及體重減輕 (C)出現眩暈等姿位性低血壓以及脫水徵象 (D)女性病人的腋毛與陰毛會出現減少情形。 (109專高一)

解析 (A)呈現青銅色之色素沉著。

解答： 8.B 9.D 10.C 11.C 12.B 13.A

14. 有關高滲透壓高血糖狀態(HHS)之敘述，下列何者正確？(A)血糖上升，但高血糖較酮酸中毒輕微 (B)血液pH值下降，呈現酮酸中毒 (C)脫水嚴重，皮膚呈現潮紅、溫暖、乾燥 (D)出現庫斯莫爾氏呼吸(Kussmaul's breathing)。 (109專高一)

15. 有關糖尿病的藥物治療之敘述，下列何者正確？(A) metformin為雙胍類(biguanides)抗血糖藥物，是治療糖尿病的首選藥物，肝腎功能異常者須慎用 (B) glipizide為磺醯脲類(sulfonylureas)抗血糖藥物，與β細胞磺醯脲類受體結合，刺激胰島素分泌，應於飯後服用 (C) acarbose為α糖苷酶抑制劑(α-glucosidase inhibitors)，在小腸抑制澱粉分解，延緩葡萄糖吸收，應於飯前服用 (D) exenatide為類升糖素肽受體促效劑(GLP-1 receptor agonists)，促進GLP-1的功能，刺激胰島素分泌與抑制升糖素分泌，採肌肉注射。 (109專高一)

16. 有關糖尿病酮酸中毒(DKA)的敘述，下列何者正確？(A)好發於女性老年人 (B)多發生在第1型糖尿病病人胰島素治療中斷所致 (C)多發生於第2型糖尿病病人身上，攝入過多食物所致 (D)可能因為胰島素過多，攝入過多食物所致。 (109專高一)

解析 第1型糖尿病病人易發生糖尿病性酮酸中毒(DKA)，因胰島素極度缺乏，而引起代謝性酸中毒。

17. 有關重症病人常發生高血糖狀態，下列何者為最可能之原因？(A)住院期間發現糖尿病 (B)胰島素分泌不足 (C)因應壓力產生糖質新生作用 (D)運動量減少。 (109專高一)

18. 有關格雷氏病(Grave's disease)之敘述，下列何者正確？(A)血清脂質增加 (B)好發於老年病人 (C)甲狀腺素分泌過多所引起 (D)主要徵象為副甲狀腺機能低下。 (109專高一)

解答： 14.C 15.A 16.B 17.C 18.C

19. 有關庫欣氏症候群症狀(Cushing's syndrome)之病理機轉，下列何者正確？(A)軀幹性肥胖：糖皮質素對脂肪和蛋白質代謝影響所導致 (B)高血壓：降低礦物皮質醇活化，導致水分與鈉離子滯留 (C)免疫受抑制：白血球增多，抑制單核球作用與淋巴球下降 (D)高血糖：肝臟糖質新生作用降低，胰島素利用增加所導致。（109專高二）

20. 下列何種荷爾蒙分泌不足會導致黏液性水腫(myxedema)？(A)生長激素(GH) (B)甲狀腺激素(TSH) (C)腎上腺皮質素(ACTH) (D)性腺激素(LH及FSH)。（109專高二）

21. 有關副甲狀腺功能低下病人之處置與護理，下列何者正確？(A)急性期給予口服10% calcium gluconate (B)手足抽搐時，注射重碳酸鹽或磷酸鹽，以迅速增加血鈣濃度 (C)床旁放置氣切包、氣管內管、喉頭鏡等物備用 (D)鼓勵攝取乳酪、奶類製品、蛋黃、花椰菜。（109專高二）

解析 急性期給予靜脈注射10% Calcium gluconate，且不宜攝取高磷的乳酪、奶類製品、蛋黃、花椰菜。

22. 有關低血糖的敘述，下列何者正確？(A)常因急性感染或重大壓力所致 (B)易發生在餐後或胰島素作用的高峰時間 (C)與糖尿病酮酸中毒相比，其危險性較低 (D)可能出現出汗、震顫、心跳過快。（109專高二）

23. 有關糖尿病的敘述，下列何者正確？(A)第一型糖尿病病人體內會出現胰島細胞抗體(islet cell antibody; ICA) (B)第一型糖尿病病人仍保有分泌胰島素能力，只是不足以供應身體所需 (C)第二型糖尿病易發生酮酸血症的急性合併症 (D)第二型糖尿病多發生於成年期，需終身依賴胰島素治療。（109專高二）

解析 (B)第一型糖尿病病人胰島素嚴重缺乏；(C)第一型糖尿病易發生酮酸血症的急性合併症；(D)第二型糖尿病不需終身依賴胰島素治療。

解答： 19.C 20.B 21.C 22.D 23.A

24. 下列何者為高血糖高滲透壓狀態(HHS)病人出現脫水的最常見原因？(A)噁心、嘔吐 (B)缺乏抗利尿激素 (C)腎臟無法濃縮尿液 (D)高血糖造成滲透壓性利尿。 (109專高二)

25. 有關糖尿病酮酸中毒(DKA)病人之檢驗結果，下列何者正確？(1)動脈血氧分析pH 7.2 (2)動脈血氧分析pH 7.5 (3)血中碳酸根離子濃度14 mEq/L (4)血中碳酸根離子濃度25 mEq/L (5)血清滲透壓 >320 mOsm/kg (6)血清滲透壓 <320 mOsm/kg。(A)(1)(3)(6) (B)(1)(4)(6) (C)(2)(3)(5) (D)(2)(4)(5)。 (109專高二)

26. 糖尿病病人在下列何種情況下不宜增加胰島素的劑量？(A)全身感染 (B)食慾不振 (C)嚴重外傷 (D)情緒壓力。 (109專高二)

解析 飲食改變的狀況下（如節食、腹瀉、食慾不振），因為醣量吸收比日常少，不宜增加胰島素的劑量。

27. 關於糖尿病性酮酸中毒(DKA)的敘述，下列何者正確？(A)屬於原發性呼吸性酸中毒 (B)易發生在第1型糖尿病病人身上 (C)昏迷前常出現陳施氏呼吸 (D)急性期需及時補充葡萄糖來緩解症狀。 (110專高一)

28. 有關愛迪生氏危機(Addisonian crisis)之特徵，下列何者正確？(A)高血壓 (B)高血糖 (C)低血鉀 (D)低血鈉。 (110專高一)

解析 愛迪生氏危機之特徵包括：低血壓、低血糖、高血鉀、低血鈉。

29. 有關嗜鉻細胞瘤的敘述，下列何者錯誤？(A)因病人情緒激動導致腫瘤突然釋放大量兒茶酚胺所導致 (B)過量的腎上腺素與正腎上腺素會引起交感神經過度活動 (C)會出現5P症狀：心悸、盜汗、疼痛、臉色蒼白及高血壓 (D)可透過檢測病人血液當中的杏仁酸(VMA)含量確立診斷。 (110專高一)

解析 (D)可透過24小時尿液測定杏仁酸(VMA)含量來確立診斷。

解答： 24.D 25.**一律給分** 26.B 27.B 28.D 29.D

30. 有關糖尿病病人產生腎臟病變之敘述，下列何者正確？(A)採高蛋白飲食可預防腎功能惡化 (B)是造成糖尿病病人最主要的死因 (C)只會出現在第2型糖尿病病人 (D)因腎絲球基底膜變薄且通透性降低所造成。 (110專高一)

解析 (A)採低蛋白飲食；(C)出現在第1及2型糖尿病病人；(D)因腎絲球基底膜變厚致通透性增加所造成。

31. 有關糖化血色素(HbA_{1c})檢查之敘述，下列何者正確？(A)可取代口服葡萄糖耐量試驗(OGTT)、血糖及尿糖的監測 (B)用來評估缺鐵性貧血的控制成效 (C) HbA_{1c}值在13%以下表示糖尿病控制良好 (D)可作為糖尿病的診斷標準之一。 (110專高一)

32. 有關糖尿病性酮酸中毒(DKA)治療之敘述，下列何者正確？(A)處理低血糖 (B)矯正水分過度負荷狀態 (C)補充鈉離子 (D)矯正血液pH值。 (110專高一)

33. 有關糖尿病足之護理指導，下列何者正確？(A)足部保持乾燥，勿擦拭任何乳液 (B)足部要使用熱水袋或電毯保暖 (C)出門要穿涼鞋，以避免香港腳 (D)穿鞋前要先檢視鞋內有否異物。 (110專高一)

解析 (A)清潔足部後可擦拭中性乳液，增加皮膚溼度；(B)足部避免使用熱水袋或電毯保暖，以防燙傷；(C)應選擇圓頭之包鞋，不可赤足走路。

34. 腦下垂體腫瘤(pituitary tumor)病人出現雙顳側視野及視力變差，下列何者為其腫瘤壓迫部位？(A)頂葉 (B)枕葉 (C)視交叉 (D)腦神經第III, IV, VI。 (110專高二)

35. 有關甲狀腺功能亢進病人的護理處置，下列何者正確？(A)睡覺時採平躺，以利眼眶內液體回流，減少不適 (B)為預防角膜受傷，病人需限制飲食中的鉀含量 (C)教導病人需採高熱量、高蛋白與高纖維的飲食 (D)服用飽和碘化鉀溶液時，可混和牛奶一起服用。 (110專高二)

解答： 30.B 31.D 32.D 33.D 34.C 35.D

36. 有關甲狀腺素製劑使用原則與注意事項，下列何者錯誤？(A)甲狀腺素製劑需終身服用，不可自行停藥或更改劑量 (B)甲狀腺素會增加毛地黃、Ketamine及抗凝血劑藥物作用 (C)新生兒或嬰幼兒，應儘早採高劑量治療，以避免發育遲滯 (D)服用甲狀腺素製劑會使血糖下降，糖尿病病人需監測血糖。 (110專高二)

解析 (D)服用甲狀腺素製劑會使血糖值升高。

37. 有關康氏症候群(Conn's syndrome)的臨床表徵，下列何者錯誤？(A)呼吸抑制 (B)心律不整 (C)低血容積 (D)多尿、夜尿。 (110專高二)

38. 有關蝶骨切除腦下垂體腫瘤的手術後護理處置，下列何者正確？(A)不可用力擤鼻涕、打噴嚏、咳嗽、解便 (B)提醒 Cortisone 類藥物，必須於飯前服用 (C)指導手術後二個月後，切勿進行彎腰動作 (D)若出現多尿、劇渴，表示可能血糖上升。 (110專高二)

39. 有關副甲狀腺機能亢進病人的臨床表徵，下列何者正確？(1)少尿 (2)噁心 (3)心律不整 (4)骨鈣沉積。(A)(1)(2) (B)(1)(3) (C)(2)(3) (D)(2)(4)。 (110專高二)

40. 王先生，58歲，罹患糖尿病2年，藉由口服抗血糖藥物、飲食與運動控制血糖，今日在家昏倒救護車送入急診，心跳118次／分，血壓85/50 mmHg，呼吸速率20次／分，血糖為650 mg/dL。下列何者為最可能之診斷？(A)乳酸中毒 (B)低血糖昏迷 (C)糖尿病酮酸中毒(DKA) (D)高滲透壓高血糖狀態(HHS)。 (110專高二)

解析 高滲透壓高血糖狀態症狀包括：心跳加速、低血壓，血糖通常高至600 mg/dL以上。

41. 承上題，有關王先生診斷可能出現的徵象，下列何者錯誤？(A)檢驗血中呈現無或微量酮體 (B)檢驗血漿滲透壓為 280 mOsm/kg (C)皮膚與黏膜乾燥、電解質不平衡 (D)血液容積減少而心搏過速、低血壓。 (110專高二)

解答： 36.D 37.C 38.A 39.C 40.D 41.B

42. 有關糖尿病視網膜病變的敘述，下列何者錯誤？(A)視網膜眼底檢查可見微血管瘤，是屬於非增殖性視網膜病變 (B)區分增殖性或非增殖性視網膜病變可藉由直接觀察視網膜來確診 (C)視網膜新生血管破裂出血，液體從血管滲出，會造成黃斑部水腫 (D)糖尿病所引起的黃斑部病變可利用雷射治療恢復失去的視力。 **（110專高二）**

43. 張先生50歲，患有糖尿病腎病變，下列治療何項錯誤？(A)鼓勵病人每天多攝取蛋白質（1.5~2.0 g／天） (B)將糖化血色素控制在7%以內 (C)將血壓控制在130/80 mmHg以內 (D)血管收縮素轉化酶抑制劑(ACEI)可用來控制血壓。 **（111專高一）**

解析 (A)須採低蛋白飲食（＜0.8 g／天）。

44. 有關黏液水腫昏迷之檢查結果，下列何者錯誤？(A)血清中T_4下降 (B)血中TSH下降 (C)血鈉下降 (D)血糖下降。 **（111專高一）**

45. 有關抗利尿激素分泌不當症候群(SIADH)之臨床表徵，下列何者錯誤？(A)通常是由泌尿道疾病引發 (B)最常出現症狀是食慾不振 (C)血鈉濃度會＜135 mEq/L (D)病人會出現低尿酸血症。 **（111專高一）**

解析 (A)因惡性腫瘤造成ADH分泌的負回饋調節異常所致。

46. 有關糖尿病病人足部護理，下列何者正確？(1)直線修剪趾甲緣 (2)每日以溫水浸泡清洗足部30分鐘 (3)穿著色深、柔軟的尼龍襪，且每日更換 (4)足部傷口沖洗後，消毒敷料覆蓋，紙膠固定，應儘速就醫。(A)(1)(2) (B)(1)(4) (C)(2)(3) (D)(3)(4)。 **（111專高一）**

47. 有關糖化血紅素(HbA_{1c})的敘述，下列何者正確？(A)當＜10%表示控制良好 (B)反應過去6個月內血糖控制的情形 (C)不受禁食、驗血時間所影響 (D)正常人約4~9%。 **（111專高一）**

解答： 42.D 43.A 44.B 45.A 46.B 47.C

48. 有關甲狀腺功能低下症之護理措施，下列何者正確？(A)服用甲狀腺素時採飯後使用，以避免胃酸增加 (B)使用甲狀腺素藥物時須監測血糖之變化 (C)給予病人電毯或熱水袋，以增加舒適及保暖 (D)鼓勵採高熱量、低纖維、低脂肪飲食。 (111專高一)

解析 (A)採空腹使用，以避免食物影響吸收；(C)不可使用電毯或熱水袋，以免造成需氧量增加，致使循環不良更加惡化；(D)採低熱量、高纖維、低脂肪飲食。

49. 有關糖尿病酮酸中毒(DKA)與高滲透壓高血糖狀態(HHS)之臨床處置，下列何者正確？(A) HHS需補充的水分較少 (B) HHS需要較多的胰島素治療 (C) HHS較DKA更需補充重碳酸鈉 (D) HHS不需要補充鉀離子。 (111專高一)

50. 有關誘發腦下垂體中風原因的敘述，下列何者正確？(A)導因於腫瘤壓迫於蝶鞍處，造成內部壓力上升 (B)導因於腫瘤壓迫於腦室，造成內部壓力上升 (C)導因於下視丘的顱內出血，造成內部壓力上升 (D)導因於近腦下垂體血管梗塞，造成內部壓力上升。 (111專高二)

51. 有關甲狀腺風暴的敘述，下列何者錯誤？(A)病人臨床檢驗結果出現血中游離甲狀腺素(free T_4)與TSH上升 (B)評估病人是否出現發燒、心跳過速、脫水及暴躁不安之徵象 (C)依醫囑給予β-腎上腺素阻斷劑(Propranolol)，以降低心搏速率 (D)依醫囑給予抑制甲狀腺素合成與釋放藥物，如：Methimazole (Tapazole)。

解析 free T_4上升、TSH下降。 (111專高二)

52. 有關庫欣氏症候群(Cushing's syndrome)的飲食指導，下列何者錯誤？(A)高鈣 (B)高鉀 (C)低熱量 (D)低蛋白。 (111專高二)

解析 應採低熱量、低鈉、高鉀、高蛋白飲食，多攝取高鈣及富含維生素D的食物。

解答： 48.B 49.B 50.A 51.A 52.D

53. 有關抗利尿激素分泌不當症候群(SIADH)的護理指導，下列何者錯誤？(A)須限制液體，故每天液體攝入不超過500 mL (B)向病人說明使用四環素主要目的是為了預防感染 (C)跟病人解釋頭部最好保持平躺，以防腦水腫 (D)教導病人攝取高纖、含鈉的食物，以改善便秘。 (111專高二)

54. 有關糖尿病酮酸中毒(DKA)病人的呼吸特徵，下列何者正確？(A)深、快、有果香味 (B)淺、慢、有尿騷味 (C)深、慢、有果香味 (D)淺、快、有尿騷味。 (111專高二)

解析 DKA病人會出現庫司莫耳氏呼吸(Kussmaul's breathing)，呼吸深而快且有丙酮（果香）味。

55. 有關高滲透壓高血糖狀態(HHS)的敘述，下列何者正確？(A)好發於第一型糖尿病人 (B)呼吸加速且深度增加 (C)檢驗血中呈現無或微量酮體 (D)因無胰島素分泌導致高血糖。 (111專高二)

56. 有關甲狀腺功能亢進病人的飲食指導，下列何者正確？(A)低蛋白飲食 (B)高碳水化合物飲食 (C)低熱量飲食 (D)高纖維飲食。

解析 建議攝取高熱量、高蛋白質及高碳水化合物的食物，避免發生負氮平衡。 (111專高二)

57. 有關糖化血色素的敘述，下列何者正確？(A)抽血前必須禁食12小時 (B)可了解病人過去1年血糖控制情形 (C)值＜7%表示血糖控制不好 (D)是指葡萄糖分子與血色素結合的一種反應。 (111專高二)

58. 下列何者在副甲狀腺功能低下病人會呈現陽性反應？(A)黎明現象(dawn phenomenon) (B)洛夫辛徵象(Rovsing's sign) (C)腔室症候群(compartment syndrome) (D)沃斯特克氏徵象(Chvostek's sign)。

解析 副甲狀腺功能低下會造成低血鈣，沃斯德克氏徵象(Chvostek's sign)和特魯索氏徵象(Trousseau's sign)呈現陽性。 (111專高二)

59. 罹患腦下垂體腫瘤病人，醫師建議使用伽馬刀療法，下列何者顯示病人已了解本項治療？(A)治療時我的頭部會有一個切開傷口 (B)治療時我不會疼痛也不會流血 (C)治療後我的頭部會有留一條小型引流管 (D)治療後我的腦瘤會立即消失。 (112專高一)

解答： 53.B 54.A 55.C 56.B 57.D 58.D 59.B

解析 伽馬刀是一種放射線治療，將伽馬射線聚焦於腫瘤，破壞病變組織，縮小腫瘤，不會有手術切開傷口，故亦無裝置引流管必要。

60. 有關腦腫瘤病人術後發生尿崩症，下列敘述何者正確？(A)尿比重會比正常人高　(B)會有尿量多、血漿滲透壓下降　(C)因抗利尿素(ADH)分泌不足所致　(D)可能有低血鈉導致抽搐症狀。

解析 (A)尿比重會下降(<1.005)；(B)血漿滲透壓升高(>300 mOsm/L)；(D)血清鈉濃度上升（>125 mEq/L）。 (112專高一)

61. 有關抗利尿激素分泌不當症候群(SIADH)病人之臨床表徵，下列何者錯誤？(A)低血清鈉　(B)低尿量　(C)低血漿滲透壓　(D)低尿比重。 (112專高一)

解析 最常出現的症狀是食慾不振，其他尚有低尿酸血症、尿比重上升、血中ADH濃度上升等。

62. 有關造成糖尿病病人血糖過低之促因，下列何者正確？(A) Glipizide服用過量　(B)健走運動時間減少　(C)近期工作壓力增加　(D)近日上呼吸道感染。 (112專高一)

63. 下列何種荷爾蒙分泌過多會導致康氏症候群(Conn's syndrome)？(A)糖皮質酮　(B)醛固酮　(C)腎上腺素　(D)抗利尿激素。

(112專高一)

64. 陳小姐因甲狀腺機能亢進，接受抗甲狀腺藥物硫醯胺類(thioamides)與碘製劑(iodine)治療，有關其藥物治療之敘述，下列何者正確？(A)給予大劑量硫醯胺類藥物，隨著血清T_3和T_4數值降低而減量，待正常就可以停藥　(B)碘製劑有顆粒球與血小板減少的副作用，第一次給藥前應先測白血球與血小板數目　(C)服用硫醯胺類藥物的目的是為了減少甲狀腺腺體的血管分布　(D)碘製劑使用不宜超過2週，以免造成甲狀腺逸脫，使大量甲狀腺素進入循環加重症狀。 (112專高一)

解答：　60.C　61.D　62.A　63.B　64.D

65. 承上題，陳小姐近期藥物治療反應不佳而入院接受甲狀腺切除術，有關甲狀腺切除手術，下列何者正確？(1)為維持正常的甲狀腺功能，一般採用次全甲狀腺切除 (2)出血、聲門水腫、急性呼吸道阻塞為常見的術後合併症 (3)術後聲音沙啞是因雙側喉返神經受傷所致 (4)術後需評估病人有無肌肉抽搐之甲狀腺功能低下表徵。(A)(1)(2) (B)(1)(3) (C)(2)(4) (D)(3)(4)。 (112專高一)

66. 承上題，有關陳小姐術後之護理指導，下列敘述何者正確？(A)建議採平躺臥姿，以避免牽拉傷口縫線 (B)教導避免深呼吸、咳嗽，以防牽拉傷口造成出血 (C)鼓勵攝取冰涼液狀食物，以減輕傷口不適 (D)建議攝取高熱量、低蛋白質及高碘的食物。

(112專高一)

解析 (A)建議採半坐臥；(B)教導深呼吸與咳嗽運動，以利分泌物的排除；(D)建議攝取高熱量、高蛋白質及高碳水化合物的食物。

67. 有關副甲狀腺功能低下之臨床表徵，下列何者正確？(1)嗜睡 (2)高血鈣 (3)骨質耗損加劇 (4)白內障 (5)高血磷。(A)(1)(3)(5) (B)(1)(4)(5) (C)(2)(3)(4) (D)(2)(3)(5)。 (112專高一)

68. 下列何種情況可能會導致特魯索氏(Trousseau)與沃斯德克氏(Chvostek)徵象皆呈陽性反應？(1)低血鈣 (2)低血鉀 (3)低血糖 (4)副甲狀腺功能低下症。(A)(1)(2) (B)(1)(4) (C)(2)(3) (D)(3)(4)。 (112專高一)

解析 副甲狀腺功能低下會造成低血鈣，故會使特魯索氏(Trousseau)與沃斯德克氏(Chvostek)徵象呈現陽性。

69. 有關嗜鉻細胞瘤病人的護理措施，下列何者錯誤？(A)注意有無頭痛、視力改變、胸痛、意識混亂等病症 (B)讓病人充分休息，避免壓力發生 (C)鼓勵攝取低維他命、低蛋白質、低礦物質及低熱量食物 (D)避免喝咖啡、茶。 (112專高二)

解析 應採高熱量、高蛋白、高維他命、高礦物質、低糖、低鈉飲食。

解答： 65.A 66.C 67.B 68.B 69.C

70. 有關皮質醇(Cortisol)之敘述，下列何者正確？(A)是腎上腺皮質分泌最少的類固醇　(B)皮質醇在血漿中的濃度以早上起床後6~8點濃度最高　(C)會降低血糖　(D)會降低身體對抗壓力及發炎的效果。 (112專高二)

71. 王先生，67歲，體重90公斤，BMI：30 kg/m^2，平時菸酒不離手且愛吃醃漬食品，下列護理措施何者不適宜？(A)飲食可不用限制　(B)轉介減重門診　(C)建議增加蔬菜水果攝取，每天至少攝取5份　(D)轉介院內戒菸門診。 (112專高二)

解析 肥胖為糖尿病、心血管疾病、惡性腫瘤等慢性疾病的主要風險因素，BMI 30 kg/m^2已屬中度肥胖，應減重且控制飲食。

72. 有關糖尿病病人運動之護理指導，下列何者正確？(1)運動可降低細胞對胰島素的敏感性而降低血糖　(2)運動最好在飯後1~2小時做　(3)運動型態建議使用大肌肉群的有氧運動　(4)切勿注射完胰島素後立刻運動，以免發生高血糖現象。(A)(1)(2)　(B)(1)(4)　(C)(2)(3)　(D)(3)(4)。 (112專高二)

73. 有關愛迪生氏危機病人的護理措施，下列何者錯誤？(A)監測生命徵象、輸出入量、電解質　(B)執行限水計畫，每天攝水量少於1,000 c.c.　(C)鼓勵攝取含鈉及高蛋白質食物　(D)指導病人避免攝取香蕉、南瓜。 (112專高二)

解析 應補充水分和鹽分，避免脫水。

74. 有關胰島素保存之護理指導，下列何者正確？(A)未開罐的胰島素可以在常溫中保存　(B)使用中的胰島素應冷藏2~8℃的環境　(C)出國旅遊勿將胰島素置於飛機行李艙　(D)開罐前若發現藥瓶內出現顆粒時需搖勻。 (112專高二)

解析 (A)未開罐的胰島素可在攝氏4℃冰箱中冷藏儲存；(B)使用中的胰島素可置於室溫下保存；(D)開罐前若發現藥瓶內出現顆粒可能變質，不應使用。

解答： 70.B　71.A　72.C　73.B　74.C

75. 有關胰島素注射之敘述，下列何者正確？(A)吸收胰島素的速率依序是：腹部＞臀部＞大腿＞上臂 (B)建議將胰島素注射於即將運動的肢體上，避免吸收過慢 (C)注射同一部位應隔2~3 週才可重複，以防注射皮膚感染 (D)若糖尿病病人因感染而發燒，會加速胰島素藥效的吸收。 (112專高二)

76. 有關升糖指數飲食指導之敘述，下列何者正確？(1)升糖指數是指人體食用含醣食物後，血中葡萄糖反應的速度和強度 (2)糖尿病人要選擇高升糖指數食物，以免造成低血糖 (3)乳品類食物升糖指數較高，常見的食物，如：全脂奶 (4)全穀類食物升糖指數較低，常見的食物，如：全麥早餐穀類。(A)(1)(2) (B)(1)(4) (C)(2)(3) (D)(3)(4)。 (112專高二)

解析 (2)糖尿病人要選擇低升糖指數食物，較有飽足感，且能降低血中胰島素，減少熱量產生和脂肪形成；(3)乳品類食物升糖指數較低。

77. 有關第1型糖尿病之敘述，下列何者錯誤？(A)病因與自體免疫反應有關 (B)空腹血清C-胜肽濃度無法偵測 (C)會慢慢出現無症狀的高血糖情形 (D)常見合併症為酮酸中毒(DKA)。 (112專高二)

78. 有關甲狀腺功能低下之臨床表徵，下列何者錯誤？(A)周邊血管阻力增加 (B)聽診心臟有分裂音 (C)葡萄糖吸收增加 (D)惡性（巨球性）貧血。 (112專高二)

79. 有關庫欣氏症候群症狀的病理機轉，下列何者錯誤？(A)蛋白質過度分解，造成肌肉質塊流失 (B)肝臟糖質新生作用降低，胰島素利用增加 (C)水分與鈉離子滯留，導致水腫 (D)皮質醇分泌上升，造成淋巴球下降，傷口癒合差。 (112專高三)

解析 庫欣氏症候群病人會因糖質新生作用導致高血糖，使胰島素分泌增加。

解答： 75.D 76.B 77.C 78.C 79.B

80. 有關中樞性尿崩症的敘述，下列何者正確？(A)尿比重大於1.030 (B)尿量少、血漿滲透壓下降 (C)有全身水腫現象 (D)因抗利尿激素分泌不足導致。 (112專高三)

解析 (A)尿比重下降(＜1.005)。(B)血清鈉濃度上升（＞125mEq/L）、尿量增加（約4~20L/day）、血漿滲透壓升高(＞300mOsm/L)。(C)易引起脫水。

81. 有關胰臟所製造的激素與作用，下列敘述何者錯誤？(A)胰島素可控制人體脂肪和蛋白質的代謝 (B)升糖素能將肝臟的肝醣轉成葡萄糖，此稱之糖質新生作用 (C)胰島素可以加速葡萄糖由血液中輸送至細胞內儲存 (D)體制素可抑制胰島素分泌及腸道蠕動，延緩腸道對葡萄糖的吸收。 (112專高三)

解析 將肝臟的肝醣轉成葡萄糖，稱為肝醣分解(glycogenolysis)。糖質新生(gluconeogenesis)是非碳水化合物（乳酸、丙酮酸、甘油、生糖胺基酸等）轉變為葡萄糖。

82. 有關糖尿病病人飲食控制原則的護理指導，下列何者正確？(A)儘量選用低升糖指數的食物，避免血糖上升快速，如：根莖類、瓜果類 (B)避免油炸，宜多採用清蒸、水煮、清燉、滷、涼拌等烹調方式 (C)避免喝酒，有小酌嗜好者，可選擇雙鹿五加皮、蔘茸酒、玫瑰露酒等 (D)脂肪需求量占每日總熱量的20~30%，膽固醇每日攝取量低於500 mg。 (112專高三)

解析 (A)糖尿病飲食主要預防飯後血糖過高及維持血脂於正常值內之目的，所以進食的食物份量才是控制血糖與總熱量的關鍵，低GI飲食能減緩血糖上升但不代表熱量比較低。(C)可小酌，但某些含糖量高的酒精須避免，例如玫瑰紅酒、紅露酒、水果酒、水果啤酒或是日本清酒等，會越喝血糖越高。(D)脂肪應占每日熱量25~35%，膽固醇每日攝取量低於300mg。

83. 有關甲狀腺功能亢進病人的飲食指導，下列何者不適當？(A)高熱量 (B)高碳水化合物 (C)高蛋白 (D)高纖維。 (112專高三)

解析 甲狀腺功能亢進病人的腸胃蠕動較快，應避免高纖維飲食。

解答： 80.D 81.B 82.B 83.D

84. 有關原發性醛固酮過多症之護理措施，下列何者錯誤？(A)需觀察病人有無肌肉軟弱無力、疲倦、麻痺、心律不整等臨床表徵 (B)需觀察病人有無強直性痙攣和呼吸抑制情形 (C)教導病人飲食中應多補充高鈉食物，例如火腿、香腸、起司等 (D)需注意病人血壓的變化，有無血壓過高情形。 (113專高一)

解析 因病人體內鈉水瀦留、排鉀增加、細胞外液容積增加，故應採低鈉飲食原則。

85. 有關抗利尿激素分泌不當症候群(SIADH)病人的臨床照護，下列何者錯誤？(A)依醫囑補充3%生理食鹽水的靜脈輸液及注射furosemide (Lasix®) (B)鼓勵病人多攝取低纖食物 (C)監測有無出現肌肉抽搐與昏迷的徵象 (D)依醫囑限制水分攝取每日在1,000 c.c.以下。 (113專高一)

解析 應採高纖飲食促進腸蠕動。

86. 有關雙胍類降血糖藥物metformin (Glucophage®)之敘述，下列何者錯誤？(A)減少肝臟葡萄糖的輸出，以降低空腹血糖 (B)最好與食物一起服用，或飯後馬上服用 (C)易出現胃腸道刺激及引發維生素B_6缺乏 (D)腎功能不良的病人需要小心使用。

解析 (C)應是維生素B_{12}缺乏。 (113專高一)

87. 張太太，罹患糖尿病2年，平日使用口服抗血糖藥物控制血糖，今日在家昏倒被送至急診，醫師初步診斷為高滲透壓高血糖狀態(HHS)，病人會呈現的徵象，下列何者正確？(1)呼吸速率26次／分 (2)血壓166/84mmHg (3)尿酮呈陽性反應，明顯升高 (4)血糖為750 mg/dL。(A)(1)(2) (B)(1)(4) (C)(2)(3) (D)(3)(4)。

解析 HHS病人血液容積減少，應是出現心搏過速、低血壓；尿酮呈陰性反應，DKA病人的尿酮才呈現陽性反應。 (113專高一)

解答： 84.C 85.B 86.C 87.B

88. 有關甲狀腺機能亢進病人服用飽和碘化鉀溶液之敘述，下列何者正確？(A)絕不可與牛奶一起服用　(B)主要功能是抑制T_4轉變為T_3　(C)可以降低甲狀腺素的釋放及合成　(D)要長期服用超過一個月才能評估臨床效果。 （113專高一）

解析 (A)可與牛奶或果汁混合飲用，以掩蓋其鹼味；(B)主要功能是抑制T_3及T_4合成；(D)服用時間不可超過2週，以免發生甲狀腺逸脫(escape of thyroid)。

解答：　88.C

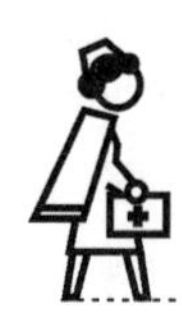

MEMO

免疫系統病人的護理

CHAPTER 17

出題率：♥♥♡

解剖生理概念
- 非特異性免疫
- 特異性免疫：人體第三道防線

常見疾病治療與護理處置
- 第一型過敏反應
- 第二型過敏反應
- 第三型過敏反應
- 第四型過敏反應
- 續發性免疫缺陷症

器官捐贈與移植之護理
- 器官捐贈
- 造血幹細胞移植
- 移植物抗宿主疾病
- 移植後藥物指導

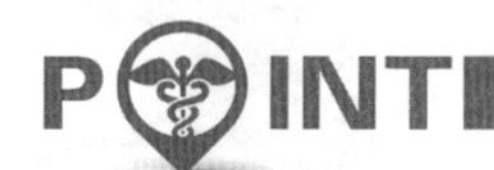 重點彙整

17-1 解剖生理概念

一、非特異性免疫

1. **人體第一道防線：皮膚、黏膜、胃酸。**
2. 人體第二道防線：具有吞噬能力細胞（嗜中性球、巨噬細胞、網狀內皮系統）、自然殺手細胞、干擾素。**全血球分類計數(CBC)最能代表免疫能力受損。**

二、特異性免疫：人體第三道防線

特異性免疫反應又稱**後天性免疫，可分為主動及被動後天性免疫**。針對某種特殊的病原體入侵而引起，在對抗入侵的病原體過程中，產生抗體及致敏化淋巴球的反應，**疫苗接種屬於後天性主動免疫**。

(一) 體液性免疫：B 細胞

1. 主要作用：破壞侵入個體的細菌，會立即出現反應。
2. B 細胞與抗原結合，分化為漿細胞，製造 5 種免疫球蛋白：
   (1) IgG：**占** 75~85%，存於血漿中，**可預防組織感染，且可通過胎盤提供新生兒抗體**，於免疫反應晚期出現。
   (2) IgA：占 13~15%，存於體液中（唾液、**初乳**、淚液）。
   (3) IgM：占 6~10%，存於 B 細胞表面，免疫反應期間釋放至血漿中，分子量最大，**為最先出現的免疫球蛋白**。
   (4) IgD：占 0.2~1%，存於 B 細胞表面（少量存於血漿中），**影響 B 淋巴球的分化**。
   (5) IgE：極少量，存於黏膜、扁桃腺，**與過敏反應有關**。

(二) 細胞性免疫：T 細胞

1. 主要作用：**主要參與細胞性免疫反應的細胞是 T 細胞**，可對抗病毒、黴菌與破壞惡性不正常的增生細胞，出現細胞毒性反應及延遲過敏反應。
2. T 細胞在胸腺成熟：
   (1) 細胞毒殺 T 細胞(Tc)：具有直接攻擊作用。
   (2) 輔助型 T 細胞(T_4)：會分泌介白質II (interleukin II, IL-II)，可活化細胞毒殺 T 細胞(Tc)、強化 B 細胞功能。
   (3) 抑制型 T 細胞(T_8)：調節免疫功能。

17-2 常見疾病治療與護理處置

免疫系統疾病之種類見表 17-1。過敏性疾病的診斷性檢查，包括**血清 IgE 的濃度上升、C3 與 C4 補體下降、嗜酸性球上升**。

表 17-1 免疫系統疾病之種類

	分類	參與反應之抗體或淋巴球	代表疾病
免疫疾病	**第一型過敏反應**：過敏性休克	IgE	過敏性休克、**異位性過敏**、**枯草熱**、血管神經性水腫、**氣喘**、支氣管痙攣、呼吸窘迫、**接受靜脈注射抗生素過敏**
	第二型過敏反應：細胞毒性反應	IgG、IgM	**溶血性之輸血反應**、自體免疫疾病

表 17-1 免疫系統疾病之種類（續）

	分類	參與反應之抗體或淋巴球	代表疾病
免疫疾病（續）	第三型過敏反應：**免疫複合體反應**	IgG、IgM	**全身性紅斑性狼瘡**(SLE)、**類風濕性關節炎**、血清病、**急性腎絲球腎炎**
	第四型過敏反應：遲發性反應	T 細胞	**接觸性皮膚炎**、**結核菌素皮膚測驗**(PPD test)、器官移植後之排斥
免疫缺陷	原發性免疫缺陷症		先天性胸腺增生不良、重症複合性免疫缺乏症、低 γ 球蛋白血症
	續發性免疫缺陷症		後天免疫缺乏症候群（愛滋病）、硬皮症

一、第一型過敏反應

(一) 過敏性休克

1. 病因病理：藥物（最常見）、疫苗、**花粉**、**昆蟲螫咬之毒液**、**特定食物如海鮮，引起過敏反應**。個體**第一次接觸過敏原，B 細胞辨認出過敏原並分化成為記憶型 B 細胞與漿細胞，漿細胞製造抗體 IgE**，IgE 附著於嗜鹼性球與**肥大細胞**，產生去顆粒化反應，**釋出具血管活性的介質**，引起過敏反應；個體**第一次接觸過敏原時，IgE 產生較少，因此臨床症狀較輕微**；在第二次接觸相同的過敏原時，會**發生**比第一次接觸時**更快（幾秒至數分鐘）、更嚴重的過敏反應**。
2. **臨床症狀：皮膚癢**、紅疹或**蕁麻疹**、黏膜充血、眼與唇舌有神經性水腫、**支氣管平滑肌痙攣**、氣喘發作、咽喉水腫、呼吸困難、出現虛弱或不安、**低血壓**等休克症狀。

3. 醫療及護理處置：**減敏療法（目的是降低 IgE 的濃度，並體內產生阻斷性 IgG 抗體）**、移除並**避免過敏原、給予藥物或生物性製劑需先行皮膚試驗**、維持呼吸道通暢與正常心輸出量。

(二) 異位性過敏

1. 病因病理：有遺傳傾向，以過敏性鼻炎最常見，病理機轉同過敏性休克。

2. 臨床症狀：打噴嚏、流鼻水、鼻咽黏膜充血或水腫、眼睛癢且流淚。

3. 醫療及護理處置：
   (1) 藥物治療：抗組織胺藥物、擬交感神經興奮劑，如 Epinephrine。**皮膚測試前至少 48 小時應停止服用任何抗組織胺藥物**。
   (2) 減敏治療。
   (3) **對未知過敏原的過敏性鼻炎的患者，應衛教出門戴口罩，家中以百葉窗取代布窗簾；關閉門窗以隔離髒空氣及過敏原，並打開空調讓室內的空氣循環**。
   (4) **定期清理住家環境，且不使用噴霧清潔劑**。
   (5) **避免飼養寵物，或服用容易引起過敏的食物**。
   (6) **避免使用填充家具，如布沙發、椰子墊、草蓆、榻榻米等**。

二、第二型過敏反應

1. 病因病理：因抗體 IgG **或** IgM 與細胞表面的抗原結合引發不同的反應，嚴重可致細胞壞死，又稱細胞毒性過敏反應。如溶血性之輸血反應因血型不合之外來抗體經輸血進入人體，引起紅血球被破壞而出現溶血。

2. 醫療及護理處置：**立即停止輸血，使用第二條生理食鹽水溶液管線至輸血路徑，維持靜脈通暢，通知血庫及醫師**，依醫囑給氧、注射 Epinephrine（治療休克）與利尿劑（維持腎功能），採集血液與尿液標本送檢，監測輸出入量。

三、第三型過敏反應

(一) 全身性紅斑性狼瘡

1. **病因病理**：慢性、全身性、炎症、自體免疫性疾病，抗原抗體複合體沉積於微小管基底膜表面，而產生炎症反應。可能**與基因（HLA-DR2、HLA-A1-B8-DR3 或 C4 補體基因缺損）和環境等因素有關**。**好發於年輕和育齡期女性**，平均罹病年齡約 30 歲。

   另外臨床上可見**藥物誘發性狼瘡，可能是由某些抗生素或抗結核病藥物引發**的一種類似紅斑性狼瘡的症候群，**可能會影響心臟與肺臟，出現漿膜炎、發燒、紅疹等症狀，通常於藥物停用後即會消失，無法治癒**。

2. 臨床症狀：
   (1) **全身症狀**：疲憊、發燒、體重減輕。
   (2) 皮膚症狀：**臉頰與鼻梁兩側出現蝴蝶斑紅疹，尤其是照光部分特別嚴重**。其他部位有盤狀紅疹、網狀青斑、蕁麻疹，另有毛髮脫落、急性皮下結締組織炎。因小動脈炎而在末梢肢體出現疹斑。
   (3) 骨骼肌肉、關節症狀：肌肉痠痛、**關節炎、脹痛**。
   (4) 血管炎：因血灌注減少而出現各器官功能障礙，心肺方面出現**心包炎（為最常見的心臟病變）、肋膜炎**；因**腎絲球腎炎或腎盂腎炎**而出現**蛋白尿、血尿**。

(5) **中樞神經：出現癲癇**、**精神異常**、頭痛、**人格變化**。
(6) **腸胃**：噁心、嘔吐、食慾不振。
(7) 貧血、**對光敏感**等其他症狀。

3. 診斷性檢查：
(1) **血清免疫檢查：出現抗核抗體**（**ANA**，效價大於 80）、抗 DNA 抗體、抗核酸結核抗體、紅斑性狼瘡細胞(lupus erythematosus cell, LE cell)，VDRL 偽陽性、**C3 與 C4 補體量降低**、**IgG 升高**。
(2) **血液檢查**：**白血球減少**、**血小板減少**、**紅血球沉降速率(ESR)升高**。
(3) **如侵犯至腎臟會出現蛋白尿**。

4. 醫療處置：
(1) 藥物治療：
A. **非類固醇抗發炎藥物**(NSAIDs)：治療輕微症狀，可處理**關節炎**。
B. **類固醇**：局部使用改善皮膚症狀，**低劑量口服治療輕微症狀**，高劑量或靜脈注射之**脈衝療法**(pulse therapy)**用於腎炎患者**或控制疾病活性、嚴重性。**長期服用時，宜增加飲食中鈣的攝取量。停藥時，應採漸進式停藥。**
C. **抗瘧疾藥物**：如使用氯奎寧(Plaquenil)，每 4~6 個月需做眼科視網膜檢查。
D. **免疫抑制劑**：Imuran 副作用為白血球與血小板減少、貧血等。
E. 服用**利尿劑**控制患者的水腫及高血壓時，應注意其**鉀離子**的變化。
(2) 其他：如外科之關節置換術、血漿置換術，**血漿減除術**(plasmapheresis)**可減除血循環中的免疫抗體及免疫複合體**。

5. **護理措施**：增進生活品質、學習與 SLE 共存、加強自我照顧的技巧為目標。
   (1) 注意皮膚表面血管有無損傷，保持皮膚清潔、濕潤、無破皮，**勿任意局部用藥或痱子粉，預防陽光照射，白天外出應穿長袖上衣、長褲及穿戴寬邊帽子**、擦防曬油，視需要使用低過敏性化妝品。
   (2) **避免過度活動與固定不動，維持關節正常功能位置排列。運動前可局部熱敷關節處**，關節疼痛時可用**輔助器**協助活動，以減輕疲勞，**冰敷來減緩疼痛**。
   (3) **慢性疲勞時，建議執行漸進式活動，如步行或游泳等**。
   (4) 預防腎功能惡化，規律監測腎功能，觀察有無蛋白尿、體液電解質之變化。**出現血尿及蛋白尿期間，應多休息以減輕疼痛與疲勞**。
   (5) **無腎衰竭者鼓勵進食高蛋白、高維生素、高鐵、低熱量食物、高鈣；出現腎衰竭者需限鈉、限鉀、低蛋白質**。
   (6) 女性患者**採行安全期及保險套避孕，不宜採用口服避孕藥，以免病情惡化。若有生育考量，於病情控制良好 6 個月後，再與醫師討論懷孕計畫**。
   (7) 避免壓力、避免出血與感染。**當處於壓力、生病或有感染時，應告知醫師以調整藥物劑量**。
   (8) **眼睛乾澀時，可使用人工淚液潤滑眼睛**。定期檢查眼部，預防角膜病變或視網膜炎。
   (9) **類固醇藥物於飯後服用，服用期間飲食以低鈉、高鈣**為原則，**注意易感染**、高血糖、皮膚乾裂等副作用；**服用非類固醇抗發炎藥物則需注意腎臟、腸胃道潰瘍與出血之副作用**。

(二) 類風濕性關節炎

1. 病因病理：為原因不明的慢性、全身性、對稱性、**結締組織**功能失常之**自體免疫疾病，屬於免疫複合體性之過敏反應，罹患率最高之年齡在 25~50 歲，女發病率為男性之 3 倍。關節先發生炎症反應**，滑膜充血與水腫、滑液囊聚積液體，繼而**肉芽組織增厚（血管翳形成），出現進行性破壞**，纖維性關節僵硬、**纖維組織鈣化（纖維粘連）**，發生廣泛性之**關節變形（骨性粘連）**。

2. 診斷標準：美國風濕病學會定義以下的情況為類風濕性關節炎：
   (1) **晨僵超過 1 小時**。
   (2) 3 個或以上的關節發炎。
   (3) 掌指、手腕和近端指間等關節出現關節炎。
   (4) **對稱性的關節炎**。
   (5) 類風濕結節。
   (6) 類風濕因子陽性。
   (7) 放射線學（X 光）檢測發現**關節有侵蝕**(erosion)。

   第(1)至(4)項必須存在 6 星期以上。只要達到最少以上任何 4 項情況，便可診斷為類風濕性關節炎。

3. 臨床症狀：
   (1) 常由**小關節、對稱性開始發生**，出現關節疼痛、壓痛、腫脹及發熱，**硬而不痛之皮下結節，多見於前臂受壓的伸側面（如尺側及鷹嘴處），20~25%患者會出現類風濕結節**(rheumatoid nodular)。繼而發生關節變形，如**手指拉向尺側呈尺側曲**(ulnar drift)、手指關節過度伸張**呈天鵝頸式畸形**。
   (2) 病人通常**於清晨起床時出現關節僵硬**及疼痛且持續 30 分鐘以上，隨白天活動使症狀逐漸改善。

4. **診斷性檢查**：IgM 類風濕性因子呈陽性反應、紅血球沉降速率(ESR)升高、C 反應性蛋白質升高、C4 補體降低、抗核抗體(ANA)升高。

5. 醫療處置：

(1) 藥物治療：**非固醇類抗炎藥(NSAIDs)是第一線用藥**。**水楊酸類**如阿斯匹靈、**皮質類固醇**、**COX-2 選擇性抑制劑（如 celecoxib 等）**、**免疫抑制劑等**。

(2) 物理治療。

6. 護理處置：

(1) 急性期：

A. 晨起時先活動關節再起床。

B. 移動時握住患肢，**可使用夾板維持關節在功能性位置**。

C. 可**冷敷患處**，勿熱敷與按摩。

D. **臥床休息，但適度溫和活動可緩解疼痛，使用硬床墊**，維持肢體於伸展狀態，**勿在膝下置枕頭**。

E. 坐起時坐直背椅，坐墊高度要能夠讓腳垂直放於地面上。

F. **不需特殊飲食限制**，鼓勵病患多攝取高維生素、高蛋白質、高鈣飲食。

G. 監測藥物之作用與副作用，如**服用 Aspirin 止痛時，應提醒病患出現紫斑症之異常出血時，需告知護理人員**。NSAIDs 出現腸胃刺激的副作用較 COX-2 選擇性抑制劑高，但 COX-2 選擇性抑制劑出現心血管疾病副作用較高。

H. **育齡婦女接受疾病調節抗風濕藥物治療時必須避孕**。

(2) 慢性期：

A. **教導以大關節執行日常生活活動之方法**，鼓勵病患盡量參與自我照顧活動，以維持其獨立性。

B. **教導放鬆技巧，有助減緩疼痛；活動之間應休息，以防關節過度負荷；每日俯臥數次可預防屈曲性畸形**；於可忍受疼痛之範圍內，做全關節運動；可冷熱敷緩解疼痛；**於運動前 30 分鐘服用消炎止痛劑，如阿斯匹靈；訂立等長運動與阻力性運動之運動計畫**。

四、第四型過敏反應

(一) 接觸性皮膚炎

1. 病因病理：皮膚與某物質接觸後，啟動身體免疫系統而誘發皮膚發炎反應。引發物質可能為過敏原物質(allergen)或刺激性物質(irritant)，前者會誘發過敏反應，後者則會造成皮膚的損傷。
2. 臨床症狀：皮膚紅、乾裂、搔癢及紅色突起疹，通常侷限在直接接觸到過敏原的皮膚。
3. 醫療及護理處置：
   (1) 予抗組織胺類藥物，緩解搔癢及腫脹。**服用後需避免開車**。
   (2) **避免接觸已知的過敏原**。
   (3) **避免用肥皂清潔患部**，以免刺激。

五、續發性免疫缺陷症

(一) 後天免疫缺乏症候群〔愛滋病(AIDS)〕

1. 病因病理：人類免疫缺乏病毒(HIV)主要**侵犯人體細胞膜上的 CD_4^+ 接受器**，HIV 與 CD_4^+ 結合後會侵入細胞內，進行破壞。**人體含最多 CD_4^+** 的細胞為輔助型 T 細胞(T_4)，其他如巨噬細胞、B 細胞、中樞系統的膠原細胞都含有，其中**以侵犯輔助型 T 細胞(T_4)最為嚴重，會使免疫系統衰竭**。

2. 傳染途徑：AIDS 經**血液**、**體液〔精液（濃度最高）**、腦脊髓液、子宮及陰道分泌物〕傳染反轉錄病毒所致，其傳染途徑是**藉由血液接觸、性行為傳染及母子垂直感染，以同性戀者、靜脈注射毒品者、需長期接受輸血之血友病人為高危險群**。愛滋病母親也可能經由**哺餵母乳**將 HIV 傳染給小孩。**但不會經由空氣或飛沫、日常社交生活（如握手、擁抱、共餐、共用馬桶）、游泳、蚊蟲叮咬等途徑傳染。**

3. 臨床症狀（美國 CDC 依病程分類）：
   (1) **第一族群**：開始沒有任何症狀或不舒服，但過了幾週，部分病患可能出現類似「傳染性單核球增多症」的**急性感染**症狀，如疲倦、**發燒**、出汗、皮疹、**關節痛**、**腹瀉**、咽喉痛、淋巴腺腫、脾腫大，持續約幾天或幾週，爾後大部分症狀可自然消失，HIV 抗體檢驗呈陰性。感染愛滋病毒到抗體產生，平均約需 6~12 週的時間，在此抗體尚未產生的時期，即**空窗期**。**此時病人仍具傳染力**。
   (2) **第二族群**：再經數天或數週後進入**潛伏期**，無症狀，但 **HIV 抗體檢驗呈陽性，具有傳染力**，潛伏期可長達半年至 10 年。
   (3) 第三族群：之後出現持續性全身性淋巴病變(PGL)，淋巴結腫大＞1 公分，腫大時間超過 3 個月。
   (4) 第四族群：
   - A：出現持續發燒超過 3 個月、疲倦、夜間盜汗、腹瀉、體重急遽減輕達 10%以上、淋巴腺腫大等全身症狀。
   - B：神經病變如失智症、感染毒漿菌致腦炎、隱球菌致腦膜炎造成意識改變。
   - C：出現續發性感染。**伺機性感染最容易發生於 CD_4^+ 少於 200/μL（個／mm^3）時**。如感染**肺囊蟲引起的肺囊蟲肺炎(PJP)會造成用力咳嗽**、**乾咳**、發燒、寒顫、痰液黃稠帶有血絲、呼吸困難（此**伺機性感染最常見**，也是致死主因）；出現鵝口瘡或口腔黏膜潰瘍（**最先出現的症狀可能是頑固性及復發性陰道念珠菌感染**，念珠菌與第一型疱疹病毒感染）；**骨盆腔炎症**、生殖器官潰瘍（第二型疱疹病毒感染）、肛門周圍皮膚潰瘍。

- D：續發性癌症。**約有 1/4 病患會出現卡波西氏瘤**(Kaposi's sarcoma)**是愛滋病病人最常見的惡性腫瘤**，其為無痛性，首先出現於四肢遠端皮膚（此外為腸胃道），因血鐵沉積而呈現**紅色到紫黑色斑塊**。
- E：其他徵狀。**子宮上皮層內贅生瘤**的機率較未感染婦女高、**特定型的 B 細胞淋巴瘤**(B cell lymphoma)等其他癌症；**無月經**(amenorrhea)**或在非經期間出血**。病人最後可能因眼盲、臥床不起、失禁、失智、嚴重營養不良而耗竭死亡。

4. 診斷性檢查：
   (1) 免疫酵素分析法(ELISA)：檢驗病毒存在，敏感度高。
   (2) **西方墨點法**(WB)**：為確定診斷之檢驗**。
   (3) 粒子凝集法(PA)：為篩檢性檢驗。
   (4) 人類免疫缺乏病毒(HIV)呈陽性。
   (5) 淋巴球、血小板、**白血球數目減少：自然殺手細胞活性降低，輔助型 T 細胞**(T_4)**數目減少**、抑制型 T 細胞(T_8)數目不受影響，**使 $T_4/T_8<1$**（正常值為 1.8）。
   (6) IgA、IgG 值升高。
   (7) 其他檢驗：聚合鏈連鎖反應(PCR)、放射免疫沉澱分析(RIPA)、P24 抗原檢驗、病毒培養。

5. **藥物治療：於 CD_4^+ 少於 200 個／mm^3 時開始藥物治療，可減少伺機性感染的頻率**、降低死亡率，台灣目前健保給付大多數的抗愛滋病毒藥物，需持續服藥，即使血清 HIV 病毒量測不到仍不可隨意停藥。

(1) 核苷酸類反轉錄酶抑制劑：模仿核酸作用，**抑制細胞合成**，可降低伺機性感染發生。

A. AZT (Zidovudine, ZDV)：抑制病毒繁殖中所需的反轉錄酶，可用於預防母體垂直感染。其副作用有骨髓抑制（嗜中性球減少）、貧血、頭痛、噁心、嘔吐、**肌肉病變與疼痛**、疲倦、失眠。

B. ddI (Didanosine)：因易受胃酸影響，故宜空腹服用；其副作用為腸胃不適，以胰臟炎與疼痛性周邊神經病變最嚴重，另**會造成肝功能障礙及尿酸增加**。

C. ddC (Zalcitabine), d4T (Stavudine), 3TC (Lamivudine)。

(2) 蛋白質分解酶抑制劑：Indinavir, Sanquinavir, Ritonavir, Nelvinavi。

(3) **雞尾酒療法**(cocktail therapy)：同時合併兩種反轉錄酶抑制劑與一種蛋白質分解酶抑制劑的療法，可減少發生抗藥性，降低病毒突變的機會。

(4) Ganciclovir：可抑制病毒 DNA 聚合酶，用於巨細胞病毒(CMV)伺機性感染。

6. 護理處置：**做「全面性防護」，將所有人的血液、體液均視為感染性，以預防未篩檢出的疾病入侵**。

(1) **預防感染**，加強洗手，必要時予以保護性隔離。**廚房及浴室定期以殺菌劑清洗，以預防黴菌與細菌滋生**。

(2) 保護皮膚，避免外傷。**不小心碰觸血液時，脫掉手套後，需立即洗手**。

(3) **床單、衣物放入水溶性塑膠袋內封紮，再送特殊處理、清洗**。

(4) 維持口腔黏膜與肛門清潔，可以軟毛牙刷或漱口水漱口；**口腔有念珠菌感染時，可用 Nystatin 液漱口**。若因**口腔潰瘍疼痛**，而無法由口進食，則進食前可依醫囑先給予**止痛藥物**。

(5) 加強營養供給，**鼓勵採高熱量、高蛋白、低油脂飲食**、進食**流質或軟質且少纖維質的食物**（如**布丁、奶昔及人造乳酪**）、進食具止瀉效果的食物（如蘋果），衛教避免喝牛奶，**不可生食**（**如生菜沙拉**、生魚片）以免感染。可使用**檸檬水或小蘇打水漱口**，以促進食慾。

(6) 依醫囑給予患者促進食慾的藥物，如**黃體素製劑**(Megestrol acetate)，並監測其副作用。

(7) 增進舒適感：避免肌肉及皮下注射止痛劑，**依醫囑定時給予止痛劑**；給予氧化鋅預防皮膚潰爛、疼痛；提供溫水坐浴緩解肛門疼痛。

(8) 維持病人服藥遵從性：病人不遵從服藥，是導致藥物產生抗藥性的原因之一。**衛教病人以開水服用藥物，以免影響藥物吸收**。

(9) **衛教安全性行為**：如減少性伴侶、性交應使用保險套。

(10) **孕婦感染 HIV 時，應建議其配偶盡快接受 HIV 檢查**，教導**避免 HIV 發生母子垂直感染**的方法（**懷孕 14 週之後母體開始接受抗病毒藥物治療、剖腹產**、避免使胎兒接觸到子宮頸或陰道的分泌液、**避免母乳哺餵**），**並轉介生育諮詢**。

(11) 出院護理指導：

A. **教導與家人日常生活接觸，並不會傳播愛滋病毒**。

B. **出現疾病變化時應儘速就醫，如發燒、呼吸喘、咳嗽、腹瀉等**。

C. **食用蛋類、海鮮、肉品等應煮熟，水也應煮沸後才可飲用**。

D. **避免收留流浪動物，且環境應定期以殺菌劑清洗，以免細菌孳生。**

E. **因病人容易產生伺機性感染，避免到人多擁擠的公共場所；勿與剛接種疫苗或受傳染病感染的家人接觸。**

7. 醫護人員之自我防護：

(1) **病人皮膚有傷口或需接觸病人黏膜時應戴手套，若有潑濺體液之可能，應戴口罩、護目鏡、穿防水隔離衣。**

(2) 預防針扎事件、**針頭不回套**。不慎發生針扎時立即**以大量清水沖洗傷口；立即通報**，並進行抽血作 anti-HIV 試驗；**立即口服 400 mg AZT**，於 36 小時內（越早越好）使用抗愛滋病病毒藥物，如蛋白酶抑制劑、核苷酸類反轉錄酶抑制劑、非核苷酸類反轉錄酶抑制劑；**於 6、12、24 及 48 週進行追蹤檢查**，在此觀察期間避免性交或捐血等行為。

(3) **有皮膚疾患或懷孕之工作人員，不宜直接照顧愛滋病人。**

(4) **若接觸到病患之血液或體液時，皮膚與手應使用大量清水及肥皂洗淨。**

(5) 處理愛滋病患者之血清檢體時，裝檢體前，先檢查容器有無裂痕，**若容器沾有血跡，應用 1% 漂白水擦拭沾有血跡之容器**，在檢體容器外，貼上「血清危險」的標誌，裝好血液檢體後，將容器裝入袋子內。**沾有愛滋病患者血液床單以 71℃ 熱水加熱消毒 25 分鐘，再清洗。**

(6) **物品、桌椅、地板被病人分泌物汙染時，用 0.6%漂白劑消毒**再清洗。

(7) 病人分泌物以 0.5%漂白水浸泡 30 分鐘後再倒入馬桶沖掉。

(二) 鞏皮症（進行性系統性硬化症）

1. 病因病理：病變始於皮膚，因纖維細胞生長異常、結締組織合成增加，進而使器官間隙發炎且纖維化。原因不明，可能與自體免疫有關，環境中之矽塵、聚氯乙烯或抗癌藥物皆是致病因子；**好發於** 30~40 歲之**女性**。
2. 臨床症狀：可分為瀰漫型（臉、軀幹、四肢）與局部型（臉、四肢遠端）；病人皮膚對稱性增厚，**臉部**皺紋與**表情消失，出現雷諾氏現象**、食道運動障礙、易有**上腹飽脹、上腹或胸骨後的灼痛**、毛細血管擴張，若侵犯眼睛時，因眼皮無法覆蓋而易導致角膜潰瘍，若侵犯內臟易有生命危險。病人常因感染或**腎臟衰竭**而死亡。
3. 診斷性檢查：**IgG 升高**、γ 球蛋白增加、紅血球沉降速率(ESR)升高、抗核抗體(ANA)陽性。若侵犯腎臟，出現高氮血症、蛋白尿。
4. 醫療及護理處置：
   (1) 藥物治療：免疫抑制劑、血管收縮素、類固醇、β 受體阻斷劑、鈣拮抗劑。
   (2) 物理治療與職能治療。
   (3) 促進血液灌流與呼吸。
   (4) 皮膚護理。
   (5) 維持營養：若出現食物反流時，可採高坐姿、餐間應服用抗酸藥物，忌咖啡、茶、巧克力等刺激性食物，餐後採坐姿休息。

17-3 器官捐贈與移植之護理

一、器官捐贈

1. 移植分為自體移植與異體移植。護理人員評估捐贈者腦死症狀，盡快聯絡移植小組。
2. 若為活體捐贈，限移植於五等親以內之血親或配偶，而配偶捐贈者又需育有子女或結婚 2 年以上；最理想之器官捐贈者為同卵雙胞胎，越親近之血親越好。
3. 摘下器官後，立即移植或存放於無菌、4℃之電解質溶液中，一般心肺器官不可存放太久，胰臟可存放約 18 小時，腎臟可存放約 48 小時。
4. 組織配對：進行移植前，需做器官捐贈者與接受者的組織配對試驗，以了解是否相容。檢驗項目包括 **ABO 及 Rh 血型、人類白血球抗原、交叉配對試驗**等。

二、造血幹細胞移植

包括骨髓移殖、周邊血液幹細胞移植、臍帶血移植。骨髓移殖說明如下：

1. **骨髓抽取**：經由後腸骨嵴、前腸骨嵴、胸骨抽取骨髓，或由下腔靜脈導管收集周邊血液幹細胞(PBSC)，經過濾後，由中央靜脈導管以輸血的方式輸入（不需有濾網的導管）。
2. 放射線治療：接受移植前必須先接受全身放射線治療，注意保持照射部位乾燥、不可用肥皂清洗、不可用熱，**僅可用電動刮鬍刀除毛**。
3. **監測生命徵象及輸血反應**：移植後密切監測，可能會產生的副作用有低血鈣、低血容積、血小板缺乏。

三、移植物抗宿主疾病(GVHD)

移植物抗宿主疾病(graft versus host disease; GVHD)與感染是移植後期常出現的合併症。另因器官接受者免疫功能缺失，易引起惡性腫瘤病變。

1. **超急性排斥：移植後 12~24 小時發生**，B 淋巴球會對抗移植物上的抗原，為**不可逆性**，無法治療，**需切除器官**。如果是心臟移植後所引起之超急性排斥，移植的心臟會嚴重缺氧。
2. **急性排斥：移植後 20~100 天發生，皮膚、肝、腸胃道受侵犯**，造成**表皮組織破損，主要症狀為皮疹、膽紅素上升、腹瀉**、嘔吐和腹痛，以**高劑量類固醇**或 ATG、OKT3 治療。
3. 慢性排斥：移植後 100 天以上發生，**發生率與年齡有關**。造成全身廣泛性表皮及間質破損，採保守治療。

四、移植後藥物指導

1. 定期監測發燒及肝腎功能異常的排斥徵象。
2. 定時服用免疫抑制劑，**不可自行調藥**。
3. **避免出入公共場所**，外出須戴口罩，因抗排斥藥物會增加感染機率。
4. 器官接受者使用免疫抑制劑時，如果使用劑量過大，因免疫功能受抑制，需注意易發生感染的情形。需注意**勿併服葡萄柚（汁）、或柚子（汁），並避免曬太陽**。
5. 服用 Corticosteroid 者可能出現糖尿病、白內障等併發症。副作用會隨服用劑量的減低而改善。
6. 需要暫時避孕，若**準備懷孕應停藥至少 2~3 週**。對於想受孕的婦女，於術後 1 年、腎功能穩定、使用低劑量之抗排斥藥物時，為較佳受孕時機。

QUESTION 題庫練習

1. 有關類風濕性關節炎的疼痛處置，下列何者不適當？(A)教導放鬆技巧，有助減緩疼痛 (B)教導活動之間應休息，以防關節過度負荷 (C)教導急性期冷敷可以減緩疼痛 (D)每天需俯臥兩次，預防脊椎承受額外壓力。 (103專高一)

   解析 (D)每日俯臥數次可預防屈曲性畸形。

2. 有關全身性紅斑性狼瘡病人之照護，下列何者錯誤？(A)病況穩定時，可以立即停止服用類固醇藥物 (B)服用氯奎寧(plaquenil)藥物，應每4~6個月檢查眼睛與視力 (C)服用免疫抑制劑，可以幫助延緩狼瘡性腎炎的惡化 (D)服用抗感染藥物，可以預防因藥物抑制免疫功能而出現的感染現象。 (103專高一)

   解析 (A)病況穩定時應慢慢減少類固醇用量。

3. 接受靜脈注射抗生素的病人出現搔癢(pruritis)與蕁麻疹(urticaria)時，最可能出現下列何項反應？(A)第一類立即性過敏反應 (B)第二類細胞毒性及細胞溶解反應 (C)第三類免疫補體反應 (D)第四類延遲過敏反應。 (103專高一)

4. 關於後天免疫缺乏症候群常見之伺機性感染，下列何者錯誤？(A)肺囊蟲肺炎(pneumocystis jiroveci pneumonia)感染 (B)沙雷氏菌(serratia)感染 (C)巨細胞病毒(cytomegalovirus)感染 (D)人類乳突病毒(human papillomavirus)感染。 (103專高一)

5. 有關第一型過敏反應之敘述，下列何者錯誤？(A)是立即性過敏反應，會引起血管擴張、黏膜水腫、平滑肌收縮 (B)第一次接觸過敏原時，由於敏感性T細胞之協助，B淋巴球認出過敏原為外來物質 (C)病理變化是肥大細胞去顆粒化反應，意指會釋放組織胺及白三烯素(Leukotriene) (D)第一次接觸過敏原時，IgE產生較少，因此臨床症狀較輕微。 (103專高二)

解答： 1.D 2.A 3.A 4.B 5.B

解析 (B)第一次接觸過敏原，B細胞辨認出過敏原並分化為記憶型B細胞與漿細胞，漿細胞製造抗體IgE。

6. 有關後天免疫缺乏症候群傳染途徑的護理指導，下列何者最不適宜？(A)血液、精液中含大量病毒 (B)會藉由擁抱、接吻傳染 (C)不會透過眼淚或汗水傳染 (D)空窗期的病人傳染力最強。

解析 愛滋病毒不會經由空氣、飛沫傳染，一般社交行為並不會傳染。

(103專高二)

7. 有關全身性紅斑性狼瘡病人之敘述，下列何者錯誤？(A)「服用類固醇我會注意採低鉀、高鈉飲食」 (B)「我會避免採慢跑方式運動，以免加重關節壓力」 (C)「我知道長期服用氯奎寧(Plaquenil)可能會導致視網膜病變」 (D)「我知道此病是抗原抗體結合時刺激補體系統而引發的炎症反應」。 (103專高二)

解析 (A)服用類固醇應採低鈉、高鈣飲食。

8. 有關全身性紅斑性狼瘡病人之敘述，下列何者表示病人需要進一步的護理諮詢？(A)「我應該要避免曬太陽」 (B)「我知道我很可能會得到關節炎」 (C)「我希望外科醫師能幫助我」 (D)「我知道我很容易得到感染」 (104專高一)

9. 有關過敏性休克的敘述，下列何者錯誤？(A)反應非常快速 (B)主要抗體是IgE (C)藥物過敏主要常見於盤尼西林 (D)病人會有嚴重支氣管擴張與低血壓。 (104專高一)

解析 病人會有嚴重支氣管痙攣與低血壓。

10. 有關後天免疫缺乏症候群臨床表徵的敘述，下列何者錯誤？(A)會有發燒狀況，出現晚間持續發汗數天至數週 (B)呼吸功能減退，持續乾咳兩週以上 (C)因腹瀉造成水及電解質不平衡 (D)卡波西氏肉瘤是病人致死的主因。 (104專高二)

解析 伺機性感染是病人致死的主因。

解答： 6.B 7.A 8.C 9.D 10.D

11. 有關身體免疫影響因素之敘述，下列何者錯誤？(A)新生兒及1歲以下的嬰兒，因肝臟未完全發展而易受感染　(B)老年人因荷爾蒙分泌減少、胸腺功能退化，使得免疫力下降　(C)蛋白質攝取不足會造成淋巴組織萎縮，受感染機率會增加　(D)睡眠不足或考試壓力會降低免疫力。 (104專高二)

12. 有關類風濕性關節炎(Rheumatoid Arthritis)之敘述，下列何者正確？(A)病變侷限在關節部位　(B)規律治療有50%的治癒機率　(C)男性發生率約為女性的2~3倍　(D)是一種結締組織的自體免疫疾病。 (104專高二)

13. 有關愛滋病病人之護理指導，下列何者錯誤？(A)提高病人服藥的遵從性，是預防治療失敗的重要措施　(B)病人宜採少量多餐，並採高熱量、高蛋白與高纖飲食　(C)盡量避免侵入性治療　(D)刷牙後用漱口水以減少念珠菌感染。 (105專高一)

解析 宜採高熱量、高蛋白與低纖、低油飲食。

14. 下列何者是全身性紅斑性狼瘡的臨床表徵？(A)關節腫脹壓痛及活動時疼痛　(B)最常見的皮膚症狀為頸部及胸部的蝴蝶斑　(C)最常見的心臟病變為心肌梗塞　(D)中樞神經系統僅會發生運動神經性疾病，少有神經精神性疾病。 (105專高一)

解析 (B)最常見的皮膚症狀為臉部蝴蝶斑；(C)最常見的心臟病變為心包炎；(D)中樞神經系統會發生神經精神性疾病。

15. 有關異位性過敏病人之護理指導，下列何者正確？(A)異位性過敏沒有遺傳傾向　(B)過敏性鼻炎與蕁麻疹不可能一起發生　(C)臨床上最常用皮膚試驗來檢查IgM引起之過敏反應　(D)皮膚測試前至少48 小時應停止服用任何抗組織胺藥物。 (106專高一)

16. 有關全身性紅斑性狼瘡女性病人，於類固醇藥物治療後症狀緩解已1年之護理指導，下列何者錯誤？(A)類固醇藥物治療的目的為降低炎症反應　(B)避免服用口服避孕藥　(C)建議不要懷孕以免病情惡化　(D)避免直接暴露於陽光下。 (106專高一)

解答： 11.A　12.D　13.B　14.A　15.D　16.C

解析 (C) Prednisone, Prednisolone等類固醇無法通過胎盤，對胎兒是安全，故可以懷孕。

17. 下列何者屬於免疫複合體性之過敏反應？(A)異位性皮膚炎 (B) ABO血型不合 (C)類風濕性關節炎 (D)器官移植排斥反應。 (106專高一)

18. 有關HIV疾病進展的敘述，下列何者錯誤？(A)HIV的抗體可阻止HIV感染的發展 (B)HIV感染者CD4小於200/μL時，易發生伺機性感染 (C)首次感染HIV後2~4星期，50%以上的病人會出現短暫類似感冒的症狀 (D)卡波西氏肉瘤是愛滋病最常見的惡性腫瘤。 (106專高二)

19. 有關過敏性疾病的實驗室檢查，下列何者錯誤？(A)血清IgE的濃度上升 (B) C3、C4補體下降 (C)嗜伊紅球（嗜酸性球）上升 (D)白血球下降。 (106專高二)

20. 有關全身性紅斑性狼瘡的診斷檢查結果，下列何者錯誤？(A)抗DNA抗體升高 (B)抗核抗體(ANA)效價大於80 (C)紅血球沉降率(ESR)降低 (D) C3和C4補體下降。 (106專高二)

解析 (C)紅血球沉降率（ESR）升高，特別是發病的時候最明顯。

21. 愛滋病毒感染者的伺機性感染，下列何者最常見？(A)肺囊蟲肺炎 (B)弓形蟲腦膜炎 (C)隱球菌症 (D)念珠菌感染口腔炎。 (106專高二補)

22. 有關藥物誘發性狼瘡之敘述，下列何者錯誤？(A)可能由於某些抗生素或抗結核病藥物引起 (B)通常於藥物停用後消失 (C)可能會有漿膜炎、發燒、紅疹等症狀 (D)通常會影響腎臟或中樞神經系統。 (106專高二補)

解析 (D)通常會影響心、肺，較少影響腎臟或中樞神經系統。

解答： 17.C 18.A 19.D 20.C 21.A 22.D

23. 一位28歲的發燒男性病人，護理師抽取血液培養過程中不慎針扎，病人之愛滋病毒、B型肝炎病毒、C型肝炎病毒抗體皆呈陽性。下列敘述何者錯誤？(A)急性愛滋病毒感染空窗期約是愛滋病毒感染後6~12週內，亦可能長達12個月 (B)針扎事件後24小時內開始使用暴露後預防的抗愛滋病毒藥物，可降低感染 HIV 的機會 (C)針扎事件後，發生病毒傳染的風險高低為 HBV (HBeAg(+))＞HIV＞HCV (D)針扎事件後，應定期檢驗並追蹤至一年。 (107專高一)

解析 病毒傳染的風險高低為HBV(HBeAg(+))＞HCV＞HIV。

24. 有關過敏性疾病的護理指導，下列何者錯誤？(A)盡量使用尼龍枕頭 (B)盡量使用羽絨被 (C)風大的天氣戴口罩 (D)避免使用絨毛玩具。 (107專高一)

25. 有關全身性紅斑性狼瘡的處置，下列何者錯誤？(A)紅斑性狼瘡目前無法治癒，只能降低炎症反應和損傷 (B)可使用非類固醇類抗炎症藥物減輕關節疼痛 (C)可使用類固醇治療全身性症狀的急性惡化 (D)停止使用抗瘧藥Chloroquine後，視網膜病變之副作用即不會出現。 (107專高一)

26. 有關愛滋病防治之敘述，下列何者正確？(A)「全面性防護」是將所有人的血液、體液均視為感染性，以預防未篩檢出的疾病入侵 (B)發生不安全性行為後，可立即至捐血中心捐血，以檢驗是否感染HIV病毒 (C)HIV(+)之孕婦於懷孕12週後開始服用抗病毒藥物，可採自然生產 (D)服用預防性抗病毒藥可防止靜脈注射藥癮者感染HIV病毒。 (107專高二)

27. 一位23歲女性主訴最近食慾不振、疲倦、發燒及體重減輕，經身體評估發現口腔潰瘍、左右膝關節有壓痛、腫脹，另抗核性抗體(ANA)呈現陽性，下列何者為其最可能之診斷？(A)類風濕性關節炎 (B)全身性紅斑性狼瘡 (C)骨性關節炎 (D)後天免疫缺乏症候群。 (107專高二)

解答： 23.C 24.B 25.D 26.A 27.B

28. 有關免疫反應之身體屏障的敘述，下列何者錯誤？(A)陰道有乳酸桿菌，可防止一般致病菌感染 (B)皮膚和黏膜是身體防禦致病微生物的第一道防線 (C)胃酸及消化酶是屬於特異性免疫反應 (D)由口攝入的生物體，會被胃酸、消化酶分解及破壞。

解析 (C)屬於非特異性免疫，為人體第一道防線。 （107專高二）

29. 針對HIV感染或HIV感染狀況不明者的相關防範措施之敘述，下列何者錯誤？(A)接觸血液或其他可能帶有血液的體液（例如尿液、糞便、嘔吐物）時，應該要戴手套 (B) HIV病毒可存在於母乳中，因此感染愛滋病毒的婦女不要哺餵母乳 (C)發現環境表面有血液沾汙時，立刻以1：1000之漂白水清潔消毒 (D)愛滋病毒感染者若需急救時，避免口對口人工呼吸。 （108專高一）

解析 (C)以1：100之漂白水清潔消毒。

30. 有關溶血性輸血引起的過敏反應，是下列哪類免疫球蛋白與補體結合，活化補體系統所致？(A) IgA、IgM (B) IgA、IgE (C) IgE、IgM (D) IgG、IgM。 （108專高一）

31. 有關全身性紅斑性狼瘡的護理措施，下列何者錯誤？(A)告知病人避免直接暴露於陽光下 (B)提供高蛋白、高維生素及高鐵的均衡飲食 (C)若腎臟受到侵犯，應採低鈉、高鉀、高蛋白飲食 (D)在關節炎症的急性期應予冷敷。 （108專高一）

解析 (C)若腎臟受到侵犯，應採低鈉、低鉀、低蛋白飲食。

32. 有關細胞性免疫之敘述，下列何者正確？(A)主導細胞為B細胞 (B)主要作用為保護個體不受感染 (C)形成免疫反應所需時間，較體液性免疫反應時間短 (D) T細胞須藉由主要組織相容複合物為媒介。 （108專高一）

解析 (A)主導細胞為 T 細胞；(B)主要會出現細胞毒性反應及延遲過敏反應；(C)形成免疫反應所需時間，較體液性免疫反應時間長。

解答： 28.C 29.C 30.D 31.C 32.D

33. 有關干擾素治療之敘述，下列何者正確？(A)屬主動免疫，使人體產生抗癌細胞的抗體 (B)常使用深部肌肉注射方式給藥 (C)高劑量可增加抗體合成及淋巴球增殖 (D)常見副作用為頭痛、發燒、食慾降低等類似感冒症狀。 (108專高二)

解析 干擾素可抑制病毒增生，使病毒活性 降低；採皮下注射方式給藥。

34. 有關後天免疫之敘述，下列何者錯誤？(A)是一種經由與特定病原體接觸後，產生能識別並針對特定病原體啟動的免疫反應 (B)主動性後天免疫是人體接觸病原體後，製造抗體或淋巴球而產生的免疫能力 (C)注射含抗體的血清或免疫球蛋白是屬於主動性後天免疫 (D)經母體胎盤傳給胎兒或嬰兒，經由母乳獲得之免疫力屬於被動性後天免疫。 (108專高二)

解析 (C)屬於被動性後天免疫。

35. 下列何者為自體免疫血清反應之實驗室檢查？(A)紅血球沉降率 (B)抗核抗體(ANA) (C)滑膜液 (D) C反應蛋白質。 (108專高二)

36. 有關類風溼性關節炎流行病學之敘述，下列何者錯誤？(A)男性的發生率是女性的3倍 (B) 30~50歲是發生的高峰期 (C)冬天的發生率高於夏天 (D)可能發生於80歲的老人。 (108專高二)

解析 女性發病率為男性之3倍。

37. HIV抗體試驗呈陽性，且T_4細胞數目為650 cells/mm^3、占所有淋巴球之35%的病人，最可能處在HIV疾病哪一期？(A)空窗期 (B)潛伏期 (C)急性感染期 (D)伺機性感染期。 (108專高二)

38. 有關照護HIV感染者及共同生活者之護理指導，下列何者正確？(A)與愛滋病毒感染者進行性行為時，肛交是危險的性交行為，口交是安全的 (B)與愛滋病毒感染者共同生活，沒有發生性行為，不易感染HIV病毒 (C)提供感染者低熱量高蛋白飲食，應避免生食，以避免感染 (D)未取得病人同意前，可主動告知其主要照顧者有關疾病診斷及照護事項。 (108專高二)

解答： 33.D 34.C 35.B 36.A 37.B 38.B

39. 有關急性骨髓性白血病病人在接受異體骨髓移植後3週，出現全身紅疹與腹瀉症狀，下列敘述何者錯誤？(A)應注意肝功能異常與血中膽紅素上升 (B)可進行皮膚切片以確定問題 (C)皮膚同時可能會出現斑丘疹 (D)顯示為嚴重藥物過敏。 (108專高二)

解析 (D)可能出現移植物抗宿主疾病(GVHD)。

40. 下列何種皮膚疾病是由自體免疫系統所引起，會出現急性炎症反應但不具傳染性？(A)鵝口瘡 (B)帶狀疱疹 (C)紅斑性狼瘡 (D)疥瘡。 (109專高一)

41. 有關過敏性休克之敘述，下列何者錯誤？(A)過敏反應發生後數分鐘內休克，可能會有死亡的危機 (B)因接觸外來物質所引起，如藥物、花粉、灰塵等 (C)由嗜酸性細胞釋出具血管活性的介質，如組織胺、白三烯素 (D)再次碰到相同過敏原，會產生大量抗體IgE。 (109專高一)

解析 由肥大細胞釋出具血管活性的介質。

42. 一位30歲女性主訴最近出現皮膚對光敏感、對稱性關節疼痛、口腔潰瘍，另補體C3及C4減少、抗核抗體(ANA)呈現陽性、紅血球沉降速率(ESR)明顯上升、血小板減少，下列何者為其最可能之診斷？(A)痛風性關節炎 (B)後天免疫缺乏症候群 (C)全身性紅斑性狼瘡 (D)類風濕性關節炎。 (109專高一)

43. 有關治療類風濕性關節炎使用之藥物，下列何者不適當？(A)水楊酸藥物，如aspirin (B)免疫抑制劑，如methotrexate (C)糖皮質類固醇，如prednisone (D)利尿劑，如furosemide (Lasix)。

解析 類風濕性關節炎使用之藥物治療包括：水楊酸類、糖皮質類固醇、抗炎藥、免疫抑制劑等。 (109專高一)

44. 愛滋病病人感染肺囊蟲肺炎之初期主要症狀，下列何者正確？(A)體重下降 (B)皮疹 (C)氣喘 (D)乾咳。 (109專高一)

解析 肺囊蟲肺炎主要症狀包括發燒、慢性乾咳、漸進性呼吸困難、胸悶等。初期症狀跟感冒類似，容易被輕忽。

解答： 39.D 40.C 41.C 42.C 43.D 44.D

45. 有關過敏性休克的治療與護理指導，下列何者錯誤？(A)治療的目標是緩解症狀 (B)避免接觸過敏原或食用引起過敏的食物 (C)給予藥物或生物性製劑需先行皮膚試驗 (D)減敏感療法之目的在增加IgE的濃度。 (109專高一)

解析 減敏感療法會降低IgE的濃度，並體內產生阻斷性IgG抗體。

46. 有關遲發型過敏反應之敘述，下列何者錯誤？(A)抗體與抗原結合形成免疫複合體，隨血液循環四處沉積所導致 (B)器官移植後排斥反應屬此類過敏反應 (C)可能因接觸化學物質，如染劑、藥物等物質刺激產生的過敏反應 (D)病毒或細菌侵入後，刺激T細胞引發細胞性免疫反應。 (109專高二)

47. 有關照護愛滋病人防護措施之敘述，下列何者正確？(A)使用過的針頭應與針筒分開處理，針頭置於堅硬不易刺破的容器內 (B)若不慎接觸糞便須立刻口服400 mg反轉錄酶抑制劑(AZT) (C)若衣物被病人分泌物汙染，應以漂白水浸泡後再清洗 (D)若不慎被針扎應持續追蹤3 個月，抽血檢驗結果為陰性即可排除感染。 (109專高二)

48. 有關全身性紅斑性狼瘡之致病機轉，下列何者正確？(A)是一種遲發性過敏反應T 細胞造成的過敏反應 (B)是一種人體產生對抗自己本身抗體所引發的過敏反應 (C)此過敏反應主要介質是IgE (D)主要是抗體對抗外在過敏原所產生的過敏反應。

(109專高二)

49. 下列何者不屬於第三型過敏性反應？(A)全身性紅斑狼瘡 (B)類風濕性關節炎 (C)溶血性反應 (D)血清病。 (109專高二)

解析 若輸血錯誤引起的溶血性反應屬第二型過敏反應。

50. 有關骨髓移植後病人產生移植物抗宿主疾病(Graft-versus-host Disease; GVHD)症狀，下列何者錯誤？(A)膽紅素上升 (B)皮疹 (C)肝功能受損 (D)便祕。 (110專高一)

解析 腸胃道方面會有腹瀉、嘔吐和腹痛情形。

解答： 45.D 46.A 47.C 48.B 49.C 50.D

51. 有關愛滋病檢驗的敘述，下列何者正確？(A) T_4與T_8的比值大於1 (B)當CD4細胞小於400/μl時，容易出現伺機性感染 (C)沒有空窗期 (D)西方墨點試驗是一種確定診斷的檢驗法。 (110專高一)

解析 (A) T_4與T_8的比值小於1；(B)當CD4細胞小於200/μl時，容易出現伺機性感染；(C)愛滋病空窗期約為3~12週。

52. 有關全身性紅斑性狼瘡(SLE)的診斷檢查，下列何者錯誤？(A)抗核性抗體(ANA)呈陽性反應 (B)血清補體C3和C4值下降 (C)白血球及血小板值升高 (D)免疫球蛋白濃度升高。 (110專高一)

解析 SLE會出現貧血、白血球、淋巴球或血小板減少。

53. 有關後天免疫缺乏症候群(acquired immunodeficiency syndrome, AIDS)病人出院護理指導的敘述，下列何者錯誤？(A)與家人共同生活，即便未有危險性行為，仍易傳染愛滋病毒 (B)出現疾病變化時應儘速就醫，如發燒、呼吸喘、咳嗽、腹瀉等 (C)食用蛋類、海鮮、肉品等應煮熟，水也應煮沸後才可飲用 (D)避免收留流浪動物，且環境應定期以殺菌劑清洗，以免細菌孳生。

解析 (A)日常生活接觸並不會傳播愛滋病毒。只會透過性行為、輸血、針扎、母子垂直感染方式傳染。 (110專高二)

54. 下列何者為初級免疫反應最先合成的免疫球蛋白？(A) IgA (B) IgD (C) IgG (D) IgM。 (110專高二)

55. 有關愛滋病的傳染途徑，下列何者錯誤？(A)垂直傳染 (B)血液傳染 (C)性行為傳染 (D)飲食傳染。 (110專高二)

56. 下列何者不屬於第 I 型過敏反應？(A)接觸性皮膚炎 (B)氣喘 (C)枯草熱 (D)異位性皮膚炎。 (110專高二)

解析 (A)接觸性皮膚炎為第IV型過敏反應。

解答： 51.D 52.C 53.A 54.D 55.D 56.A

57. 有關全身性紅斑性狼瘡之護理措施，下列何者錯誤？(A)出門時應穿長袖衣物及穿戴寬邊帽子防曬 (B)出現血尿、蛋白尿等狀況時，應多下床活動 (C)慢性疲勞時，建議執行漸進式活動，如步行或游泳等 (D)若有生育考量，於病情控制良好6個月後，再與醫師討論懷孕計畫。 (111專高一)

解析 (B)出現血尿、蛋白尿等狀況時，應多休息。

58. 有關後天免疫缺乏症候群(Acquired Immunodeficiency Syndrome, AIDS)之敘述，下列何者錯誤？(A)不會經由握手、擁抱、共餐、共用馬桶、游泳、蚊蟲叮咬等途徑傳染病毒 (B)有皮膚疾患或懷孕的醫療人員不應直接對病人進行醫療照護 (C)由於病人容易產生伺機性感染，避免到人多擁擠的公共場所 (D)病人應定期接種麻疹腮腺炎德國麻疹混合疫苗(MMR)與流感疫苗。

(111專高一)

59. 有關器官移植後之護理指導，下列何者錯誤？(A)移植後應多做戶外運動、曬太陽，以增強抵抗力 (B)移植後避免出入公共場所，外出戴口罩 (C)移植後服藥出現藥物副作用，不可自行停藥，回診由醫師調整用藥 (D)移植後需要暫時避孕，若準備懷孕應事先與醫師討論。 (111專高一)

60. 有關鞏皮症之敘述，下列何者正確？(A)又稱「進行性系統性硬化症」，好發於男性 (B)常發生雷諾氏症候群(Raynaud's syndrome) (C)血液檢查γ－球蛋白增加，主要是IgA增加 (D)侵犯臉部，造成臉部表情豐富現象。 (111專高一)

解析 (A)好發於30~40歲之女性；(C)主要是IgG增加；(D)造成臉部表情消失。

解答： 57.B 58.D 59.A 60.B

61. 有關過敏反應護理指導的敘述，下列何者錯誤？(A)建議關閉門窗以隔離髒空氣及過敏原，並打開空調讓室內的空氣循環 (B)建議使用填充家具，如布沙發、椰子墊、草蓆、榻榻米等 (C)定期清理住家環境，且不使用噴霧清潔劑 (D)避免飼養寵物，或服用容易引起過敏的食物。 （111專高二）

62. 有關愛滋病病人護理指導的敘述，下列何者正確？(A)鼓勵多食用生菜，以促進維生素之攝取 (B)勿與剛接種疫苗或受傳染病感染的家人接觸 (C)服用Zidovudine反轉錄酶抑制劑，需注意末梢神經痛的症狀 (D)勿握手、擁抱、共用餐具、共用浴池，以避免傳染他人。 （111專高二）

解析 (A)不可生食（如生菜沙拉、生魚片）以免感染；(C) Zidovudine副作用為頭痛、噁心嘔吐、腹痛、肌肉疼痛；(D)與感染者日常社交生活（如擁抱、握手、共餐、共用馬桶、游泳、上課、上班等）並不會被傳染。

63. 接觸性皮膚炎病人因搔癢不適至門診治療，下列護理指導何者錯誤？(A)屬於過敏反應 (B)避免接觸已知的過敏原 (C)經常用肥皂清潔以緩解過敏症狀 (D)服用抗組織胺類藥物時須避免開車。 （111專高二）

解析 勿用肥皂清潔患部，避免造成刺激。

64. 下列何者為與第一型立即性過敏反應有密切關聯的免疫球蛋白？(A) IgA (B) IgE (C) IgG (D) IgM。 （111專高二）

解析 接觸過敏原後，B細胞辨認出過敏原並分化成為記憶型B細胞與漿細胞，漿細胞會製造抗體IgE，IgE附著於嗜鹼性球與肥大細胞，產生去顆粒化反應，釋出具血管活性的介質，引起過敏。

65. 有關細胞毒殺過敏反應之敘述，下列何者錯誤？(A)參與此類過敏反應的抗體是IgG或IgM (B) Rh血型不合屬此類過敏反應 (C)參與此類過敏反應的細胞是吞噬細胞及殺手細胞 (D)紅血球、白血球、血小板的作用不受此類過敏反應影響。 （112專高一）

解答： 61.B 62.B 63.C 64.B 65.D

解析 細胞毒殺過敏反應為第二型過敏反應，因血型不合之外來抗體經輸血進入人體，引起紅血球被破壞而出現溶血。

66. 有關器官移植前的組織配對，降低排斥反應之檢驗項目，不包含下列何者？(A) ABO及Rh血型　(B)人類白血球抗原　(C)交叉配對試驗　(D)梅毒血清檢查。（112專高一）

67. 有關全身性紅斑性狼瘡病人之護理指導，下列何者錯誤？(A)外出時，應戴太陽眼鏡及帽子，著長袖上衣及長褲，以避免日曬　(B)女性病人可使用保險套或避孕藥來避孕　(C)當處於壓力、生病或有感染時，應告知醫師以調整藥物劑量　(D)關節疼痛時，可應用冷熱敷來緩解。（112專高一）

解析 女性患者應採行安全期及保險套避孕，不宜口服避孕藥，以免病情惡化。

68. 有關後天免疫缺乏症候群(AIDS)病人出現伺機性感染之敘述，下列何者正確？(A) CD4細胞數值在350 cells/μL以下容易發生　(B)以口腔念珠球菌感染最為常見　(C)巨細胞病毒(CMV)感染的治療可服用Zovirax　(D)肺囊蟲肺炎感染會造成病人乾咳、用力咳嗽症狀。（112專高一）

解析 (A) CD4細胞數值在200 cells/μL以下容易發生伺機性感染；(B)以感染肺囊蟲引起的肺囊蟲肺炎最為常見；(C)巨細胞病毒感染可服用Ganciclovir。

69. 一位18歲女性主訴最近發現全身皮膚起紅疹、口腔潰瘍、關節疼痛、偶有頭痛，另血紅素及血小板降低、抗核抗體升高，下列何者為其最可能之診斷？(A)痛風性關節炎　(B)全身性紅斑性狼瘡　(C)後天免疫缺乏症候群　(D)類風濕性關節炎。（112專高一）

70. 有關急性移植物對抗宿主疾病(Graft-versus-host-Disease, GVHD)之敘述，下列何者正確？(A)通常發生在移植後六個月　(B)全身器官皆會侵犯　(C)不會有發炎反應　(D)大多是表皮組織受到破壞。（112專高二）

解答：　66.D　67.B　68.D　69.B　70.D

71. 下列何者屬於主動性後天免疫？(A)由遺傳而來所產生的抵抗力 (B)注射免疫球蛋白而獲得的抗體 (C)接種疫苗使人體產生抗體 (D)母親經由胎盤將IgG傳給胎兒。 (112專高二)

72. 有關類風濕性關節炎藥物治療之敘述，下列何者錯誤？(A)選擇性COX-2抑制劑會抑制血小板凝集，延長出血時間 (B) aspirin降低前列腺素合成，可減輕炎症及關節疼痛 (C)非固醇類抗炎藥(NSAIDs)是第一線用藥 (D)育齡婦女接受疾病調節抗風濕藥物治療時必須避孕。 (112專高二)

解析 選擇性COX-2抑制劑的副作用包含心血管疾病、頭痛、眩暈、便祕、噁心、腹痛、腹瀉、消化不良、胃脹氣、嘔吐等。

73. 有關免疫球蛋白特性之敘述，下列何者正確？(A) IgG含量少，能通過胎盤，提供新生兒抗體 (B) IgD與T淋巴球的分化有關 (C) IgE可附在肥大細胞上，引發過敏反應 (D) IgM是感染細菌或病毒後最後出現的抗體。 (112專高二)

解析 (A) IgG占75~85%；(B) IgD與B淋巴球的分化有關；(D) IgM是最先出現的抗體。

74. 有關後天免疫缺乏症候群(AIDS)病人出現營養少於身體需要時之護理措施，下列何者錯誤？(A)提供高熱量、高蛋白之飲食 (B)口腔念珠菌感染時可使用nystatin含漱 (C)可使用檸檬水或小蘇打水漱口，以促進食慾 (D)提供高纖飲食，以促進腸胃蠕動。

(112專高二)

解析 應進食流質或軟質且少纖維質的食物。

75. 有關後天免疫缺乏症候群(AIDS)病人防護措施的敘述，下列何者正確？(A)若工作人員是孕婦，需加強洗手、穿隔離衣 (B)針頭必須回套，以避免刺傷 (C)被血液、體液汙染的物品，應用漂白水處理 (D)執行技術前，皆應戴上口罩或護目鏡。 (112專高三)

解析 (A)不會經由空氣或飛沫、日常社交生活、游泳、蚊蟲叮咬等途徑傳染。(B)針頭不回套。(D)若有潑濺體液之可能，再戴口罩、護目鏡、穿防水隔離衣。

解答： 71.C 72.A 73.C 74.D 75.C

76. 有關器官移植後的護理指導，下列何者錯誤？(A)鼓勵運動多曬太陽，以增進身心健康 (B)避免出入公共場所，外出戴口罩 (C)服藥出現藥物副作用，不可自行停藥 (D)需要暫時避孕，若準備懷孕應停藥至少2至3週。 (112專高三)

解析 移植病人使用免疫抑制劑時，需注意勿併服葡萄柚（汁）、或柚子（汁），並避免曬太陽。

77. 有關全身性紅斑性狼瘡(SLE)病人的診斷檢查結果，下列何者正確？(A)白血球數目增加 (B)紅血球沉降速率下降 (C)抗核性抗體(ANA)呈現陽性反應 (D)血清中的補體C3和C4高於正常值。 (112專高三)

解析 SLE病人的診斷檢查結果會出現抗核抗體（ANA，效價大於80）、抗DNA抗體、抗核酸結核抗體、紅斑性狼瘡細胞，VDRL偽陽性、C3與C4補體量降低、IgG升高、白血球減少、血小板減少、紅血球沉降速率升高。

78. 有關鞏皮症臨床表徵之敘述，下列何者錯誤？(A)易有上腹飽脹、上腹或胸骨後的灼痛 (B)雷諾氏現象 (C)面部表情缺失 (D)後續會發展成肝衰竭。 (113專高一)

解析 鞏皮症會侵犯內臟如消化道、肺或腎臟，常因感染或腎臟衰竭而死亡。

79. 有關全身性紅斑性狼瘡(SLE)臨床表徵之敘述，下列何者錯誤？(A)皮膚症狀：蝴蝶斑為主要典型症狀 (B)心肺症狀：肺部受侵犯以肺炎最為常見 (C)泌尿系統：可能出現蛋白尿、血尿 (D)神經系統：出現人格改變或精神疾病。 (113專高一)

解析 肺部受侵犯以肋膜炎較常見。

解答： 76.A 77.C 78.D 79.B

傳染病病人的護理

出題率：♥♥♡

- 傳染病的概念
  - 定義
  - 傳染鏈
  - 傳染途徑
  - 法定傳染病
  - 傳染病防治
- 院內感染
- 常見疾病治療與護理處置
  - 登革熱
  - 腸病毒傳染
  - 霍亂
  - 痢疾
  - 退伍軍人症
  - 水痘
  - 嚴重急性呼吸道症候群
  - 流感併發重症
  - 新型 A 型流感
  - 中東呼吸症候群冠狀病毒感染症
  - 茲卡病毒感染症
  - 漢生病
  - 狂牛症
  - 嚴重特殊傳染性肺炎

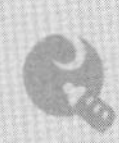

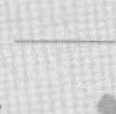
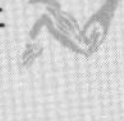
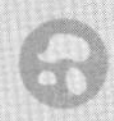
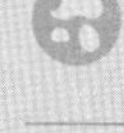
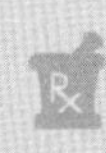

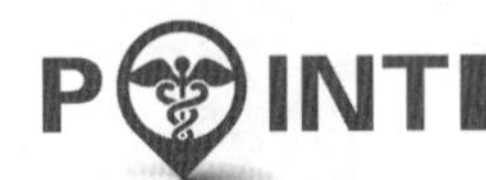

重點彙整

18-1 傳染病的概念

一、定 義

當病原體或其毒素經由傳染途徑而使宿主感染疾病時，即稱為傳染病。

二、傳染鏈

傳染病的發生必須同時具有三要素的構成－宿主、病原體、環境，此即稱為傳染鏈，三者缺一不可。

1. 宿主：宿主可供應病原體生長、繁殖，因此宿主的健康、營養、遺傳狀況會影響疾病傳染與否，當人體免疫力差時，較容易傳染疾病。
2. 病原體：即造成傳染病的微生物，如病毒、細菌、寄生蟲等。
3. 環境：病原體喜愛在溫暖、陰暗潮濕處孳生。

三、傳染途徑

分為直接傳染與間接傳染。

1. 直接傳染：
   (1) 直接接觸：病原體直接接觸宿主而傳染疾病，例如：淋病、梅毒、狂犬病、愛滋病、肝炎（A、B、D 型）、破傷風等。
   (2) 飛沫傳染：病原體經由打噴嚏或咳嗽而入侵宿主，例如：流感、百日咳、麻疹、腮腺炎、肺結核、水痘、腦膜炎等。

(3) 垂直感染：母體經由胎盤血液而將病原體傳染給胎兒，又稱胎盤傳染，例如：梅毒、愛滋病、肝炎（B、D 型）、單純帶狀疱疹等。

2. 間接傳染：
   (1) 空氣傳染：病原體附著在空氣中的微粒子，藉由空氣的流動而傳播至宿主，例如：流感、肺結核。
   (2) 媒介物傳染：當病原體汙染了器具、物品後，宿主接觸受到汙染的物品即受到傳染，例如：傷寒、痢疾、肝炎（A、E 型）、食物中毒等。
   (3) 病媒傳染：病原體透過受到感染的動物、昆蟲傳染至宿主，例如：傷寒痢疾、**小兒麻痺**、瘧疾、日本腦炎等。

四、法定傳染病

法定傳染病通報時限如表 18-1；另國際法定傳染病有**霍亂**、**鼠疫**、**黃熱病**。

表 18-1 法定傳染病之分類和通報時限

分類	傳染病名稱	通報時限
第一類	天花、嚴重急性呼吸道症候群(SARS)、鼠疫、狂犬病	24 小時內
第二類	M 痘、登革熱、屈公病、瘧疾、茲卡病毒感染症、西尼羅熱、流行性斑疹傷寒、腸道出血性大腸桿菌感染症、傷寒、副傷寒、桿菌性痢疾、阿米巴性痢疾、霍亂、急性病毒性 A 型肝炎、小兒麻痺／急性無力肢體麻痺、炭疽病、多重抗藥性結核病、麻疹、德國麻疹、白喉、流行性腦脊髓膜炎症、漢他病毒症候群	24 小時內

表 18-1 法定傳染病之分類和通報時限（續）

分類	傳染病名稱	通報時限
第三類	急性病毒性 B 型肝炎、日本腦炎、急性病毒性 C 型肝炎、腸病毒感染併發重症、急性病毒性 D 型肝炎、結核病、先天性德國麻疹症候群、急性病毒性 E 型肝炎、流行性腮腺炎、百日咳、侵襲性 b 型嗜血桿菌感染症、退伍軍人病、梅毒、先天性梅毒、淋病、破傷風、新生兒破傷風、漢生病、急性病毒性肝炎未定型	一週內
	人類免疫缺乏病毒（愛滋病毒）感染、後天免疫缺乏症候群	24 小時內
第四類	疱疹 B 病毒感染症、鉤端螺旋體病、類鼻疽、肉毒桿菌中毒、發熱伴血小板減少綜合症	24 小時內
	李斯特菌症、嚴重特殊傳染性肺炎	72 小時內
	水痘併發症、恙蟲病、地方性斑疹傷寒、萊姆病、弓形蟲感染症、布氏桿菌病、**流感併發重症**、侵襲性肺炎鏈球菌感染症、Q 熱、兔熱病	**一週內**
	庫賈氏病	一個月內
第五類	新型 A 型流感、黃熱病、裂谷熱、中東呼吸症候群冠狀病毒感染症、拉薩熱、馬堡病毒出血熱、伊波拉病毒感染	24 小時內

五、傳染病防治

傳染病的發生受到宿主、環境與病原體的影響所致，所以要做好傳染病的防治工作，則需從這三方面著手，切斷其中任何一個因子即可做到傳染病防治。

1. 宿主：個體若維持營養均衡及良好的生活型態，則可增強宿主免疫力，避免受到病原體傳染；另可**施行預防注射（預防傳染病與減輕傳染病傷害最有效的方法）**，補充抗體以增強免疫力。

2. 環境：藉由檢疫、維持環境衛生及個人良好衛生習慣，並做好隔離措施即可阻斷病原體的接觸。其中隔離的方式有很多種，舉例如下：
   (1) 絕對隔離：預防空氣及接觸傳染，見於水痘、帶狀疱疹、白喉等疾病。
   (2) 接觸隔離：預防接觸傳染，見於已擴散的單純疱疹、多重抗藥性病菌感染、德國麻疹等疾病。
   (3) 呼吸道隔離：預防空氣傳染，見於腦膜炎、麻疹、流感、**腮腺炎**等疾病。
   (4) **腸道隔離**：預防經由糞便直接或間接接觸的傳染，見於**痢疾**、腸胃炎、**傷寒**、**霍亂**、肝炎等疾病。
3. 病原體：消滅已造成疾病的病原體，例如結核桿菌。不可任意服用未經醫師指示的抗生素，以免破壞體內原有的菌叢。

18-2 院內感染

1. 定義：院內感染又稱醫療照護相關感染(healthcare-associated infection, HAI)，凡是在醫院期間受到病原體的感染，皆稱之。
2. 常見感染部位：泌尿道感染、血流感染、肺炎及肺炎以外之下呼吸道、外科部位感染、皮膚及軟組織感染、心臟血管系統感染、骨及關節感染、中樞神經系統感染、眼耳鼻喉或嘴部之感染、腸胃系統感染、生殖系統感染及全身性感染。
3. 常見的菌種：
   (1) 泌尿道感染是院內感染最多的疾病，大約占了 40%的院內感染。常見的菌種是腸內菌(*Enterobacteriaceae*)及腸球菌(*Enterococci*)。

(2) 引起肺炎早期（指發生於入院後 4 天內者）常見的菌種為肺炎鏈球菌(*Streptococcus pneumonia*)、流行性感冒嗜血桿菌(*Haemophilus influenzae*)、卡他莫拉式菌(*Moraxella catarrhalis*)。而晚期院內肺炎感染常由革蘭氏陰性桿菌（如克雷白氏桿菌、綠膿桿菌）或金黃色葡萄球菌（包括具抗藥性的金黃色葡萄球菌(methicillin-resistant *Staphylococcus aureus*; MRSA)）所造成。

4. 影響院內感染的因素：
   (1) 宿主免疫力。
   (2) 病原體致病力。
   (3) 病原體數量多寡。
   (4) 宿主與病原體接觸時間長短。

5. 感染控制：
   (1) 手部衛生：是避免傳播病原體最好的方法，亦**是預防醫療照護相關感染最簡單、有效且合乎成本的方法，一般手部衛生的目的是去除手部汙垢及降低皮膚上暫時性菌叢數量**。下列情況需洗手：
   A. 接觸病人之前後。
   B. 執行無菌操作技術之前，如導尿、抽痰、靜脈注射、傷口換藥等。
   C. 有誤觸病人體液風險之後。
   D. 接觸病人周遭環境之後。
   (2) 個人防護裝備：當和病人之間的互動行為預期可能接觸到血液或體液時，需穿戴個人防護裝備，如手套、隔離衣、臉部防護具或口罩和護目鏡，當離開病人的房間或區域前卸除並丟棄個人防護裝備，並預防在卸除個人防護裝備的過程中汙染到自己的衣服或皮膚。

(3) 呼吸道衛生／咳嗽禮節：

A. 教育病人與其他具呼吸道感染症狀的人，當咳嗽或打噴嚏時用衛生紙遮掩他們的口／鼻，並在接觸到呼吸道分泌物後執行手部衛生。

B. 設置酒精性洗手液，洗手臺處應提供洗手所需的消耗品（例如：肥皂、擦手紙）。

C. 於進入機構或醫療單位時提供口罩給咳嗽病人，鼓勵他們和其他一般候診區維持距離，3 英呎或 1 公尺以上。

(4) 病人安置：安置病人時應考量是否可能造成感染原傳播。在可行的情況下，將有引發傳染他人風險的病人（如非自制性的分泌物、排泄物或傷口引流；被懷疑有呼吸道或腸道感染的嬰兒），安置於單人病房。

(5) 病人照護設備和儀器／設施：使用無菌操作技術以避免無菌注射器材、設備受汙。對於已受汙染的醫療儀器／器材，進行高程度的消毒和滅菌步驟前，使用建議的清潔劑移除有機物質，以確保消毒與滅菌之功效。

(6) 日照護環境：清洗及消毒可能被病原體汙染的表面，尤其是病人周圍的區域（如床邊扶手、床上桌）以及病人照護環境中經常接觸的表面（如門把、病房廁所內及周圍的表面）。

6. 美國疾病控制中心的全面防護措施(universal precaution)係為了預防未經篩檢或潛伏期中的疾病侵入人體，以保護醫事人員及病人避免院內感染，其要項包括：

(1) **地板有汙染時，應使用 5.25%家用漂白水消毒。**

(2) **醫護人員若被血液汙染時，應立即詳查其來源。**

(3) **受體液汙染的布單，應放在不滲透性的塑膠袋內。**

(4) **接觸可能潑濺體液之病人時，應穿上防水隔離衣。**

18-3 常見疾病治療與護理處置

一、登革熱(dengue fever)

1. 病因病理：
   (1) 登革熱又叫典型登革熱(classic dengue)，或原發性登革熱(primary dengue)，**由埃及斑蚊**(*Aedes aegypti*)**或白線斑蚊**(*Aedes albopictus*)**傳播**。
   (2) 全球登革熱發生的地區，主要在熱帶及亞熱帶有埃及斑蚊及白線斑蚊分布的國家，主要孳生於郊外或人工容器的積水中。
   (3) 主要侵襲 3~10 歲的兒童，以嚴重而可能致命的出血徵候乃至休克為特徵。
   (4) 登革病毒亞屬裡共有四種登革病毒，它們**依抗原性的不同分別稱為第一、二、三、四型**。登革熱康復後，**對同一類型的病毒有終身的免疫**，但對其他類型病毒則免疫期短。
   (5) 人被帶有登革病毒的病媒蚊叮咬而受到感染，**登革病毒主要侵犯人體內之小血管**。發病前 1 天至發病後 5 天間，病人血液中有病毒活動，稱之為**病毒血症期**(viremia)。病媒蚊經叮咬病毒血症期的病人 8~12 天後，則具有終生傳染病毒的能力。
2. 臨床症狀：
   (1) 潛伏期約 **3~8 天（最長可達 14 天）**，以頭部、**肌肉、骨頭、關節的痠痛**，**發燒**(≧38℃)、後眼窩痛以及發疹為主要症狀。發燒後 5~7 天**四肢末端出現瀰漫性紅斑**。
   (2) **出血性登革熱**：一種**非典型但非常嚴重的登革熱**，會出現發燒、出血傾向、血小板下降（10 萬以下）、血比容上升 20%

以上、補體下降（特別是 C_3）、脈搏壓≦20 mmHg、積水或腹水等症狀。

(3) 登革休克症候群：具備登革熱及登革出血熱疾病症狀，併有皮膚濕冷、四肢冰涼、坐立不安、脈搏微弱。

3. 醫療及護理處置：

(1) **症狀治療及支持療**：在 7 天的病程後可自行痊癒，無特殊之治療法。避免使用水楊酸製劑退燒止痛，如 Aspirin 及 Indomenthacin，而引起出血。

(2) **臥床休息，補充水分**與電解質之平衡，採**高熱量高蛋白飲食**。

(3) 評估病人是否有出血現象。

(4) **採取血液和體液的隔離防護**。**避免在戶外被白線斑蚊及埃及斑蚊叮咬，尤其是在清晨及傍晚**；做好病媒蚊清除工作，落實「巡、倒、清、刷」，以及避免被叮咬，包括住屋加裝紗窗、紗門、**睡覺時掛蚊帳**、出入高感染地區宜穿著長袖衣服與長褲、在裸露部位噴防蚊液、**清除環境中的積水容器**、**住屋周圍半徑 50 公尺噴灑殺蟲劑**。

二、腸病毒傳染(enterovirus infection)

1. 病因病理：

(1) **腸病毒屬於小 RNA 病毒科**(picornaviridae)，為一群病毒的總稱，分為人類腸病毒 A、B、C、D 型，其中**腸病毒 71 型**被歸類於人類腸病毒 A 型，**容易引起神經系統的併發重症**。

(2) 腸病毒適合在濕、熱的環境下生存與傳播，臺灣地處亞熱帶，全年都有感染個案發生。

(3) **可經由腸胃道（包括口鼻分泌物、糞便）**、**呼吸道**（**飛沫**、咳嗽或打噴嚏）**或接觸病人皮膚水泡的液體而感染**。**通常以發病後一週內傳染力最強**。

(4) 潛伏期為 2~10 天，平均約 3~5 天。

2. 臨床症狀：多數感染者沒有症狀，有些只有發燒或類似一般感冒的症狀，少數會出現一些特殊的症狀，如下：
   (1) **疱疹性咽峽炎**：由 A 族克沙奇病毒引起。特徵為突發性發燒、嘔吐及咽峽部出現小水泡或潰瘍。
   (2) **手足口病**：由 A 族克沙奇病毒及腸病毒 71 型引起，特徵為發燒及身體出現小水泡，主要分布於口腔黏膜及舌頭，其次為軟腭、牙齦和嘴唇，四肢則是手掌及腳掌、手指及腳趾。
   (3) 嬰兒急性心肌炎及成人心包膜炎：由 B 族克沙奇病毒引起，特徵為突發性呼吸困難、蒼白、發紺、嘔吐。
   (4) 流行性肌肋痛：由 B 族克沙奇病毒引起，特徵為胸部突發陣發性疼痛且持續數分鐘到數小時，合併發燒、頭痛及短暫噁心、嘔吐和腹瀉。
   (5) 急性淋巴結性咽炎：由 A 族克沙奇病毒引起。特徵為發燒、頭痛、喉嚨痛、懸壅垂和後咽壁有明顯白色病灶。
   (6) **發燒**合併皮疹：與各類型克沙奇及伊科病毒都有關，皮疹通常為斑丘疹狀，有些會出現小水泡。

3. 醫療及護理處置：
   (1) 血清中出現特異性 IgM 抗體。**尚無疫苗可預防**。
   (2) **主要採症狀治療**（予退燒、止咳、打點滴等），絕大多數病人會在發病後 7~10 天內自行痊癒，僅有少數病人會出現嚴重併發症。
   (3) 勤洗手。
   (4) 均衡飲食、適度運動及充足睡眠，以提升免疫力。
   (5) 注意居家環境的衛生清潔及通風。
   (6) 避免出入人潮擁擠，空氣不流通的公共場所。

(7) 對於常接觸物體表面、兒童玩具（尤其是帶毛玩具）經常清洗、消毒。**不需要採保護性隔離措施**。

(8) 食物經過加熱處理，或將內衣褲浸泡熱水，都可減少腸病毒傳播。

三、霍 亂(cholera)

1. 病因病理：

(1) 當接觸到霍亂弧菌(*Vibrio cholerae*)汙染的糞便、嘔吐物、水或食物後，會產生腸毒素，主要是侵犯小腸，為猝然發作的急性細菌性腸炎，如生食受霍亂弧菌汙染海域捕獲的海鮮。

(2) 潛伏期為數小時至 5 天，經常為 2~3 天。

(3) 最嚴重的地區在非洲。

2. 臨床症狀：

(1) **大多無臨床病徵或僅為中度腹瀉**。

(2) 無痛性大量米湯樣水性**腹瀉**、**嘔吐**、**脫水**、**酸中毒**、**鉀離子缺乏**、**腎衰竭**和循環衰竭。

(3) 嚴重未治療的病人可在數小時內死亡。

3. 醫療及護理處置：

(1) **補充足夠的電解質液體**以矯正脫水、酸中毒和低血鉀症。

(2) 抗生素治療：可縮短腹瀉及排菌的時間，如 Tetracycline、Doxycycline、Trimethoprim sulfamethoxazole、氯黴素或紅黴素。

(3) 病人的用物及排泄物均**需採隔離措施**。

(4) 霍亂為第二類法定傳染病，應在 **24 小時**內報告所屬之衛生主管機關。

(5) 霍亂弧菌不耐熱，故水產魚、貝類經充分煮熟，飲用水要充分煮沸。前往落後的國家，盡量飲用瓶裝水。

(6) 食物製備過程，應確實生、熟食分開，以避免交叉汙染。

(7) 注意個人衛生習慣，飯前便後務必洗手。

四、痢 疾(dysentery)

(一) 阿米巴痢疾(amebic dysentery)

1. 病因病理：

(1) 阿米巴原蟲(*Entamoeba histolytica*)為致病原。

(2) 經糞－口途徑傳染，**藉由糞便中之囊體汙染的飲用水、食物或病媒**（如蟑螂、蠅）**傳染**；亦可能由口對肛門的接觸行為造成。**主要侵犯乙狀結腸。**

(3) 潛伏期約 2~4 週。

(4) 與生活習慣、衛生條件、環境汙染及群居狀況關係密切。

2. 臨床症狀：

(1) 大部分阿米巴痢疾帶原者其臨床症狀不明顯。

(2) 糞便中帶黏液及血絲、腹痛、裏急後重、間歇性下痢、噁心、嘔吐、發燒等

(3) 也可能發生次發性腸外感染，以肝膿瘍(liver abscess)最為普遍。

3. 診斷性檢查：主要經由糞便檢驗，需於 7 天內進行連續 3 天，每天一次之新鮮糞便採集，採聚合鏈連鎖反應(PCR)確認。

4. 醫療及護理處置：

(1) 急性期及腸外阿米巴病人以 Metronidazole (Flagyl®)治療後，再給予 Iodoquinol (Diodoquin®)，Paromomycin (Humatin®)或 Diloxanide furoate (Furamide®)治療，孕婦禁止使用 Flagyl®。不建議使用預防性投藥。

(2) 補充體液及電解質。

(3) 病人之糞便需做適當處理及隔離。

5. 預防措施：

(1) **病人應採腸胃道隔離**；注意個人衛生習慣、飲食衛生，飯前、便後洗手，避免吃生菜及煮沸飲用水，食物或剝皮水果，避免被病媒（如：蠅、蟑螂）接觸汙染。

(2) 糞便妥善處理，最好使用密閉式抽水馬桶。

(3) 公用水源之妥善消毒，避免糞便汙染水源。

(二) 桿菌性痢疾(shigellosis)

1. 病因病理：

(1) 桿菌性痢疾的致病原為志賀氏桿菌(*Shigella dysenteriae*)，因直接或間接攝食被病人或帶菌者糞便汙染的食物而感染；吃入少量病菌就會生病。蒼蠅可能散播病菌到食品。

(2) 擁擠及環境衛生不良社區常見大流行。

(3) 潛伏期為 12~96 小時（通常 1~3 天），有時長達 1 週。

(4) 由於抗生素之廣泛使用，抗藥性菌株在世界各地多有發現，並且對多種藥有耐性。

(5) 臨床症狀與阿米巴痢疾類似。

2. 診斷性檢查：

(1) 病人糞便或直腸檢體可分離志賀氏桿菌作細菌診斷。

(2) 病人的糞便鏡檢通常可見大量之白血球。

3. 醫療及護理處置：

(1) 使用抗生素治療，首選為 Ciprofloxacin。

(2) 止瀉藥會延長病程甚至惡化病情，需在配合抗生素的使用下少量為之。

(3) 預防措施同「阿米巴痢疾」。

五、退伍軍人症(legionnaires' disease)

1. 病因病理：
   (1) 退伍軍人桿菌為革蘭氏染色陰性桿菌，主要感染肺部。夏天發生率高，主要在**水溶液中、熱水供應系統、空調之冷卻水塔、蒸氣凝結設備**均曾發現此菌。
   (2) 經飛沫傳染。亦可經由吸嗆入受汙染之水而致病。
   (3) 潛伏期 2~10 天。
   (4) 吸菸者、糖尿病、慢性肺部疾病、腎臟病或是惡性腫瘤病人，以及免疫能力受損容易罹患退伍軍人病。
2. 臨床症狀：
   (1) 厭食、身體不適、肌痛與頭痛等症狀。
   (2) 通常在 1 天之內會快速發燒且伴隨畏寒，出現乾咳、腹痛及下痢等症狀。
   (3) 胸部 X 光會出現肺部堅質化且可發展至肺兩側，最後則出現呼吸衰竭。
3. 醫療及護理處置：
   (1) 服用 Erythromycin、Rifampin，及呼吸道隔離。
   (2) 定期執行清洗及消毒冷氣水塔，以降低感染風險。

六、水 痘(chickenpox)

1. 病因病理：
   (1) 水痘病毒為致病原，主要是人與人之間經由皮膚直接接觸或經飛沫的傳染，接觸到帶狀皰疹的水泡，也可以造成傳染。
   (2) 好發於冬季及早春，好發年齡以 3~9 歲為尖峰。
   (3) 發疹早期是最具傳染性。
   (4) 潛伏期 2~3 週，一般為 13~17 天。

(5) 感染後，可能變成潛伏性感染，至成年時復發為帶狀疱疹。

2. 臨床症狀：

(1) 前驅症狀：微燒(37.5~39°C)、顫抖、腹痛、肌肉或關節痠痛約 2~5 天。

(2) 剛開始會在皮膚上出現斑丘疹，然後多由臉、頭皮往軀幹及四肢延伸，之後變成水泡，會癢，通常不留疤。

3. 醫療及護理處置：

(1) Vidarabine 和 Acyclovir。不可使用阿斯匹靈(Aspirin)退燒，以免造成雷氏症候群。

(2) 接種水痘疫苗，可維持至少 7 年以上免疫力。

(3) 在醫院應實施絕對隔離；感染水痘病人，應避免至公共場所及搭乘大眾運輸交通工具。

七、嚴重急性呼吸道症候群(severe acute respiratory syndrome, SARS)

1. 病因病理：

(1) SARS 的致病原為新發現的冠狀病毒，並被正式命名為 SARS 病毒。

(2) 需接觸到病人呼吸道分泌物、體液及排泄物狀況下才可能遭受感染。

(3) 潛伏期從 2~7 天不等，最長可達 10 天以上。

2. 臨床症狀：

(1) 發高燒(＞38℃)、咳嗽、呼吸急促、呼吸困難、頭痛、**肌肉僵直**、食慾不振、倦怠、意識紊亂、皮疹及腹瀉，胸部 X 光檢查可發現**肺部纖維化，早期肌酸磷酸激酶**(CPK)**與肝轉胺酶**(hepatic transaminase)升高。**發燒 3~7 天後進入下呼吸道期**，開始**乾咳**或呼吸困難而致血氧過低。

(2) 嚴重時會出現瀰漫性肺炎甚至導致死亡。

3. 醫療及護理處置：
   (1) 並無已證實療效的特效藥物，只能針對症狀治療。
   (2) 養成良好衛生習慣，尤其勤洗手及打噴嚏或咳嗽要掩口鼻。
   (3) 避免到人群聚集或空氣不流通的地方。

八、流感併發重症(Severe Complicated Influenza)

1. 病因病理：流感併發重症係指出現類流感症狀後 2 週內因併發症（如肺部併發症、神經系統併發症、侵襲性細菌感染、心肌炎或心包膜炎等）而需加護病房治療或死亡者。流感病毒(influenza virus)可分為 A、B、C 及 D 四型。一般流感併發重症以感染 A 型流感病毒為主，B 型流感病毒次之。屬於第四類傳染病。

2. 流行病學：臺灣以秋冬兩季較容易發生流行，高峰期自 12 月至隔年 3 月。高危險群包括老年人、嬰幼兒、孕婦、免疫功能不全者，以及**罹患慢性疾病**或 BMI≧30 者。重症發生率及死亡率較高的年齡層為＜5 歲及≧65 歲兩大族群。

3. 傳染途徑：**空氣、飛沫傳染**或直接接觸病人分泌物。

4. 臨床症狀：包括**發高燒**、頭痛、乾咳、鼻塞、流鼻水、打噴嚏、喉嚨痛、疲倦、全身肌肉痠軟等。大多數人約可在一週內康復，出現併發症的時間則約在發病後的 1~2 週內。

5. 醫療及護理處置：
   (1) 神經胺酸酶抑制劑：Zanamivir（瑞樂沙）、Oseltamivir（Tamiflu®, 克流感、Eraflu®, 易剋冒）以及 Peramivir（瑞貝塔）。
   (2) 核酸內切酶抑制劑：Baloxavir（紓伏效）。
   (3) 每年接種流感疫苗。

(4) 加強個人衛生，勤洗手，避免接觸傳染。
(5) 注重保健、均衡營養、適度運動，以提升自身抵抗力。
(6) 宜盡量在家休息，減少出入公共場所；如有外出需戴上口罩。

九、新型 A 型流感(Novel Influenza A Virus Infections)

1. 新型 A 型流感係指每年週期性於人類間流行的季節性流感 A(H1N1)及 A(H3N2)以外，偶發出現感染人類的其他動物流感病毒，這些病毒主要感染對象為禽鳥類或哺乳動物，屬於 A 型流感病毒，一旦感染人類，即統稱為「新型 A 型流感」。其中 H5N1、H7N9 屬疾病嚴重度高類型。**致死率** H5N1 **為** 55%、H7N9 **為** 30~40%、H5N6 **為** 65%。屬於第五類傳染病。
2. 傳染途徑：人類可能是透過吸入及接觸病毒顆粒或受污染的物體／環境等途徑而感染。
3. 臨床症狀：輕者症狀為類流感症狀及結膜炎等，重症者早期為發燒、咳嗽及呼吸短促等急性呼吸道感染症狀，之後快速發展為嚴重肺炎，可能併發急性呼吸窘迫症候群、敗血性休克及多重器官衰竭而死亡，一般死亡率小於 1%。
4. 治療：由於目前新型 A 型流感病毒對 Amantadine 或 Rimantadine 已具抗藥性，故給予 Oseltamivir 或 Zanamivir 等抗病毒藥物治療，標準建議療程為 5 天。
5. 防疫措施：四大策略－及早偵測、傳染阻絕手段、流感抗病毒藥物及流感疫苗。五道防線－透過阻絕境外、邊境管制、社區防治、醫療體系保全、個人及家庭防護。密切接觸者須自主健康管理 10 天。

十、中東呼吸症候群冠狀病毒感染症(middle east respiratory syndrome, MERS)

2012 年 9 月公布確診病例，主要症狀為發燒、咳嗽、呼吸急促與呼吸困難等急性嚴重呼吸系統感染症狀。潛伏期為 10 天，傳染途徑可能為飛沫傳染。臺灣於 2012 年公告為第五類傳染病。

十一、茲卡病毒感染症(Zika virus infection)

由茲卡病毒(Zika virus)所引起的急性傳染病，為黃病毒的一種。2015 年 WHO 證實巴西出現本土的茲卡病毒感染確診病例。臨床典型的症狀是發燒（通常是微燒）合併斑丘疹、關節痛（主要是手和腳的小關節）或結膜炎等，其他常見症狀為頭痛、後眼窩痛、厭食、腹痛及噁心等，且孕婦感染茲卡病毒可能導致胎兒小頭畸形或死亡。潛伏期約 3~12 天，傳染途徑主要是被帶有茲卡病毒的病媒蚊叮咬，臺灣可傳播茲卡病毒的病媒蚊為埃及斑蚊及白線斑蚊，臺灣於 2016 年 2 月 2 日公告為第五類傳染病。

十二、漢生病(leprosy)

漢生病是由麻風分枝桿菌所引起，俗稱麻風或癩病，是一種慢性、容易治癒但不容易傳染的疾病。主要侵犯人體的**皮膚、粘膜及周圍的神經**，晚期會造成感染部位麻木、**四肢潰爛**、**手足末端缺損**、喪失肌肉控制力與殘障。如果感染罹病初期及早接受**藥物治療，可完全痊癒**。**採接觸及呼吸道隔離**。

漢生病病人的護理目標：保持皮膚完整性，減少皮膚病兆的進展；皮膚病兆無感染情形；病人接受身體的改變並有正向的自我概念。

十三、狂牛症(mad cow disease)

學名為「**牛海綿狀腦病變**」(bovine spongiform encephalopathy; BSE)，因牛隻發病時具攻擊性而命名，**又稱新型庫賈氏病**。狂牛症是一種由腦部**普立昂蛋白**(prion)此變性蛋白質所引起，會導致腦部組織被大量破壞形成空洞引發腦海綿狀病變。

好發於較為年輕的族群，且其在臨床上的病程較長。**通常以焦慮、妄想等精神症狀為最初的表現**。目前無特殊療法可以延緩疾病的進程，以支持性治療為主。

十四、嚴重特殊傳染性肺炎(COVID-19)

1. 病因病理：
   (1) 病原體：新型冠狀病毒，學名為 SARS-CoV-2 (severe acute respiratory syndrome coronavirus 2)。
   (2) 傳染途徑：尚未完全了解。由流病調查與實驗室檢測得知，可由近距離飛沫、直接或間接接觸帶有病毒的口鼻分泌物、或無呼吸道防護下長時間與確診病人處於 2 公尺內之密閉空間裡，有人傳人之感染風險。
   (3) 潛伏期：1~14 天（多數為 5~6 天），確診病人發病前 2 天即可能具傳染力。
2. 臨床症狀：
   (1) 發燒(≧38℃)、乾咳、倦怠、呼吸急促，其他症狀包括肌肉痛、頭痛、喉嚨痛、腹瀉等，少數病人出現嗅覺或味覺喪失（或異常）等。
   (2) 病人嚴重時進展至肺炎、呼吸道窘迫症候群或多重器官衰竭、休克，甚至死亡。死亡個案多具有潛在病史，如糖尿病、慢性肝病、腎功能不全、心血管疾病等。

3. 診斷性檢查：
   (1) 分子生物學核酸(RT-PCR)：為急性感染期之檢驗首選，可藉由定序研究其流行病學與病毒演化。
   (2) 血清學檢測(serological test)：可能適用於確診病人感染後恢復期之檢測。
   (3) 組織培養：不易分離出來。

4. 醫療及護理措施：
   (1) 無特定的治療方式，應盡早給予支持性治療與監控病情變化。
   (2) 約有 14%出現嚴重症狀需住院與氧氣治療。對呼吸窘迫，低血氧症或休克的病人應立即給予氧氣治療，使其 $SpO_2 \geq$ 94%。**不可使用氣霧式治療方式**，以免將病毒散布至空氣中。
   (3) 依病程及嚴重度建議使用的藥物包括：Dexamethasone, Tocilizumab, Baricitinib, Remdesivir (Veklury), Nirmatrelvir + Ritonavir (Paxlovid), Molnupiravir (Lagevrio)等。

5. 預防措施：
   (1) 施打疫苗。
   (2) 避免直接接觸到疑似個案帶有病毒之分泌物與預防其飛沫傳染。
   (3) 維持手部衛生習慣。
   (4) 維持社交距離（室外 1 公尺，室內 1.5 公尺）。
   (5) 避免出入人潮擁擠、空氣不流通的公共場所。
   (6) 屬於第四類傳染病，需於 24 小時內通報。

QUESTION 題庫練習

1. 有關阿米巴痢疾(Amebic Dysentery)之敘述，下列何者錯誤？(A)人體是經由食入痢疾阿米巴汙染的食物飲水導致感染 (B)痢疾阿米巴囊體進入人體後主要寄生在乙狀結腸 (C)病人應採腸胃道隔離 (D)營養方面提供一般正常飲食。 (103專高二)
2. 有關嚴重急性呼吸道症候群(severe acute respiratory syndrome, SARS)的敘述，下列何者錯誤？(A)可經由飛沫傳染或經由直接接觸病人分泌物造成 (B)發燒是前驅症狀，同時會合併發冷寒顫、頭痛倦怠、與輕微呼吸道症狀 (C)類固醇治療引起的副作用（如續發性感染、低血鉀、高血糖）是併發症之一 (D)發病期7天後即進入下呼吸道期，會出現濃稠痰液的咳嗽。 (104專高一)

   解析 發病期7天後即進入下呼吸道期，開始乾咳、少量痰液。
3. 消失60年的狂犬病，於2013年夏天在臺灣出現，有關狂犬病之敘述，下列何者錯誤？(A)狂犬病毒存在已感染動物的唾液中 (B)狂犬病毒會經被已感染動物所咬的傷口沿著周邊神經到中樞神經 (C)病理特徵是腦部神經軸突上出現阿氏小體(Arthus bodies) (D)由肌肉注射人類雙套染色體細胞疫苗(human diploid cell vaccine)及狂犬病免疫球蛋白(RIG)。 (104專高一)

   解析 病理特徵是腦部神經軸突上出現內基氏小體(Negri body)。
4. 有關院內感染的敘述，下列何者錯誤？(A)病人於住院前並無感染的症狀或是潛伏的感染症，而在住院之後得到的感染症稱之 (B)需排除病人尚未痊癒的原有感染，而患部又重複感染其他菌種 (C)發生的時間通常為病人住院72小時後 (D)以臨床實證及致病機轉之邏輯為主，作為判斷的依據。 (104專高二)

解答： 1.D 2.D 3.C 4.B

5. 有關H_5N_1流感之敘述，下列何者正確？(A)致病原是流行性感冒病毒A型，但除H_1、H_3以外之亞型　(B)H_5是指病毒表面的神經胺酸酶(HA)第五型　(C) N_1是指病毒表面具血球凝集素(NA)第一型　(D)發病後的72小時內使用Oseltamivir (Tamiflu)與Zanamivir (Relenza)可縮短病程與降低嚴重性。 (104專高二)
6. 有關帶狀疱疹病人的護理措施，下列何者錯誤？(A)避免擠壓水疱，可利用濕冷敷來減輕患部的疼痛　(B)病人的衣物不具傳染力，不需特別處理　(C)病人可能會有神經痛的症狀，可給予適當的止痛藥物　(D)未患過水痘的人，應避免接觸病人。 (105專高一)
7. 下列何者為只經由間接傳染的傳染病？(A)A型肝炎　(B)小兒麻痺　(C)流行性感冒　(D)肺結核。 (105專高一)
8. 有關阻斷傳染病之敘述，下列何者錯誤？(A)隔離的方式會依疾病的傳染方式而有所不同　(B)隔離時間的長短須視疾病的傳染期而定　(C)檢疫是限制帶原者的行動，預防疾病的散播　(D)切斷傳染鏈其中任一環節就可以阻斷傳染途徑。 (105專高二)
9. 有關登革熱病人之護理措施及指導，下列何者錯誤？(A)評估並監測病人體溫、排泄及呼吸型態　(B)評估並監測病人電解質、血比容和血紅素　(C)接觸病人時須穿戴隔離衣與口罩　(D)評估病人疼痛的部位及情形。 (105專高二)
10. 有關H_1N_1新型流感之敘述，下列何者正確？(A)致病原是H型流感病毒　(B)原本是一種在豬群中傳染的疾病　(C)大部分的感染者症狀會迅速惡化轉為重症　(D)目前唯一的藥物是Oseltamivir（Tamiflu，克流感），但治療效果欠佳。 (106專高一)

解答： 5.A　6.B　7.B　8.C　9.C　10.B

11. 有關登革熱之敘述，下列何者錯誤？(A)登革熱病毒主要侵犯人體內之小血管 (B)登革熱病毒依抗原的型態可分為四型 (C)感染登革熱病毒後，約高燒後5~7天，身體體幹會出現瀰漫性紅斑及出血性丘疹 (D)出血性登革熱是一種非典型但非常嚴重的登革熱。 (106專高一)

解析 (C)四肢末端會出現瀰漫性紅斑，但不會出血性丘疹。

12. 有關腸病毒之敘述，下列何者錯誤？(A)致病原為DNA病毒的一種 (B)常於夏季初秋流行 (C)經病人口鼻分泌物、糞便、飛沫等傳染 (D)目前除了小兒麻痺病毒外，尚無疫苗可預防。

(106專高二)

13. 有關登革熱之敘述，下列何者錯誤？(A)埃及斑蚊及白線斑蚊為主要的傳染媒介 (B)潛伏期約3~8天（最長可達二個星期） (C)需採用接觸隔離措施 (D)避免使用aspirin及indomenthacin退燒止痛。 (106專高二)

14. 下列何種病人不需要採保護性隔離措施？(A)重度燒傷 (B)接受高劑量類固醇治療 (C)腸病毒感染 (D)接受化學藥物治療。

(106專高二補)

15. 藉由病媒叮咬之傳染疾病，不包括下列何者？(A)腦炎 (B)脊髓灰白質炎 (C)瘧疾 (D)登革熱。 (106專高二補)

解析 (B)脊髓灰白質炎通常是經糞口傳染。

16. 有關照顧漢生病病人之護理目標，下列何者錯誤？(A)保持病人皮膚完整性，減少皮膚病兆的進展 (B)病人皮膚病兆無感染情形 (C)病人獲得並維持免於疼痛的狀態 (D)病人接受身體的改變並有正向的自我概念 。 (106專高二補)

解析 因入侵末梢神經導致皮膚知覺麻木，故皮膚無法感覺疼痛。

17. 下列何者為預防傳染病與減輕傳染病傷害最有效的方法？(A)預防接種 (B)預防性給藥 (C)隔離 (D)檢疫。 (107專高一)

解答： 11.C 12.A 13.C 14.C 15.B 16.C 17.A

18. 有關登革熱之處置，下列何者錯誤？(A)只能採症狀及支持療法 (B)使用含阿斯匹靈類之藥物以降低體溫 (C)病人恢復後，只對此次感染之特定型登革熱有終生免疫力 (D)病人需臥床休息，補充體液及高熱量高蛋白飲食。 （107專高一）

19. 有關登革熱之敘述，下列何者錯誤？(A)經由埃及斑蚊或白線斑蚊叮咬人體而將登革病毒傳播到人體所引起的疾病 (B)登革病毒進入人體後在體內繁殖，並產生菌血症，再經由病媒蚊隨血液吸入，經叮咬再傳染給其他人 (C)出血性登革熱為一種急性的熱病 (D)病人主訴骨骼特別痠痛難忍，故登革熱又稱斷骨熱或碎骨熱。 （108專高一）

解析 (B)病患於血液中存在有登革病毒，此時若被斑蚊叮咬，斑蚊因此感染病毒，而病毒在蚊蟲體內繁殖，經叮咬再傳染給其他人。

20. 有關霍亂的症狀與治療之敘述，下列何者錯誤？(A)霍亂弧菌不會進入血管引起菌血症 (B)會有嚴重腹瀉、噁心、嘔吐及發燒 (C)要適當補充電解質液體以矯正酸中毒、脫水及低血鉀 (D)主以四環黴素(tetracycline)縮短病程及降低腹瀉的嚴重度。

解析 霍亂通常不會發燒。 （108專高二）

21. 有關嚴重急性呼吸道症候群(SARS)之臨床症狀，不包括下列何者？(A)肌肉痛 (B)發病期常見肺部鈣化合併胸部X光異常 (C)發病後3~7天即進入下呼吸道期，出現沒有痰的乾咳或血氧過低 (D)在早期肌酸磷酸激酶(CPK)與肝轉胺酶(hepatic transaminase)會升高。

解析 SARS會導致肺部纖維化。 （108專高二）

22. 有關手部衛生之敘述，下列何者錯誤？(A)是預防醫療照護相關感染最簡單、最有效且最合乎成本效益的方法 (B)一般手部衛生的目的是去除手部汙垢及有效的降低皮膚上固有性菌叢的數量 (C)在接觸或執行照護活動之前洗手，是為了降低微生物傳遞給病人的風險 (D)接觸或暴露病人體液之後洗手，是為了降低將微生物傳遞給醫療人員和照護區的風險。 （109專高二）

解析 (B)一般手部衛生的目的是去除手部汙垢及暫時性菌叢。

解答： 18.B 19.B 20.B 21.B 22.B

23. 下列何者不屬於傳染病的護理評估項目？(A)疾病症狀開始的時間 (B)家族疾病史 (C)近期有無海外旅遊 (D)居住環境。
(110專高一)

24. 有關腸病毒的敘述，下列何者錯誤？(A)是DNA病毒的一種 (B)除小兒麻痺病毒外，尚無疫苗可預防 (C)可經由口鼻分泌物、飛沫及糞便等途徑傳染 (D)主要採症狀治療。 (110專高二)

解析 (A)屬於小RNA病毒(picornaviridae)。

25. 有關腸病毒之敘述，下列何者錯誤？(A)經由腸胃道、呼吸道或接觸病人皮膚水泡的液體而感染 (B)感染時會出現發燒、手足口症及疱疹性咽峽炎等症狀 (C)發病前1週內傳染力最強，成人感染發病時多無症狀，且無傳染力 (D)引起腸病毒感染併發重症之型別以腸病毒71型為主。 (111專高一)

解析 (C)發病後1週內傳染力最強，成人亦具傳染力。

26. 有關狂牛症(mad cow disease)的敘述，下列何者錯誤？(A)又稱新型庫賈氏病，是與牛海綿狀腦病變(BSE)有關 (B)主要因腦部奈格利氏小體(Negri body)發生基因突變 (C)好發於較為年輕的族群，且其在臨床上的病程較長 (D)此類病人通常以焦慮、妄想等精神症狀為最初的表現。 (111專高二)

解析 (B)因腦部普立昂蛋白(prion)發生基因突變。

27. 下列何者不需採取腸道隔離？(A)痢疾 (B)傷寒 (C)腮腺炎 (D)霍亂。 (112專高一)

解析 (C)腮腺炎為飛沫傳染。

28. 有關登革熱病人的隔離防護措施，下列何者正確？(A)接觸隔離 (B)呼吸道隔離 (C)腸道隔離 (D)血液和體液的防護。
(112專高一)

解析 人會被帶有登革病毒的病媒蚊叮咬而受到感染，故須注意血液和體液的防護。

解答： 23.B 24.A 25.C 26.B 27.C 28.D

29. 有關嚴重特殊傳染性肺炎COVID-19之護理措施，下列何者正確？(A)無休克證據，仍應給予大量輸液治療 (B)常規性給予全身性皮質類固醇 (C)避免使用Nebulizer等氣霧式治療 (D)常規使用高流量鼻導管(High-flow Nasal Oxygen, HFNO)給氧。

(112專高二)

解析 COVID-19為空氣傳染途徑，故不可使用氣霧式治療方式，以免將病毒散布至空氣中。

30. 有關流感併發重症的敘述，下列何者錯誤？(A)第四類法定傳染病，一星期內需通報 (B)高危險群包括精神、氣喘等慢性病病人 (C)發病後，高燒(39℃)持續三天以上 (D)淋巴球數目與CRP或LDH持續上升。 (112專高二)

31. 有關漢生病(Hansen's disease)俗稱痲瘋(leprosy)的照護措施，下列何者正確？(A)最常侵犯腸胃系統，應加強評估消化功能與營養狀態 (B)照護時採接觸及呼吸道隔離 (C)目前無治療藥物，採支持療法 (D)皮膚病變僅出現在臉部。 (113專高一)

解析 (A)最常侵犯人體的皮膚、黏膜及周圍的神經； (C)感染罹病初期及早接受藥物治療，可完全痊癒；(D)晚期會造成四肢潰爛、手足末端缺損等病變。

解答： 29.C 30.D 31.B

老年人與瀕死病人的護理

出題率：♥♡♡

- 老年人的定義
- 老年人的生理變化及其護理
- 老年人的心理變化及其護理
- 老年人常見的健康問題及其護理
  - 阿茲海默氏症
  - 譫　妄
  - 用藥問題
- 死亡定義與衝擊
- 瀕死之定義及護理
- 安寧緩和療護

Medical-Surgical Nursing

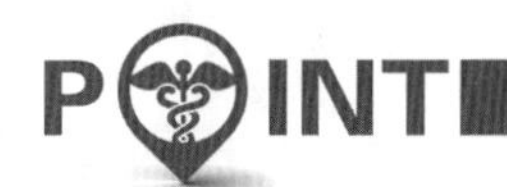

重點彙整

19-1 老年人的定義

1. 生物性老化(biological aging)：外觀變老、生物功能變差、身體抵抗力變差。
2. 心理性老化(psychological aging)：老化是由其自我意識（自我概念）認定。
3. 社會性老化(sociological aging)：社會角色、社會地位的老化認定，一般以世界衛生組織定義其年齡大於 65 歲來認定。

19-2 老年人的生理變化及其護理

1. 體內恆定改變。
2. 心臟血管系統：
   (1) 心輸出量減少。
   (2) 血管粥狀硬化、失去彈性。
3. 呼吸系統：
   (1) 肺實質改變、肺泡彈性減少，造成肺活量降低。
   (2) 血氧不足，易呼吸困難。
4. 泌尿系統：
   (1) 膀胱收縮力下降、膀胱內括約肌鬆弛，形成尿失禁。
   (2) 腎血流減少，腎絲球過濾率降低（因心輸出量減少、肺活量減少、腎血流及腎絲球過濾率降低使老年人較年輕人有較高的手術危險性），BUN 值隨年齡增加而增加。
   (3) 男性易因前列腺肥大造成尿瀦留。

5. 消化系統：
   (1) 牙齒鬆脫，影響咀嚼。
   (2) 唾液、胃液（胃酸及胃蛋白酶）分泌減少。
   (3) 腸蠕動變慢，經常性便祕。
   (4) 肝臟對藥物代謝能力變差。

6. 神經系統：
   (1) 神經系統退化萎縮，動作感覺遲鈍，痛覺及溫覺感受力降低；腦容量減少，反應變慢。
   (2) 聽力退化：先喪失高頻率聲音；對語言的辨識力減退。
   (3) 視力退化：周邊視野變狹小、夜間視物不清楚、**對藍黃色等冷色調的辨識力變差**。
   (4) 味覺退化：味蕾減少、味覺退化、食慾降低。
   (5) 睡眠：睡眠週期之深睡期與 REM 縮短、淺睡期延長，週期易中斷。

7. 肌肉骨骼系統：
   (1) 骨質脫鈣（骨質疏鬆）呈駝背（脊柱後彎）現象。
   (2) 關節滑液囊退化，易造成骨性關節炎。

8. 皮膚系統：
   (1) **細胞外液減少(脫水)、皮下脂肪減少**、失去彈性，易出現皺紋、乾、癢現象。
   (2) 毛髮脫落、變白。
   (3) 細胞再生能力差，傷口不易癒合。

9. 血液免疫系統：血球製造減少，白蛋白減少、ESR 上升、膽紅素值上升、肌酸酐值上升。

10. 性功能減低、性慾消退。

19-3 老年人的心理變化及其護理

1. 老年人因生理功能退化、心理社會因退休、喪失親友、社交減少而失落或抑鬱，易出現焦慮、憂鬱傾向。
2. 護理：提供正向身體心像、協助因應措施。

19-4 老年人常見的健康問題及其護理

一、阿茲海默氏症(Alzheimer's disease)

1. 病因病理：大腦變性使智力退化而失智。
2. 臨床症狀：
   (1) 第一期（早期）：約 2~4 年，健忘（近期記憶）、周遭事物興趣降低、**學習新事物之能力障礙**。
   (2) 第二期（中期）：約 2~15 年，**記憶力漸進喪失**、失語、無法進行簡單計算或執行簡單指令、地方定向感喪失、忽略個人衛生、**人格改變**（易怒、變得焦慮躁動）、**CT 呈現腦室擴大**。
   (3) 第三期（末期）：生理功能惡化、**運動功能喪失**、原始反射出現、認知功能及情緒反應全部喪失、**把所接觸到的東西皆放入口中**。
3. 診斷檢查：組織檢查可見大腦變性，尤其是額葉。大腦呈現萎縮現象、腦室變大、腦組織失去神經元、神經纖維纏繞、腦內有神經性斑塊。
4. 治療與護理處置：症狀治療、注意安全、保持營養等需求：
   (1) **說話時，放慢速度；使用語言與非語言的溝通技巧；使用視、聽、觸覺方式傳遞訊息**。

(2) 出現認知功能缺失時：**可提供安靜、無壓迫感的環境；運用記事本來記錄**，提醒的待完成事項；**可掛時鐘與日曆**，增加對時間的定向力；**若出現幻覺時不需與其爭辯**。

二、譫 妄

1. 病因病理：潛在疾病或藥物致**快速**、**急性**、**可逆性**之意識混亂。
2. 臨床症狀：突發性行為異常、意識改變、定向力障礙、注意力不集中、記憶力缺損。
3. 治療與護理處置：症狀治療、減輕焦慮、注意安全。

三、用藥問題

1. 與藥物結合性增高：因腦部脂肪組織增加、**身體脂肪量增加**、心輸出量減少、肌肉組織減少、**血清白蛋白減少而影響藥物分布**。
2. 吸收延遲：腸胃蠕動變慢、**腸道之血流量減少**、**胃酸之 pH 值增加**、胃酸分泌減少、使用一種以上之藥物所致。
3. 肝臟代謝變慢：肝組織灌注減少、肝臟酵素活性減少所致。
4. 代謝變慢：腎功能下降所致；藥物易囤積。
5. 用藥注意事項：注意藥物對於老年人之藥理作用，應調整藥物劑量。

19-5 死亡定義與衝擊

1. 死亡定義：為腦部功能停止，即腦死，而非心跳停止。
2. 腦死判定：測試腦幹反射結果如下，即可判定為腦死。
   (1) 頭眼反射〔洋娃娃眼試驗(Doll's eye test)〕：消失。
   (2) 角膜反射：消失。
   (3) 瞳孔反射：瞳孔放大，對光反應消失。
   (4) 咳嗽、嘔吐反射：消失。
   (5) 溫熱試驗(caloric test)反射：消失。
   (6) 對外在刺激無反應。
   (7) 無自發性呼吸。
3. 死亡的衝擊：庫伯樂－羅司提出面對臨終衝擊有五個心理階段，分別是：(1)震驚與否認期；(2)憤怒期；(3)協商期；(4)憂鬱期；(5)接受期（見第 4 章）。

19-6 瀕死之定義及護理

1. 瀕死的定義：人體接受治療後，其病況逐漸惡化、生理功能逐漸喪失而即將死亡。
2. 瀕死的生理變化：
   (1) 血壓下降、脈搏淺快且弱、陳施氏呼吸(Cheyne-Stokes respiration)、喟嘆式呼吸(sighing respiration)、臨終嘎聲(death rattle)。
   (2) **瞳孔擴大且固定**、希氏面容(facies Hippocratica)，**聽覺是瀕死病人最後消失的感覺**。
   (3) 四肢發紺濕冷、腸蠕動變慢、吞嚥困難、反射消失、大小便失禁（即使病人無進食，腸道仍然會產生分泌物自然排出）。

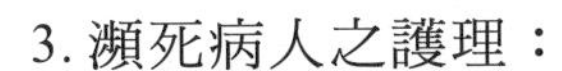

3. 瀕死病人之護理：

(1) 生理方面之護理：

A. **減輕疼痛**：如使用麻醉性止痛劑控制疼痛，**以舒適為原則，不考慮藥物成癮**。

B. 促進舒適：**四肢冰冷時，應保暖，必要時使用熱水袋或電毯;處理便祕問題，以舒適為主，不考慮插肛管**；房間不要太光亮、講話清楚緩慢。

C. 改善呼吸狀況：**出現嘎嘎音時**，可協助病人側臥，抬高床頭，**抽痰可能反而導致不適。意識不清病人宜採側臥，以利分泌物流出**。

D. 可能有吞嚥困難、口腔乾燥等情形，**避免勉強進食**，否則可能會有嗆咳的危險。

(2) 心理方面之護理：依面對臨終衝擊之五心理階段給予陪伴、適當觸摸、心理支持。

4. 瀕死病人之家屬護理：給予心理支持、提供相關資源（如轉介安寧緩和療護機構）。

19-7 安寧緩和療護

1. 定義：為減輕末期病人（經醫師依醫學證據診斷認為不可治癒、近期內將死亡之重傷病病人）之疼痛與痛苦，給予支持性、緩解性的醫療護理，或不執行心肺復甦術。

2. 安寧緩和醫療條例：臺灣於 2000 年公布，其立法目的在於尊重不可治癒末期病人之醫療意願及保障其權利。

3. 安寧緩和療護可提供個別化的照顧，病人與家屬為一照護單位，**常採用非藥物及輔助療法，以協助病人控制症狀**，給藥目的在**提升病人生活品質而非治癒疾病**。其主要是**減輕病人的疼痛與痛苦，增進舒適感**，使其有尊嚴的走完人生。著重整體的完整性照護，提供**全人、全家、全程及全隊四全的照顧**。

QUESTION 題庫練習

1. 有關譫妄(delirium)的敘述，下列何者正確？(A)通常是快速、急性發作 (B)好發於中年女性 (C)是一種不可逆現象 (D)病人有舉名不能(anomia)問題。 (102專高一)
2. 有關安寧療護的理念，下列何者最不適宜？(A)減輕症狀 (B)促進舒適 (C)治癒疾病 (D)支持性照顧。 (103專高二)
3. 有關阿茲海默氏症(Alzheimer's disease)的臨床表徵，下列何者正確？(1)記憶力減退 (2)人格改變 (3)日落眼 (4)小碎步：(A)(1)(2) (B)(1)(3) (C)(2)(3) (D)(2)(4)。 (104專高一)

   解析 臨床表徵：早期：決策功能障礙、短期記憶喪失、溝通及學習能力降低；中期：夜間徘徊、人格改變、記憶力喪失；晚期：智力退化、大小便失禁。
4. 王太太，50歲，罹患乳癌第四期，接受安寧療護，病人的疼痛評估分數為7分(0~10分)，下列護理處置，何者最優先？(A)聽診呼吸音 (B)依醫囑需要時給予止痛藥物 (C)測量血壓 (D)詢問病人的飲食情況。 (104專高二)
5. 有關安寧療護的敘述，下列何者錯誤？(A)目的在減輕病人的症狀和促進舒適 (B)全人照顧包括全人、全家、全隊、全程 (C)病人仍可接受放射線治療 (D)病人要住院才能接受安寧療護。

   解析 亦有居家安寧療護。 (105專高二)
6. 有關阿茲海默氏症病人出現認知功能缺失時之護理措施，下列何者錯誤？(A)增加環境中的刺激 (B)運用記事本記錄 (C)掛時鐘與日曆 (D)有幻覺時不需與其爭辯。 (106專高二補)

   解析 (A)提供安靜、無壓迫感的環境。

解答： 1.A 2.C 3.A 4.B 5.D 6.A

7. 有關瀕死病人照護的敘述，下列何者錯誤？(A)處理便祕問題，以舒適為主，不考慮插肛管 (B)疼痛處理，以舒適為原則，不考慮藥物成癮 (C)四肢冰冷時，應保暖，必要時使用熱水袋或電毯 (D)出現嘎嘎音(death rattle)時，應抽痰，以維持舒適。

解析 (D)出現嘎嘎音時，可協助病人側臥，抬高床頭，抽痰可能反而導致不適。 **(106專高二補)**

8. 下列何者是瀕死病人最後消失的知覺？(A)味覺 (B)觸覺 (C)聽覺 (D)嗅覺。 **(108專高二)**

9. 有關瀕死病人護理的敘述，下列何者正確？(1)出現瀕死前的嘎嘎聲是因為喉嚨有痰，要給予抽痰 (2)肛門附近周圍皮膚傷口可使用氧化鋅 (3)要鼓勵病人進食，以增加舒適感 (4)瀕死病人對刺激無反應時，其聽力也會喪失 (5)意識不清病人宜採側臥，以利分泌物流出。(A)(1)(2) (B)(1)(4) (C)(2)(5) (D)(3)(5)。

(110專高二)

解析 (1)抽痰可能反而導致不適；(3)病人可能有吞嚥困難、口腔乾燥等情形，避免勉強進食，否則可能會有嗆咳的危險；(4)聽覺是瀕死病人最後消失的感覺。

解答： 7.D 8.C 9.C

題庫練習 113年 第二次專技高考

1. 腦瘤病人接受放射線治療，下列敘述何者正確？①臨床上常用I^{125}經由立體定位手術直接植入腫瘤進行治療 ②可以在手術後立即合併使用放射線治療，以促進治療效果 ③手術後通常以單次大劑量放射線治療為主 ④可以與化學療法合併使用，適用於惡性腦瘤和轉移癌之治療。(A) ①② (B) ①④ (C) ②③ (D) ③④

2. 有關顱底骨骨折病人有耳漏、鼻漏的評估與及處置，下列敘述何者錯誤？(A)用面紙吸取滴下的耳漏、鼻漏液體會有光暈徵象 (B)教導不可用力咳嗽及打噴嚏 (C)指導臥床休息以利腦膜貼附癒合 (D)以無菌原則抽吸病人鼻孔內液體

   解析 有耳漏或鼻漏時，不可經耳鼻抽吸，需以無菌紗布輕放或輕壓於患部。避免用力排便、咳嗽、打噴嚏及等長運動。

3. 有關癲癇重積狀態(status epilepticus)的敘述，下列何者錯誤？(A)發生時，依醫囑立即予靜脈輸入短效抗癲癇藥 (B)小發作或局部發作不會出現癲癇重積狀態 (C)病人一次發作時間超過5分鐘 (D)可能發生意識在兩次發作間沒有完全恢復

   解析 癲癇重積狀態定義為 ≥ 5分鐘的連續性癲癇或重複發作（大於2次）且尚未恢復意識。所以局部發作仍需留意是否會出現癲癇重積狀態。

4. 當顱內出血病人發生顱內壓升高時，顱內開始代償顱內壓的機制，下列敘述何者正確？(A)減少腦部氧氣需求量 (B)增加腦脊髓液的吸收 (C)減少腦內靜脈血液回流 (D)腦組織移位到枕骨大孔

   解析 (A)腦部氧氣需求量會增加，須提供氧氣；(C)抬高床頭約30~45度，以促進靜脈回流。

解答： 1.B 2.D 3.B 4.B

5. 20歲男性，清晨騎乘重機外出不小心與大卡車擦撞滑倒顳側先著地，送醫時GCS E4V5M6，為安全起見留院觀察，2小時後病人突然喪失意識，診斷為硬膜上出血，下列敘述何者錯誤？(A)主要是靜脈血管破裂 (B)常先經歷一段正常的清醒期 (C)易出現顱內壓升高的症狀 (D)以手術治療為主

解析 動靜脈皆可能發生，如中腦膜動脈破裂、硬腦膜靜脈竇破裂。

6. 腦中風病人有吞嚥困難的問題，由口進食的食物性狀須採漸進性改變，下列何者是最後採用的類型？(A)液體 (B)半固體 (C)固體 (D)小塊固體

解析 先選擇軟質、濃稠（半流質）、切碎食物以免嗆到，液體食物需確定病人吞嚥時不會嗆到才給予，所以要最後再給予。

7. 有關胃癌的敘述，下列何者正確？(A)胃淋巴癌最常見 (B)好發在40歲以下的女性 (C)好發在上段與食道接近之處 (D)與醃漬食物攝取過多有關

解析 (A)腺癌最常見；(B)男性發生率高於女性；(C)最常見於胃後端1/3處（胃小彎）。

8. 有關全腸道外營養療法(TPN)常見的併發症，下列何者錯誤？(A)空氣栓塞 (B)低血糖症 (C)液體負荷過量 (D)腸道纖毛增生

解析 由於腸道缺乏刺激，腸道纖毛會萎縮。

9. 有關急性膽囊炎病人的疼痛評估與處置，下列何者正確？(A)左上腹或下腹中央疼痛，會輻射至左背部 (B)觸診膽囊有壓痛，且吸氣時更嚴重 (C)可注射Morphine以緩解疼痛 (D)羅氏徵象Rovsing's signs(+)

解析 (A)疼痛在上腹部、右上象限或輻射到右肩胛下方；(C)不可用Morphine，因會加劇Oddi氏括約肌痙攣，而使膽汁流出更不順；(D)默菲氏徵象（Murphy's sign(+)），羅氏徵象Rovsing's signs(+)是闌尾炎的症狀。

10. 預防全胃切除病人發生惡性貧血，可補充下列何種維生素？(A)維生素A (B)維生素B_6 (C)維生素B_{12} (D)維生素K

解答： 5.A 6.A 7.D 8.D 9.B 10.C

解析 全胃或次全胃切除術後，因內在因子缺乏，使腸道無法吸收維生素B_{12}，容易導致惡性貧血，故須終身補充維生素B_{12}。

11. 有關骨髓炎之護理指導，下列敘述何者錯誤？(A)按時服用抗生素，不可中斷 (B)手術傷口癒合前，患肢可多做全關節運動 (C)接受高壓氧治療時，可做耳壓平衡動作 (D)抬高患肢，以減輕疼痛

解析 傷口癒合前患肢以夾板固定不動，並減少活動，以減輕疼痛。

12. 有關腔隙症候群的症狀，下列敘述何者錯誤？①失去尖鈍或兩點辨識力 ②患肢末梢脈搏減弱 ③微血管充填時間大於3秒 ④皮膚上出現出血斑點。(A) ④ (B) ③ (C) ② (D) ①

解析 患肢會呈現蒼白現象，不會出現出血斑點。

13. 病人接受白內障囊外摘除術後之護理指導，下列何者最適當？①用力咳嗽 ②彎腰洗頭 ③預防便秘 ④避免提重物。(A) ①② (B) ①③ (C) ②④ (D) ③④

解析 術後應避免眼壓升高的動作，如術後3週不可彎腰、咳嗽、用力解便、提舉重物、急速轉身。

14. 有關美尼爾氏症(Meniere's disease)之護理指導，下列敘述何者錯誤？(A)眩暈急性發作應立即臥床休息 (B)多喝水以促進血液循環 (C)維持生活規律及情緒平穩 (D)使用血管擴張劑可以改善耳鳴

15. 有關視網膜剝離的緊急處理，下列何者錯誤？(A)立刻臥床 (B)單眼蓋上眼罩 (C)勿隨意移動頭部 (D)減少焦慮

解析 視網膜剝離的緊急處理應躺向患側、雙眼戴眼罩、避免眼壓升高（如避免執行增加眼壓的活動）。

16. 有關感染性心內膜炎臨床表徵之敘述，下列何者錯誤？(A)發燒型態為回歸熱 (B)出現心雜音 (C)常發生腦栓塞 (D)四肢出現羅氏斑(Roth's spots)

解析 視網膜出血的是羅斯氏斑點(Roth's spots)，手指或腳趾出現疼痛性的紅色結節，稱為奧斯勒氏結節(Osler's nodes)。

解答： 11.B 12.A 13.D 14.B 15.B 16.D

17. 有關心包填塞之臨床表徵，下列何者錯誤？(A)動脈性低血壓 (B)頸靜脈怒張 (C)心包膜摩擦音增強 (D)呼吸困難

解析 心包填塞時會出現低血壓、頸靜脈擴張、心包摩擦音，或心音較弱。

18. 有關心房纖維顫動臨床處置之敘述，下列何者正確？(A)可採頸動脈竇按摩，使心跳變慢 (B)可使用去纖維震顫術，使心跳恢復規則 (C)可裝設植入式自動心律轉換去顫器，改善心悸症狀 (D)可服用鈣離子通道阻斷劑，降低心跳

解析 (B)可使用cardioversion 50~100瓦特／秒，去纖維震顫術電流較大，不適用；(C)自動心律轉換去顫器，適用在房室傳導阻斷(2 AV block)以上的病人。

19. 下列何者不是骨質疏鬆症之危險因素？(A)接受卵巢切除手術 (B)中風癱瘓長期臥床 (C)副甲狀腺機能低下 (D)過度飲用咖啡

解析 骨質疏鬆症之危險因素是副甲狀腺機能亢進。

20. 有關二尖瓣狹窄之血液動力學檢查結果，下列何者錯誤？(A)中心靜脈壓上升 (B)右心室壓力上升 (C)肺微血管楔壓(PCWP)上升 (D)心輸出量上升

解析 二尖瓣狹窄之血液鬱積於左心房，造成肺部鬱血與右心衰竭，心輸出量下降。

21. 有關惡性貧血的敘述，下列何者錯誤？①與自體免疫有關 ②曾接受胃切除手術者較易罹患 ③可以進行骨髓切片檢查確定診斷 ④須終生補充維生素B_{12}。(A) ④ (B) ③ (C) ② (D) ①

22. 有關何杰金氏淋巴瘤的敘述，下列何者正確？(A)常見瀰漫不連續的淋巴結散布情形 (B)好發在中老年人較常見且男性為女性的2倍 (C)常見發燒、盜汗、體重減輕等症狀 (D)常見骨髓侵犯

解析 (A)會由淋巴結擴散至另一個淋巴結；(B)好發15~40 歲的男性；(D)會侵犯淋巴結（如頸部淋巴結）、肝臟及脾臟。

解答： 17.C 18.D 19.C 20.D 21.B 22.C

23. 有關常見腫瘤標記的應用，下列何者正確？ ①癌胚抗原(CEA)可監測結腸直腸癌治療效果 ②癌抗原125(CA125)可監測胰臟癌與消化道腫瘤 ③前列腺特異抗原(PSA)為前列腺癌的偵測與治療指標 ④癌抗原15-3(CA15-3)可監測晚期或合併遠端轉移乳癌之治療反應 ⑤ α -胎兒蛋白(AFP)為監測肺癌治療後的指標。(A) ①②⑤ (B) ①③④ (C) ②③④ (D) ②③⑤

解析 癌抗原125(CA125)可監測卵巢癌；α -胎兒蛋白(AFP)為監測肝癌、胃癌的指標。

24. 陳小弟，15歲，剛被診斷為急性白血病，醫師給予強度較強的化學治療，有關急性白血病治療完全緩解的標準，下列何者錯誤？ ①骨髓內芽細胞(blast cell)＜5% ②周邊血液有芽細胞 ③無器官浸潤 ④造血細胞接近正常值。(A) ④ (B) ③ (C) ② (D) ①

25. 承上題，有關陳小弟接受化學治療的護理指導，下列何者正確？(A)白血球的數目在化學治療後4週降至最低 (B)血小板低於 $20000/mm^2$，使用牙刷及牙線清潔口腔 (C)白血球小於 $1000/mm^2$，建議少量多餐禁食生食 (D)疲倦是常見副作用之一，鼓勵陳小弟長時間平躺，勿下床活動

解析 化療後7~10天後白血球的數目會到達骨髓造血的谷底(nadir)；進食後用軟毛牙刷刷牙，避免使用牙線，並每2小時使用漱口水漱口；適當的下床活動可減少血栓發生。

26. 有關癌症病人使用干擾素治療之敘述，下列何者正確？(A)高劑量使用時，可以增加抗體及淋巴球 (B)會出現如低血壓、肺水腫、腎功能低下等嚴重副作用 (C)會出現類似流行性感冒症狀 (D)採靜脈、肌肉或皮內等注射方式

解析 干擾素採皮下注射，副作用除了會出現類似流行性感冒症狀，還會有肌肉骨骼疼痛、噁心、嘔吐；干擾素會增強巨噬細胞及抗原呈現，增強免疫細胞吞噬作用加強免疫細胞對癌細胞辨識功能及提升殺傷力，阻斷癌細胞蛋白質合成，抑制癌細胞增生。

解答： 23.B 24.C 25.C 26.C

27. 有關疥瘡病人的照護，下列敘述何者錯誤？(A)接觸病人時應戴手套但不需穿戴隔離衣 (B)感染病人的伴侶及親近者須同時接受治療 (C)病人衣物使用60℃以上熱水消毒10分鐘或烘乾機烘烤至少5分鐘 (D)病人使用過的家具、物品洗清後密封靜置2星期

解析 接觸病人時應採接觸隔離，戴手套及穿戴隔離衣。

28. 40歲男性病人，入院診斷為二度燒傷，依照帕克蘭公式計算需給予12,000c.c.液體復甦治療，在燒傷後的第一個8小時內需補充完成多少輸液？ (A)3,000c.c. (B)4,000c.c. (C)6,000c.c. (D)12,000c.c.

解析 第一個8小時輸注總量的1/2，故應輸注6000 c.c.。

29. 有關全身性紅斑性狼瘡之醫療處置之敘述，下列何者錯誤？(A)無法治癒，以降低炎症和損傷為主要治療目標 (B)類固醇藥，可能使炎症反應降低 (C)抗瘧疾藥，例如奎寧(Plaquenil)長期使用，需每4~6個月監測聽力變差的副作用 (D)免疫抑制劑，可抑制其自體免疫反應，延緩腎損傷

解析 使用Plaquenil，每4~6個月需做眼科視網膜檢查。

30. 有關類風溼性關節炎醫療處置之敘述，下列何者錯誤？(A)發炎活動期，可冷敷勿按摩關節 (B)Omega-3脂肪酸可改善類風溼性關節炎症狀 (C)關節發生感染時應於關節內注射類固醇治療 (D)抗腫瘤壞死因子藥物能讓關節紅腫熱痛在給藥後1~2週改善

解析 關節內注射類固醇可快速達到止痛、消炎的作用，對於退化性關節炎效果較顯著。

31. 汪先生診斷為肺癌並接受右肺葉切除術，下列何者為其最適合的術後姿勢臥位？(A)躺向左側 (B)俯臥 (C)仰臥平躺 (D)躺向右側

解析 肺葉切除術後應側臥向健側或半坐臥，讓患側剩餘的肺組織有空間膨脹。

解答： 27.A 28.C 29.C 30.C 31.A

32. 有關鞏皮症（進行性系統性硬化症，progressive system sclerosis）護理指導之敘述，下列何者錯誤？(A)鼓勵病人應多穿衣服、手套、襪子保暖，避免接觸冷空氣 (B)教導病人每1~2小時深呼吸數次，加強肺擴張 (C)餐後需立即臥床休息，減少腸胃不適 (D)宜攝取高纖維食物，以防便秘

解析 若出現食物反流時，可採高坐姿、餐間應服用抗酸藥物，忌咖啡、茶、巧克力等刺激性食物，餐後採坐姿休息。

33. 有關乳癌病人荷爾蒙治療之敘述，下列何者錯誤？(A)Letrozole(Femara)是轉移性乳癌第一線用藥，需服用2~5年 (B)停經後婦女的荷爾蒙治療效果比停經前婦女好 (C)雌性素受體(ER)或黃體素受體(PR)呈陽性者，治療效果較好 (D)抗雌性素治療會有骨質疏鬆副作用，需定期做骨質密度檢查

34. 王先生呼吸喘，動脈血液氣體分析報告為：pH 7.20、$PaCO_2$ 61mmHg、PaO_2 62mmHg、HCO_3^- 22mEq/L，此結果判讀，下列何者正確？(A)呼吸性鹼中毒 (B)代謝性酸中毒 (C)代謝性鹼中毒 (D)呼吸性酸中毒

解析 此個案pH＜7.35、$PaCO_2$＞45 mmHg、HCO_3^-正常，故判定為呼吸性酸中毒。

35. 下列何者不是肺氣腫病人的身體評估結果？(A)聽診發現呼吸音減弱 (B)視診可發現胸廓前後徑增加似桶狀胸 (C)叩診出現濁音 (D)觸診出現觸覺震顫減弱

解析 肺氣腫叩診胸部時會出現過度反響音(hyperresonance)。

36. 有關急性呼吸窘迫症候群(ARDS)病人使用機械性通氣時，配合使用呼氣末端正壓(PEEP)之目的，下列何者錯誤？(A)減少分流程度 (B)減少肺泡塌陷 (C)改善血管的通透性 (D)改善氧合狀態

解答： 32.C 33.A 34.D 35.C 36.C

37. 有關良性前列腺肥大症狀與導因之敘述，下列何者正確？(A)增生後期代償現象會出現頻尿、夜尿等症狀 (B)膀胱出口阻塞導致反覆感染，造成膀胱壁增厚 (C)逼尿肌長期壓力上升，產生膀胱內假性憩室 (D)尿道受壓造成內括約肌鬆弛，故尿流速變慢

解析 (A)夜尿、頻尿是早期最早出現的症狀；(B)膀胱壁增厚是因為長期用力排尿所致。使得膀胱變得敏感，造成頻尿。最後膀胱就變成無力，尿液就留在膀胱內造成感染、結石，甚至腎臟衰竭、尿毒等；(D)前列腺是包圍外括約肌，因肥大壓迫尿道，而使尿道外括約肌放鬆不良，故尿流速變慢。

38. 有關全髖關節置換術術後病人之陳述，下列何者顯示需要進一步的護理指導？(A)「當我要彎腰穿鞋襪時，會使用長柄輔助物或請他人協助」 (B)「我會在雙腿中間夾兩個枕頭協助翻身及翻向健側」 (C)「我在坐時髖關節屈曲不可大於90度」 (D)「這個關節行置換手術且併用骨泥，需要1星期後才能下床活動」

解析 全髖關節置換術術後24小時後會拔除真空引流管，應鼓勵早期下床：鼓勵病人進行運動，尤其是腿伸直、抬高運動最能重建髖部肌力。

39. 有關尿失禁照護之敘述，下列何者正確？①凱格爾式運動可改善壓力性尿失禁 ②定時導尿法可改善滿溢性尿失禁 ③長期導尿管留置可改善急迫性尿失禁 ④膀胱訓練可改善完全性尿失禁。(A) ①② (B) ①③ (C) ②④ (D) ③④

解析 完全性尿失禁無法使用膀胱訓練改善，急迫性尿失禁可使用膀胱訓練、運動治療改善。

解答： 37.C 38.D 39.A

40. 王先生，85歲，因排尿燒灼感、疼痛且出現膿尿、血尿至急診求治，生命徵象正常，有關其進一步之評估與檢查，下列何者錯誤？(A)年紀大可能前列腺肥大而出現排尿問題，需進行肛門指診檢查　(B)需協助收集尿液常規與細菌培養，以確認病因、菌種與用藥方向　(C)體溫正常即可排除感染，可能年紀大飲水不足而導致尿液性狀改變　(D)尿液細菌培養若每毫升含有10^5個以上菌落，可確認是泌尿道感染

41. 同時會出現在腎病症候群與急性腎絲球腎炎之臨床表徵，下列何者正確？①水腫　②高血脂　③蛋白尿　④血尿。(A) ①③　(B) ①④　(C) ②③　(D) ②④

解析 腎病症候群會出現高血脂，急性腎絲球腎會出現血尿。

42. 有關腎上腺皮質功能低下症之敘述，下列何者錯誤？(A)原發性腎上腺皮質功能不全常因腎上腺皮質慢性破壞所致　(B)通常在至少有10%的腎上腺皮質組織被破壞後，即會出現明顯症狀　(C)原發性腎上腺皮質功能不全病人常因促黑色細胞素(MSH)的過多分泌而使皮膚變深　(D)下視丘分泌的促腎上腺皮質素釋放因子(CRF)不足亦會導致腎上腺皮質功能低下

43. 下列何者是與糖尿病小血管病變有關的慢性合併症？①足部神經麻木　②糖尿病腎病變　③心肌梗塞　④腦血管梗塞。(A) ①②　(B) ①③　(C) ②④　(D) ③④

解析 心肌梗塞與腦血管梗塞屬於大血管病變的合併症。

44. 有關尿崩症臨床表徵之敘述，下列何者錯誤？(A)多尿　(B)煩渴　(C)尿比重降低　(D)體液容積過剩

解析 尿崩症因血清滲透壓升高，而易引起脫水與體液容積不足。

解答：　40.C　41.A　42.B　43.A　44.D

45. 有關胰島素的使用，下列何者錯誤？(A)準備胰島素前30分鐘，將胰島素自冰箱取出，避免注射冷的胰島素　(B)抽取混濁型的胰島素應先將藥瓶置於手掌中滾動，不可搖晃藥瓶，避免產生氣泡　(C)胰島素推入皮下後需靜待3~5秒再拔出針頭，且以藥棉輕壓，切勿搓揉　(D)皮下注射胰島素的吸收速率，上臂＞大腿＞臀部＞腹部

解析 各部位對胰島素的吸收速度不同，腹部＞手臂外側＞大腿前側＞臀部＞。

46. 下列何者是副甲狀腺功能亢進的臨床表徵？(A)骨痛、便秘　(B)少尿、尿比重上升　(C)胃泌素分泌減少，引起萎縮性胃炎　(D)鈣沉積在眼睛組織形成凸眼症

解析 副甲狀腺功能亢進會造成鈣質流失，易產生病理性骨折、骨質疏鬆骨痛。神經肌肉興奮性降低，故出現肌肉無力、易疲倦、便祕。

47. 當一人施行心肺復甦術(CPR)時，下列何者應先施行2分鐘的急救後再求救？(A)心臟衰竭呼吸停止　(B)急性腦中風昏迷　(C)成人野溪溺水　(D)糖尿病酮酸中毒昏迷

解析 如果遇到溺水、創傷、藥物中毒或小於8歲的兒童，且一旁無人時，則先急救5個循環（約2分鐘）後再求救。

48. 有關心因性休克的敘述，下列何者正確？(A)主要是感染或血管通透性改變造成　(B)常見於外傷造成主動脈剝離、張力性氣胸　(C)因創傷出血過多造成心臟回血量減少　(D)主動脈內氣球幫浦(IABP)是重要治療方式之一

解析 當心臟疾病（心臟幫浦功能障礙）致使心輸出量不足，而導致循環衰竭、身體組織血液供應不足。其原因有：心肌梗塞（最常見）、心律不整、心肌損傷、瓣膜損傷、心衰竭、冠狀動脈疾病等。

解答：　45.D　46.A　47.C　48.D

49. 當意識不清病人被送至急診，檢查瞳孔兩側等大且小於2.0mm，可能為下列何者中毒？①有機磷 ②安非他命 ③鴉片 ④古柯鹼。(A) ①② (B) ①③ (C) ②④ (D) ③④

50. 有關臘腸桿菌(*Clostridium botulinum*)中毒的預防、症狀與治療之敘述，下列何者正確？(A)食物可在攝氏100度下加熱10分鐘以破壞臘腸桿菌 (B)中毒後首先出現神經方面症狀，如視力模糊、瞳孔放大、吞嚥困難等症狀 (C)目前無有效的抗毒素與抗生素治療 (D)臘腸桿菌於真空包裝食品中無法存活

解析 (B)發病的早期症狀包括疲倦、眩暈、食慾不振、腹瀉、腹痛及嘔吐等胃腸炎症狀，但在數小時內會消失，神經性症狀通常於12~36小時間出現；(C)目前無有臘腸桿菌抗毒素可治療；(D)真空包裝食品通常沒有經過高溫高壓殺菌，建議充分加熱後再食用。

解答： 49.B 50.A

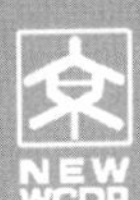

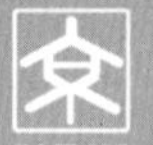